TRAITÉ

DE

MICROSCOPIE CLINIQUE

TRAITÉ

DE

MICROSCOPIE CLINIQUE

PAR

Dᴿ M. DEGUY
Ancien Interne des Hôpitaux de Paris
Ancien Chef
de Laboratoire à l'Hôpital des Enfants-Malades

A. GUILLAUMIN
Docteur en Pharmacie
Ancien Interne
des Hôpitaux de Paris

93 PLANCHES EN COULEURS

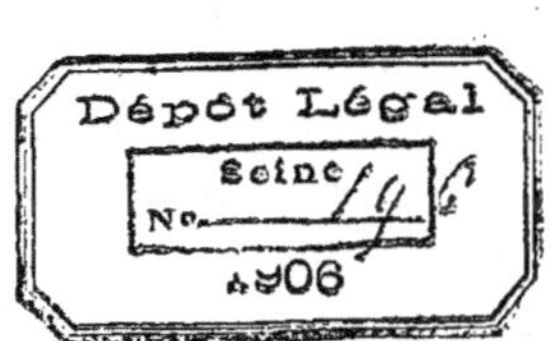

PARIS

MASSON ET Cⁱᵉ, ÉDITEURS
LIBRAIRES DE L'ACADÉMIE DE MÉDECINE
120, BOULEVARD SAINT-GERMAIN

1906

INTRODUCTION

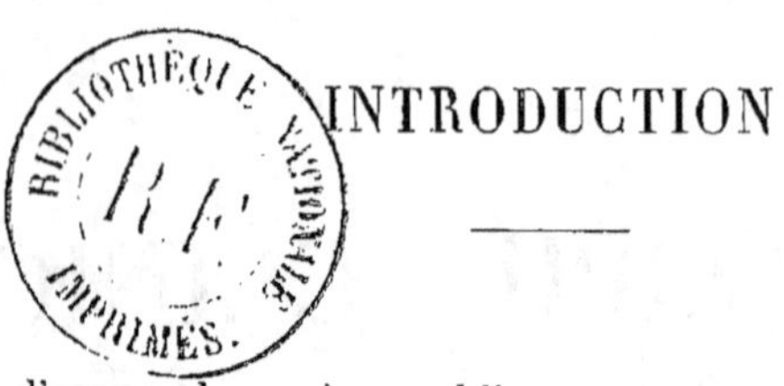

Il est d'usage, lorsqu'on publie un ouvrage, d'exposer au lecteur le but que l'on s'est proposé. Nous manquerons d'autant moins à cette coutume que notre travail ne se présente pas comme les traités habituels. C'est, en effet, à la fois un traité et un atlas, plus un atlas qu'un traité.

Ayant, par nous-mêmes, vu les difficultés de toutes sortes que l'on rencontre, lorsqu'on veut faire son éducation en diagnostic microscopique, nous nous sommes résolument mis à l'œuvre depuis trois années, et nous espérons, en présentant ce livre à nos confrères, médecins et pharmaciens, leur avoir aplani le terrain, leur avoir supprimé les nombreux déboires qui découragent les mieux intentionnés et les font négliger une source de renseignements utiles et précieux.

Le diagnostic microscopique est aussi difficile, aussi délicat que le diagnostic clinique, mais il lui vient, dans nombre de cas, puissamment en aide.

Il commence à entrer dans la pratique quotidienne, et nous espérons que, lorsque son usage sera généralisé, les plus sceptiques diront avec nous qu'il est non seulement utile, mais même nécessaire.

Il fut jusqu'ici, il faut bien le dire, et cela pour des raisons diverses, l'apanage d'un petit nombre; nous en avons tenté la vulgarisation, et nous espérons avoir montré qu'avec un peu de bonne volonté, on peut rapidement le posséder complètement et en tirer tout le profit désirable.

Notre livre s'adresse à la fois aux médecins et aux pharmaciens, car nous pensons que, le pharmacien doit, de plus en plus, devenir l'auxiliaire, l'ami du médecin. Habitué qu'il est aux manipulations, souvent déjà, détenteur d'un laboratoire, il peut, il doit pouvoir faire toutes les recherches indiquées dans notre ouvrage, et il est même tout à fait qualifié pour cela, car il reste à demeure et peut prendre son temps.

Le médecin, de son côté, s'il n'a pas les loisirs de manipuler lui même, trouvera dans notre travail des indications qui lui permettront de juger en dernier ressort et d'allier le diagnostic microscopique au diagnostic clinique pour le plus grand bien de ses malades, car, d'un bon diagnostic, découle une thérapeutique rationnelle.

a

Les raisons qui nous ont déterminés à faire de ce volume un traité et un atlas sont les suivantes :

Tout d'abord, la description la plus minutieuse et la plus précise du fait observé ne vaut pas la représentation visuelle. Le dessin, de plus en plus, aura une place prépondérante dans l'enseignement et dans l'étude des sciences médicales ou pharmaceutiques. Partout où il trouvera son application, il pénétrera en maître, car il favorise la compréhension des descriptions et il évite les erreurs d'interprétation. Un littérateur de talent peut bien nous fournir une admirable description d'un paysage, mais combien il nous serait plus agréable si on pouvait en même temps contempler sur une toile une reproduction d'un grand maître.

Les anatomistes ont très bien compris l'importance des planches et des dessins, et déjà, depuis quelques années, dans les mémoires ou les revues, les médecins annexent des lithographies d'histologie pathologique, de bactériologie. Mais, jusqu'ici, aucun travail d'ensemble n'avait été fait pour le diagnostic microscopique dans ses applications à la clinique journalière. Toutes les notions étaient éparses, disséminées, et il devenait difficile de se renseigner ; car, ou bien il fallait une grande perte de temps pour réunir tous les documents épars, ou bien il fallait acquérir une vaste bibliothèque et cela à grands frais. Nous avons tout condensé en un seul volume, et nos lecteurs apprécieront cet avantage.

Une innovation importante dans notre livre est de n'avoir pas séparé les différentes sciences accessoires, de ne les avoir pas spécialisées ; nous avons pris dans chacune ce qui était nécessaire pour venir en aide à la clinique, et c'est ainsi qu'on y verra voisiner la chimie microscopique et la bactériologie, l'histologie et la parasitologie.

Un court aperçu des questions traitées dans l'ouvrage montrera toute l'étendue des sujets que nous avons abordés.

Nous avons divisé notre travail en chapitres qui comprennent l'étude des éléments suivants :

1° *Sang.*
2° *Sérosités pathologiques (cytodiagnostic).*
3° *Lait et colostrum.*
4° *Matières fécales.*
5° *Parasites animaux de l'organisme et leurs œufs.*
6° *Teignes cryptogamiques, dermatoses.*
7° *Microbes pathogènes.*
8° *Crachats.*
9° *Conjonctivites.*

10° *Flore et maladies de l'appareil génital.*
11° *Urines.*
12° *Sperme.*
13° *Cheveux, poils, fibres de textiles.*
14° *Trypanosomes.*
15° *Champignons vénéneux.*

Chacun de ces chapitres a été développé selon son importance.

Comme on le voit, notre livre n'est et ne veut être qu'un traité d'analyses, un traité pratique de microscopie clinique, nous n'en avons pas fait un traité de pathologie. Nous indiquons les investigations à faire, le meilleur moyen de les mener à bien, nous en précisons dans les grandes lignes la signification, nous n'allons pas au delà; les conclusions, l'application à tel ou tel cas particulier ressortent de la clinique et de la pathologie.

Pour cette raison, nous n'avons pas voulu surcharger notre livre en entrant dans l'historique ou en faisant la bibliographie de chaque sujet traité; aussi avons-nous réduit au minimum le nom des auteurs cités.

Nous avons surtout recherché la scrupuleuse exactitude de nos planches et de nos descriptions, et on comprendra facilement que nous ayions passé trois années pour arriver au but, si l'on songe que, sur les 91 planches, il en est près de 80 qui ont été dessinées d'après nos préparations personnelles, et que la presque totalité des descriptions a été faite après nous être nous-mêmes assurés par l'observation de leur exactitude.

Si nous avons laissé échapper quelques erreurs, nous l'avons fait de bonne foi, et l'esprit ne peut se flatter de connaître toute la vérité.

Nous espérons que nos confrères reconnaîtront la portée pratique de notre travail et qu'ils en viendront, comme nous, à aimer l'analyse microscopique parce qu'elle est précise, qu'elle est utile et qu'elle n'a pas dit son dernier mot.

En terminant, nous avons un devoir agréable à remplir, celui de remercier ceux qui nous ont facilité notre tâche et ceux qui ont pris part à l'exécution.

MM. Dominici, Méry, Binot nous ont aidé à nous procurer des préparations de sang ou de microbes que l'on rencontre rarement; nous les remercions très vivement de leur complaisance.

MM. les professeurs Hayem et Laveran nous ont autorisés à reproduire des planches sur le sang et les hématozoaires qui figuraient dans leurs beaux livres édités par M. Masson; nous leur exprimons toute notre gratitude.

M. le professeur Blanchard a bien voulu nous aider de ses obligeants conseils quand nous avons eu recours à sa haute science en parasitologie.

L'un d'entre nous ne saurait oublier que c'est grâce à l'amitié et à la très grande bienveillance de M. Sevestre d'abord, de M. Marfan ensuite, qu'il a pu disposer pendant de longues années d'un laboratoire à l'hôpital des Enfants-Malades. C'était la possibilité matérielle de faire ce travail qui nous était accordée, aussi c'est avec un vif plaisir que nous inscrivons ici leurs deux noms, en témoignage d'une reconnaissance affectueuse.

Nous ne manquerons pas d'adresser un souvenir ému à la mémoire de M. Guédy notre dessinateur, et de féliciter MM. Cassas et Roussel du soin et de la précision qu'ils ont apportés à la reproduction de nos planches.

Enfin, dans nos remerciements, une large part doit être réservée à MM. Masson et Cie, éditeurs, qui nous ont fait si bon accueil et nous ont accordé toutes facilités pour atteindre le but que nous nous étions proposé.

Dr M. DEGUY,
Ex-Interne des Hôpitaux,
Chef de Laboratoire
à l'Hôpital des Enfants malades.

A. GUILLAUMIN,
Docteur en pharmacie,
Ex-Interne des Hôpitaux.

TRAITÉ

DE

MICROSCOPIE CLINIQUE

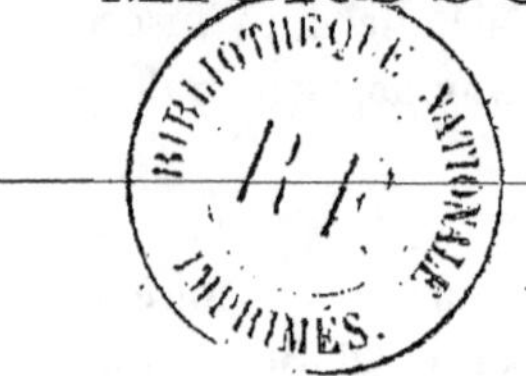

LES RÉACTIFS COLORANTS

Nous avons réduit au minimum le nombre des solutions colorantes, et les formules que nous donnons suffisent amplement pour toutes les recherches. Voici celles auxquelles nous accordons la préférence.

1. *Solution de Crystall violet :*

Crystall violet	1 gramme.
Alcool absolu	20 —
Eau phéniquée 1/50	100 —

Dissoudre le crystall violet dans l'alcool. Ajouter l'eau phéniquée. Filtrer.

2. *Solution de Gram :*

Iode métallique	1 gramme.
Iodure de potassium	2 —
Eau distillée	300 —

3. *Solution de Lugol :*

Iode métallique	1 gramme.
Iodure de potassium	2 —
Eau distillée	200 —

4. *Solution de Ziehl :*

Fuchsine-rubine	1 gramme.
Alcool absolu	10 —
Eau phéniquée 1/50	90 —

Dissoudre la fuchsine-rubine dans l'alcool. Ajouter l'eau phéniquée. Filtrer.

5. *Solution de thionine :*

Thionine	1 gramme.
Alcool absolu	20 —
Eau phéniquée 1/50	100 —

Dissoudre la thionine dans l'alcool. Ajouter l'eau phéniquée. Filtrer.

6. *Solutions de bleu de méthylène :*

α. Bleu de Kühne :
Bleu de méthylène . . . . 1 gramme.
Alcool absolu 10   —
Eau phéniquée 1/50 90   —

Dissoudre le bleu de méthylène dans l'alcool. Ajouter l'eau phéniquée. Filtrer.

β.   A. Bleu de méthylène . . . . 3 grammes.
Alcool absolu 20   —
Acétone 10   —

B. Carbonate d'ammoniaque 1   —
Eau distillée 100   —

Ajouter goutte à goutte la solution A à la solution B en agitant. Filtrer.

7. *Bleu de Lœffler :*

Bleu de méthylène . . . . 3 grammes.
Alcool absolu 30   —
Solution de potasse caustique à 1/10000 . . 100   —

Dissoudre le bleu de méthylène dans l'alcool. Ajouter la solution de potasse. Filtrer.

8. *Bleu de Roux :*

A. Violet dahlia . . . . 1 gramme.
Alcool à 90° 10   —
Eau distillée 90   —

B. Vert de méthyle 1   —
Alcool à 90° 10   —
Eau distillée 100   —

Mélanger 1/3 de la solution A avec 2/3 de la solution B et filtrer.

9. *Bleu de Toluidine :*

Bleu de Toluidine . . . . 1 gramme.
Acide phénique neigeux 2   —
Alcool absolu 20   —
Eau distillée 100   —

Dissoudre le bleu de Toluidine et l'acide phénique dans l'alcool. Ajouter l'eau. Filtrer.

10. *Solution d'hématoxyline :*

A. Hématoxyline . . . . 1^{gr},75
Alcool absolu . . . . 50 grammes.

B. Alun potassique 2   —
Eau distillée 150   —

Porter la solution B à une température voisine de l'ébullition et ajouter la solution A. Laisser reposer 15 jours à l'air libre. Employer un flacon à large goulot, boucher légèrement avec du coton, simplement pour empêcher les poussières d'y tomber. Filtrer au moment du besoin.

11. *Solution d'hématéine :*

A. Hématéine . . . . 0^{gr},15
Alcool absolu . . . . 10 grammes.

B. Alun potassique. . . . .   5 grammes.
Eau distillée.   100   —

Porter la solution B à une température voisine de l'ébullition, ajouter la solution A, laisser refroidir et filtrer. Ajouter un cristal de thymol.

12. *Solution d'éosine :*

Éosine soluble dans l'alcool . . . .   0^{gr},10
Alcool absolu . . . .   10 grammes.
Eau distillée   90   —

Dissoudre l'éosine dans l'alcool. Ajouter l'eau distillée. Filtrer.

13. *Solution d'éosine à l'eau :*

Éosine soluble dans l'eau . . . .   0^{gr},50
Eau distillée . . . .   3 à   400 grammes.
    Filtrer.

14. *Solution d'éosine à l'alcool :*

Éosine soluble dans l'alcool . . . .   1 gramme.
Alcool à 60°.   100   —
    Filtrer.

Pour avoir de bonnes préparations, il est quelquefois nécessaire de filtrer certaines de ces solutions au moment du besoin.

SANG

Les recherches que l'on peut être amené à pratiquer sur le sang peuvent se grouper de la manière suivante :

1° Numération des éléments figurés du sang;

2° Examen du sang sec qui permet : α, l'étude des leucocytes (globules blancs) et de leur noyau; β, l'étude des granulations leucocytaires;

3° Étude du réticulum fibrineux;

4° Étude des globules rouges (hématies), de leurs altérations et de leurs variétés (hématies nucléées);

5° Recherche des parasites et des hématozoaires;

6° Recherche des microbes;

7° Cristaux.

I

NUMÉRATION DES ÉLÉMENTS FIGURÉS DU SANG

Technique. — L'instrument le plus fréquemment employé est l'*hémati-mètre de Hayem*; on s'en servira de la façon suivante :

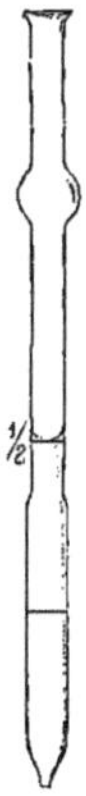

A l'aide de la grosse pipette représentée Figure 1, on mesure très exactement un demi-centimètre cube de sérum fraîchement préparé selon la formule de Thoizon ([1]) :

A. Violet de méthyle . . . . 25 milligrammes.
Glycérine neutre. . . . . 30 centimètres cubes.
Eau distillée. . . . . 80 —

B. Chlorure de sodium . . . . 1 gramme.
Sulfate de soude . . . . 8 —
Eau distillée . . . . 80 centimètres cubes.
Mélanger A et B et filtrer.

Puis on laisse écouler ce sérum dans l'éprouvette (Fig. 3) préalablement lavée avec un mélange d'alcool et d'éther et séchée.

On désinfecte la pulpe digitale avec un mélange à parties égales d'alcool et d'éther, on la pique fortement avec une aiguille flambée, et on laisse tomber la première goutte de sang. A ce moment, on aspire le sang avec la pipette représentée Figure 2, jusqu'au trait n° 2, soit

Fig. 1.

---

[1] Nous préférons pour les débutants et pour ceux qui n'ont pas une grande habitude de ces numérations, l'emploi du sérum coloré qui teinte en violet foncé les globules blancs seuls, et facilite leur numération, tout en évitant de grossières erreurs.

2 millimètres cubes, on enlève la bavure en passant l'extrémité sur le dos de la main, et on mélange avec le sérum contenu dans l'éprouvette.

On souffle doucement pour chasser le sang, puis on aspire et refoule à deux ou trois reprises, un peu de sérum, dans le tube capillaire de la pipette pour bien la vider.

Le mélange est ensuite agité avec la palette de l'hématimètre, afin d'obtenir une bonne dilution des éléments. La Figure 3 indique comment on opère. Il suffit d'attendre 5 minutes environ pour que les leucocytes aient le temps de se colorer, après quoi on procède à la numération (¹). Le microscope est préparé d'avance, un oculaire n° 2 et un objectif n° 6 suffisent.

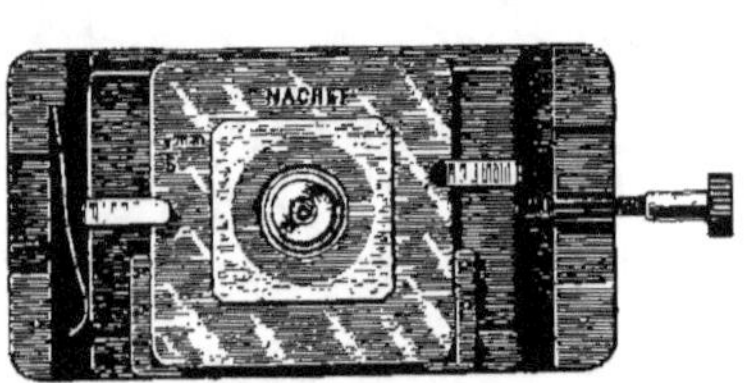

Au-dessous de la platine de l'hématimètre que la Figure 4 montre vue de face, on visse le tube porteur des lentilles projectrices, comme l'indique la Figure 5.

La Figure 6 représente une coupe de ce tube.

Le tube est placé dans l'ouverture de la platine du microscope, et, à l'aide du miroir, on projette l'image du quadrillé qui servira à la numération. Lorsque ce quadrillé est bien au centre du microscope, on fixe à l'aide des chevalets adjoints à cet instrument.

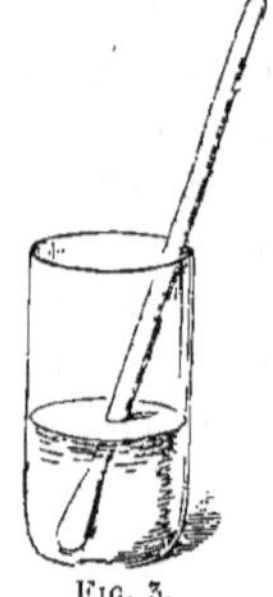

Fig. 3.

Fig. 2.

A ce moment, après avoir bien lavé avec l'alcool-éther et séché la cellule de l'hématimètre (Fig. 7), on prend avec la grosse pipette une goutte du mélange de sérum et de sang préalablement agité, et on dépose cette goutte sur le centre de la cellule. Avec la pulpe du doigt, très légèrement enduite de vaseline, on

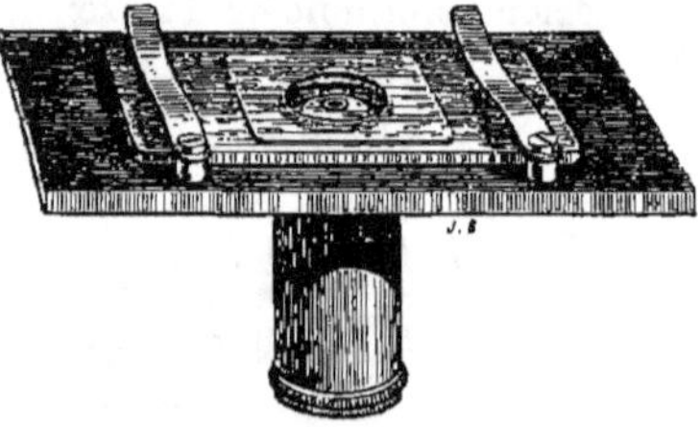

Fig. 4.   Fig. 5.

graisse le pourtour de la cellule, puis on applique la lamelle bien propre avec beaucoup de précautions sur la goutte de sang.

Toutes ces manœuvres, assez minutieuses, doivent être faites rapidement.

(¹) On ne doit pas trop tarder pour faire cette numération, les hématies se détruisent assez rapidement; toutefois, on assure leur conservation, pendant un certain temps, en additionnant le sérum de formol du commerce, dans la proportion de 1 pour 100.

La cellule recouverte de sa lamelle est portée sur la platine de l'hématimètre qui, comme nous avons dit, est bien centrée sur le microscope.

Il suffit de mettre au point pour voir le quadrillé, les globules rouges qui, non colorés, conservent leur teint jaunâtre, les globules blancs teintés en violet foncé, le tout se détachant sur un fond violet pâle où peuvent se trouver

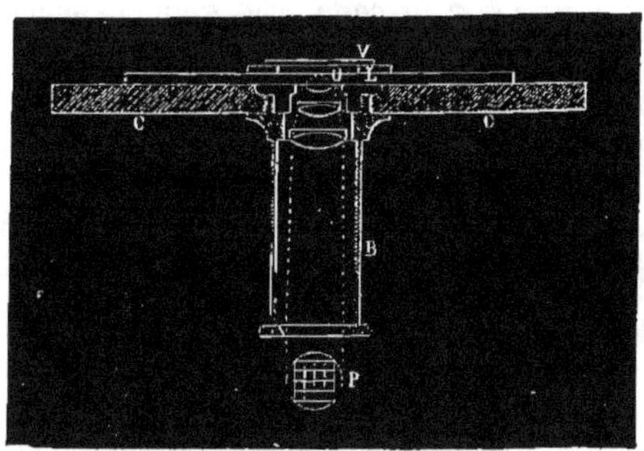

Fig. 6.

parfois quelques poussières dont il ne faut pas tenir compte. (La Figure I de notre Planche I donne cet aspect.)

Pour numérer les *globules rouges* ou *hématies*, on compte, en s'aidant des 16 petits carrés, ceux qui sont contenus dans le grand carré. On ajoute au total ceux qui sont à cheval sur deux bords perpendiculaires du grand carré

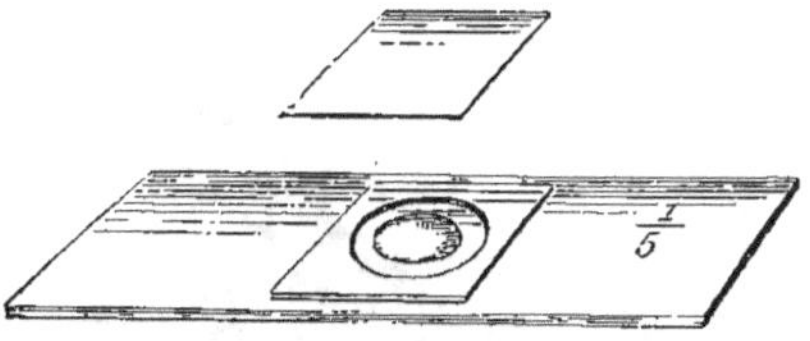

Fig. 7.

et on néglige ceux qui sont dans les mêmes conditions sur les deux autres bords. Pour plus de précision, on répète cette numération cinq ou six fois, en déplaçant un peu la préparation, et on prend la moyenne des chiffres obtenus.

Pour avoir le nombre exact des hématies, on multiplie cette moyenne par 31 000 qui est le coefficient de dilution. Ainsi, dans un sang normal, on trouve une moyenne de 165, c'est-à-dire qu'il y a :

$$165 \times 31\,000 = 5\,115\,000 \text{ globules rouges}$$

par millimètre cube, ce qui est à peu près la moyenne évaluée classiquement à 5 millions.

Pour numérer les *globules blancs* ou *leucocytes* qui sont colorés en violet, il faut multiplier les numérations, prendre une cinquantaine d'endroits différents, ou, ce qui est mieux, compter suivant deux bandes perpendiculaires de la préparation. On multiplie également la moyenne obtenue par 31 000. C'est ainsi que, normalement, on arrivera à compter sur 50 endroits différents, 8 globules blancs en tout, ce qui représente 8/50 = 0,16 qui, multiplié par 31 000 donne 4960, c'est-à-dire presque 5000 globules blancs, chiffre adopté comme normal par millimètre cube. [Notre Figure I, Planche I, ne serait donc pas normale, car il ne devrait y avoir qu'un seul globule blanc tout au plus, ou même pas du tout, ce serait donc un cas pathologique si tous les points de la préparation se présentaient ainsi.]

Pour éviter les calculs, il existe, accompagnant chaque hématimètre, une table de numération que l'on n'aura qu'à consulter.

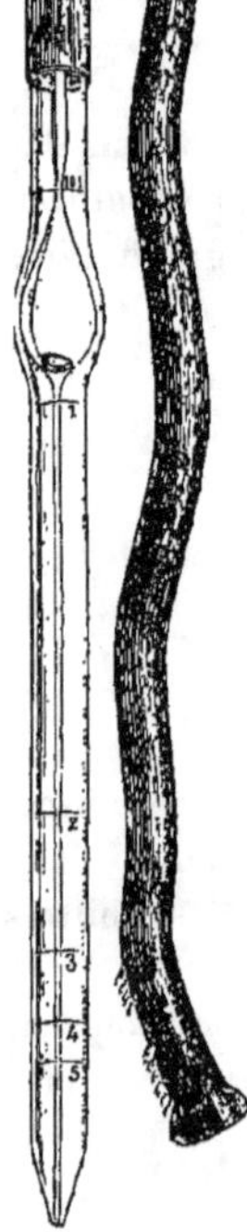

Fig. 8.

Le compte-globules à chambre humide graduée de Malassez se recommande également à la fois par sa simplicité et son mode de construction qui en fait un instrument d'une précision rigoureuse.

L'appareil se compose :

I. *Du mélangeur Potain* (Fig. 8) destiné à faire des mélanges de sang et de sérum très exactement titrés et parfaitement homogènes.

II. *De la chambre humide graduée de Malassez* (Fig. 9) qui permet :

1º Par son couvre-objet reposant sur des vis qu'on peut

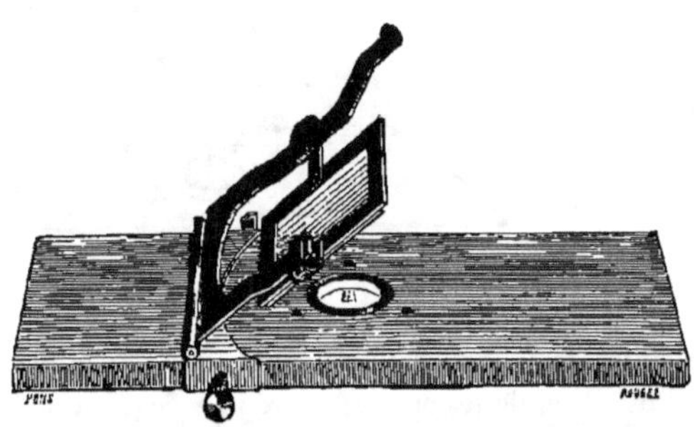

Fig. 9.

faire saillir plus ou moins au-dessus du porte-objet, d'obtenir des préparations microscopiques de mélanges sanguins, ayant juste une épaisseur voulue ; 2º Par son porte-objet présentant à sa surface un réseau micrométrique, de limiter avec précision des étendues déterminées de préparation et d'y compter facilement les globules sanguins. Cette chambre humide est réglée d'ordinaire pour donner des préparations de 1/5 de millimètre d'épaisseur. Le réseau micrométrique est formé de rectangles ayant 1/5 de millimètre de hauteur sur 1/4 de millimètre de largeur. Il en résulte que chacun d'eux limite un volume de mélange égal à 1/100 de millimètre cube. Ils sont au nombre de 100, disposés en dix rangées de dix. Ceux qui sont plus spécialement destinés à la numération des globules rouges sont subdivisés en vingt petits carrés (cinq rangées verticales de quatre carrés). Dans certains réseaux, les rectangles subdivisés sont placés à côté les uns des autres; pour qu'ils puissent être facilement distingués, ils sont séparés par une double ligne. Un compresseur porte-lamelle permet de maintenir le couvre-objet appliqué sur les vis. Il est fixé à la lame porte-objet, et on colle le couvre-objet à sa face inférieure avec un peu d'eau ou de salive.

La goutte de sang étant obtenue par piqûre, comme nous l'avons indiqué précédemment, on y plonge aussitôt la pointe du mélangeur, et, aspirant doucement par le tube en caoutchouc, on fait monter le sang dans la longue portion de l'appareil.

Si l'on veut un mélange au 500e, on s'arrête quand le sang est arrivé au niveau du trait marqué 5; pour un mélange au 400e, au 300e ou au 200e, on va jusqu'aux traits marqués 4, 3 ou 2; pour un mélange au 100e on remplit toute la longue portion de l'appareil jusqu'au trait marqué 1. Si l'on veut un mélange au 50e, on remplit une première fois de sang la longue portion; puis, après y avoir fait pénétrer une petite bulle d'air, on la remplit une seconde fois. Pour bien juger de l'affleurement, le mélangeur doit être placé perpendiculairement à la direction des rayons visuels; la quantité de sang voulue étant prise, on essuie la pointe de l'instrument.

Sans tarder, car le sang se coagulerait, on aspire le liquide à dilution (solution de sulfate de soude à 5 pour 100. Densité: 1020 à 15°) et celui-ci, précédé par le sang, pénètre dans le réservoir et le remplit peu à peu. Le mélangeur doit être tenu vertical pendant tout le temps de l'opération, afin qu'il ne s'emprisonne pas de bulles d'air dans le réservoir. On s'arrête lorsque le mélange sanguin est arrivé dans le bout supérieur du mélangeur juste au niveau du trait marqué 101.

Il ne reste plus qu'à agiter le mélangeur en tous sens, pour que la petite boule placée dans l'intérieur du réservoir brasse intimement le mélange et le rende parfaitement homogène. On doit employer des mélanges d'autant plus dilués que le sang à analyser est plus riche en globules.

Pour faire la préparation, il faut tout d'abord s'assurer si le compresseur joue bien, et si, une fois rabattu, la lamelle se trouve appliquée d'aplomb sur les vis. Si elle est bien d'aplomb, on ne doit pas entendre de choc entre elle et les vis, lorsqu'on la frappe doucement avec un corps ne faisant pas de bruit par lui-même, un morceau de papier roulé par exemple.

Le mélange sanguin étant bien agité, on en fait sortir une certaine quantité du mélangeur en soufflant par le tube en caoutchouc, parce que le contenu du tube n'a pas pris part au mélange, et il faut du reste qu'il en soit ainsi, l'instrument donnant toujours des dilutions trop fortes en raison de son mode de graduation. Une gouttelette est alors déposée sur le porte-objet de la chambre humide, tout en l'agitant avec la pointe du mélangeur pour qu'elle conserve son homogénéité. Sans perdre de temps, on rabat doucement le compresseur porte-lamelle sur les vis et sur la gouttelette. Celle-ci s'aplatit de la quantité voulue. Elle doit alors occuper la plus grande partie de la surface du porte-objet et ne pas présenter de bulles d'air. Enfin, si l'on craint que la préparation ne se dessèche, on dépose un peu d'eau ou de mélange sanguin le long des bords de la lamelle, en assez grande quantité pour que le liquide, s'infiltrant sous celle-ci, fasse le tour complet de la rainure; il n'y a pas à craindre qu'il vienne se mêler au mélange sanguin placé sur le porte-objet.

La chambre humide est alors portée sous un microscope dont le grossissement est assez fort pour qu'on puisse voir distinctement les globules, assez faible cependant pour que le champ microscopique embrasse au moins un rectangle tout entier, et que l'objectif ne vienne pas presser contre le couvre-objet (ocul. 2, obj. 7, Stiassnie).

On attend quelques instants pour donner aux globules le temps de gagner, en tombant, la face supérieure du porte-objet; on peut alors les voir en même temps que le réseau micrométrique. Il ne faudrait pas cependant trop tarder, dans la crainte qu'il ne s'en détruisît quelques-uns ou que, se déplaçant, ils ne soient moins régulièrement disséminés.

La chambre humide doit être maintenue dans un plan horizontal, sans quoi les globules se porteraient du côté des parties déclives.

Pour numérer, on compte tous les globules rouges compris dans un, ou même dans plusieurs rectangles subdivisés en petits carrés et on prend la moyenne. Un calcul très simple permet de trouver le nombre de globules contenus dans un millimètre cube.

La numération des globules blancs doit porter sur des étendues beaucoup plus vastes de préparation.

Résultats fournis par la numération.

Ils sont de deux ordres, suivant qu'il y a augmentation ou diminution des deux sortes d'éléments que nous venons de signaler, à savoir : les globules blancs et les globules rouges.

Quand les *globules blancs* sont au delà du chiffre normal, c'est-à-dire au-dessus de 5000, on dit qu'il y a *leucocytose* ou *hyperleucocytose*. Lorsqu'ils deviennent très abondants, il y a *leucémie*. Lorsqu'ils sont au-dessous du chiffre normal, il y a *hypoleucocytose*. Pour bien comprendre la valeur de ces modifications numériques des globules blancs, il faut y adjoindre l'étude qualitative de ces derniers, car il existe plusieurs espèces de globules blancs, et telle ou telle espèce peut prédominer dans certains cas, ce qui a une grosse importance diagnostique. L'étude qualitative des leucocytes et la proportionnalité de leurs espèces se résolvent par l'examen des préparations sèches, examen que nous traiterons au chapitre II ; aussi, est-il plus logique de n'étudier les variations numériques des leucocytes qu'après ce chapitre.

Des variations quantitatives et qualitatives se produisant également pour les globules rouges, nous renvoyons plus loin leur étude.

II

EXAMEN DU SANG DESSÉCHÉ

Technique. — Après piqûre de la pulpe digitale préalablement désinfectée, on laisse sourdre la première goutte de sang et on n'utilise que les gouttes suivantes qui doivent sortir spontanément. On est parfois cependant dans la nécessité de recourir à des pressions ou à des massages du doigt pour obtenir la quantité de sang nécessaire, mais c'est là une mauvaise pratique. On prend une lame bien lavée à l'eau d'abord, puis avec un mélange à parties égales d'alcool-éther, enfin séchée, et on l'approche du doigt piqué. Dès que le sang a mouillé la lame de verre, on retire celle-ci, puis, avec le bord d'une seconde lame rodée et propre, on étale par glissement le sang en couche mince. Il ne faut pas s'y reprendre à deux fois pour avoir une bonne préparation, l'étalement doit être fait d'une main souple et par un seul glissement. On fait ensuite sécher par de rapides mouvements de va-et-vient de la lame. Il convient de faire ainsi plusieurs préparations qui seront, selon les nécessités, colorées par divers réactifs.

Dans l'immense majorité des cas (à moins qu'un desideratum spécial ne soit spécifié), on pourra se borner à l'examen de deux bonnes préparations, l'une colorée par l'hématoxyline-éosine, l'autre par le triacide d'Ehrlich.

PRÉPARATION A L'HÉMATOXYLINE-ÉOSINE. — La lame étant recouverte de sang étalé et séché, comme il a été dit plus haut, on procède à la fixation en versant sur la lame quelques gouttes d'un mélange à parties égales d'alcool et d'éther qu'on laisse spontanément s'évaporer.

Après cette fixation, colorer pendant cinq à dix minutes avec la solution suivante :

Éosine soluble dans l'eau	$0^{gr},50$
Eau distillée	400 grammes.

On lave sous un mince filet d'eau avec une pissette et on colore ensuite pendant cinq minutes avec la solution suivante :

Hématoxyline	$1^{gr},75$	
Alcool absolu	50 grammes.	
Alun potassique	2 —	
Eau distillée	150 —	(¹)

(¹) Voir la préparation page 2. La solution d'hématoxyline, pour être bonne doit être préparée depuis environ un mois. Elle se conserve pendant fort longtemps.

Puis, lavage à l'eau, comme après l'éosine. Sécher la préparation en soufflant dessus avec une poire à lavement.

On peut l'examiner ainsi avec l'objectif à immersion directement ou après l'avoir recouverte d'une lamelle qu'on fixe sur la lame en interposant une goutte d'une dissolution sirupeuse de baume de Canada dans le xylol.

Cette technique sert seulement pour rechercher les éléments suivants :

Mononucléaires :
Polynucléaires ;
Hématies nucléées ;
Éosinophiles ;
Hématoblastes.

Nous verrons plus loin ce que signifient ces termes.

PRÉPARATION PAR LE TRIACIDE D'EHRLICH. — Pour cette préparation, il faut renoncer à la fixation par l'alcool-éther et utiliser la fixation par la chaleur ou le chloroforme.

La fixation par la chaleur s'obtient soit en laissant séjourner la préparation pendant une heure dans une étuve réglée à 110 degrés, soit en utilisant la platine chauffante selon le procédé Deguy, ce qui est à portée de tous.

Pour cela, on fabrique soi-même un thermostat ainsi constitué : dans un petit tube de verre non coloré analogue aux ampoules qui servent aux injections hypodermiques, on met une certaine quantité de la poudre suivante finement mélangée :

Benzonaphtol.	10 grammes.
Safranine.	10 centigrammes.

L'ampoule est scellée aux deux extrémités.

Ce thermostat sert à indiquer le moment où on a atteint une température de 110 degrés, car alors le benzonaphtol entre en fusion, dissout la safranine et le tube prend une coloration violet noir, tandis que primitivement, la poudre était légèrement rosée. Le prix de revient de ces thermostats est insignifiant.

Pour fixer le sang, on met la lame où il est étalé en couche mince et séché, sur une platine chauffante, à côté d'un thermostat, à égale distance de la source de chaleur, le brûleur Bunsen par exemple. Lorsque le benzonaphtol est fondu et que l'on a obtenu la coloration violette, on retire la source de chaleur et on laisse la platine chauffante se refroidir. La fixation est alors parfaite, il n'y a plus qu'à colorer.

La fixation par le chloroforme est moins fidèle, il suffit de laisser la lame recouverte de sang pendant dix minutes dans un bain de chloroforme anesthésique pur.

La formule du triacide d'Ehrlich est la suivante :

Solution aqueuse saturée d'orange. . . . . $13^{\text{cmc}},5$
Solution aqueuse de fuchsine acide . . . . $6^{\text{cmc}},5$
Eau distillée . . . . 15 centimètres cubes.
Solution aqueuse concentrée de vert de méthyle. . $12^{\text{cmc}},5$
Alcool absolu $\Big\}$ . . . . ää 10 centimètres cubes.
Glycérine

Cette solution étant difficile à obtenir et comme elle se conserve assez longtemps, il est plus pratique de s'en procurer dans le commerce.

On colore pendant un quart d'heure à une demi-heure, puis on lave à l'eau et on sèche.

Cette méthode sert surtout pour la recherche des granulations qu'on divise en trois groupes :

1° Neutrophiles (colorées en violet);

2° Acidophiles ou éosinophiles (colorées en rouge vif ou grenat);

3° Basophiles (ne sont pas colorées par le triacide).

Les noyaux des cellules sont faiblement colorés en vert, les globules rouges en orange. C'est ce que montre notre préparation ([1]).

Les deux méthodes de coloration que nous venons de décrire suffisent dans la pratique; mais, pour quelques recherches spéciales, on pourra être obligé d'avoir recours à d'autres moyens que nous indiquerons au passage.

Étude des leucocytes (noyau et granulations).

Dans le sang normal, on trouve :

1° Des LYMPHOCYTES que l'on peut subdiviser en deux groupes : α, les *petits mononucléaires* et β, les *moyens mononucléaires*. Ils comprennent la totalité de ce que M. Hayem appelle les *mononucléaires opaques* et la plus grande partie de ses *mononucléaires clairs*.

Leur caractéristique est d'avoir un noyau unique qui n'est pas polylobé par des incisures. Ils représentent 22 à 25 pour 100 de la totalité des globules blancs. Le tableau suivant donne leurs caractères objectifs.

Coloration à l'hématoxyline-éosine .	Cellules petites, de la grandeur d'un globule rouge, mais quelquefois atteignant le double pour les moyens mononucléaires, le noyau est grand, rond, situé au centre, se colorant fortement; dans les moyens, il est quelquefois excentrique ou en bissac. Protoplasma peu abondant coloré en violet pâle.
Coloration au triacide d'Ehrlich . . .	Absence de granulations.

([1]) Nous tenons à ajouter que les réactions colorantes peuvent varier un peu et qu'il peut parfois être très difficile de distinguer un éosinophile d'un neutrophile, car il faut toujours avoir présent à la pensée qu'on peut ne pas réussir parfaitement une coloration.

2º Des GRANDS MONONUCLÉAIRES. — Ils correspondent à une partie des *mono-nucléaires clairs* de Hayem et comprennent 4 pour 100 de la totalité des globules blancs. Voici leurs caractères objectifs :

Coloration à l'hématoxyline-éosine .
{ Grandes cellules grosses 2 ou 3 fois comme un globule rouge.
Noyau grand, ovale, ordinairement excentrique, quelquefois en bissac ou avec des incisures, d'ordinaire faiblement coloré.
Protoplasma abondant, coloré en violet pâle ou en rose pâle suivant le degré d'action de l'éosine.

Coloration au triacide. .
{ Absence de granulations dans la plupart des cas; quelquefois, granulations neutrophiles, violettes, rares.

5º Des POLYNUCLÉAIRES, dont le noyau est polylobé par des incisures. Ils représentent 70 à 72 pour 100 de la totalité des leucocytes.

Coloration à l'hématoxyline-éosine .
{ Cellules plus grandes que les lymphocytes, plus petites que les grands mononucléaires.
Noyau polymorphe, multiple, polylobé.
Protoplasma abondant, se colorant fortement.

Coloration au triacide. .
{ Présence constante de granulations neutrophiles (*gran.* ε) ou granulations très petites, colorées en violet. Noyau peu visible, coloré en vert.

4º Des CELLULES à grosses granulations dites ÉOSINOPHILES (ou granulations acidophiles, ou granulations α). Leur proportion est de 2 à 4 pour 100. Les caractères sont les suivants :

Coloration à l'hématoxyline-éosine .
{ Cellules plus grandes que les lymphocytes, plus petites que les grands mononucléaires.
Noyau polymorphe et fortement coloré ou quelquefois 2 à 3 noyaux isolés, se colorant mal.
Protoplasma remplacé par de grosses granulations arrondies ou ovalaires, colorées par l'éosine en rouge. Dans certains cas, c'est principalement le contour des granulations qui est coloré. Les granulations peuvent être groupées autour du noyau et contenues dans la cellule, ou être disséminées quelquefois assez loin; elles sont dites alors *essaimées*. C'est dans ces cas que le noyau est le plus fréquemment double ou triple et faiblement coloré.

Coloration au triacide d'Ehrlich . .
{ Les grosses granulations se colorent en rouge grenat vif.

Dans le sang normal, on peut également rencontrer des MASTZELLEN (cellules à granulations γ, ou basophiles, ou métachromatiques). Elles ne sont pas décelables par les deux procédés ci-dessus indiqués, car les granulations ne sont pas colorées. Pour les observer, après avoir fixé le sang par la chaleur ou le chloroforme, on colore pendant deux à cinq minutes avec la solution d'éosine à l'eau, on lave soigneusement et on sèche. On ajoute ensuite pendant 1 à 2 minutes le bleu suivant :

Bleu de méthylène	3 grammes.
Alcool absolu. , ...	20 —
Acétone.	10 —
Carbonate d'ammoniaque	1 —
Eau distillée	100 —

Laver à l'eau, passage rapide à l'alcool, sécher. On peut se servir également du bleu polychrome de Unna qu'on achète tout préparé dans le commerce.

Mastzellen. — Leurs caractères sont les suivants :

Cellules de la grosseur d'un polynucléaire.
Noyau polymorphe, se colorant faiblement.
Présence de granulations colorées en rouge grenat par le bleu de méthylène,
    ayant la grosseur des granulations éosinophiles.
Ils existent dans la proportion de 1 pour 200 des leucocytes.

Dans les cas pathologiques, apparaissent d'autres éléments utiles à connaître, ce sont :

α. Les *éosinophiles-mononucléés* ou *myélocytes* (¹) *éosinophiles* qui ont les mêmes caractères que les cellules éosinophiles décrites plus haut, sauf que le noyau, grand et rond, se colore faiblement.

β. Les *mononucléaires neutrophiles* ou *myélocytes neutrophiles* ou *leucocytes gigantesques de Hayem*, dont les caractères sont :

Coloration au triacide . .
Cellules volumineuses.
Noyau grand, rond, de forme simple, se colorant faiblement.
Protoplasma abondant.
Nombreuses granulations, petites, violettes, neutrophiles.

Connaissant maintenant les différentes variétés de globules blancs, nous pouvons aborder l'étude des leucocytoses et des leucémies.

Leucocytoses.

La numération quantitative et le pourcentage qualitatif des leucocytes permet de constituer ce qu'on appelle la *formule hémoleucocytaire* des maladies. Nous allons rapidement en donner la valeur sémiologique, dans ses grandes lignes, renvoyant pour les détails aux traités de pathologie, et nous

(¹) Ce mot de *myélocyte* demande une explication. On désigne sous ce nom, les cellules qui prennent naissance dans la moelle des os. Ce sont des *cellules mononucléées* à protoplasma granuleux. Toutes les variétés de granulations peuvent s'observer dans les myélocytes. On les oppose aux lymphocytes qui prennent naissance dans les organes lymphoïdes (rate, ganglions). Ils se distinguent des polynucléaires par leur noyau qui est unique.

passerons sous silence les faits qui ne sont pas scientifiquement reconnus, au sujet desquels il existe des observations contradictoires.

Pour éviter les causes d'erreur, il faut pratiquer des examens répétés afin d'apprécier non seulement le degré, mais aussi l'évolution de la leucocytose. Il faut également tenir compte des leucocytoses physiologiques qui sont transitoires. Les leucocytes sont plus abondants chez le nouveau-né et pendant les premières années, il y a une proportion plus grande de mononucléaires, la formule est *inversée*, sauf dans les premiers jours. On voit le nombre des leucocytes augmenter pendant la menstruation et la grossesse, au moment du travail, puis diminuer après la délivrance; on le voit augmenter pendant la période digestive, à la suite de la narcose chloroformique ou de l'éthérisation, après des interventions même aseptiques.

A la suite d'excitations cutanées, ou muqueuses, nerveuses, après le massage, les exercices violents, les brûlures, les injections hypodermiques irritantes, l'ingestion de certains médicaments, l'application de vésicatoires, les hémorragies graves, la saignée, le nombre des leucocytes augmente temporairement. L'augmentation, dans tous les cas que nous venons d'énumérer, porte sur les polynucléaires.

L'hyperleucocytose consiste en l'augmentation globale du nombre des leucocytes; elle varie d'ordinaire entre 6000 et 25 000 leucocytes par millimètre cube; elle est dite *modérée* ou *abondante* suivant qu'on se rapproche du premier ou du second chiffre. Elle peut être considérable, jusqu'à 40 000, 100 000; donnant lieu à une véritable *leucémie de suppuration*; car c'est presque toujours quand il y a des abcès profonds qu'on arrive à un taux aussi considérable.

L'augmentation globale est décelée par la seule numération, mais celle-ci ne fournit qu'une analyse insuffisante, car on doit préciser la qualité de l'hyperleucocytose. Si les polynucléaires se montrent en nombre supérieur à la proportion normale, on dit qu'il y a *polynucléose*; si cette proportion varie à l'avantage des mononucléaires ou des éosinophiles on dit alors qu'il y a *mononucléose* ou *éosinophilie*.

.·.

Polynucléoses. — Elles sont caractérisées par l'augmentation totale du nombre des leucocytes parmi lesquels, les polynucléaires dépassent la proportion de 80 à 85 pour 100. Les polynucléoses s'observent :

α. Dans toutes les suppurations chaudes accessibles à la vue ou au toucher.

β. Dans les suppurations profondes comme les abcès du foie, les phlegmons périnéphrétiques, les abcès du cerveau, les suppurations des séreuses, les suppurations pelviennes, les appendicites. Selon l'intensité ou la durée de la polynucléose, on peut établir son pronostic ou trouver les éléments de l'indication opératoire.

γ. Dans les infections médicales aiguës comme la pneumonie, le rhumatisme articulaire aigu, la méningite cérébro-spinale, l'érysipèle, la scarlatine, la diphtérie, la blennorragie aiguë. La polynucléose augmente au moment des rechutes dans les maladies infectieuses.

δ. Dans les diverses variétés de cancer, mais avec des variantes et des exceptions nombreuses.

MONONUCLÉOSES. — Elles s'observent dans la coqueluche, les oreillons, la variole, la leucémie aiguë ([1]).

ÉOSINOPHILIE. — Dans les infections chroniques, comme la tuberculose et la syphilis, au moment de la crise des maladies aiguës, l'éosinophilie apparaît. L'éosinophilie est également de règle dans le parasitisme intestinal et dans les cas de kyste hydatique. Elle est fréquente dans nombre d'affections cutanées.

HYPOLEUCOCYTOSE. — Elle peut porter sur les polynucléaires, ainsi que cela se produit dans la fièvre typhoïde normale, dans la granulie, le tétanos, la méningite tuberculeuse. Elle porte sur les mononucléaires dans la malaria.

En thèse générale, on peut dire que la leucocytose polynucléaire est presque de règle dans les infections, et qu'elle semble avoir une marche parallèle à celle de la maladie. Les mononucléoses qui semblent faire exception ne sont pas pures et s'accompagnent de réaction myélogène.

Nous n'avons donné là que des règles générales, mais on a signalé bien des modalités différentes de ces formules hémoleucocytaires, et il serait hors de notre sujet de nous y étendre.

Iodophilie.

CELLULES IODOPHILES. — Certains leucocytes présentent des granulations qui se teintent en brun acajou sous l'influence de l'iode. On les appelle pour cette raison « *iodophiles* ».

Technique. — Après que la préparation est séchée, on colore quelques minutes avec la solution suivante :

Iode pur.	1 gramme.
Iodure de potassium.	5 —
Eau	100 —
Gomme arabique pulvérisée	Q. s.

[1] Nous rangeons ici, à côté des infections, la leucémie aiguë qui nous paraît devoir être considérée comme une septicémie hémorragique. Du reste, il n'y a pas d'ordinaire, une véritable leucémie, c'est plutôt de la leucocytose qui, encore, peut faire défaut.

On recouvre d'une lamelle pendant que la préparation est humide et on examine.

Les granulations sont brun acajou et sont disséminées dans le protoplasma jaune paille. La substance iodophile peut être extra-cellulaire et former des boules, des anneaux concentriques, des croissants.

Les granulations iodophiles appartiennent presque exclusivement aux polynucléaires et on n'est pas encore fixé sur leur nature ; il s'agit vraisemblablement de glycogène.

N'existant pas à l'état normal, elles apparaissent dans les cas pathologiques comme le coma diabétique, les suppurations, les septicémies, la péritonite aiguë, la pneumonie, les abcès du poumon. Elles manquent dans la tuberculose. En pratique, la constatation des granulations iodophiles n'a guère d'importance que pour permettre d'affirmer la présence de pus dans des cas douteux.

Leucémies.

On peut, en général, dire qu'il y a leucémie, lorsque le nombre des leucocytes s'élève au delà de 50 000, et que le rapport des globules blancs aux globules rouges est d'environ 1/50 ou plus. Encore faut-il que ces deux caractères prennent également pour base la qualité des globules augmentés.

En tenant compte de ces considérants, on décrit deux variétés de leucémies ; les *leucémies lymphatiques* et les *leucémies myélogènes*. Les raisons de ces dénominations sont les suivantes : on admet que certains leucocytes (les lymphocytes, petits et moyens mononucléaires) prennent naissance dans les ganglions ou la rate, organes dénommés anatomiquement lymphatiques ; les autres (mononucléaires granuleux, polynucléaires) prennent naissance dans la moelle osseuse, ils sont myélogènes.

Chacune de ces variétés des leucémies peut se subdiviser en une forme *aiguë* et une forme *chronique*, mais les secondes sont seules bien connues et nous ne nous occuperons que d'elles.

Leucémie lymphatique chronique. — Les leucocytes sont considérablement augmentés, la proportion des lymphocytes prédomine, ils sont petits, avec un noyau rond, bien coloré, et très peu de protoplasma. Ils peuvent être altérés et réduits à leur noyau. Il y a parallèlement diminution des globules rouges. Quelquefois, les lymphocytes peuvent être volumineux. On peut observer des hématies nucléées (voir p. 22).

Leucémie myélogène chronique. — On y trouve :

Des *leucocytes polynucléaires neutrophiles* dont le nombre global est augmenté, mais dont le pourcentage par rapport aux autres éléments est diminué ;

Des *éosinophiles* plus nombreux qu'à l'état normal ;

Des *mastzellen* plus nombreuses également qu'à l'état normal ;

Des *lymphocytes* à forme de moyens mononucléaires augmentés en totalité, mais diminués en proportion;

Enfin, de *très nombreux myélocytes* ou *mononucléaires à granulations diverses*, neutrophiles, éosinophiles, basophiles. C'est la présence très abondante de ces éléments qui constitue la *myélocytémie*. Celle-ci a comme caractéristique la présence des granulations.

Telle ou telle sorte de granulations peut prédominer et on a ainsi de nombreuses variétés de la formule sanguine.

La diminution des globules rouges est souvent tardive. On peut trouver dans le sang des cristaux identifiables aux cristaux de Charcot-Leyden (voir p. 263).

Les infections intercurrentes peuvent faire varier la formule hématique des leucémies.

États pseudo-leucémiques. — Les leucémies doivent être distinguées des états pseudo-leucémiques.

Dans la Pseudo-leucémie lymphoïde, il y a :

Nombre de leucocytes normal ou faiblement augmenté;
Prédominance des mononucléaires sur les polynucléaires;
Anémie marquée;
Pas d'hématies nucléées, pas de myélocytes.

Dans la Pseudo-leucémie myéloïde, il y a :
Présence des myélocytes et d'hématies nucléées;
Anémie marquée;
Prédominance des mononucléaires sur les polynucléaires;
Nombre de leucocytes normal ou faiblement augmenté.

Dans l'Anémie pseudo-leucémique infantile, il y a :
Diminution des globules rouges;
Nombreuses hématies nucléées (normoblastes) (voir p. 22).
Leucocytose d'ordinaire mononucléaire;
Apparition de myélocytes dans quelques cas.

Ces états pseudo-leucémiques ne sont vraisemblablement que des groupes d'attente, il s'agit d'états sanguins symptomatiques dont les causes primordiales sont encore insuffisamment connues.

La formule hématologique du purpura se rapproche beaucoup de celle de l'anémie pseudo-leucémique infantile.

III

RÉTICULUM FIBRINEUX

Technique. — Pour faire l'examen du réticulum fibrineux, on se sert d'une cellule spéciale dite cellule à rigole, représentée ci-dessous : c'est

simplement une lame de verre épaisse, au milieu de laquelle une rigole circulaire isole un petit disque de 4 millimètres de diamètre.

Cette cellule, étant bien nettoyée, on étend autour de la rigole une mince

couche de vaseline, puis, avec une baguette en verre arrondie et propre, on
dépose sur le disque central une goutte
du sang à examiner. On recouvre d'une
lamelle rigoureusement plane et dégraissée. Celle-ci adhère à la lame par l'inter-

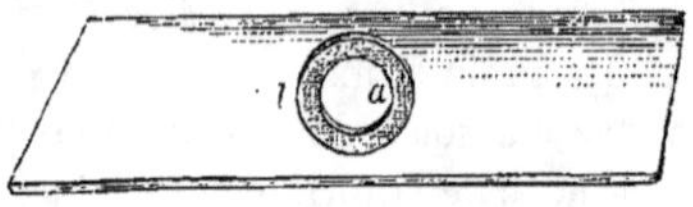

Fig. 10.

médiaire de la couche de vaseline. Pour obtenir une mince nappe de sang
d'épaisseur uniforme, on appuie doucement sur les bords de la lamelle.

Dans le sang normal, le réticulum se produit au bout de 10 à 15 minutes ;
dans les phlegmasies, il faut attendre plus longtemps.

Il est bon de s'exercer un peu à ces manipulations pour bien réussir les
préparations. Celles-ci sont examinées avec un objectif à sec.

Application clinique. — Le sang normal ne présente que très peu de fibrine,
peu de globules blancs, peu d'agglomérations d'hématoblastes. Mais, au point
de vue pathologique, le sang présente deux types que l'on range sous les noms
suivants :

α. Type phlegmasique atténué ;
β. Type phlegmasique franc.

α. TYPE PHLEGMASIQUE ATTÉNUÉ. — Dans ce type, le réticulum fibrineux se
présente sous forme de fibrilles grêles et serrées. La leucocytose est peu
abondante. Les piles de globules rouges ne se rejoignent pas, et la masse du
plasma sanguin ou « *mer plasmatique* » n'est pas divisée.

Ce type se rencontre dans les cas suivants : bronchites, pleurésies, péritonites, méningite, pneumonie tuberculeuse, néphrite, embarras gastrique,
grippe, érysipèle, diphtérie, variole, scarlatine, rougeole, blennorragie aiguë,
typhoïde, néoplasies syphilitiques ou cancéreuses, suppurations chroniques.

β. TYPE PHLEGMASIQUE FRANC. — Dans ce type, les fibrilles sont nombreuses
et épaisses, il y a une augmentation très sensible des globules blancs, la « *mer
plasmatique* » est transformée en lacs, c'est-à-dire que, les piles de globules
rouges se rejoignant, divisent la masse du plasma sanguin.

Ce type se rencontre dans la pneumonie, le rhumatisme articulaire ; il peut
également s'observer dans la goutte, la pleurésie, les phlegmons, c'est-à-dire
quand il y a exsudat fibrineux ou purulent.

Ce même type peut se trouver atténué dans les inflammations aiguës exsu-
datives des organes séreux (pleurésies, péritonite, péricardite, méningite) et
aussi dans les vaginalites et les uréthrites.

La non-augmentation de fibrine, en dehors de l'état normal, peut s'observer :

Dans les maladies fébriles non phlegmasiques ;

Dans les anémies chlorotiques ou pernicieuses ;

Dans les leucémies.

Renseignements fournis par les hématoblastes.

On les obtient par l'examen des préparations faites pour le réticulum fibrineux.

Les hématoblastes ne sont pas isolés, mais se présentent sous forme de plaquettes d'où rayonnent les fibrilles de fibrine. Ces amas sont irréguliers, finement granuleux, et on peut parfois y reconnaître les hématoblastes isolés.

Les gros amas d'hématoblastes s'observent dans la défervescence des phlegmasies aiguës. Les amas, peu volumineux, coexistant avec le type phlegmasique atténué, se trouvent surtout à la période avancée du cancer ou de la tuberculose ou à la suite d'abondantes hémorragies.

Les tout petits amas, peu nombreux, avec réticulum insignifiant, piles de sang éparses, se rencontrent dans les anémies intenses avec cachexie extrême et légère infection.

A la suite des grandes hémorragies et au moment de la crise des phlegmasies, il y a une poussée hématoblastique considérable.

IV

GLOBULES ROUGES, LEURS ALTÉRATIONS, LEURS VARIÉTÉS — ANÉMIES

LES GLOBULES ROUGES (ou hématies) se présentent dans les préparations de sang frais ou de sang sec sous forme de disques arrondis ou ovales, d'une teinte jaunâtre et dont les bords sont plus épais que le centre, ce sont des lentilles biconcaves. Ils se colorent en rouge par l'éosine, en violet pâle par le triacide, en vert ou vert bleu par les diverses solutions de bleu de méthylène.

Leurs dimensions peuvent varier dans certaines conditions physiologiques ou pathologiques.

Leur nombre physiologique est évalué à 5 millions par millimètre cube.

Leur forme est variable selon les espèces animales, et ce fait fournit d'utiles indications pour l'examen des taches de sang ou de sang frais en médecine légale.

La numération globulaire et les préparations coloriées de sang sec permettent d'obtenir par l'examen des globules rouges des résultats importants aux points de vue qualitatif et quantitatif.

Au point de vue *quantitatif*, lorsque le nombre des hématies dépasse 5 millions par millimètre cube, on dit qu'il y a *hyperglobulie*; au-dessous, il y a *hypoglobulie*. Cette dernière est caractéristique des anémies.

Au point de vue *qualitatif*, on peut observer des déformations accidentelles ou pathologiques des globules rouges, décrites sous le nom de *poikylocytose*; il peut exister des différences de taille normales ou maladives (globules géants, globules nains); il peut également exister des éléments anormaux caractérisés par la présence d'un noyau. Ces *hématies nucléées* affectent trois formes décrites sous le nom de *normoblastes*, de *microblastes*, de *mégaloblastes*, suivant que la grandeur de la cellule est normale, plus petite ou augmentée.

Enfin, les réactions vis-à-vis des matières colorantes sont importantes à connaître.

Hyperglobulies.

L'hyperglobulie ou polyglobulie peut être physiologique ou pathologique.

Elle est physiologique chez le nouveau-né, elle existe normalement sous les altitudes élevées, et augmente rapidement chez ceux qui y arrivent. Elle s'observe également dans les climats maritimes et dans les pays chauds.

Au point de vue pathologique, on observe de la polyglobulie dans la cyanose par malformation congénitale du cœur, par asystolie, par sténose naso-laryngée, dans l'hypertrophie tuberculeuse de la rate.

La polyglobulie a été aussi signalée dans l'hypertension artérielle, à la suite de purgations, de transpirations, de diarrhées abondantes, après des ponctions d'ascite, enfin, au cours de l'intoxication phosphorée.

L'administration du fer ou de l'arsenic donne une hyperglobulie relative.

Hypoglobulies.

La diminution du nombre des globules rouges, plus ou moins intense, s'observe après les hémorragies, dans les diverses formes de paludisme, au moment de la crise ou pendant la convalescence des maladies infectieuses aiguës, dans le rhumatisme articulaire, la variole, enfin avec des variations nombreuses, dans les maladies microbiennes.

La tuberculose, la syphilis, le cancer sont des maladies anémiantes au premier chef. De même, l'anémie des mineurs produite par l'ankylostome duodénal. A citer également, l'intoxication saturnine, l'alimentation insuffisante, les diarrhées chroniques, les néphrites.

Les hypoglobulies sont la caractéristique des anémies. M. Hayem en distingue plusieurs variétés :

α. L'anémie au 1ᵉʳ degré. . . . . de   5 à 4 millions.
β.   —   2ᵉ   —   . . . . de   2 à 5   —
γ.   —   5ᵉ   —   . . . . de   80 000 à 2   —
δ.   —   4ᵉ   —   . . . .   au-dessous de 80 000

Il faut en outre tenir compte de la qualité des globules rouges.

DÉFORMATION DES HÉMATIES. — Ce phénomène s'appelle *poikylocytose*. Au lieu d'être rondes, elles sont ovalaires, piriformes, pisiformes ; elles peuvent présenter sur les bords des prolongements qui leur donnent l'aspect d'une cornue, d'un marteau, d'une raquette.

Variétés de globules rouges. — Les hématies peuvent être énormes, deux à trois fois grosses comme à l'état normal, ce sont les *hématies géantes*, elles peuvent être très petites, ce sont les *globules nains*.

Ces modifications de forme et de volume indiquent que le sang est malade, mais elles n'ont pas de valeur absolue ; on les observe dans toutes les anémies. Avant cependant d'affirmer qu'il y a déformation des hématies, il faut se souvenir qu'accidentellement, par suite de fautes de technique, les hématies se présentent *crénelées* ou quelquefois déformées dans les préparations sèches par suite de l'éclatement qui a pu les allonger. On rencontre encore des aspects vacuolaires.

Modification des réactions colorantes. — Ordinairement, les hématies se colorent fortement en rouge par l'éosine, mais il arrive qu'elles se colorent inégalement ou même pas du tout, comme dans les anémies et le diabète. Les autres couleurs ne les colorent pas davantage, c'est ce qu'on appelle la *réaction de Bremer*. Toutefois, avant de conclure, il est bon, comparativement avec un sujet sain, de s'assurer de la valeur des matières colorantes employées.

Quelquefois, les hématies qui se colorent en rouge ou en rose par l'éosine-hématoxyline, offrent une teinte violette due à l'hématoxyline ; on dit alors qu'il y a *polychromatophilie*, c'est-à-dire que les hématies prennent indifféremment telle ou telle matière colorante. Ce fait s'observe dans les anémies graves, la fièvre typhoïde, le purpura.

Hématies nucléées. — Les globules rouges dépourvus de noyau, dans l'immense majorité des cas, peuvent physiologiquement ou dans certains cas pathologiques en être pourvus. Il est souvent difficile de distinguer les hématies nucléées d'avec les lymphocytes par la coloration à l'hématoxyline-éosine. Dans l'hématie nucléée, le noyau est noir et uniformément coloré, le protoplasma est rouge et non violet ou à tendance violette comme dans le lymphocyte.

Il existe trois espèces de globules rouges à noyau. Lorsque l'hématie est de dimensions normales, le noyau simple, il s'agit d'un *normoblaste* ; lorsque la taille est inférieure, il s'agit de *microblastes* ; supérieure, de *mégaloblastes*.

Le noyau est ordinairement concentrique et se colore très fortement ; il peut présenter un double contour. Le noyau des mégaloblastes a des limites peu nettes, il se colore moins fort que celui des deux autres variétés ; le protoplasma se colorant également mal.

Les noyaux, ordinairement ronds, présentent parfois des divisions karyokinétiques.

Les hématies nucléées sont de règle dans l'anémie pseudo-leucémique des jeunes enfants, et chez les enfants du premier âge anémiques. Elles sont physiologiques chez l'embryon.

Dans les anémies graves secondaires et symptomatiques, on rencontre de préférence des normoblastes; dans l'anémie essentielle progressive, dans les leucémies, après les splénectomies, ce sont plutôt des mégaloblastes qui prédominent.

V

RECHERCHES DES PARASITES ET DES HÉMATOZOAIRES

Parasites.

Ils sont peu nombreux. On peut les rechercher dans le sang frais en goutte pendante ou bien utiliser les préparations de sang sec coloriées. On recherche ainsi :

Les *filaires* dont nous nous occupons plus loin (p. 134 et Pl. XXXII, Fig. A).

Les *trypanosomes* (voir p. 399 et Pl. XCI).

Mais la recherche la plus intéressante est celle de l'hématozoaire que nous allons décrire avec détails.

Hématozoaires.

Technique. — L'examen des hématozoaires se pratique soit en goutte pendante, soit après fixation et coloration. Les préparations de sang desséché et coloré se font de la manière suivante :

Fixation par un mélange à parties égales d'alcool-éther;

Colorer pendant trente secondes avec une solution aqueuse d'éosine à 1 pour 100;

Laver à l'eau distillée, puis sécher;

Colorer pendant trente secondes avec une solution aqueuse concentrée de bleu de méthylène;

Laver à l'eau distillée, sécher, monter dans le baume.

Les hématozoaires sont d'un bleu plus pâle que les noyaux des leucocytes; quelquefois, ils ont une teinte violacée due au mélange des teintes de l'éosine et du bleu de méthylène. Les hématies malades se colorent moins vivement que les hématies saines. Il faut éviter de prolonger la coloration par l'éosine.

Laveran préfère l'emploi du bleu Borrel selon la technique que nous indiquons plus loin à propos des trypanosomes (voir p. 399).

D'autres méthodes ont également été recommandées, les plus connues sont celle de Nocht et celle de Ewing.

MÉTHODE DE NOCHT-ROMANOWSKI. — Après fixation par le mélange à parties égales d'alcool et d'éther ou par la chaleur, on colore pendant deux à trois heures dans un mélange frais de 1 partie de solution concentrée à 1 pour 100 de bleu de méthylène avec 2 parties de solution aqueuse d'éosine à 1 pour 100 (il faut employer des bleus de méthylène de Höchst ou de Grübler).

Nocht préfère encore la méthode suivante :

Additionner quelques gouttes d'une solution de bleu polychrome de Unna[1] neutralisé à une solution à 1 pour 100 de bleu de méthylène ordinaire. La neutralisation du bleu polychrome s'obtient par l'acide acétique.

MÉTHODE DE EWING :

    A. Bleu de méthylène polychrome de Unna (Grübler) . . .   31 grammes.
        Solution d'acide acétique à 5 pour 100 . . . .   V gouttes.
    B. Solution aqueuse de bleu de méthylène de Ehrlich rectifié (Grübler)
        à 1 pour 100.

Cette solution qu'on prépare à une douce chaleur doit être faite au moment du besoin, car elle s'altère.

    C. Solution à 1 pour 100 d'éosine à l'eau (Grübler).

A 10 centimètres cubes d'eau distillée, on ajoute 4 gouttes de la solution d'éosine (C), 6 gouttes de bleu polychrome neutralisé (A) et 2 gouttes de bleu de méthylène (B). On colore pendant un temps variable de deux à vingt-quatre heures.

Avant de faire cette coloration et pour obtenir des préparations encore plus nettes, on peut colorer préalablement par l'hématoxyline pendant deux heures; puis on lave à l'eau, on sèche et on fait agir le bleu de méthylène-éosine.

Description. — Pour M. Laveran, il n'existerait qu'un seul hématozoaire; mais cette conception perd du terrain, et, actuellement, la plupart des auteurs admettent la pluralité des espèces. On décrit trois variétés :

α. Le *plasmodium vivax*, qui est le parasite de la fièvre tierce;

β. Le *plasmodium malariæ*, parasite de la fièvre quarte;

γ. Le *laverania malariæ*, parasite de la fièvre estivo-autumnale.

Commençons par la description de M. Laveran, afin d'aller de la plus simple aux plus complexes. Pour lui, il y a quatre variétés de formes de l'hématozoaire.

α. *Les corps sphériques* ou *corps amiboïdes*, de grosseur variable, hyalins et transparents à l'état frais, présentent au fur et à mesure qu'ils grossissent des grains de pigment de plus en plus nombreux. Ils sont libres dans le sérum ou accolés aux hématies. Ils ont un noyau, difficile à voir, généralement excentrique. Doués de mouvements amiboïdes, ils prennent rapidement une forme cadavérique avec contours irréguliers, pigment amassé en certains points, à mesure qu'ils grossissent et que les mouvements se perdent.

β. *Les flagelles.* — Sur quelques corps sphériques de moyen volume, on peut distinguer des filaments mobiles ou *flagelles* qui s'agitent avec une très grande vivacité. Il peut y avoir plusieurs flagelles après un même corps amœboïde. On peut de même rencontrer des flagelles libres. Quelquefois, il y a un petit renflement piriforme à l'extrémité.

γ. *Les corps en croissant.* — Ce sont des éléments incurvés, cylindriques, effilés à leurs extrémités, présentant un double contour, et, à la partie

____

[1] Se procurer ce colorant dans le commerce.

moyenne, un amas ovalaire de grains de pigment. Ces éléments ne sont pas doués de mouvements. Ils proviennent de corps sphériques moyens qui sont endoglobulaires. Ils se transforment à nouveau, au bout d'un certain temps, en corps sphériques.

δ. *Les corps en rosace.* — Les bords d'un corps sphérique libre ou adhérent à une hématie, présente à sa périphérie des dentelures, d'abord légères, puis de plus en plus profondes, pendant que le pigment se réunit en un seul amas central. Puis, les incisures se prolongent jusqu'au centre et donnent alors l'aspect en rosace, en marguerite. Les segments s'arrondissent et se séparent pour former une série de petits corps sphériques qui deviennent libres.

On trouve également dans le sang des corps cellulaires morts porteurs de pigment et des leucocytes mélanifères.

Cette conception de Laveran est très simple et très facile à comprendre : mais, en réalité, les faits sont plus compliqués, et l'évolution du parasite, différente dans les types cliniques observés, parce qu'il s'agit de parasites différents, ne se produit pas suivant un mode unique. C'est ce que nous allons expliquer.

* *

Les hématozoaires appartiennent à la classe des *sporozoaires* et à l'ordre des *hémosporidies*. Ils accomplissent, pour se reproduire, deux cycles distincts : le premier, appelé cycle endogène ou *schizogonie* ne s'effectuant que dans le sang de l'homme, est le mode de reproduction asexuée de l'animal; le second, appelé cycle exogène ou *sporogonie*, est le mode de reproduction sexuée qui s'accomplit chez un hôte intermédiaire, le moustique en l'occurrence.

Schizogonie. — La plupart des auteurs admettent que le corps amœboïde est contenu à l'intérieur d'un globule. A l'état jeune, il est petit, à contours très irréguliers, puis il augmente de volume, devient sphérique, des grains de pigment se disposent en cercle à la périphérie. On donne à ce corps sphérique le nom de *schizonte*. Pourvu d'un noyau central, ce schizonte se segmente et l'on obtient les corps en rosace, en marguerite, les corps mûriformes. Ces segments étant séparés et devenus libres dans le sang, vont former de nouveaux corps amœboïdes qui se transformeront ensuite en schizontes. Les segments libres s'appellent des *mérozoïtes*.

Sporogonie. — Après quelques cycles de schizogonie, cette faculté de reproduction s'épuise et alors apparaissent dans le sang des formes sphériques persistantes (tierce et quarte) ou des formes en croissant (quotidienne). Ces formes libres s'appellent les *gamètes*. Sur certaines gamètes, partant du noyau, sortent à la périphérie et perpendiculairement à la surface de très longs et très minces filaments qui sont les *flagella*. Ces derniers deviennent bientôt libres et circulent avec une grande rapidité dans le sérum sanguin.

Arrivé à ce point de développement, l'hématozoaire a besoin, pour son évolution, d'un hôte intermédiaire, c'est-à-dire du moustique.

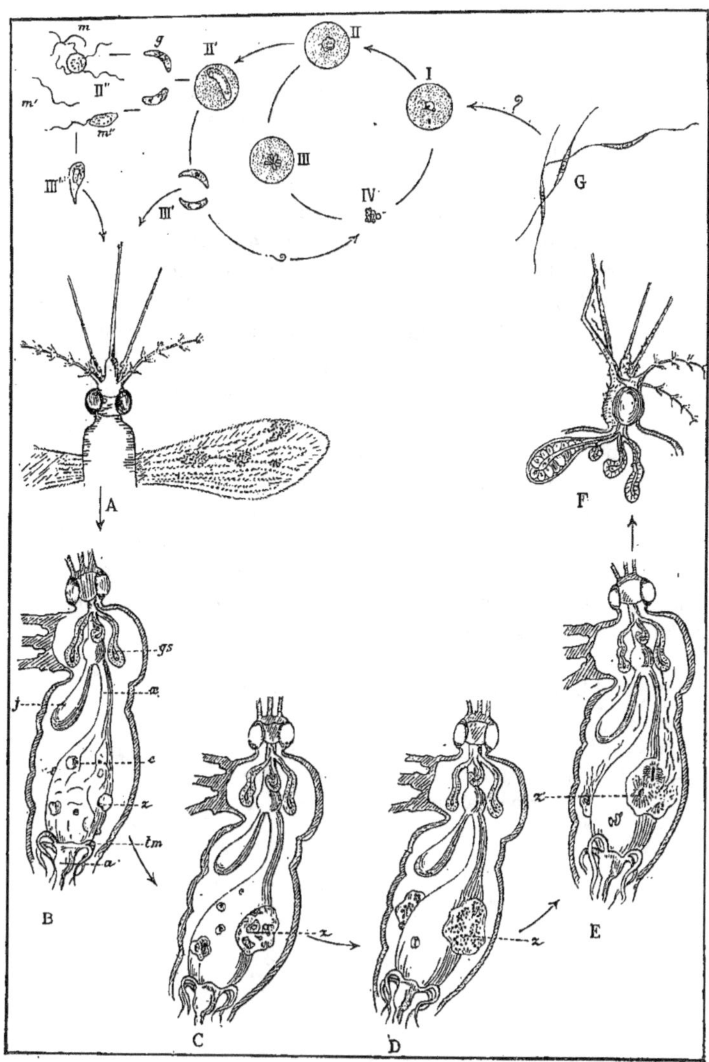

Fig. 11. — Légende des cycles de l'hématozoaire.

En I, début de l'évolution du parasite par le corps amiboïde intra-cellulaire. — I, II, III, IV, représentent le cycle endoglobulaire ou schizogonie. — I, II, II', II", III" et III', représentent le cycle par sporogonie : en II', sont 2 gamètes libres (g), une microgamétocyte (m), une microgamète (m'), l'association d'une macrogamète et d'une microgamète (en m"). — III' et III", gamètes libres et macrogamète fécondée, pris par le moustique en A, puis en B, C, D, E, il y a enkystement dans la musculeuse stomacale du moustique formant les zygotes (Z, Z'). — En E, les sporozoïtes sont formés, et en F, ils sont rejetés avec la salive du moustique. — En G, ils sont libres. — gs, glandes salivaires. — j, jabot. — œ, œsophage. — c, estomac. — a, ampoule rectale. — tm, tubes de Malpighi.

Revénons aux gamètes. Quelques-unes restent sphériques, ont un protoplasma granuleux et ne donnent pas de flagelles, ce sont des *gamètes femelles*; celles qui poussent des flagelles ont le protoplasma hyalin, ce sont les *gamètes mâles*.

Les gamètes femelles s'appellent aussi *macrogamètes*, les mâles sont désignés sous le nom de *microgamétocytes* parce qu'ils donnent naissance aux flagelles ou *microgamètes* qui vont jouer le rôle de spermatozoïdes.

Les gamètes mâles et femelles étant absorbées par un moustique avec le sang d'un paludéen, la reproduction va se faire avec rapidité dans le tube digestif du moustique. La microgamète pénètre à la manière d'un spermatozoïde dans la macrogamète, il y a fusion, et l'organisme ainsi fécondé d'abord sphérique, puis fusiforme, prend le nom de zygote. Ces zygotes pénètrent dans la musculeuse stomacale du moustique pour s'enkyster.

Les kystes grossissent progressivement et ont acquis leur complet développement en huit à quinze jours. Ils sont alors remplis de petits corps fusiformes ayant un gros noyau et peu de protoplasma, et qui ont reçu le nom de *sporozoïtes*; ceux-ci, mis en liberté, vont dans les glandes salivaires du moustique, lequel, en même temps qu'il pique, a l'habitude d'injecter de la salive et inocule en même temps la malaria au patient.

Pour mieux faire comprendre, nous reproduisons à la page précédente le schéma du service de santé militaire d'Italie par les docteurs Memmo et Infante, où les deux cyclés, hématiques et anophéliques sont bien représentés.

Les sporozoïtes étant dans la circulation pénètrent l'intérieur des globules et se transforment en corps amæboïdes. La schizogonie peut alors recommencer.

Le tableau suivant résume la double évolution :

ÉVOLUTION DU PARASITE DE LA MALARIA

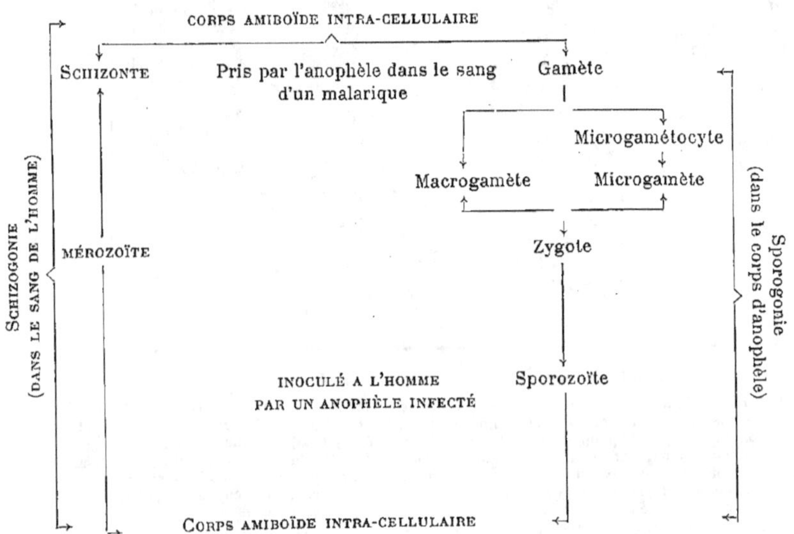

Cette étude générale étant faite, il sera plus facile de comprendre les diverses variétés que nous allons décrire :

Plasmodium malariæ. — C'est le parasite de la fièvre quarte. Il accomplit son cycle de développement en soixante-douze heures. Ses mouvements sont peu accentués, la réduction de l'hémoglobine en grains de mélanine est considérable, les grains sont épais, la segmentation se fait en marguerite. Le globule rouge n'est pas altéré.

Il existe de 9 à 12 mérozoïtes.

Les contours des formes jeunes sont nets. Les gamètes sont sphériques, plus grandes qu'un globule.

Plasmodium vivax. — C'est le parasite de la fièvre tierce, printanière, simple ou double.

Le parasite évolue son cycle en quarante-huit heures, les mouvements sont rapides, les granulations de mélanine sont fines. La segmentation se fait en rosette, il y a de 12 à 20 mérozoïtes. Les gamètes sont sphériques, deux à trois fois comme un globule rouge.

Les globules rouges sont augmentés de volume et se colorent mal. Les formes jeunes ont leurs contours moins définis que dans la forme précédente.

Laverania malariæ. — Ce parasite produit la tierce maligne, les accès pernicieux, l'estivo-automnale, la quotidienne.

Les formes jeunes, quelquefois en anneau, ont des contours très nets et des mouvements très vifs. Les schizontes sont de taille moitié moindre qu'une hématie normale, les grains de pigment, peu abondants et très fins, sont généralement réunis au centre. Les globules rouges, peu altérés, tendent à se rétracter, mais ils se colorent bien. La segmentation est irrégulière, d'une durée variable de vingt-quatre à quarante-huit heures, avec un nombre de mérozoïtes variable de 7 à 15. Les gamètes sont en forme de croissant et le pigment est disposé tout autour du noyau. Quelquefois, on peut voir deux parasites évoluer dans un même globule; nous en donnons plus loin le dessin d'après Ewing.

*
* *

Les agents de transmission du paludisme sont des *anophèles*, et nous profiterons de l'occasion pour définir et diagnostiquer les moustiques pathogènes.

Au point de vue pratique, dans l'état actuel de la science, il convient de savoir distinguer 3 groupes : 1° les culex qui servent d'hôtes intermédiaires pour diverses filaires; 2° les anophèles qui transmettent le paludisme; 3° les stegomya qui véhiculent la fièvre jaune. Sans entrer dans des considérations hautement scientifiques que l'on trouvera dans un ouvrage de Théobald, voici résumés les caractères qui permettront de différencier ces groupes.

Les quatre culicides les plus importants sont le culex pipiens, *l'anopheles claviger* (ou *maculipennis*), *l'anopheles bifurcatus*, le *stegomya fasciata*.

Pour distinguer les culex des anophèles dont il peut être utile de savoir reconnaître l'existence dans les régions infectées, on peut avoir recours à trois examens différents : 1° l'examen des œufs ; 2° l'examen des larves ; 3° l'examen de l'animal lui-même (mâle ou femelle).

1° OEufs. — Les œufs des moustiques sont allongés, ils ont de $0^{mm},5$ à $0^{mm},9$ de longueur et sont pourvus de flotteurs.

Chez les *culex* les flotteurs ont la forme d'un cône allongé. Les œufs sont

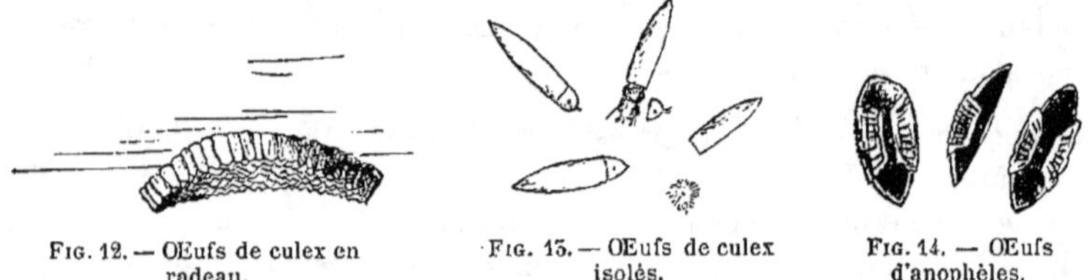

FIG. 12. — OEufs de culex en radeau.

FIG. 13. — OEufs de culex isolés.

FIG. 14. — OEufs d'anophèles.

pondus en radeaux de 5 à 7 millimètres de long. La jeune larve sort par l'extrémité inférieure. Ils n'ont pas de chambre à air.

Chez les *anophèles*, les flotteurs sont elliptiques ; les œufs sont pondus isolés et disposés en figures géométriques et symétriques à la surface de l'eau. Ils ont des chambres à air.

LARVES. — Les larves sont constituées par un corps allongé composé de dix

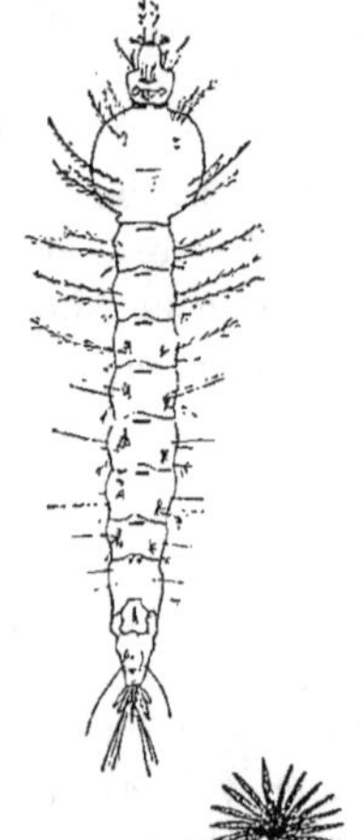
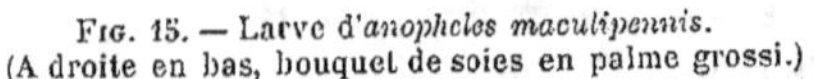
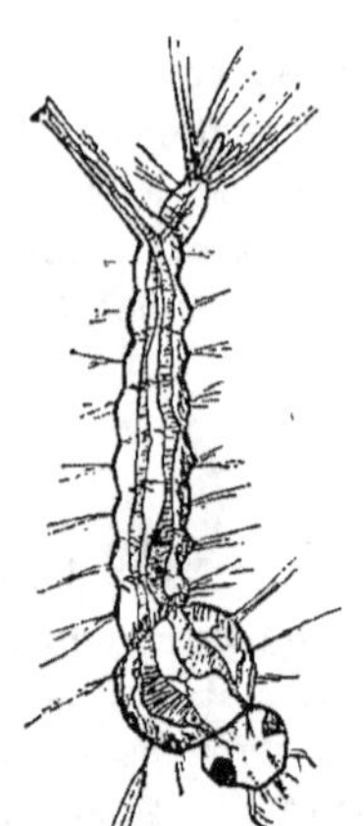

FIG. 15. — Larve d'*anopheles maculipennis*.
(A droite en bas, bouquet de soies en palme grossi.)

FIG. 16. — Larve de *Culex*.

anneaux très mobiles les uns sur les autres. Entre le thorax, très large, et la tête pourvue de gros yeux, existe une rainure très nette. Outre les yeux, la tête porte des antennes, des pattes et des brosses, en particulier deux soies frontales qui peuvent permettre d'aider à distinguer les espèces. De chaque côté des segments abdominaux existe un bouquet de soies en palme. On peut distinguer les larves par l'existence d'un siphon respiratoire plus ou moins long. Ce siphon existe chez les culex et n'existe pas chez les anophèles.

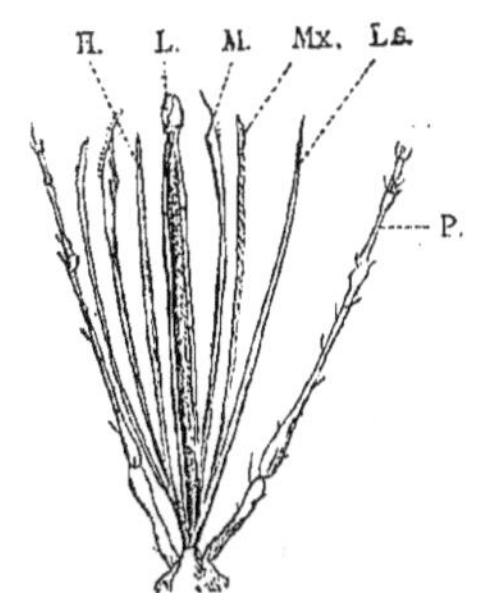

FIG. 17. — Armature buccale (d'après Grassi). — L, labrum et épipharynx. — H, hypopharynx. — M, mandibule. — M x, maxille.—Ls, labium.—P, pulpe maxillaire.

MOUSTIQUE. — La tête est sphérique et porte d'énormes yeux réniformes. En arrière des yeux est l'occiput; derrière celui-ci est la nuque: en avant des yeux est le front qui est précédé de l'avant-front ou *clypeus*.

La tête supporte : α. Une *trompe*, constituée par 7 lames cornées; l'une forme gaine (labium ou lèvre inférieure) et contient 6 stylets à son intérieur. Parmi ces stylets, il en est 4 pairs (mandibules et maxilles); les 2 autres sont impairs : un, recourbé en gouttière ouverte en bas, est la lèvre supérieure (ou labrum); l'autre aplatie (l'hypopharynx) en fermant par en dessous la gouttière du labrum le transforme en tube complètement fermé.

β. Les *palpes maxillaires*, composés de plusieurs articles, et de longueur variable.

Les palpes longs s'observent chez les culex mâles et dans les deux sexes des anophèles.

Les palpes courts existent chez les culex femelles.

γ. Les *antennes* situées de chaque côté des palpes. Elles comprennent 14 articles grêles; elles sont recouvertes de poils touffus

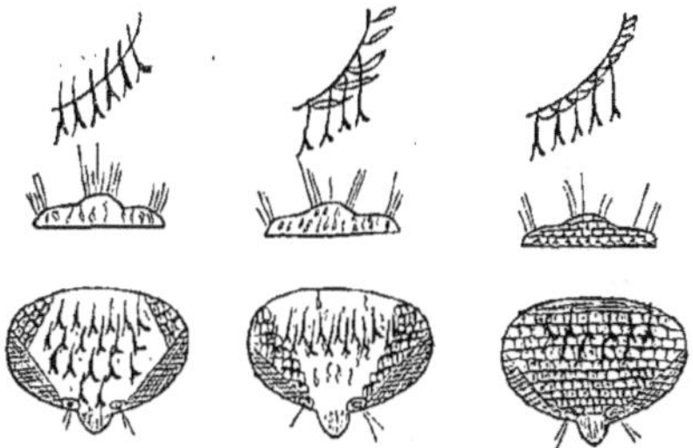

FIG. 18. — Écailles de la nuque et du scutellum, chez les *Culex*, les *Stegomya* et les *Anophèles*. — A gauche, *Stegomya*; au milieu, *Culex*; à droite, *Anophèles*; en haut, nuque vue d'en haut; au milieu, scutellum vu d'en haut; en bas, nuque vue de profil.

longs et plumeux chez les mâles, de poils rares chez les femelles.

Le thorax porte 3 paires de pattes terminées par des ongles pouvant être simples ou présenter des dents. Sur le thorax s'insèrent les ailes présentant 6 nervures longitudinales et 4 transversales. Trois des nervures longitudinales sont bifurquées. Il existe 4 taches formées par l'accumulation d'écailles chez l'*anopheles claviger*.

L'abdomen est composé de 8 segments et au 8e segment sont attachés les organes génitaux externes.

La tête et le corps des moustiques présentent des écailles et on examinera de préférence celles de la tête, celles de la nuque et celles de la partie postérieure du thorax (sur le scutellum). Leur aspect, d'après Théobald, est caractéristique.

Sans entrer dans des considérations anatomiques plus longues, voici les caractères qui permettront de reconnaître les moustiques pathogènes et que nous empruntons à M. Blanchard (Th. Polaillon).

A. CLAVIGER. — La longueur totale du corps, y compris la trompe, est de 7 à 10 millimètres. Le mâle est toujours un peu plus petit que la femelle.

Tête. — La *trompe* est brune, très foncée, ou noire, en dessus et en dessous. Chez le mâle, le point d'attache de la petite olive terminale porte un petit anneau jaunâtre. Les *palpes*, chez le mâle, sont en forme de massue, recouverts de touffes de poils. Ils sont bruns en dessus et en dessous, les poils apparaissant plus clairs. Les palpes de la femelle, insensiblement plus courts que la trompe, sont minces sur toute leur hauteur. La *nuque* est brune, de la couleur des longues écailles qui la recouvrent; mais il existe, sur la ligne dorso-médiane, une tache antéro-postérieure, jaune paille.

Thorax. — Le *dos* est poilu, présentant un espace, divisé par une ligne médiane plus sombre, et limité sur les côtés par deux bandes glabres. Les côtés du thorax sont glabres, brun roux, plus clairs que les deux bandes latérales du dos. Les *ailes* sont recouvertes, sur leurs nervures et sur leurs bords, d'écailles noires et jaunâtres sur le bord inférieur. L'accumulation des écailles rend les ailes tachetées. Les taches sont au nombre de quatre. Les pattes sont brunes, plus ou moins foncées. Les *hanches* sont jaunâtres et glabres. Les *fémurs* sont bruns ou noirs en dessus; en dessous, ils apparaissent plus clairs. On trouve une petite tache blanche au niveau du *genou*. Les *tibias* sont bruns ou noirs; ainsi que les tarses. La première paire de pattes, chez le mâle, ne porte qu'un ongle à trois dents; les deux autres paires, deux ongles simples. Chez la femelle, chaque patte porte deux ongles simples.

Abdomen. — Il est recouvert de nombreux poils jaunes, mais il est dépourvu d'écailles et, par conséquent, d'ornements colorés.

A. BIFURCATUS. — La longueur totale du corps, y compris la trompe, est de 7 à 9 millimètres. Le mâle est un peu plus petit que la femelle.

Tête. — La *trompe* est très brune en dessus et en dessous. Les *palpes*, chez le mâle, ont la forme d'une massue, et sont recouverts de touffes de poils, surtout sur le bord interne du dernier article. Ils sont un peu plus courts que la trompe, et bruns ou noirs en dessus et en dessous. Chez la femelle, les palpes sont minces sur toute leur hauteur, et dépassent insensiblement la trompe. Ils sont noirs ou bruns. Les *antennes* sont de la même couleur que les palpes. La *nuque* est brune, recouverte d'écailles qui, sur la ligne médiane, forment une tache plus pâle.

Thorax. — Sur le *dos*, recouvert de poils, se trouve un espace brunâtre, divisé en deux par une ligne médiane plus sombre, et limité, de chaque côté, par deux bandes glabres. Les *flancs* sont glabres et plus clairs. Les *ailes* sont sans taches. Les *hanches* sont grises. Les *fémurs* sont bruns en dessus et en dessous, marqués au genou par un léger point blanc. Les *tibias* sont noirs, avec un imperceptible petit point blanc au niveau de l'articulation du premier article du tarse. La première paire de pattes, chez le mâle, ne porte qu'un ongle à trois dents, les autres paires portent deux ongles simples. Chez la femelle, chaque patte porte deux ongles simples.

Abdomen. — Il a des poils jaunes, mais il n'a pas d'écailles, et, par conséquent, pas d'ornements colorés.

Culex pipiens. — La longueur totale du corps, y compris la trompe, est de 6 à 8 millimètres chez le mâle et de 7 à 8 millimètres chez la femelle. Le mâle est ordinairement un peu plus petit.

Tête. — La *trompe*, de couleur brun sombre, est plus claire à sa base. Les *palpes*, chez le mâle, sont beaucoup plus longs que la trompe, qu'ils dépassent de toute la longueur du dernier article. Ils sont recourbés et effilés, pourvus de longs poils qui les font paraître plumeux. Ils ne sont pas en massue. Chez la femelle, les palpes sont très courts et formés de trois articles. Ils sont bruns. L'article basilaire de l'*antenne* est recouvert d'écailles blondes.

Thorax. — Le *dos* est brun rouge, les côtés portent de petites taches blondes ou blanches. Les *ailes* sont légèrement jaunes et n'ont pas de taches. Les *hanches* sont jaunes et pourvues d'écailles blanches. Les *fémurs* sont blancs jaunâtres et bruns dans leur tiers inférieur. On trouve aux *genoux* un petit point clair. Les *tibias* sont bruns noirs. Les *tarses* sont uniformément noirs. Chaque patte des deux premières paires porte, chez le mâle, *deux ongles à deux dents.*

Abdomen. — La face dorsale de chaque segment est pourvue de deux bandes brunes, l'une claire et l'autre foncée. La bande claire est placée en avant de la bande foncée et est plus étroite. La surface ventrale est blanche, légèrement jaune.

Stegomya Fasciata. — Il mesure 4 à 5 millimètres de long, il est brun foncé, presque noir, avec des zébrures et des points blancs argentés sur tout le corps. Si on l'examine par sa face dorsale, en le disposant de manière que la tête soit tournée vers soi, on voit que les zébrures blanches du thorax et de la tête dessinent très élégamment une lyre à deux cordes dont le pied est à la tête de l'insecte.

Le stegomya pond des œufs isolés.

VI

RECHERCHE DES MICROBES

La recherche directe des microbes, sans passer par les cultures, est une recherche infidèle et pleine de causes d'erreurs. Il existe plusieurs façons de procéder suivant que les microbes restent ou non colorés par la méthode de

Gram ou suivant qu'ils nécessitent une méthode spéciale, comme par exemple le bacille de la tuberculose.

Microbes prenant le Gram. — *Technique.* — Procéder comme pour un examen de sang desséché. Après fixation :

1° Colorer pendant deux minutes avec la solution d'éosine à l'eau ;

2° Lavage à l'eau ;

3° Colorer pendant deux minutes avec la solution de crystall-violet ;

4° Lavage à l'eau, puis faire agir pendant cinq minutes la liqueur de Gram ou de Lugol ;

5° Lavage à l'alcool à 95° jusqu'à ce qu'il n'entraîne plus de matière colorante. Sécher. Examiner à l'immersion.

Les microbes que l'on peut trouver par ce procédé sont :

α. Le *charbon* (voir Pl. XLI). Les bacilles sont isolés, rectilignes, disposés bout à bout et coupés carrément à leurs extrémités, toujours séparés des articles voisins par un petit espace clair. Ils ont une capsule d'enveloppe. On peut observer de longues formes filamenteuses ;

β. Des *staphylocoques* (voir Pl. XXXVIII) ;

γ. Des *streptocoques* (voir Pl. XXXVIII) ;

δ. Des *pneumocoques* (voir Pl. XXXVIII) ;

ε. Des *diplocoques* décrits par Deguy dans les septicémies métadiphtériques ;

ζ. Des *diplocoques* décrits par Triboulet et Coyon dans le sang des rhumatisants ;

η. Des *tétragènes* (voir Pl. XLII) ;

Microbes ne prenant pas le Gram. — *Technique.* — Après fixation :

1° Colorer pendant deux minutes avec la solution d'éosine ;

2° Lavage à l'eau ;

3° Colorer pendant deux à cinq minutes avec une solution aqueuse de bleu de méthylène saturée ;

4° Lavage à l'eau. Sécher.

On peut se contenter d'une seule coloration au bleu de méthylène, ce qui est plus pratique.

Les microbes décolorés au Gram qu'on peut être appelé à rechercher sont :

α. Le *coli-bacille* et le *bacille d'Eberth* (voir Pl. XXXIX) ;

β. Le *bacille de la peste* (voir Pl. XL) ;

γ. Le *bacille de la morve* (voir Pl. XL) ;

δ. Les *spirilles d'Obermeïer* ou spirilles de la fièvre récurrente ;

ε. Le *vibrion septique.*

Nous tenons à répéter que toutes ces recherches directes ne valent rien ; elles sont probantes lorsqu'elles sont positives, mais elles sont tellement infidèles qu'il vaut mieux avoir recours aux cultures.

Non moins infidèles et trompeuses sont les méthodes de recherches appliquées au bacille de la tuberculose. Elles sont au nombre de deux, l'une dite méthode *d'homogénéisation du caillot* est due à Bezançon et Griffon, l'autre *l'inoscopie* due à Jousset.

Homogénéisation du caillot. — On prélève 5 centimètres cubes de sang que l'on dépose dans un mortier (caillot et sérum); on ajoute 5 centimètres cubes d'eau distillée et V gouttes de lessive de soude. On broie le caillot jusqu'à ce qu'il se dissolve dans la partie liquide; on additionne alors cette masse de 20 centimètres cubes d'eau et on fait bouillir le tout dans une capsule de porcelaine pendant dix minutes; on répartit alors le liquide dans 2 tubes de centrifugateur à tours rapides, et l'on centrifuge pendant une dizaine de minutes. Le culot obtenu est alors déposé sur lames et traité par la méthode de Ziehl (voir p. 277).

Inoscopie. — On peut recueillir le sang, directement dans la veine, aussi aseptiquement que possible, on essaiera d'en obtenir 30 ou 40 grammes que l'on jette dans 150 ou 200 centimètres cubes d'eau distillée stérilisée. Il se produit un laquage immédiat et, quelques heures après, on peut extraire du mélange de petits caillots peu consistants, mais déjà très suffisamment lavés; on parachève ce lavage et on traite comme nous allons l'expliquer.

Si on ne peut recueillir le sang dans une veine, on se servira de ventouses scarifiées, après asepsie de la peau. Au bout de vingt minutes, les caillots formés peuvent servir; ils sont placés dans un nouet propre et lavés par expression sous un mince filet d'eau jusqu'à obtention d'une fibrine à teinte blanc rosé, ce qui exige quelques minutes.

Quel que soit le procédé pour obtenir les caillots, ils sont mis à digérer dans le liquide suivant :

Pepsine en paillettes	1 à 2 grammes.
Glycérine pure	
Acide chlorhydrique à 22° Baumé	} ää 10 centimètres cubes.
Fluorure de sodium	5 grammes.
Eau distillée	1000 —

Suivant la qualité des caillots, on met plus ou moins de liquide digestif. On porte à l'étuve à 58 degrés et on agite très fréquemment. La digestion s'effectue en 2 à 3 heures environ. Le liquide résultant est alors distribué dans des tubes coniques et centrifugé. Le culot est enfin étalé sur lames et coloré par la méthode de Gabbet.

On colore à froid avec de la fuchsine phéniquée selon la formule suivante :

Fuchsine	1 gramme.
Acide phénique	5 —
Alcool absolu	10 —
Eau	100 —

Laisser pendant 10 minutes.

Puis on plonge la lamelle pendant une minute dans la solution suivante :

Bleu de méthylène	2 grammes.
Acide sulfurique au quart	100 centimètres cubes.

Lavage à l'eau, sécher, monter.

Nous n'insisterons pas davantage sur ces procédés qui sont sujets à l'erreur.

VII

CRISTAUX

I. — Hématoïdine.

Pl. VIII, Fig. II.

Virchow a donné le nom d'hématoïdine à une substance cristallisée, observée pour la première fois par Everard Home et que l'on rencontre quelquefois dans certains foyers hémorragiques.

Elle se produit par décomposition de la matière colorante du sang et se présente sous la forme d'amas pigmentaires ou de cristaux microscopiques dont la teinte varie du rouge brun au rouge brique. Les cristaux sont, le plus souvent, des tablettes rhombiques, mais ils peuvent aussi offrir l'aspect de fines aiguilles rectilignes ou légèrement ondulées, groupées en rosettes ou en gerbes.

D'après Riche et Robin, les cristaux d'hématoïdine présenteraient la composition suivante :

$$
\begin{aligned}
&\text{C.} \dots\dots\dots\dots\dots\dots\dots\dots \quad 65.05 \\
&\text{H.} \dots\dots\dots\dots\dots\dots\dots\dots \quad 6.57 \\
&\text{Az} \dots\dots\dots\dots\dots\dots\dots\dots \quad 10.51
\end{aligned}
$$

Hoppe-Seyler et différents savants ne considèrent pas l'hématoïdine comme un principe immédiat défini, mais comme étant constituée, ordinairement, par de la bilirubine et quelquefois par de la lutéine. Certaines propriétés des cristaux décrits sous le nom d'hématoïdine permettent cependant de les distinguer de la bilirubine.

L'hématoïdine est soluble dans le chloroforme, le sulfure de carbone. L'alcool, l'eau, l'acide acétique étendu, l'ammoniaque, la soude ne la dissolvent pas. La bilirubine, au contraire, est soluble dans les alcalis. De plus, au contact de l'acide azotique nitreux, elle prend une coloration verte, avec changements de teinte spéciaux ; l'hématoïdine en présence du même acide donne une coloration bleue fugace.

Les cristaux d'hématoïdine se forment dans l'organisme partout où le sang stagne hors des vaisseaux.

Très rarement, on les rencontre dans les urines, mais on les observe en grand nombre dans les crachats chez les malades atteints d'abcès pulmonaire, dans les cas d'infarctus hémorragique ou d'abcès du foie s'ouvrant dans le poumon.

II. — Cristaux d'hémine ou chlorhydrate d'hématine.

PL. VIII, FIG. III.

Teichmann a désigné, sous le nom d'hémine, des cristaux qu'il a obtenus avec la matière colorante du sang et que Hoppe-Seyler considère comme du chlorhydrate d'hématine.

La formation de ces cristaux permet d'affirmer la présence du sang, soit dans des taches sèches, alors même qu'elles sont très anciennes, soit dans des liquides ; aussi, leur recherche rend-elle de précieux services en médecine légale.

Recherche. — Ils se forment quand on traite le sang par l'acide acétique, en présence de chlorure de sodium.

Lorsqu'il s'agit d'une tache, on commence par en obtenir une dissolution concentrée, en la faisant macérer dans une solution de chlorure de sodium à 1/500.

On dépose ensuite une goutte du liquide sur une lame de verre et on fait évaporer à une température inférieure à 60 degrés pour éviter la coagulation de l'albumine, en ayant soin d'empêcher l'étalement du liquide.

Après complète dessiccation, on ajoute, à l'aide d'un agitateur effilé, une goutte d'acide acétique cristallisable au milieu de la préparation, et on évapore à une douce chaleur, en faisant en sorte que l'acide ne dépasse pas les limites de la tache formée par le dépôt.

Il est ordinairement nécessaire de renouveler plusieurs fois l'addition et l'évaporation de gouttes d'acide acétique pour arriver à la formation des cristaux d'hémine qui se trouvent dans les lisérés rouges que présente la préparation.

A l'examen microscopique, ces cristaux offrent l'aspect de prismes rhomboïdaux, leur couleur varie du jaune clair au brun, quelquefois, ils sont presque noirs. Ils peuvent se grouper en croix ou en étoiles.

Au microscope polarisant à l'extinction, ils laissent passer la lumière colorée en jaune orangé. (Morache.)

NUMÉRATION DES GLOBULES — VARIÉTÉS DES GLOBULES BLANCS

Pl. I.

Fig. I. — *Numération des globules*. — On voit le quadrillé de l'hématimètre se détachant sur un fond violacé. Les globules rouges sont teintés en jaune. Les globules blancs sont colorés en violet. Il y en a 4 dans la préparation, ce qui représenterait un cas pathologique car, à l'état normal, on n'en verrait qu'un seul ou pas du tout. (Grossissement 350. Ocul. 2, obj. 7, Sliassnie.)

Fig. II. — *Petits mononucléaires (à ranger dans les lymphocytes)*. — Caractérisés par une faible quantité de protoplasma autour du noyau. Le noyau, d'ordinaire absolument rond, peut être réniforme ou recourbé comme un fer à cheval. Il prend fortement la matière colorante. (Grossissement 700. Ocul. 2, obj. imm. 1/15, Sliassnie.)

Fig. III. — *Moyens et grands mononucléaires (les moyens mononucléaires sont à ranger dans le groupe des lymphocytes)*. — Leurs dimensions sont grandes. le protoplasma abondant, le noyau est rond ou légèrement réniforme. Les grands mononucléaires se colorent souvent très faiblement. (Même grossissement.)

Fig. IV. — *Polynucléaires*. — Ils sont d'une grosseur intermédiaire aux petits et aux grands mononucléaires. Leur noyau est extrêmement divisé jusqu'à faire croire qu'il y en a plusieurs. (Même grossissement.)

Fig. V. — *Polynucléaires en caryolyse*. — Ils sont en voie de destruction, les noyaux s'arrondissent en se divisant. On ne les rencontre que dans les exsudats inflammatoires. Ils n'existent pas dans le sang normal. (Même grossissement.)

Fig. VI. — *Éosinophiles*. — Ces cellules sont caractérisées par la présence de granulations grosses, rondes, fortement colorées en rouge par l'éosine. Ces granulations sont, d'ordinaire, intra-cellulaires, mais, si la membrane d'enveloppe est rompue, elles peuvent être diffusées; on dit alors qu'elles sont « essaimées ». Ce sont les seules granulations qui sont colorées par la méthode à l'hématoxyline-éosine. Souvent, le contour seul de la granulation est coloré. Le noyau des cellules peut être unique ou multiple, mais il n'est pas dentelé, comme celui des polynucléaires. (Même grossissement.)

N. B. — Les 5 dernières figures sont représentées d'après des préparations colorées à hématoxyline-éosine.

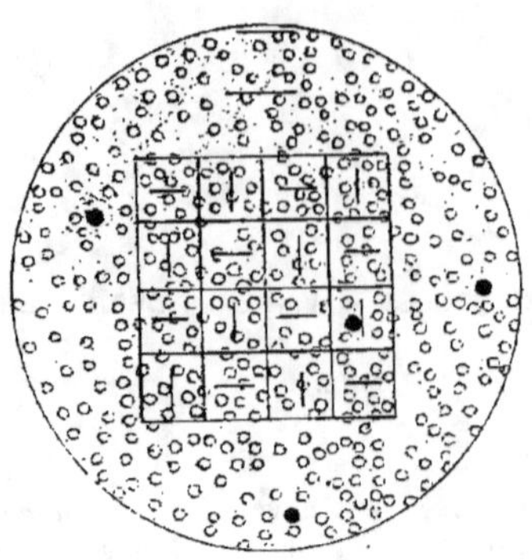

Fig. I.

Fig. II.   Fig. III.

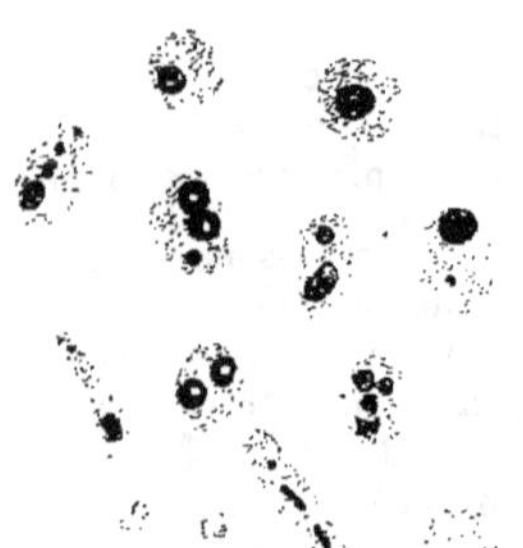

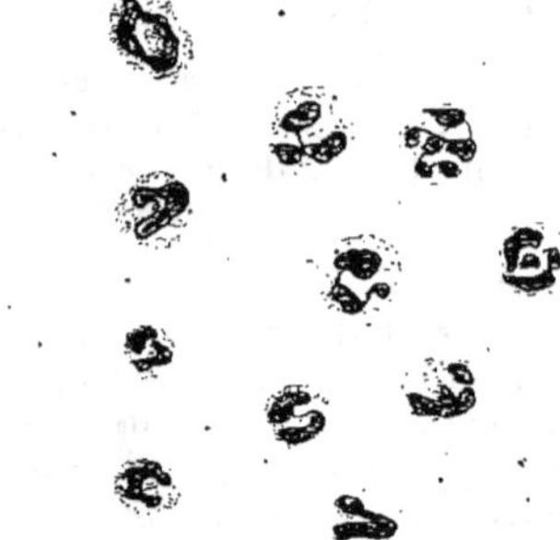

Fig. V.   Fig. IV.

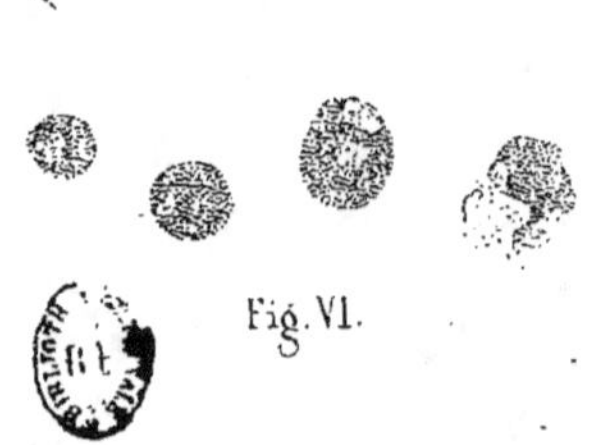

Fig. VI.

Imp. L. Lafontaine, Paris.

Masson et C.ie, éditeurs,
Paris.

V. Roussel, lith.

SANG NORMAL

Pl. II.

Fig. I. — *Sang normal après coloration par l'hématoxyline-éosine.* — (Grossissement 700. Ocul. II, obj. imm. 1/15, Stiassnie.) On voit :

Cinq petits et moyens mononucléaires (lymphocytes);
Des polynucléaires;
Deux éosinophiles dont l'un a ses granulations essaimées;
Des globules rouges dont quelques-uns sont crénelés par vice de prépa-
ration;
Des hématoblastes caractérisés par un certain nombre de corpuscules arron-
dis, réunis en plaquettes (ils forment 5 groupes).

N. B. — Dans cette figure, le nombre des leucocytes n'est pas du tout proportionné au
nombre des globules rouges, puisqu'ils sont normalement dans la proportion de
1 pour 1000. Nous avons groupé ici tous les éléments du sang.

Fig. II. — *Sang normal après coloration par le triacide d'Ehrlich.* — (Même grossissement.) On voit :

Des hématies teintées en violet;
Deux éosinophiles dont l'un a ses granulations essaimées;
Des polynucléaires neutrophiles;
Cinq petits et moyens mononucléaires (lymphocytes).

N. B. — Même remarque que plus haut.

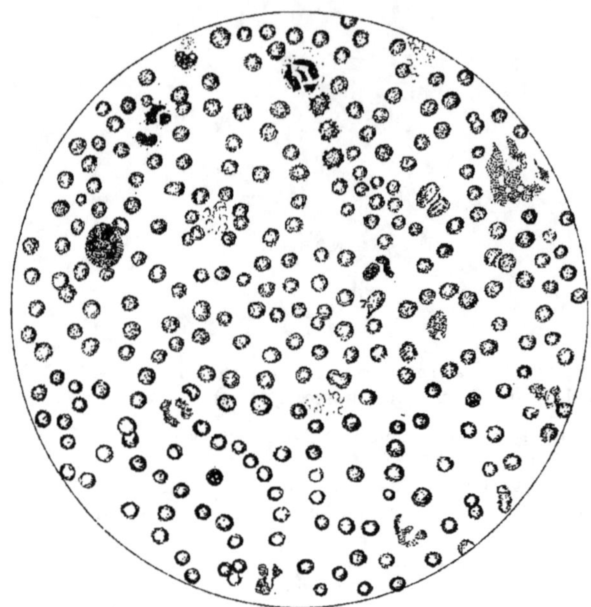

Fig. 1.

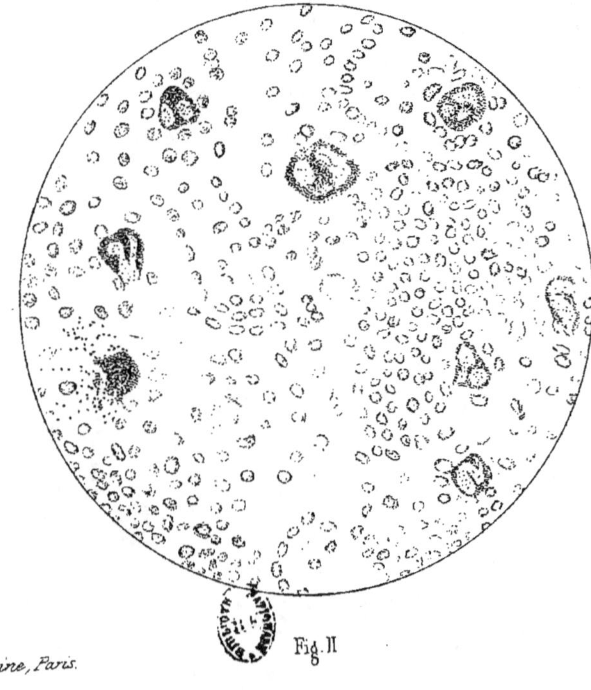

Fig. II

Imp. L. Lafontaine, Paris.

V. Roussel lith.

Masson et Cie, éditeurs,
Paris.

SANG NORMAL (REPRODUIT D'APRÈS HAYEM) (¹)

PL. III.

FIG. I. — *Éléments du sang normal de l'homme.* — Coloration par l'aurantia-hématéine, sans addition de baume.

 a. Globules rouges;
 h. Hématoblastes;
 m. Mononucléaires clairs, petits. moyens:
 g. Grands mononucléaires;
 l. Mononucléaires opaques (lymphocytes);
 p. Polynucléaires;
 e. Éosinophiles.

FIG. II. — *Globules blancs de sang normal.* — Traités par différents réactifs.

 Rangées A et B. — *m.* Petits et moyens mononucléaires clairs;
  l. Mononucléaires opaques;
 m'. Grands mononucléaires clairs;
  h. Mastzellen (observés dans une préparation traitée par la thionine);
  p. Polynucléaires;
  e. Éosinophiles.

 Rangée C. — Préparation traitée au bleu de méthylène sans addition de baume.
  m. Mononucléaires clairs;
  l. Mononucléaires opaques.

FIG. III. — *Globules blancs de sang de cheval.*

 m. Mononucléaires clairs,
 l. Mononucléaires opaques, coloration par le bleu de méthylène;
 p. Polynucléaires,
 e. Éosinophiles,
 m'. Mononucléaires clairs,
 l'. Mononucléaires opaques, coloration par la thionine.
 p'. Polynucléaires,
 h. Mastzellen,
 e'. Éosinophiles colorés par l'hématoxyline-éosine;
 e". Éosinophiles au triacide.

FIG. IV. — *Lymphocytes de la lymphe de cheval colorés par le bleu de méthylène.*

(¹) *Leçons sur les maladies du sang.* Masson, éditeur.

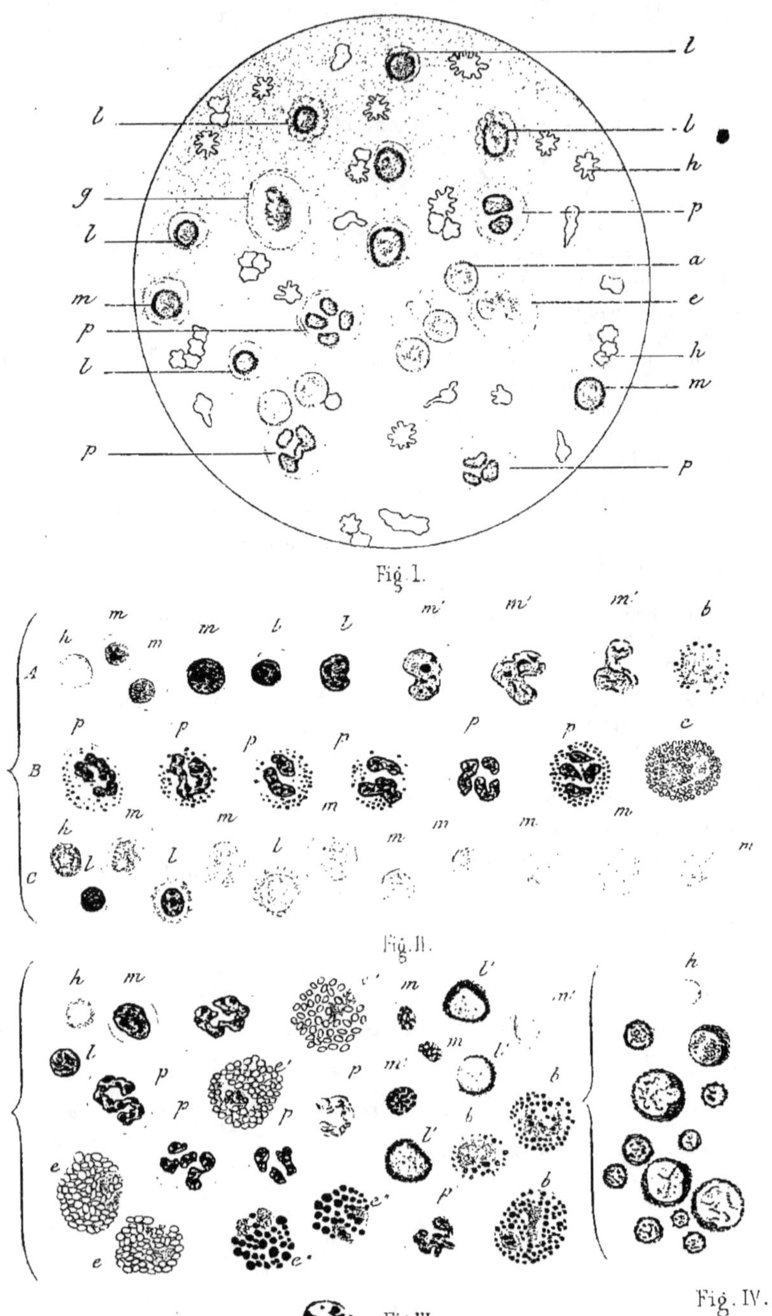

Fig. 1.

Fig. II.

Fig. III.

Fig. IV.

Imp. L. Lafontaine, Paris.

V. Roussel, lith.

Masson et C.ie éditeurs,
Paris.

A.NÉMIES (REPRODUIT D'APRÈS HAYEM)

Pʟ. IV.

Fɪɢ. I. — *Anémie cancéreuse intense.* — Coloration par l'éosine et le vert de méthyle.

  a. Globules rouges très colorés, irrégulièrement gonflés, sans biconcavité;
  b. Globules rouges inégalement colorés, déformés; quelques-uns portent des prolongements tentaculaires;
  c. Globules rouges en forme de bâtonnets ou de têtards.

Fɪɢ. II. — *Anémie symptomatique intense non cancéreuse.* — Coloration par le triacide.

  a. Divers globules rouges déformés et inégalement colorés;
  b. Polynucléaires surchargés de granulations neutrophiles. Les éléments *b′* sont manifestement en voie d'atrophie.

Fɪɢ. III. — *Anémie cancéreuse.* — Coloration par la thionine.

  a. Mononucléaires clairs de taille et d'aspect variables;
  b. Mononucléaires opaques;
  c. Polynucléaires;
  d. Basophiles (mastzellen);
  h. Hématies avec vacuoles.

Fɪɢ. IV. — *Sang normal de pigeon.* — Coloration par le bleu de méthylène.

  a. Globules rouges;
  b. Hématoblastes.

Fɪɢ. V. — *Sang de pigeon saigné.* — Coloration par le bleu de méthylène.

  a. Globules rouges adultes;
  b. Hématoblastes;
  b′. Hématoblastes en voie de développement;
  c. Globules rouges à divers degrés de développement.

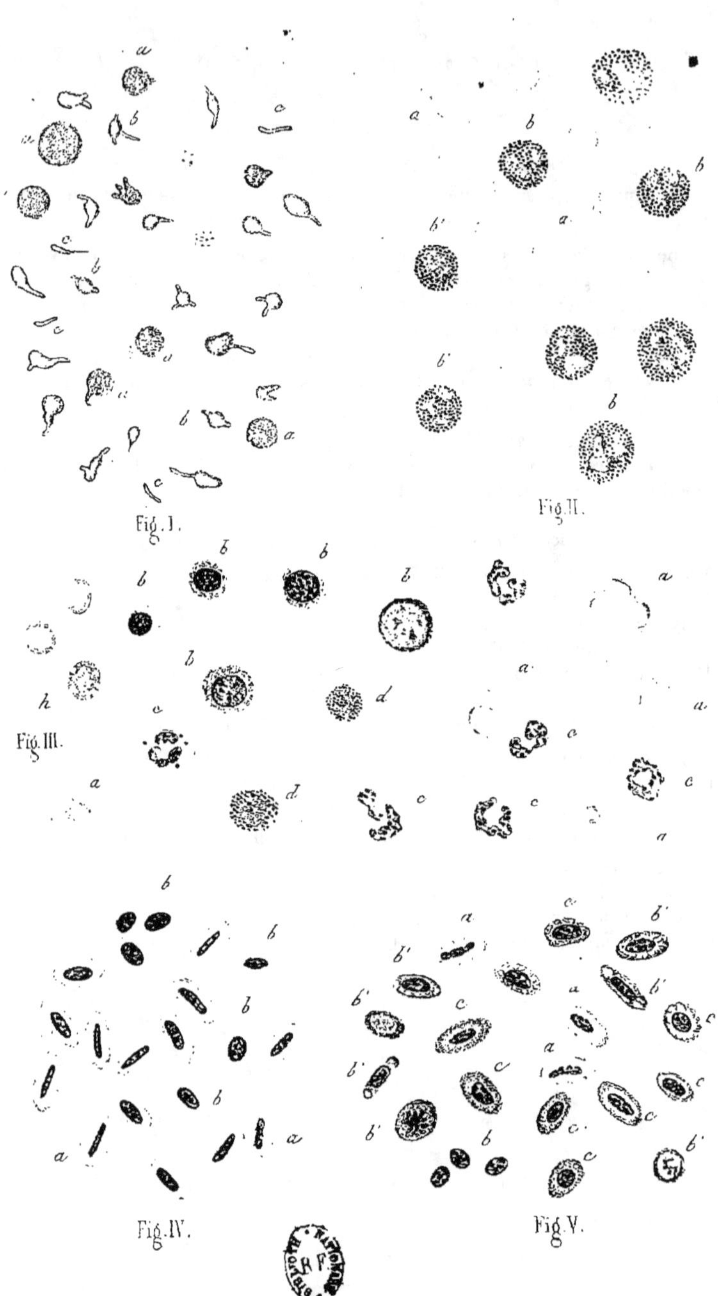

Imp. L. Lafontaine, Paris.

Masson et Cie, éditeurs.
Paris

LEUCÉMIES (REPRODUIT D'APRÈS HAYEM)

Pl. V.

Fig. I. — *Hématies nucléées et globules rouges géants.* — Coloration par le bleu de méthylène.

> *a, b, c, d.* Hématies nucléées à noyau simple ou multiple, observées dans la leucémie ;
> *e.* Globule géant observé dans un cas d'anémie pernicieuse progressive ;
> *f.* Globule rouge à noyau de grande taille observé dans le même cas.

Fig. II. — *Leucémie lymphatique.* — Coloration par l'éosine et le bleu de méthylène. (Préparation recouverte d'une lamelle sans addition de baume.)

> *a.* Mononucléaires clairs de diverses tailles ;
> *b.* Élément à noyau en fer à cheval ;
> *c.* Noyaux isolés présentant autour d'eux des traces de protoplasma sous forme de granulations.

Fig. III. — *Leucémie myélogène à prédominance d'éosinophiles.* — Coloration par le triacide d'Ehrlich.

> *a.* Polynucléaires ;
> *b.* Myélocytes ;
> *c.* Éosinophiles ;
> *c'.* Éosinophiles à granulations essaimées ;
> *d.* Basophiles ou mastzellen ;
> *e.* Mononucléaire opaque ;
> *f.* Hématie nucléée.

Fig. IV. — *Leucémie myélogène à prédominance de basophiles.* — Coloration par la thionine.

> *a.* Polynucléaires ;
> *b.* Gros polynucléaire ;
> *c.* Myélocytes ;
> *d.* Mononucléaires basophiles ;
> *e.* Basophiles ;
> *e'.* Basophiles dont les granulations ne sont pas colorées ;
> *f.* Lymphocytes ;
> *g.* Hématie nucléée.

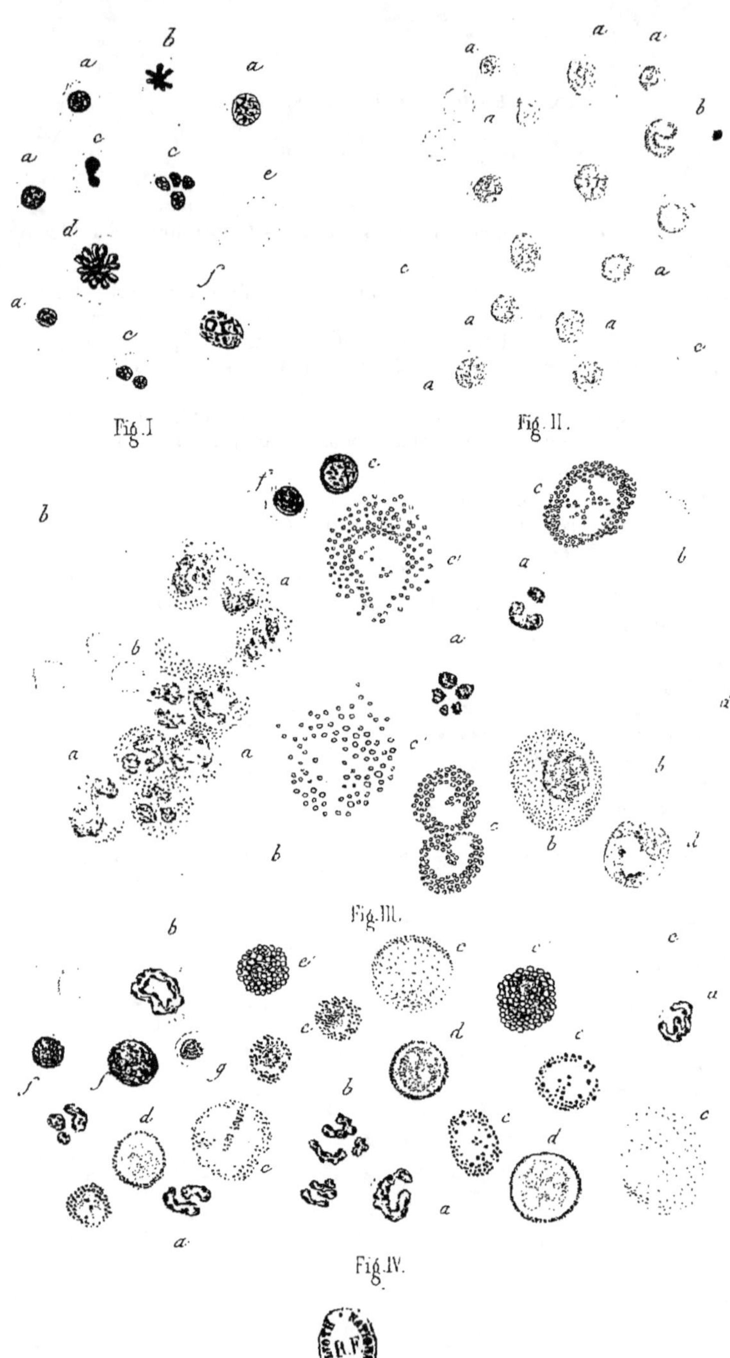

Fig. I.
Fig. II.
Fig. III.
Fig. IV.

RETICULUM FIBRINEUX

PL. VI.

Fig. I. — *Figure destinée à montrer ce qu'est le réticulum fibrineux.* — (Grossissement 500, ocul. comp. 9, obj. 7, Stiassnie.) La préparation se fait ainsi : Mettre
une goutte de sang sur une lame et la recouvrir d'une lamelle. Laisser le sang
se coaguler dans une chambre humide. Laver ensuite par capillarité, en faisant
arriver de l'eau goutte à goutte d'un côté de la lamelle, la lame étant légèrement
inclinée, l'écoulement de l'eau est favorisé par une languette de papier buvard
placé sur la lame de l'autre côté de la lamelle. Lorsque le lavage paraît complet,
au lieu d'eau, on met une goutte d'éosine. Les globules rouges et blancs ont ainsi
disparu de la préparation, et il ne reste plus que les hématoblastes et le réticulum fibrineux, colorés en rose. Cette préparation est assez difficile à obtenir.
On voit alors de nombreuses fibrilles de fibrine extrêmement ténues, entrecroisées, paraissant se diviser dichotomiquement. Ces fibrilles se rendent à des
carrefours constitués par des amas d'hématoblastes plus ou moins profondément altérés.

Fig. II. — *Réticulum fibrineux normal.* — (Même grossissement.) Les globules
rouges, disposés en piles de monnaie n'existent que par îlots. Dans l'interstice,
appelé *mer plasmatique*, on voit un globule blanc et des amas d'hématoblastes
d'où partent quelques aiguilles fibrineuses.

Fig. III. — *Réticulum fibrineux du type phlegmasique atténué.* — (Même grossissement.) Caractérisé par la présence d'amas hématoblastiques nombreux, des globules blancs (il y en a trois dans la préparation) plus nombreux qu'à l'état normal, un réticulum fibrineux abondant, à fibrilles grêles, mais serrées, la tendance qu'ont les piles de globules rouges à se rejoindre et à se réunir.

Fig. IV. — *Réticulum fibrineux du type phlegmasique franc.* — (Même grossissement.) Caractérisé par la présence de nombreux amas hématoblastiques, un
réticulum abondant à fibrilles épaisses et nombreuses, une augmentation très
sensible des globules blancs, et le rapprochement des piles de globules rouges
qui se rejoignent et transforment la mer plasmatique en lacs.

N. B. — Les figures II, III et IV représentent des préparations obtenues en suivant la
technique indiquée ci-dessus (p. 18).

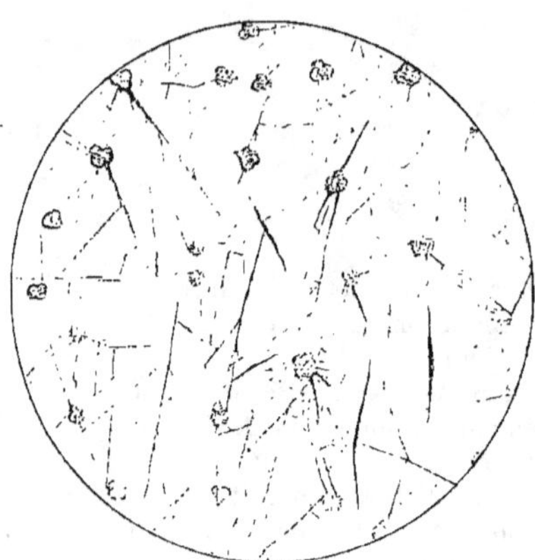

Fig. I.

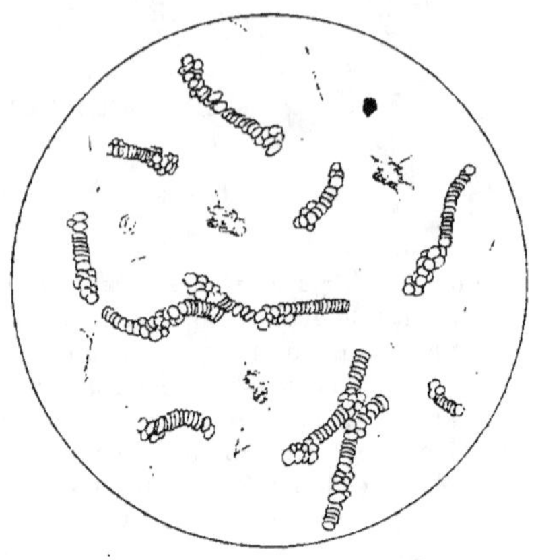

Fig. II.

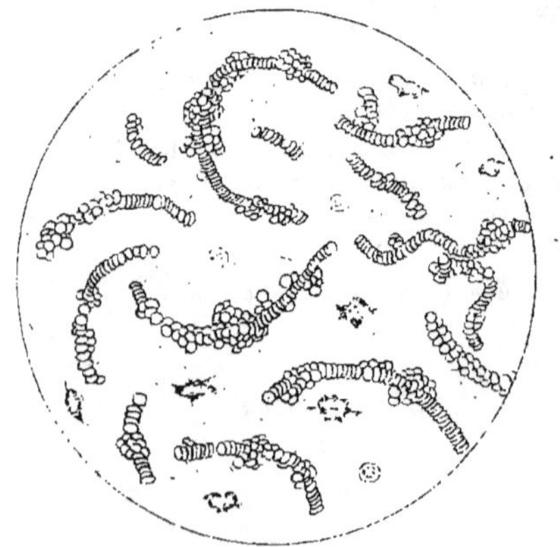

Fig. III.

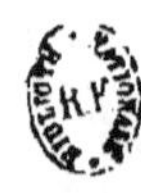

Fig. IV.

Imp. Lemercier, Paris.

Masson et C.ⁱᵉ éditeurs.
Paris

LEUCÉMIES LYMPHATIQUE ET MYÉLOGÈNE

PL. VII.

Fig. I. — *Leucémie lymphatique.* — Coloration par l'hématoxyline-éosine. (Grossissement 700, ocul. 2, obj. imm. 1/15, Stiassnie.) On voit de nombreux lymphocytes (petits et moyens mononucléaires) bien plus nombreux qu'à l'état normal, et dont le nombre dépasse de beaucoup celui des polynucléaires.

Trois polynucléaires ;
Des hématies.

Fig. II. — *Leucémie myélogène.* — (Même grossissement.) Coloration par le triacide d'Ehrlich. On y voit de nombreux myélocytes (polynucléaires granuleux) bourrés de granulations neutrophiles.

Un éosinophile à granulations essaimées ;
Deux éosinophiles à granulations conglomérées ;
Des hématies.

N. B. — Cette planche est dessinée d'après des préparations de Dominici.

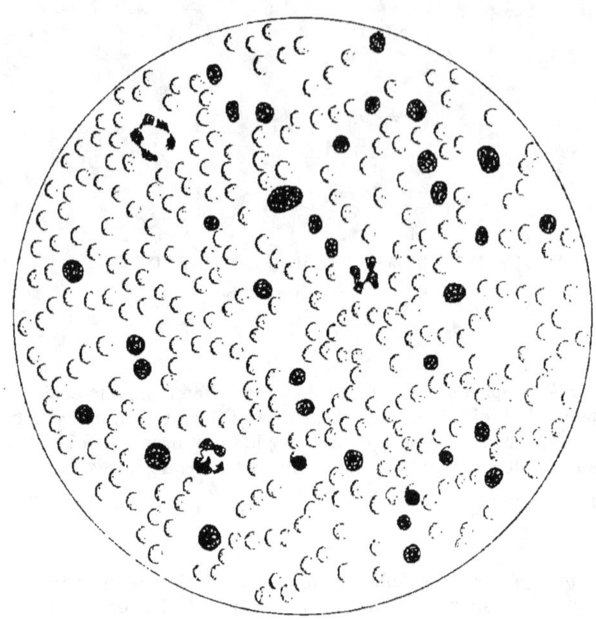

Fig. 1.

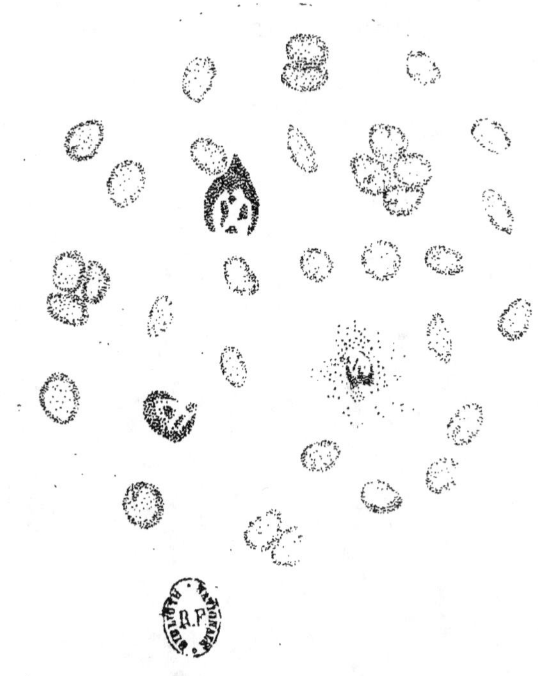

II.

ANÉMIE PSEUDO-LEUCÉMIQUE — CRISTAUX DU SANG

Pl. VIII.

Fig. I. — *Anémie pseudo-leucémique.* — Coloration par l'hématoxyline-éosine. (Grossissement 700. Ocul. 2, obj. imm. 1/15. Stiassnie.) On y voit :

Des petits et moyens mononucléaires ;
Des polynucléaires ;
Des globules rouges ;
Des hématies nucléées (le protoplasma est rouge comme celui des hématies et non violacé comme celui des mononucléaires, le noyau est presque noir au lieu d'être violet comme dans ces derniers).

Fig. II. — *Cristaux d'hématoïdine* (Grossissement 350) (voir p. 55).

Fig. III. — *Cristaux d'hémine* (Grossissement 350) (voir p. 56).

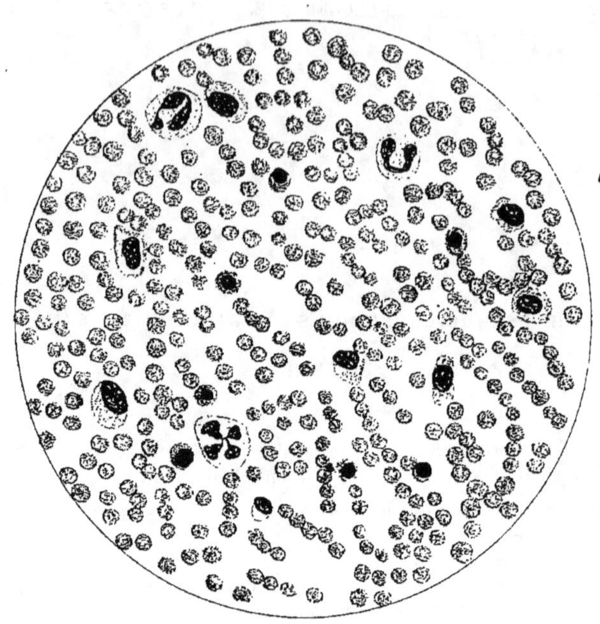

Fig. 1.

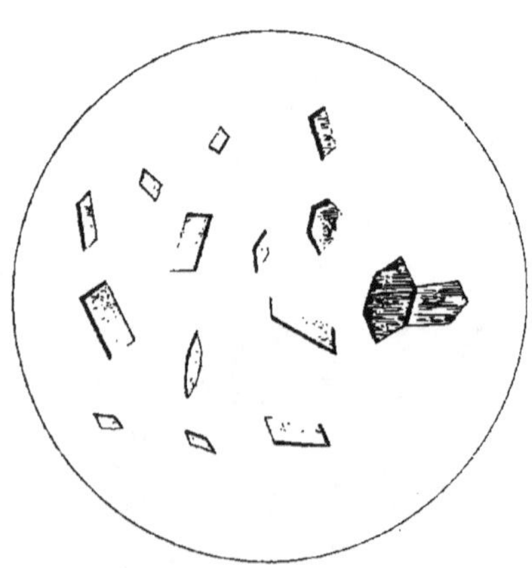

Fig. II.

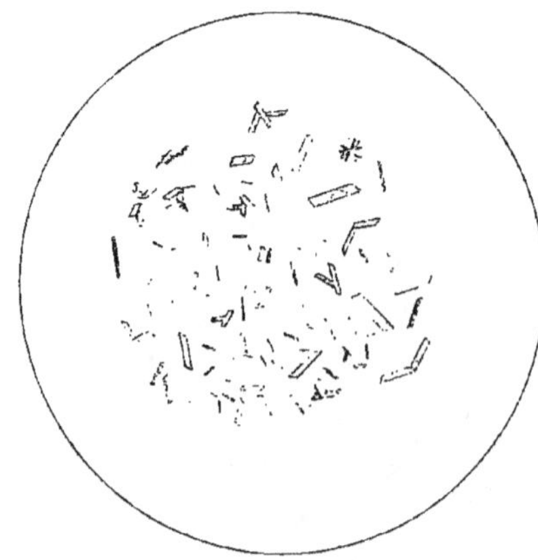

Fig. III.

Imp. I. Lafontaine, Paris.

Masson et Cie éditeurs.
Paris.

F. Roussel del.

HÉMATOZOAIRES DU PALUDISME (D'APRÈS LAVERAN) [1]

Pl. IX.

Préparation de sang desséché.

1, 2. Hématies avec un ou deux hématozoaires, à leur premier degré de développement, non pigmentés. On distingue à la périphérie des hématozoaires une granulation colorée en bleu plus foncé que le reste du parasite, c'est le nucléole;

3, 4, 5, 6. Hématies avec 1, 2, 3 ou 4 hématozoaires renfermant des grains de pigment en nombre variable, souvent disposés en couronne;

7. Hématies avec deux corps amiboïdes pigmentés;

8, 9, 10, 11. Corps amiboïdes pigmentés à différentes phases de leur développement, accolés à des hématies;

12. Corps amiboïde de forme annulaire, accolé à une hématie;

13, 14, 15. Grands corps amiboïdes accolés à des hématies qui ont augmenté de volume; les espaces clairs que l'on voit sur les éléments 14 et 15 correspondent aux noyaux; les nucléoles n'ont pas été colorés, non plus que dans les figures précédentes (3 à 12), c'est ce qui arrive en général par la technique indiquée;

16. Corps amiboïde libre, pigmenté, de forme sphérique;

17. Corps amiboïde libre, pigmenté, de forme ovalaire;

18, 19. Grands corps amiboïdes pigmentés, d'un diamètre notablement supérieur à celui des hématies;

20, 21, 22, 23. Différentes phases de la segmentation des corps sphériques;

24. Dissociation des spores provenant de la segmentation;

25. Petits éléments libres dans le sérum; sur les éléments a et a' on voit bien le noyau clair et le nucléole;

26, 27, 28. Corps en croissant; sur le corps 28 on distingue un double contour;

29, 30, 31. Transformation d'un corps en croissant qui prend d'abord la forme ovalaire, puis la forme sphérique;

32, 33. Corps sphériques déformés après le départ des flagelles;

34, 35. Leucocytes mélanifères;

36, 37. Corps sphériques avec un et trois flagella [2];

38. Flagellum libre.

[1] *Le Paludisme.* Masson, éditeur, 1905.
[2] La coloration des flagella est plus difficile à obtenir que celle de tous les autres éléments. La technique indiquée plus haut leur est applicable, mais il faut laisser le bleu de méthylène en contact beaucoup plus longtemps, vingt-quatre heures dans une chambre humide. Si l'on a des doutes sur leur existence, après fixation d'une préparation de sang, colorer par une solution aqueuse concentrée de violet de gentiane pendant trente secondes. Laver, sécher et monter au baume.

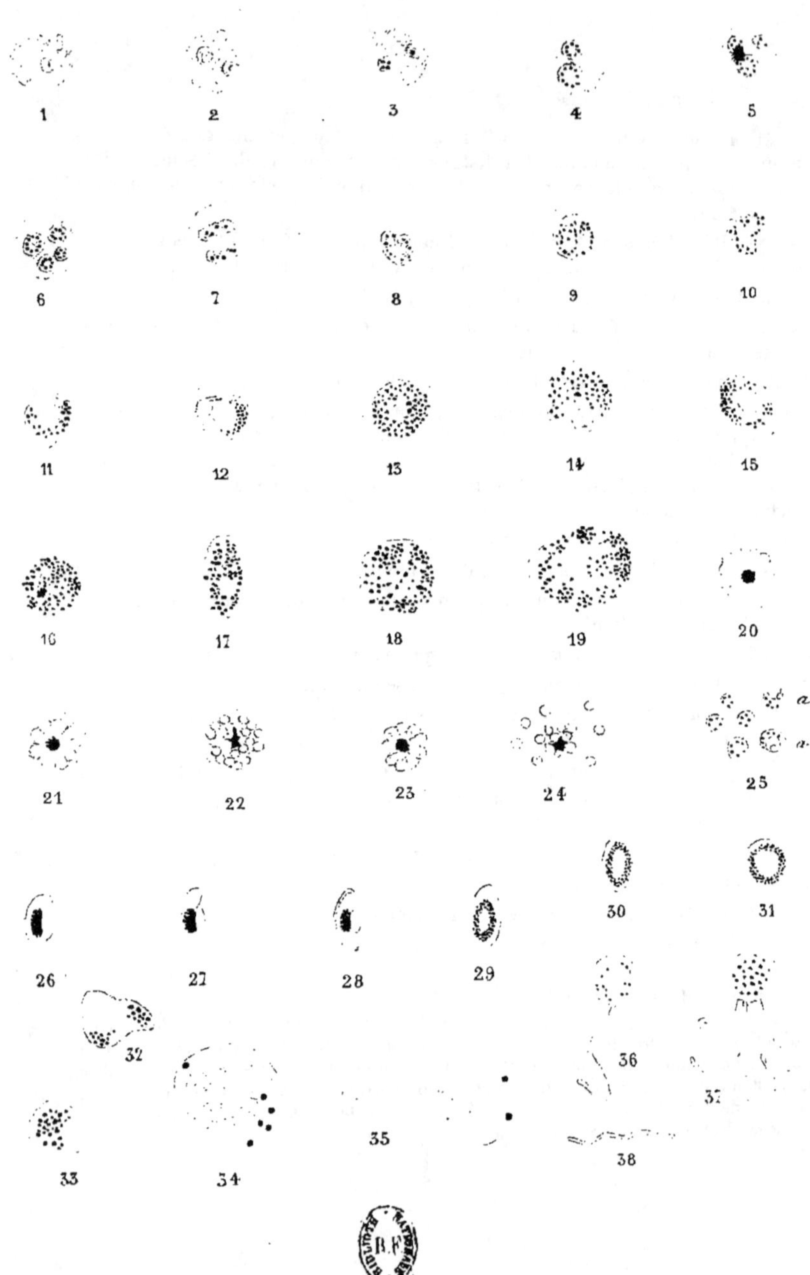

HÉMATOZOAIRES (D'APRÈS EWING)

PL. X.

FIG. 1. — *Parasites de la fièvre estivo-automnale.*

1. Formes très jeunes;
2. Infection d'une cellule par sept parasites jeunes;
3. Triple infection (un seul noyau pour deux parasites);
4. Deux parasites (anneaux spéciaux avec deux noyaux de chromatine aux pôles opposés);
5. Deux parasites (petit anneau adhérent à la cellule);
6, 7. Division de la chromatine du noyau;
8, 9. Formes plus tardives en anneau, apparition du pigment;
10, 11, 12. Complet développement du parasite, chromatine finement divisée, concentration graduelle du pigment;
13, 14. Préparation à la segmentation, pigment en concentration excentrique;
15. Infection double en voie de segmentation;
16. Rosette;
17, 18. Croissants jeunes et ovoïdes;
19. Croissant avec prolongement;
20, 21, 22. Formes variées de croissants;
23. Deux nœuds autour du croissant;
24. Croissant très développé (deux masses de chromatine, zone laiteuse(¹), deux manchons de pigment;
25. Corps flagellé;
26. Corps libre extra-cellulaire.

FIG. II. — *Parasites de la fièvre tierce.*

1. Forme jeune du parasite avec le noyau, la zone laiteuse et le corps sphéroïdal;
2, 3. Parasites jeunes en forme d'anneau;
4, 5. Division du noyau, développement du corps sphéroïdal, apparition du pigment;
6. Double anneau dans un parasite simple;
7, 8. Parasites en forme de turban, anneaux secondaires, position excentrique du noyau;
9. Deux parasites dans une cellule;
10, 11. Formes complexes dans des globules à doubles parasites;
12. Forme complètement développée avec grand noyau excentrique;
13, 14. Infiltration de granulations de chromatine (noyau) et de la zone laiteuse dans le corps d'un parasite arrivé à son complet développement;
15, 16. Division de la chromatine du noyau en groupe dans le parasite segmenté;
17. Rosette tertiaire.

(¹) On désigne sous le nom de zone laiteuse ou zone lactée une tache claire, achromatique qui accompagne ou entoure le noyau du parasite.

SANG. ___ *Hématozoaires*.

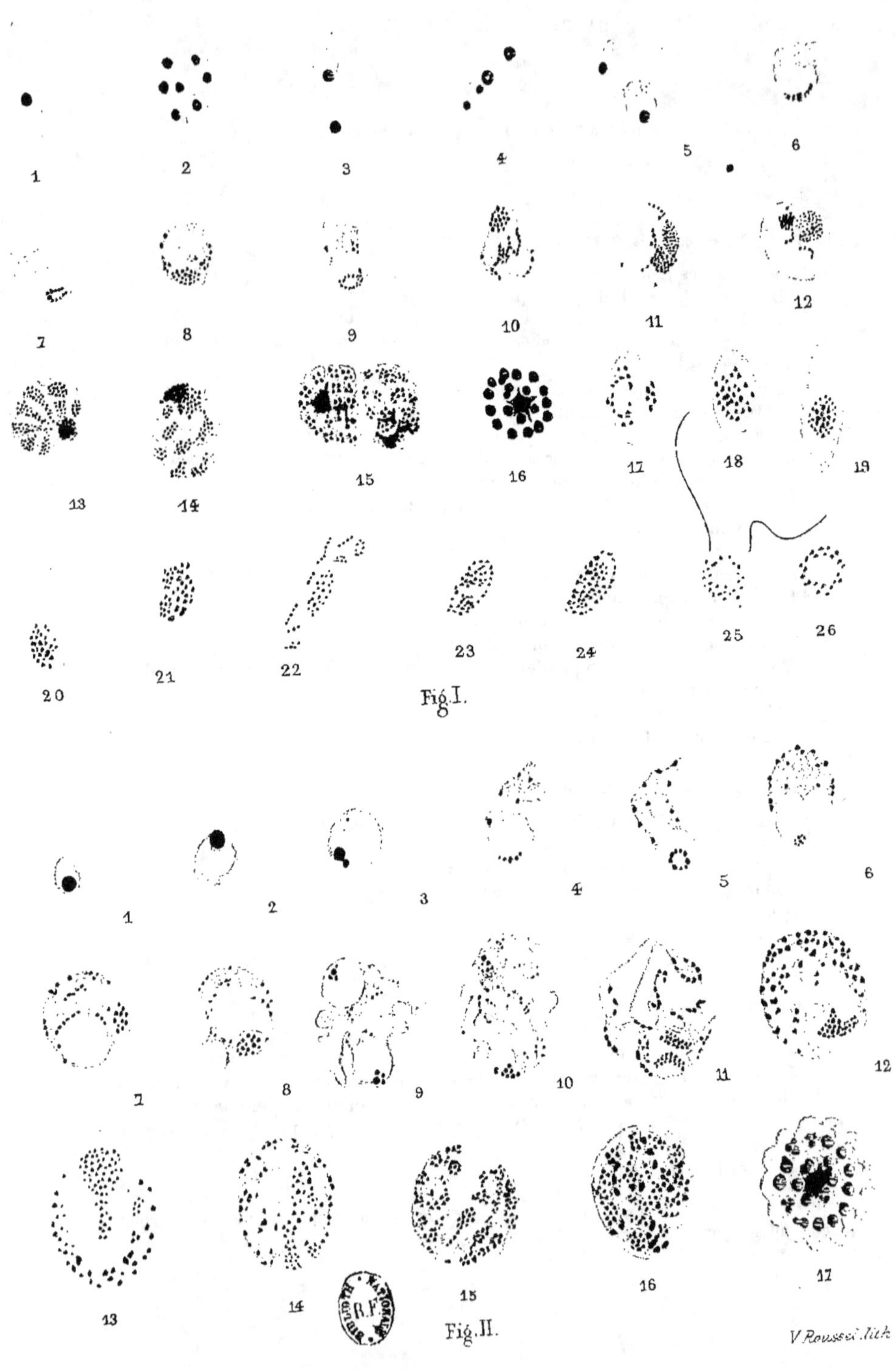

SANG — HÉMATOZOAIRES (D'APRÈS EWING) [1]

PL. XI.

FIG. I. — *Parasites de la fièvre quarte.*

1. Formes très jeunes non pigmentées;
2, 3, 4. Petits anneaux avec grosse masse de chromatine et abondance de pigment;
5. Anneau en forme de turban, division de la chromatine;
6. Division de l'anneau et de la chromatine;
7. Anneau très gros avec anneau de chromatine;
8. Parasite développé, chromatine excentrique, corps hyalin et abondance de pigment;
9. Corps libre extra-cellulaire et réticulé;
10, 11, 12, 13. Formes précédant la segmentation;
14. Rosette;
15. Leucocyte mononucléaire pigmenté.

[1] *The Journal of experimental medecine*, 1901, n° 5.

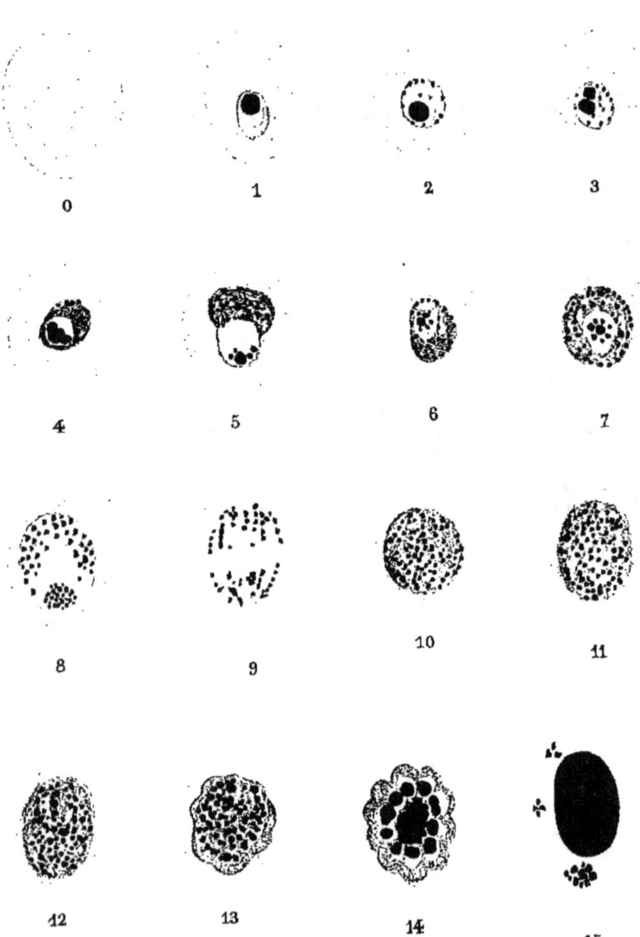

Fig. I.

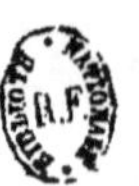

Imp. L. Lafontaine, Paris.   V. Roussel, lith.

Masson et C.ᵉ, éditeurs,
Paris.

CYTODIAGNOSTIC

Le cytodiagnostic consiste en l'examen qualitatif des éléments cellulaires contenus dans les sérosités pathologiques. Il s'applique aux épanchements non purulents des diverses séreuses, le frottis simple étant suffisant pour les épanchements purulents.

Technique. — Elle est un peu différente suivant que le liquide contient ou non de la fibrine. Dans le premier cas, la technique se compliquera d'une manipulation : la défibrination.

Envisageons le cas où il n'y a pas ou très peu de fibrine, voici comment on procédera :

1° On prend un tube à centrifuger, effilé assez finement, on le remplit du liquide à examiner. Il est préférable, si on le peut, de recueillir directement le liquide dans les tubes à centrifuger.

Si le liquide a été recueilli dans un tube à essai, et que, par le repos, on ait déjà eu le temps de laisser déposer les éléments figurés qu'il contient, on décantera la partie supérieure du liquide que l'on mettra en réserve. Puis, on agitera le fond du tube à essai, pour mettre en suspension les éléments figurés et on transvasera dans le tube centrifugeur([1]).

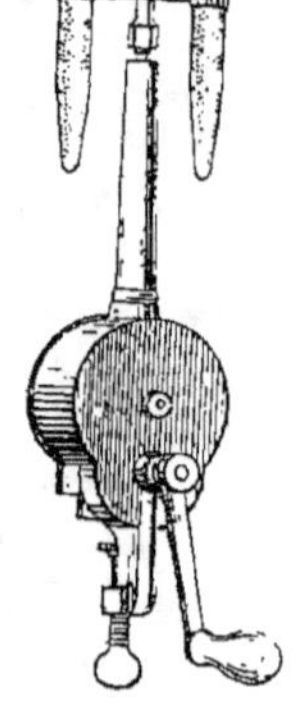

Fig. 19.
Centrifugeur de
Krause.

2° Centrifuger pendant 10 minutes avec un appareil à rotation rapide. L'instrument dont nous donnons ci-joint un modèle est excellent, peu coûteux et est manœuvré à la main.

3° Décanter ensuite soigneusement le liquide en renversant le tube qu'on laisse égoutter.

4° Le tube centrifugeur étant toujours renversé, la pointe en l'air pour empêcher le liquide adhérent à la paroi de venir retomber au fond, promener la pointe d'une pipette capillaire sur tout le fond du tube, sans aspiration buccale. Par capillarité, le dépôt liquide entraîne avec lui les éléments figurés qui sont dans le fond du culot.

5° Chasser doucement le liquide de la pipette, et le répartir en totalité sur plusieurs lames. Il est déposé sous forme de gouttes que l'on n'étale pas, mais qu'on laisse sécher.

6° Fixation pendant 5 minutes avec le mélange à parties égales d'alcool

---

([1]) Le tube centrifugeur devra toujours être effilé assez finement afin qu'on trouve plus facilement les éléments cellulaires, lorsqu'ils sont peu abondants. Il faut surtout opérer avec soin lorsque le liquide à examiner est absolument clair et limpide, pauvre par conséquent en éléments figurés.

et d'éther. On peut également employer la chaleur en usant du même procédé que nous avons décrit pour le sang.

7° La coloration la meilleure est l'éosine-hématoxyline. On verse sur la lame quelques gouttes de solution d'éosine à l'eau qu'on laisse en contact pendant 1 minute; on lave à l'eau, puis on traite par l'hématoxyline pendant 5 minutes. Lavage à l'eau ou à l'alcool. Sécher. On examine ensuite à l'immersion. Les solutions colorantes sont les mêmes que celles que nous avons indiquées pour le sang.

On peut également colorer au bleu de méthylène ou à la thionine (voir *Colorants*), puis laver à l'eau. La technique avec le triacide est la même que pour le sang. Dans quelques cas, la coloration par la fuchsine (liqueur de Ziehl diluée au 1/10ᵉ), laissée pendant 5 minutes, et suivie d'un lavage à l'eau, donnera de bons résultats.

Si on veut rechercher des microbes se colorant par la méthode de Gram, on commence déjà par faire la double coloration à l'éosine-hématoxyline, puis, après lavage à l'eau, on fait subir à la préparation les manipulations classiques de la méthode de Gram (indiquée p. 160).

La recherche des bacilles de Koch se fait par la même technique que pour les crachats (voir p. 277).

Défibrination. — Si le liquide à examiner contient de la fibrine, avant de procéder à toutes ces manipulations, il faut pratiquer la défibrination. Deux cas peuvent se présenter : le liquide *n'est pas* ou *est coagulé*.

Dans le premier cas, le liquide est recueilli dans un ballon à parois assez résistantes, dans lequel on a préalablement introduit des petites perles de verre stérilisées, du volume d'un grain de chènevis ou d'un grain de blé. On agite alors fortement le récipient; le battage actif produit par les perles amène la production de coagula fibrineux soit en un caillot unique, soit en petites masses isolées. Le liquide est ensuite centrifugé. La durée de la défibrination est variable.

Dans le second cas, quand le liquide est déjà coagulé, il faut, par le même procédé, désagréger le coagulum pour mettre les éléments cellulaires en liberté.

En règle générale, on ne doit pas attendre plus de vingt-quatre heures pour faire un bon cytodiagnostic et éviter les altérations cellulaires.

SIGNIFICATION DES CYTODIAGNOSTICS

Parfois, les éléments figurés font totalement défaut; d'autres fois, ils sont très abondants. Voici ceux que l'on peut observer :

α. Des globules rouges ⎫
β. Des polynucléaires ⎬ éléments semblables à ceux du sang;
γ. Des mononucléaires ⎭
δ. Des cellules endothéliales ;
ε. Des cellules spécifiques (cellules cancéreuses).

On compte cent éléments, ou moins, s'ils sont peu abondants, et on établit la proportionnalité de chaque variété constituante ; on obtient alors ce qu'on appelle la *formule cytologique* de l'épanchement.

Nous n'insisterons pas sur les trois premières variétés d'éléments que nous avons déjà décrits à propos du sang. Les cellules endothéliales se présentent sous divers aspects, ou elles sont isolées, ou elles sont en placards. Elles peuvent également être altérées. Les cellules endothéliales libres, sont de dimensions supérieures aux autres éléments, les contours en sont plus ou moins arrondis. Elles sont mononucléées. Elles peuvent être soudées les unes aux autres par amas de cinq à six ou plus. Souvent, dans l'intérieur de la cellule, on voit des vacuoles rondes.

Les cellules spécifiques sont difficiles à diagnostiquer, elles sont sarcomateuses ou cancéreuses. Ce sont de grosses cellules souvent en dégénérescence graisseuse, très vacuolisées avec un noyau bourgeonnant, multiple, mûriforme. Mais il n'existe aucun caractère pathognomonique de ces cellules.

Lorsqu'on fera un cytodiagnostic, on recherchera toujours s'il n'y a pas de microbes, une coloration par la méthode de Gram et une par le bleu de méthylène permettront de s'en assurer. Si l'on spécifie la recherche du bacille de Koch, procéder comme pour les crachats (voir p. 277). Mais, dans ce dernier cas, on peut pratiquer l'inoscopie de la manière suivante :

Inoscopie des liquides pathologiques. — Quand les humeurs sont spontanément coagulables, laisser la coagulation se produire, puis séparer le coagulum par filtration sur une compresse bouillie dans de l'eau alcaline, laver à l'eau distillée le ou les caillots obtenus. Procéder ensuite comme pour le sang (voir p. 34). Si le liquide n'est pas spontanément coagulable, on utilise le *plasma salé* obtenu par mélange de sang de cheval recueilli dans volume égal d'eau salée à 10 pour 100, centrifugé et décanté, qu'on ajoute dans la proportion de 30 à 40 grammes pour un litre de liquide à examiner. On achève comme dans le cas précédent. Cette méthode n'est pas à l'abri de toute critique.

En terminant, ajoutons qu'avec un peu d'habitude on peut faire la cytoscopie sans coloration, simplement en mettant la goutte retirée du culot de centrifugation sur une lame et recouvrant d'une lamelle.

Ceci étant énoncé, donnons un aperçu de la valeur sémiologique de la formule cytologique des épanchements.

LIQUIDES PLEURAUX

I. **Lymphocytose pleurale.** — On dit qu'il y a lymphocytose pleurale, lorsqu'il existe une prédominance marquée de cellules mononucléaires, à protoplasma peu abondant, à noyau volumineux, sur les autres éléments figurés. La lymphocytose peut être simplement relative ou absolue ; aussi, le pourcentage doit-il être soigneusement relaté. En règle générale, on peut affirmer la lymphocytose lorsque le nombre des cellules mononucléées de dimensions petites ou moyennes, à gros noyau et à protoplasma peu abondant, est supérieur à la moitié des éléments figurés observés.

Les lymphocytes peuvent représenter la presque totalité des cellules contenues dans la préparation, c'est la *lymphocytose absolue*.

Cette lymphocytose absolue s'observe dans la pleurotuberculose primitive. Les autres cellules qu'on rencontre dans ce cas sont des globules rouges, et parfois, au début de la maladie, quelques polynucléaires ou même des cellules endothéliales, mais d'ordinaire, la lymphocytose est accentuée. En tout cas, à la période d'état de la maladie, elle prédomine d'une façon très nette ou absolue.

II. **Polynucléose pleurale.** — Lorsqu'il y a prédominance très marquée des cellules polynucléaires, cela signifie qu'on est en présence d'une pleurésie septique et il convient alors de rechercher le microorganisme pathogène.

La polynucléose existe dans les pleurésies pneumococciques, avant la suppuration, dans les pleurésies à streptocoques. La plupart du temps, les polynucléaires observés sont en karyolyse (1), contrairement à ce qui se passe dans la pleurésie des cardiaques où les polynucléaires ont leur aspect à peu près normal. C'est là un fait assez spécial de voir que la pleurésie des cardiaques qui n'est pas infectieuse s'accompagne de polynucléose.

La polynucléose peut ne pas exister à l'état isolé dans les infections, et c'est ainsi qu'elle peut être accompagnée d'endothéliose dans la période de début de la pleurésie pneumococcique, et ultérieurement de lymphocytose et d'endothéliose.

La polynucléose s'observe dans certaines formes de pleurotuberculose secondaire, mais alors les polynucléaires sont vieillis, déformés, et leur nature n'est reconnaissable que par la recherche des granulations par le triacide. En général, ces pleurotuberculoses secondaires torpides offrent au cytodiagnostic

---

(1) *Karyolyse.* — Sous ce nom, on désigne une altération du noyau qui survient dans les infections. Le noyau se met soit en une boule unique, soit en plusieurs boules, il prend, quelquefois encore, l'aspect de larmes réunies en rosaces par leurs extrémités effilées.

C'est ce qu'on appelle aussi des phénomènes de *pycnose*. Le fait se produit surtout pour les polynucléaires. On comprend que, dans ces conditions, si le noyau apparaît comme une boule unique, il peut être difficile de dire si on a affaire à une cellule polynucléaire dégénérée ou à une cellule mononucléaire, un lymphocyte par exemple. Pour établir facilement le diagnostic, on colore par le triacide; s'il existe des granulations neutrophiles, il s'agit d'un polynucléaire altéré. En outre, le lymphocyte ne présente que peu de protoplasma, la cellule étant, dans ce cas, presque entièrement remplie par le noyau qui se colore en violet par l'hématoxyline; chez le polynucléaire en karyolyse, le protoplasma occupe une plus grande partie de la cellule et le noyau se colore en violet noir par l'hématoxyline.

Il faut aussi se garder de confondre ces cellules avec des myélocytes mononucléés neutrophiles, mais dans ce cas, le noyau ne se colore pas uniformément comme dans le cas de pycnose, on peut toujours voir des différences de coloration tenant à la présence de figures karyokinétiques. Enfin, quand on fait une coloration par la méthode de Gram, en décolorant très peu par l'alcool, les noyaux en pycnose restent colorés de façon plus ou moins intense, tandis que le polynucléaire sain ne se colore pas.

un liquide pauvre en cellules, celles-ci étant très altérées et méconnaissables.

La polynucléose peut également accompagner l'endothéliose dans les pleurésies aseptiques consécutives à un infarctus ou à de la congestion pleurale, que nous allons maintenant signaler.

III. **Endothéliose pleurale.** — L'endothéliose pleurale est caractérisée par la prédominance ou par le nombre très grand, comparativement aux autres éléments, des cellules endothéliales mononucléées libres ou réunies en amas, en placards. Elle est l'indice d'une desquamation abondante des cellules endothéliales de la plèvre.

On observe cette endothéliose principalement dans la pleurésie brightique où on trouve des placards contenant 5 ou 6 noyaux, plus ou moins dégénérés, les contours des cellules n'étant plus ou presque plus visibles. C'est ce que montre notre dessin qui les représente avec tous les stades de mortification. L'endothéliose est d'ordinaire presque pure dans la pleurésie brightique ; elle est au contraire associée dans la pleurésie des cardiaques par embolie, ou d'origine congestive.

On retrouve, dans ces cas, les mêmes placards endothéliaux et les mêmes cellules isolées que dans la pleurésie brightique, mais il y a en même temps de la *polynucléose*. Lorsque la congestion est peu intense, les polynucléaires sont peu nombreux et il y a aussi beaucoup de globules rouges. Au contraire, quand il y a infarctus, les polynucléaires sont très abondants.

L'endothéliose avec polynucléose s'observe encore tout à fait au début de la pleurésie tuberculeuse avant la phase lymphocytaire qui est la règle et que nous avons décrite. On la voit au début de la pleurésie à pneumocoques et dans la pleurésie typhoïdique.

IV. **Éosinophilie pleurale.** — La présence d'abondantes cellules éosinophiles peut s'observer encore assez fréquemment dans le liquide pleural. Les cellules sont ordinairement polynucléées. Il peut y avoir en même temps de l'éosinophilie sanguine.

La signification de cette éosinophilie est variable ; on l'observe dans des épanchements d'origine diverse ; ils sont souvent, mais non toujours, hémorragiques. Quoique fréquente dans la tuberculose, l'éosinophilie pleurale n'est pas fonction de tuberculose ; elle signifie, la plupart du temps, infections ou intoxications atténuées. Elle succède fréquemment à une poussée de polynucléaires et précède une poussée de lymphocytose ; mais il n'y a là rien d'absolu.

V. **Pleurésie cancéreuse.** — Elle peut accompagner soit un cancer du poumon, soit un cancer de la plèvre. Le diagnostic en est très difficile à faire par la seule cytologie, vu l'incertitude de nos connaissances actuelles sur la morphologie cellulaire dans les différents états pathologiques. Cependant, on attribue aux cellules cancéreuses trouvées dans les liquides pleuraux les caractères suivants : elles ne répondent ni à l'aspect de lymphocytes ni de polynucléaires. Elles seraient facilement confondues avec des cellules endothéliales ;

toutefois, elles s'en distinguent par : 1° la présence de glycogène dans les cellules cancéreuses (coloration brun rouge par une solution d'iode très étendue); 2° la forte teneur en graisse des cellules cancéreuses ; 3° la forme spéciale de ces cellules qui sont très vacuolisées : ou bien les vacuoles sont tellement nombreuses et petites que la cellule ressemble à une écumoire, ou bien les vacuoles sont énormes, la cellule a un aspect hydropique, une forme de bague à noyau excentrique; 4° la grandeur des cellules qui sont gigantesques; 5° la grosseur du noyau qui bourgeonne et est parfois mûriforme; 6° le nombre considérable de ces cellules dans le liquide.

Il faut ajouter également que les cellules peuvent manquer, et que tous ces signes que nous venons d'indiquer ne sont pas pathognomoniques. De plus, cet examen cellulaire ne peut pas guider pour le diagnostic de la variété de cancer.

PÉRITOINE — PÉRICARDE — AMNIOS — VAGINALE

Cytologie des liquides péritonéaux. — Cette cytologie peut éclairer le diagnostic soit d'une ascite d'origine hépatique, soit d'une péritonite tuberculeuse, soit d'un kyste de l'ovaire.

Dans la péritonite tuberculeuse, il y a une très grande prédominance de lymphocytes, et quelques polynucléaires. On constate quelques rares cellules endothéliales.

Dans le kyste ovarien, il y a moins d'éléments figurés, mais ils sont représentés par de nombreuses cellules, volumineuses, rondes ou ovalaires, bourrées de vacuoles. Il y a également des cellules cylindriques, ou caliciformes, les premières étant d'ordinaire pourvues de cils vibratiles. On peut aussi trouver des globules rouges qui deviennent très abondants si le pédicule du kyste est tordu.

Dans les ascites d'origine cirrhotique, il existe très peu d'éléments figurés, ils sont d'ordinaire représentés par des cellules endothéliales.

Cytologie du liquide péricarditique. — Cette cytologie est à peine étudiée, mais on peut lui appliquer la loi de Widal, à savoir que lymphocytose veut dire ici tuberculose, et tout ce que nous avons dit de la plèvre est applicable au péricarde.

Liquide amniotique. — Le liquide amniotique baigne le fœtus de toutes parts. Dès le début de la grossesse, il est clair et transparent; vers la fin de la grossesse, il prend une coloration blanchâtre due à la présence de matières grasses et tient en suspension des débris de *vernix caseosa*.

Quelquefois, il peut être verdâtre par suite de la présence de méconium. D'autres fois, si le fœtus est mou et macéré, il offre une teinte rosée, due à de la sérosité sanguinolente.

La cytologie permet de préciser ces différents états. Nous n'insisterons pas sur le sang et le méconium. Les débris de *vernix caseosa* se présentent sous forme de cellules épidermiques libres et flottantes avec ou sans noyau.

Ces cellules subissent diverses dégénérescences et peuvent en particulier subir la dégénérescence graisseuse, que l'on voit dans les cellules sous l'aspect de granulations arrondies.

Dans le liquide amniotique normal on trouve aussi des cellules amniotiques plus petites que les précédentes, à noyau très fortement coloré. Dans les cas pathologiques, on peut trouver des globules rouges. Jusqu'ici cette étude cytologique reste à faire et nous n'avons pas de données précises sur les résultats cliniques qu'elle pourrait fournir.

Cytologie des hydrocèles. — Dans l'hydrocèle ordinaire, on trouve de grandes cellules ovalaires, volumineuses, à noyau excentrique, souvent juxtaposées et qui sont des cellules endothéliales de desquamation.

Dans l'hydrocèle symptomatique de tuberculose, il y a de nombreux lymphocytes qui existent presque exclusivement.

On peut observer aussi des spermatozoïdes, mais le fait est surtout fréquent dans les kystes du cordon.

Dans les vaginalites blennorragiques, les polynucléaires apparaissent.

LIQUIDE CÉPHALO-RACHIDIEN

La question se complique dans ce cas de la coloration du liquide retiré par ponction lombaire. Faisons d'abord abstraction de cette ponction et voyons les résultats obtenus par la cytologie pure.

On trouve toujours à l'état normal quelques très rares globules blancs (lymphocytes ou mononucléaires) dans le liquide céphalo-rachidien normal; aussi il faut que la leucocytose soit assez accentuée pour affirmer qu'il s'agit d'un état pathologique. Il convient d'employer ici des tubes à centrifuger très effilés et beaucoup plus fins que pour les liquides pleuraux. On fera bien aussi de pratiquer un examen direct, en goutte pendante, du culot de centrifugation avant de procéder aux colorations de préparations sèches.

Polynucléose céphalo-rachidienne. — Elle s'observe dans les méningites cérébro-spinales aiguës. Dans celles-ci, le liquide peut être purulent (voir fig. I, Pl. XVIII) et on l'examine alors comme du pus; il peut être opalescent ou clair. Dans ce dernier cas, après centrifugation, on trouve des polynucléaires, de très grandes cellules endothéliales mononucléées et, si l'on a coloré par le bleu de méthylène, des méningocoques qui se décolorent par la méthode de Gram (voir p. 206, Pl. XLII et XVI).

Quand l'affection évolue vers la guérison, la polynucléose est remplacée par de la mononucléose.

Mononucléose céphalo-rachidienne. — Elle existe, comme nous venons de le dire, au moment de la guérison des méningites cérébro-spinales aiguës, mais elle est surtout caractéristique de la méningite tuberculeuse ([1]). Cette dernière affection peut cependant, dans ses poussées aiguës, être caractérisée par de la polynucléose, mais il y a en même temps de nombreux bacilles de Koch dont la recherche devra toujours être faite (voir *Technique*, p. 277) ou une infection associée à diplocoques, méningocoques ou streptocoques. Il peut exister des exceptions apparentes à cette règle.

Réactions méningées. — Au cours des infections diverses, les *réactions méningées* se manifestent par une formule spéciale du liquide céphalo-rachidien; il y a *polynucléose* dans l'otite suppurée, dans les réactions méningées de la typhoïde, de la pneumococcie, etc.

Il faut toujours rechercher les microbes. Les plus fréquents sont le méningocoque de Weichselbaum qui a la forme d'un gonocoque et se décolore par la méthode de Gram, le méningocoque du type Jœger, qui a à peu près la même forme, se groupe en diplocoque, mais reste coloré par la méthode de Gram; le streptocoque, le pneumocoque, le bacille typhique (voir ces microbes).

On ne peut retrouver le bacille de Koch que lorsque la formule lymphocytaire habituelle de la méningite tuberculeuse fait place à de la polynucléose. Ce fait n'a cependant rien d'absolu. Il y a *lymphocytose* dans le rhumatisme cérébral, les oreillons, le tabes et la paralysie générale, la syphilis, dans quelques cas de paralysie infantile et de zona, mais il y a des variations importantes dans ces deux dernières maladies. L'examen cytologique permet aussi de faire le diagnostic des réactions méningées avec le méningisme vrai d'ordre dynamique. La présence d'éléments figurés dans le liquide céphalo-rachidien indique qu'il y a irritation méningée. Ce fait est important au point de vue pronostic et thérapeutique au cours des broncho-pneumonies, des pneumonies.

Aspect du liquide retiré par ponction lombaire. — Ce liquide peut être hémorragique par piqûre d'une veine au moment de la ponction lombaire; il peut l'être aussi par suite d'une hémorragie méningée, ou bien il peut avoir une coloration jaunâtre appelée *Xanthochromie*. Cette question de coloration qu'il faut toujours noter n'a aucune importance pour l'examen microscopique.

([1]) Au cours des cytodiagnostics, les lymphocytes peuvent présenter des altérations qu'il est utile de connaître. Pour les bien étudier, on prend une goutte du culot de centrifugation du liquide céphalo-rachidien dans la méningite tuberculeuse, on y ajoute une très faible gouttelette de la solution de bleu de toluidine (page I), on mélange, on recouvre d'une lamelle et on examine à l'immersion en goutte pendante. Voici les aspects qu'on peut observer : 1° le noyau petit est excentrique, le protoplasma est tuméfié et abondant, le lymphocyte ressemble alors à un grand mononucléaire; 2° le noyau est très gros, tient presque la cellule et il prend un aspect aréolaire dû aux filaments de chromatine, il y a très peu de protoplasma; 3° le noyau tout petit est excentrique et le protoplasma abondant et fortement réticulé et alvéolaire; 4° il n'y a plus de noyau, on ne voit qu'une grosse cellule réticulée.

LIQUIDES OPALESCENTS ET LACTESCENTS

Ce sont des émulsions. L'opalescence est le premier degré de la lactescence ; il n'y a, entre les deux termes, que des différences quantitatives, mais un liquide peut d'emblée être lactescent sans passer par l'opalescence.

Ces qualités (lactescence, opalescence) des liquides pathologiques pleuraux ou péritonéaux proviennent du fait qu'ils contiennent, dans le plus grand nombre de cas, de la graisse ou des corps voisins. Cependant, il en est où la graisse est absente et où il n'y a que des albumines ou des albuminoïdes. Tous ces corps peuvent se rencontrer dans un même épanchement. La distinction se fait surtout par des réactions chimiques ; principalement par la réaction d'Adam.

Si, à l'aide du réactif d'Adam, dont voici la composition :

A. Alcool à 90° . . . . 835 centimètres cubes.
   Ammoniaque du codex. 30   —
   Eau distillée, Q. S. pour. . . . . 1 litre.

B. Éther pur à 65°.

Mélanger 100 volumes de A à 110 de B.

on fait l'épuisement du liquide à examiner, deux cas peuvent se produire : 1° ou bien la sérosité reste trouble et elle n'est pas graisseuse ; 2° ou elle se clarifie et le liquide est graisseux.

La présence de graisse fait que les liquides lactescents ont été dénommés *chyleux*, son absence fait qu'ils sont *chyliformes*. Les premiers proviennent soit de l'irruption du chyle dans le liquide péritonéal ou pleural, soit de cellules lymphatiques nombreuses accompagnées de graisse ; les seconds sont dus à une dégénérescence plus ou moins complète d'éléments figurés qui sont d'ordinaire des globules de pus macérés. Les liquides chyleux sont spontanément coagulables.

L'examen cytologique peut se présenter de trois manières différentes :

1° Ou bien, après centrifugation, il ne se forme pas de culot, l'opalescence n'est pas modifiée et, à l'examen, on ne trouve que quelques très rares cellules de revêtement épithélial, quelques granulations, des vésicules graisseuses, quelques leucocytes d'ordinaire mononucléaires, des hématies.

2° Ou bien l'épanchement est d'origine lymphatique et on trouve d'abondants leucocytes, la plupart mononucléaires.

3° Ou bien le liquide se clarifie par la centrifugation. Le dépôt, plus ou moins abondant, contient des acides gras, quelques cellules endothéliales, des leucocytes, parfois des bactéries.

Si l'on ne veut pas pratiquer la centrifugation, on peut utiliser le procédé de Jousset : on laisse reposer le liquide à examiner en bocal clos et pendant plusieurs jours. Le liquide d'ordinaire se coagule; il y a un coagulum qui surnage et un autre au fond, la zone intermédiaire restant liquide.

On dissout chacun des coagula dans un peu de liquide séreux et on regarde directement la zone moyenne après addition d'une solution faible de bleu de méthylène. Si le liquide ne se coagule pas, on en prélève dans les trois zones (supérieure, moyenne, inférieure).

Dans la *zone supérieure*, on ne voit que des granulations graisseuses et des débris amorphes, c'est la poussière de l'opalescence.

Dans la *zone moyenne* on retrouve les mêmes éléments et des leucocytes.

Dans la *zone inférieure* se voient des leucocytes, des grandes cellules endothéliales, des fragments de fibrine.

Cette formule générale est susceptible de variations.

Les épanchements lactescents sont beaucoup plus fréquents dans le péritoine que dans la plèvre.

L'opalescence persistante d'une ascite est d'ordinaire l'indice d'une cirrhose atrophique. Les épanchements lactescents s'observent dans la tuberculose péritonéale, le cancer, la syphilis hépatique, la néphrite chronique.

.Macrophages. — Dans le sang, à la suite des infections, ou dans les liquides pathologiques des séreuses enflammées, on peut trouver des cellules spéciales appelées *macrophages*.

Les macrophages sont de grandes cellules ordinairement de dimensions géantes, mais pouvant n'être pas plus grosses qu'un lymphocyte, ils sont mononucléés, à protoplasma finement réticulé. Ce qui fait leur caractéristique, c'est la propriété qu'ils ont d'englober et de digérer des cellules ou des dérivés cellulaires. Dans le sang coloré par la technique de Dominici, le protoplasma est violet rose, le noyau bleu. Voici cette technique : après fixation pendant 5 minutes par les vapeurs d'acide osmique, colorer 5 minutes avec le mélange à parties égales des deux solutions suivantes :

```
I.  Éosine à l'eau de Grübler..................  1 gramme.
    Eau distillée.............................  100   —

II. Orange G de Grübler......................  1     —
    Eau distillée.............................  100   —
```

Traiter par l'alcool à 60°, puis par l'alcool absolu, ensuite colorer pendant 1/2 minute avec la solution suivante :

```
Bleu de Toluidine de Grübler..............  1 gramme.
Eau distillée.............................  100   —
```

que l'on étendra de deux fois son volume d'eau au moment du besoin.

Traiter par l'alcool à 60°, puis par l'alcool absolu.

CYTOLOGIE DES PUS

Il est rare que l'examen des pus se pratique exclusivement au point de vue cytologique, car il s'agit presque toujours de cellules polynucléaires. Cependant, il peut y avoir des variantes, et il est bon de toujours noter le pourcentage des éléments figurés en même temps qu'on cherche à déterminer la bactériologie des pus. Celle-ci se fera avec le plus de précision par la méthode des cultures aérobies et anaérobies que nous envisagerons plus loin. Mais on peut assez fréquemment par l'examen direct, définir le microbe causal de la suppuration. Pour cela, on fait deux préparations, l'une colorée par le bleu de méthylène, l'autre par le Gram.

Technique de coloration par le bleu de méthylène. — Étaler le pus en couche mince; fixation par l'alcool-éther; colorer pendant 1 minute par la solution de bleu de méthylène, laver à l'eau; sécher et examiner.

Technique par la méthode de Gram. — Après fixation, colorer pendant 1 minute par la solution de violet de gentiane; lavage à l'eau; traiter pendant 1 minute par la solution iodo-iodurée de Gram; lavage à l'alcool à 96°; puis sécher, colorer pendant 5 minutes par l'hématoxyline, lavage à l'eau; puis pendant 1 minute par la solution d'éosine à l'eau. Passer légèrement à l'alcool et sécher. On peut également commencer par l'hématoxyline-éosine et terminer par le Gram. Ce dernier procédé est parfois plus fidèle.

Après examen, on déterminera la nature des microbes et des cellules.

Parmi les globules de pus, il en est qui sont plus ou moins dégénérés et prennent difficilement la coloration. Ces dégénérescences sont plus fréquentes dans les suppurations chaudes que dans les suppurations tuberculeuses ou blennorragiques.

Dans les pus tuberculeux, les mononucléaires peuvent osciller entre 10 et 20 pour 100 des globules de pus; ils sont rares dans les suppurations chaudes et dans les pus de blennorragie.

Certains pus sont *amicrobiens* comme le pus de quelques salpingites ou d'appendicites devenues stériles. On ne trouve pas de microbes dans les pus froids d'origine tuberculeuse et on ne peut pas y déceler la présence du bacille de Koch. C'est ce que montre notre dessin (Pl. XVIII, Fig. II).

PLEURÉSIES

PLEURÉSIE TUBERCULEUSE — PLEURÉSIE A PNEUMOCOQUES

PL. XII.

FIG. I. — ***Pleurésie tuberculeuse.*** — Coloration éosine-hématoxyline. (Grossissement 700. Ocul. 2, obj. imm. 1/15, Stiassnie.)

> *Caractéristique.* — Abondance considérable de lymphocytes de la grosseur ou un peu plus gros qu'un globule rouge. Ils sont plus ou moins déformés, le noyau sé colore très fortement. On voit également : des globules rouges, des cellules éosinophiles à grosses granulations, des grandes cellules épithé-liales de la plèvre, des débris cellulaires.

FIG. II. — ***Pleurésie pneumococcique.*** — Coloration éosine-hématoxyline. (Même grossissement.)

> A. *Côté gauche de la figure.* — Pleurésie à pneumocoques (stade avancé pendant la suppuration). On voit des globules rouges, des cellules endothéliales isolées ou en placards, de nombreux polynucléaires en karyolyse. Lorsque la suppuration est franche, on ne voit plus que des polynucléaires.

> B. *Côté droit de la figure.* — Pleurésie à pneumocoques au début. Il y a plus de cellules endothéliales que dans le cas précédent, on en voit beaucoup en voie de mortification. On remarque aussi dans la figure des globules rouges et des pneumocoques.

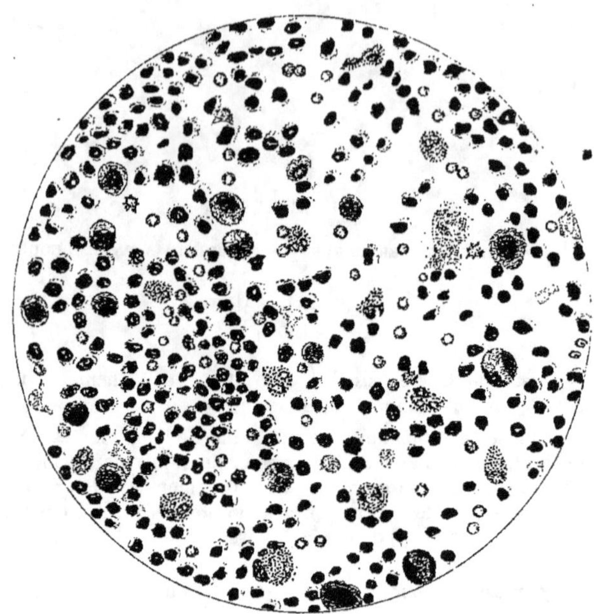

Fig. I.

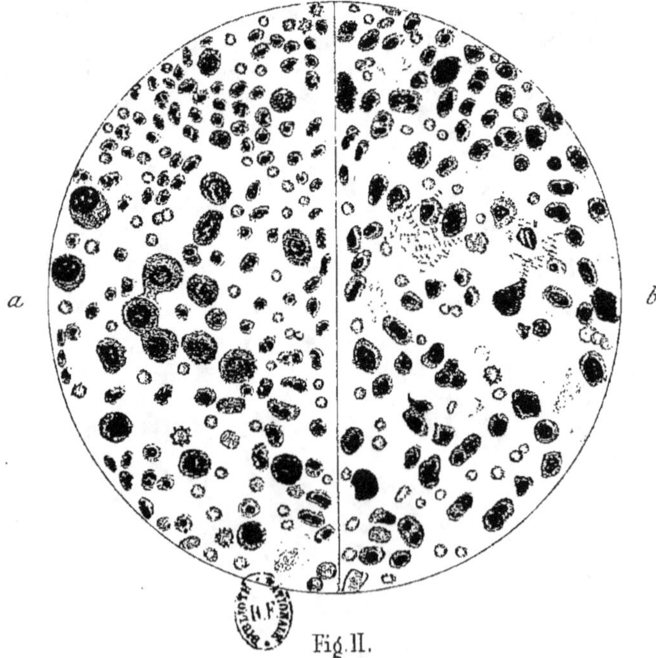

Fig. II.

PLEURÉSIES

PLEURÉSIE DES CARDIAQUES — PLEURÉSIE CONGESTIVE — PLEURÉSIE BRIGHTIQUE

Pl. XIII.

Fig. I. — En *a*. ***Pleurésie des cardiaques par infarctus***. — Hématoxyline-éosine. (Grossissement : 700. Ocul. 2, obj. imm. 1/15, Stiassnie.) On voit :

1° Des cellules endothéliales isolées ou en placards, dont quelques-unes sont en voie de dégénérescence accentuée ;
2° Des globules rouges ;
3° Des polynucléaires dont quelques-uns en karyolyse.

Fig. I. — En *b*. ***Pleurésie par congestion***. — Hématoxyline-éosine. (Même grossissement.) On voit :

1° Des cellules endothéliales isolées ou en placards, dont quelques-unes sont en voie de dégénérescence ;
2° Des globules rouges ;
3° Quelques polynucléaires en karyolyse.

Fig. II. — ***Pleurésie brightique***. — Hématoxyline-éosine. (Même grossissement.) On voit :

1° Des cellules endothéliales isolées ou en placards, à tous les stades de dégénérescence ;
2° Des globules rouges ;
3° Deux éosinophiles ;
4° Quelques rares polynucléaires en karyolyse.

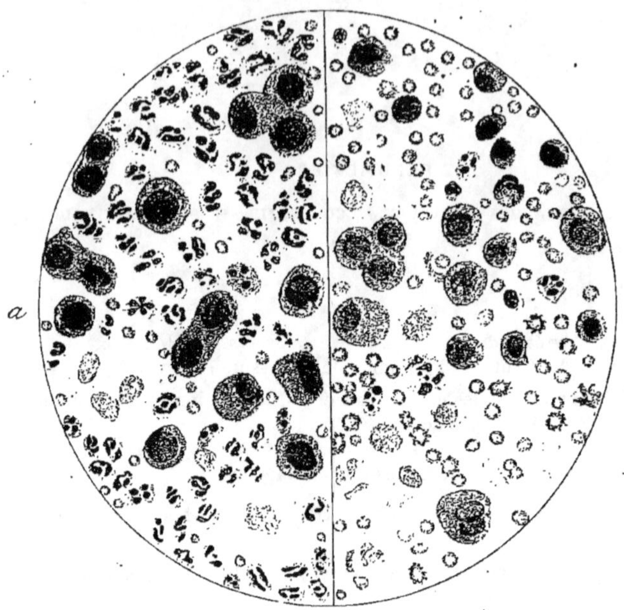

Fig. I.

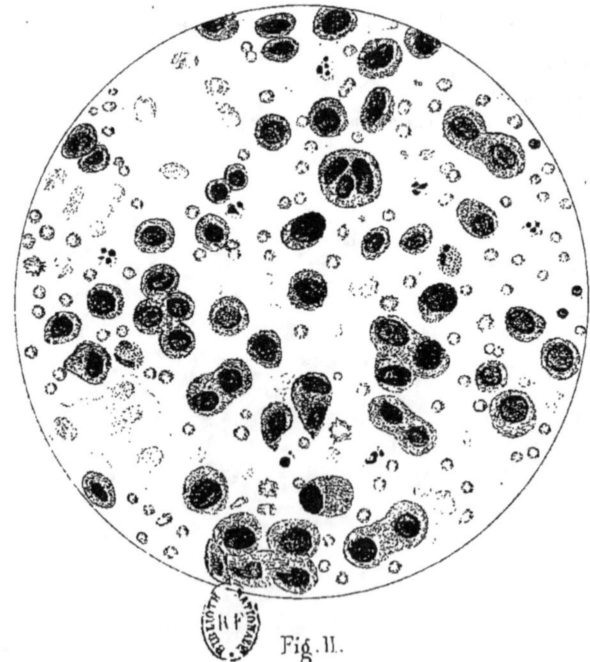

Fig. II.

Masson et C.ie éditeurs,
Paris.

PLEURÉSIES

ÉOSINOPHILIE PLEURALE — PLEURÉSIE STREPTOCOCCIQUE

Pl. XIV.

Fig. I. — *Éosinophilie pleurale.* — Coloration par l'hématoxyline-éosine. (Grossissement : 700. Ocul. 2, obj. imm. 1/15, Stiassnie.) On voit dans cette préparation :

Des *cellules éosinophiles* polynucléées, quelques-unes ont leurs granulations
essaimées. Les noyaux se colorent toujours assez facilement, les granula-
tions sont rouge vif ;
Des *moyens mononucléaires* à noyau violet foncé ;
Des *globules rouges* ;
Un *lymphocyte* dont le noyau est en karyolyse formant quatre boules rondes ;
Des *grandes cellules épithéliales* en voie de destruction ;
Des *amas bleu violacé amorphes* représentant des débris de cellules mortes.
La quantité d'éosinophiles peut varier de 6 à 54 pour 100.

Fig. II. — *Pleurésie séro-fibrineuse à streptocoques en imminence de purulence.* —
Coloration : hématoxyline-éosine-Gram. (Même grossissement.) On voit de nombreuses chaînettes de streptocoques souvent groupés en diplocoques dans une
même chaînette. Nombreux globules rouges teintés en rose par l'éosine. Nombreux lymphocytes. Cette préparation a été faite avec le liquide retiré par
ponction chez un enfant atteint de diphtérie compliquée de scarlatine. L'enfant
a succombé. A remarquer la lymphocytose pure.

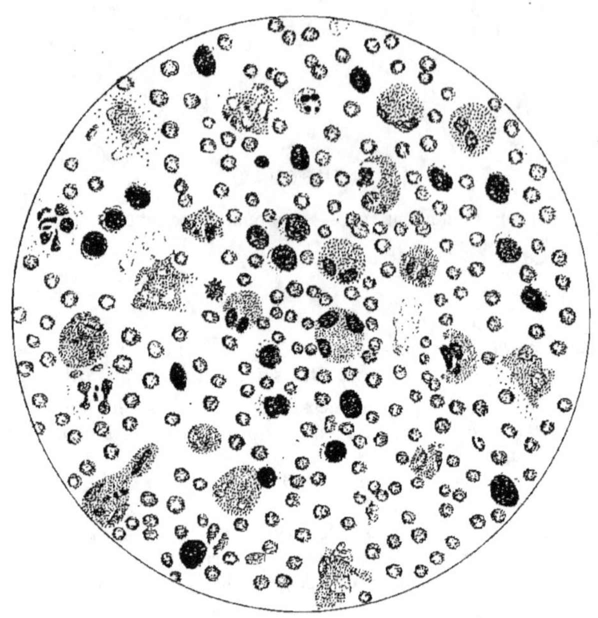

Fig. I.

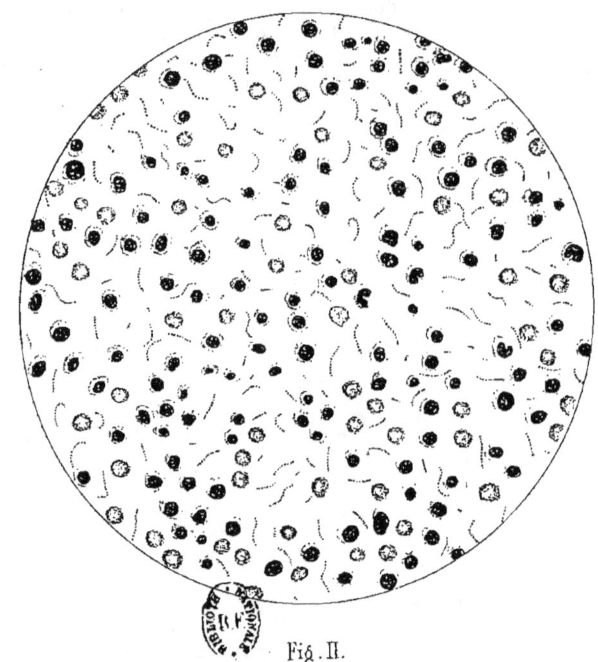

Fig. II.

Imp. L. Lafontaine, Paris.

V. Roussel, lith.

Masson et C.ie, éditeurs,
Paris.

HYDROCÈLES

Pl. XV.

Fig. I. — *Hydrocèle essentielle.* — Coloration par l'hématoxyline-éosine. (Grossissement : 700. Ocul. 2, obj. imm. 1/15, Stiassnie.) Cellules endothéliales de différentes grandeurs, isolées ou en placards. Quelques-unes sont en voie de nécrose, le noyau se colore mal, le protoplasma à peine teinté, les contours mal limités. Très rares lymphocytes.

> Il peut y avoir en plus :
> Des polynucléaires (hydrocèle aiguë de la blennorragie);
> Des polynucléaires et des lymphocytes (hydrocèle traumatique, hydrocèle enkystée du cordon);
> Des polynucléaires, des lymphocytes et des globules rouges (hydrohématocèle);
> Des lymphocytes (hydrocèle tuberculeuse, hydrocèle d'une poussée aiguë de syphilis, hydrocèle traumatique);
> Des éosinophiles (infection chronique).

Fig. II. — *Hydrocèle essentielle avec spermatozoïdes.* — (Même grossissement.) Spermatozoïdes phagocytés par les éléments épithéliaux. Cet aspect se retrouve dans les kystes du cordon.

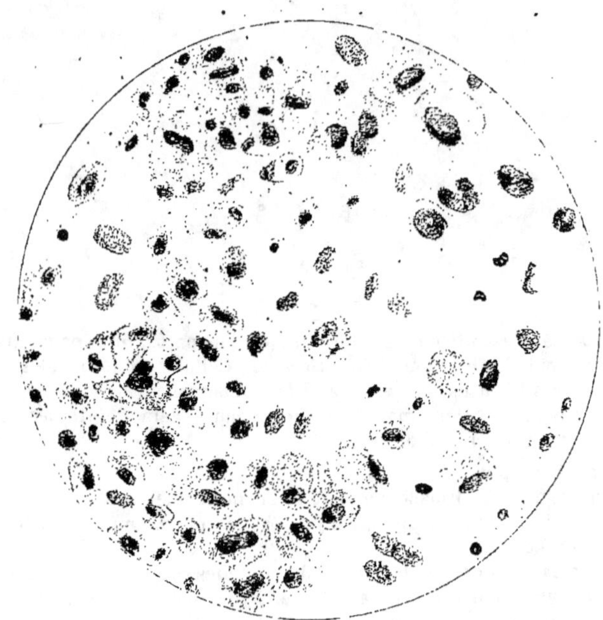

Fig. I.

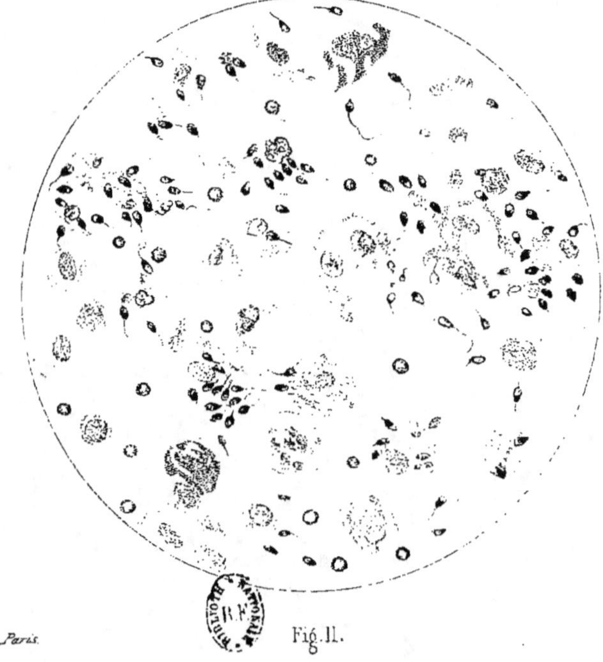

Fig. II.

Masson et Cⁱᵉ éditeurs,
Paris.

MÉNINGITE CÉRÉBRO-SPINALE A MÉNINGOCOQUES — LIQUIDES OPALESCENTS ET LACTESCENTS

Pl. XVI.

Fig. I. — *Méningite cérébro-spinale à méningocoques.* — Coloration au bleu de méthylène. (Grossissement : 1000. Ocul. comp. 9, obj. 1/15, Stiassnie.) On voit :

De grandes cellules endothéliales, mononucléées dont quelques-unes contiennent du méningocoque ;
Des polynucléaires dont beaucoup sont en karyolyse ;
Des cellules amorphes et dégénérées ;
Des méningocoques en grains de café groupés en diplocoques se regardant par leur face concave, décolorés par le Gram.

Fig. II. — *Liquides opalescents et lactescents.* — Examiner en goutte pendante additionnée d'un peu de bleu de méthylène en solution faible, puis recouvrir d'une lame. Les parties *a*, *b* et *c* ont été prélevées dans la zone supérieure, la zone moyenne, la zone inférieure du liquide reposé en vase clos et aseptiquement. Les coagulas, s'ils existaient, ont été dissous ou mélangés par battage avec un peu de sérosité filtrée. On voit :

En *a*, la *poussière de l'opalescence* amorphe non colorée ;
En *b*, la même matière et des leucocytes ;
En *c*, de grandes cellules endothéliales, deux globules rouges (colorés en vert), des leucocytes, de la fibrine amorphe et de la poussière d'opalescence.

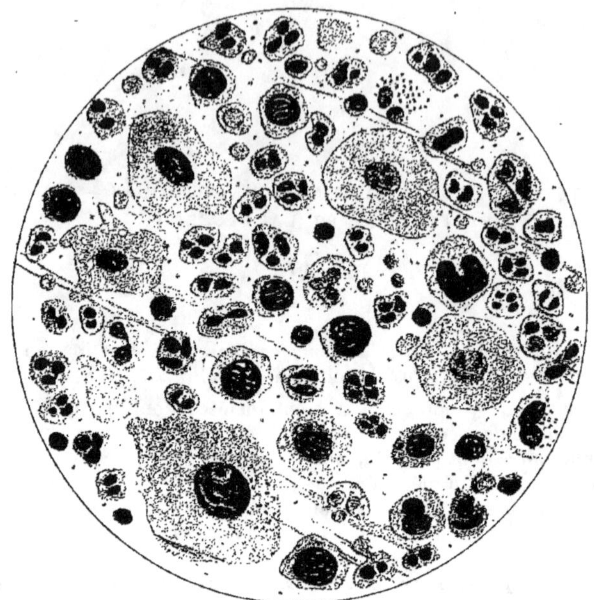

Fig. 1.

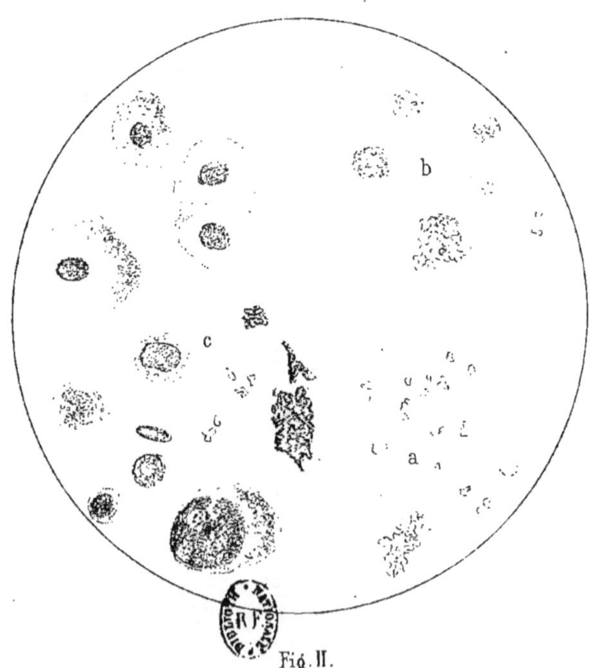

Fig. II.

Imp. L. Lafontaine, Paris.

V. Rousset imp.

Masson et C.ie éditeurs.
Paris.

LIQUIDE AMNIOTIQUE — PLEURÉSIE CANCÉREUSE

Pl. XVII.

Fig. I. — *Liquide amniotique centrifugé.* — Coloration par l'hématoxyline-éosine. (Grossissement : 700. Ocul. 11, obj. imm. 1/15, Stiassnie.) On y voit trois sortes de cellules :

    1° Des hématies ;

    2° Des cellules amniotiques où la coloration du noyau est presque noire ;

    3° Des cellules épidermiques desquamées, à noyau violet et contenant dans leur intérieur des granulations rondes de dégénérescence graisseuse.

Fig. II. — *Pleurésie cancéreuse.* — Reproduction d'une planche murale de MM. Landouzy et Marcel Labbé. Masson, éditeur. (Très fort grossissement.) On y voit :

Des globules rouges, des lymphocytes, un polynucléaire et des cellules cancéreuses avec leur aspect vésiculeux et les caractères que nous avons indiqués, p. 63.

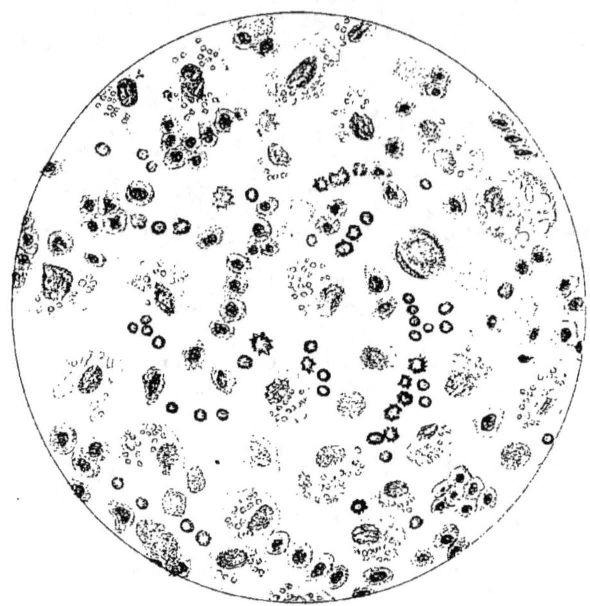

Fig. 1.

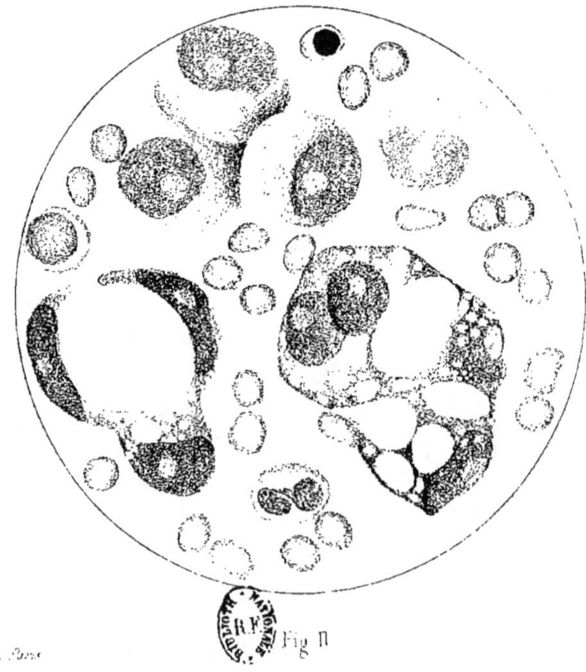

Fig. II

Masson et Cⁱᵉ éditeurs
Paris

PUS DE MÉNINGITE CÉRÉBRO-SPINALE — PUS D'ABCÈS FROID

Pl. XVIII.

Fig. I. — *Méningite cérébro-spinale.* — Pus obtenu par centrifugation du liquide céphalo-rachidien. Le pus se déposait spontanément par le repos, en filaments glaireux; le liquide céphalo-rachidien redevenant alors limpide. Absence de micro-organismes. Fixation par la chaleur. Coloration par le triacide. (Grossissement : 1000. Ocul. comp. 9, obj. imm. 1/15, Stiassnie.) On voit :

Des polynucléaires avec granulations neutrophiles et dont le noyau est en karyolyse, trois globules rouges, deux cellules mortifiées.

Fig. II. — *Pus d'abcès froid.* — Étalement. Coloration par l'hématoxyline. Lavage à l'alcool. (Même grossissement.) Ce pus ne contient pas de microbes (vérification par d'autres colorations). Il est formé de cellules en voie de dégénérescence graisseuse, se colorant mal, avec un noyau unique et qui, par places, tend à se séparer du protoplasma.

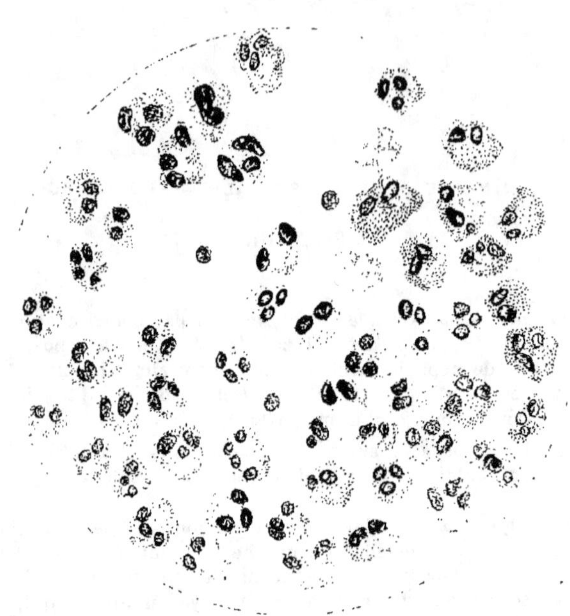

Fig. I.

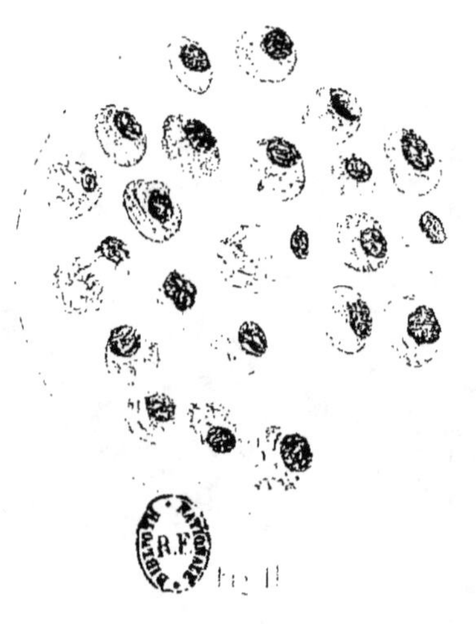

Fig. II.

EXAMEN DU LAIT ET DU COLOSTRUM

COLOSTRUM

Cet examen peut se pratiquer soit en goutte pendante, soit après coloration.

Technique. — En goutte pendante, il suffit de mettre une goutte sur une lame et de recouvrir d'une lamelle bien propre.

Pour examiner après coloration, étaler en couche mince, laisser sécher, fixer longtemps par le mélange à parties égales d'alcool-éther, au moins un quart d'heure. Colorer pendant 5 minutes à l'hématoxyline ; laver à l'eau, puis traiter pendant 1 minute par la solution d'éosine à l'eau ; laver à l'eau d'abord, puis légèrement à l'alcool à 96 degrés. Sécher et examiner. Il est difficile d'obtenir de très belles préparations ; cependant on y parvient avec un peu d'habitude.

Examen microscopique. — Le colostrum, en goutte pendante, se montre constitué par un grand nombre de cellules granuleuses, ordinairement sphériques, mûriformes, de coloration jaunâtre, de dimensions assez grandes quoique très variables. On voit aussi des cellules plus petites, à protoplasme réfringent, homogène, granuleux ou contenant de la graisse ; et, de plus, quelques globules gras arrondis, sans noyau. L'étude de ces éléments figurés ne se fait complètement qu'après coloration. Dans ces conditions, on observe :

α. Les *corpuscules du colostrum*, formés de cellules sphériques, volumineuses, d'apparence mûriforme. Le noyau, presque toujours unique, est très gros. Il arrive cependant que, dans une même cellule, il y ait deux à trois noyaux arrondis. Le noyau peut être central ou excentrique, il est sphérique, ou bien il présente des encoches, ou est en demi-lune.

Le protoplasma de la cellule, entouré par une membrane d'enveloppe, est abondant, granuleux, criblé de vacuoles qui étaient remplies de graisse.

β. Des *corps en croissant* qui sont le résultat du refoulement et de la destruction du noyau par les globules de graisse, et qui s'observent à l'état libre dans le colostrum. Le croissant n'est pas seulement formé par le noyau, le protoplasma peut prendre part à sa formation. Ces croissants sont volumineux, disparaissent avec le colostrum et se distinguent très facilement de ceux que nous allons décrire dans le lait.

γ. Des *polynucléaires*, dont le noyau est fréquemment en karyolyse, c'est-à-dire présentant des boules chromatiques (¹) qui se colorent de façon diffuse.

Le colostrum peut présenter divers aspects selon qu'on l'examine dans une des trois conditions suivantes : α, pendant la grossesse; β, dans les premiers jours qui suivent l'accouchement; γ, chez les femmes qui n'allaitent pas ou ont cessé momentanément leur allaitement.

α. Dans le colostrum de la grossesse, le noyau des corpuscules est bien conservé. Le nombre des leucocytes polynucléés ou en karyolyse est insignifiant.

β. Dans le colostrum qui suit l'accouchement, les leucocytes deviennent très abondants, leur nombre est supérieur à celui des corpuscules de colostrum et ils sont d'ordinaire en karyolyse. Ils disparaissent vers le 3° jour.

Lorsque l'enfant commence à téter, les corpuscules du colostrum se remplissent de globules de graisse, et le noyau se détruit progressivement, déformé, puis désagrégé par la graisse.

γ. Chez les femmes qui n'allaitent pas, les corpuscules de colostrum persistent pendant tout le temps que dure la sécrétion mammaire. Ils ont alors souvent des dimensions considérables.

Lorsque l'allaitement cesse, il y a réapparition des corpuscules et des leucocytes polynucléaires.

Ces données peuvent avoir en pratique des applications intéressantes, bien étudiées par Marfan dans son traité de l'allaitement et qui sont hors de notre sujet.

LAIT

L'examen du lait peut se pratiquer de deux manières : 1° ou bien sans coloration entre lame et lamelle; 2° ou bien après fixation et coloration.

Examen microscopique. — 1° Vu en goutte pendante, il se montre formé d'un nombre considérable de globules gras, ronds, légèrement teintés en jaune. Ces globules forment d'ordinaire une émulsion fine, ils sont de dimensions inégales, pouvant varier dans une proportion de 1 à 5, ou plus. Il est reconnu que le lait est d'autant meilleur que l'émulsion est plus fine et que les globules graisseux sont d'une grosseur sensiblement égale et moyenne.

2° Pour examiner le lait après fixation, on étale une goutte et on laisse sécher. Après fixation par l'alcool-éther pendant une demi-heure, on colore par l'hématoxyline-éosine ou par l'éosine seulement.

Cette méthode permet de reconnaître les *croissants du lait*. Ces croissants,

(¹) Nous avons défini plus haut la karyolyse, qui est la dissolution du noyau. Le mot *chromatolyse* signifie pratiquement la même chose, mais avec plus de précision, car il indique la dissolution de la chromatine qui, sous forme de grains, ayant une grande affinité pour les matières colorantes forme les filaments et le réseau chromatique nucléaire. Le mot *pycnose* est synonyme de karyolyse.

qui correspondent aux croissants du colostrum, sont les vestiges du noyau et du protoplasma cellulaire, mais ils sont presque entièrement constitués par des vestiges du protoplasma. Ils sont beaucoup plus petits et en nombre beaucoup plus considérable que les croissants du colostrum. Ils sont peu ouverts, souvent ronds, annulaires parce que les branches du croissant se touchent. Leurs aspects sont très variés et présentent tous les intermédiaires depuis les fines granulations arrondies jusqu'aux formes types de croissant. Comme ils entourent toujours un globule graisseux, on les appelle également collerettes protoplasmiques du lait.

Sur les préparations bien réussies par l'hématoxyline-éosine, on peut voir dans le croissant un petit corps arrondi, réfringent qui est le vestige du noyau.

On se rend très bien compte du mode de formation de ces collerettes protoplasmiques, lorsque les gouttelettes de graisse sont encore agglomérées en amas mûriformes, et serrées les unes contre les autres, on distingue nettement au centre ou à la périphérie de ces amas, le noyau et le protoplasma cellulaire qui envoient des prolongements dans toutes les directions, prolongements qui entourent les globules gras. Lorsque les globules gras se détachent, les collerettes deviennent libres. Si le protoplasma est au centre, on peut observer de très belles formes radiées.

Ces croissants n'existent pas dans le lait de vache.

GALACTOPHORITE. — Lorsqu'il y a, ou qu'il y a eu une inflammation de la glande mammaire ou des canaux galactophores, il y a *apparition* de globules de pus dans le lait, ou plutôt il y a *réapparition*, puisque nous avons vu qu'il existait des leucocytes polynucléaires dans le colostrum, disparaissant deux ou trois jours après l'accouchement.

La constatation de globules de pus dans le lait doit faire cesser l'allaitement au sein, tout au moins momentanément.

Les globules de pus ou leucocytes polynucléaires sont ici ce qu'ils sont partout ailleurs. On les recherche soit par l'examen en goutte pendante, soit après coloration par l'hématoxyline.

LAIT ET COLOSTRUM

PL. XIX.

Fig. I. —· *Colostrum.* — Formes cellulaires. Coloration par l'hématoxyline-éosine.
(Grossissement 1000.)
On y voit :

α. Des polynucléaires en karyolyse dont trois simulent des lymphocytes ;
β. Un polynucléaire normal ;
γ. Des corpuscules du colostrum de taille variable, un de ces corpuscules est
énorme et contient 3 noyaux ;
δ. Des cellules dont le protoplasma s'infiltre de graisse ;
ε. Diverses cellules en voie de transformation en croissant ;
ζ. Des croissants libres.

Fig. II. — *Lait normal.* — Vu en goutte pendante, entre lame et lamelle. (Grossissement 500, ocul. comp. 9, obj. 7, Stiassnie.)
Globules de graisse ronds et teintés en jaune.

Fig. III. — *Lait normal.* — Fixation par l'alcool-éther, coloration par l'éosine.
(Grossissement 1000, ocul. comp. 9, obj. 1/15, Stiassnie.) La graisse est dissoute,
et on voit de nombreuses collerettes protoplasmiques qui entouraient chaque
globule de graisse.

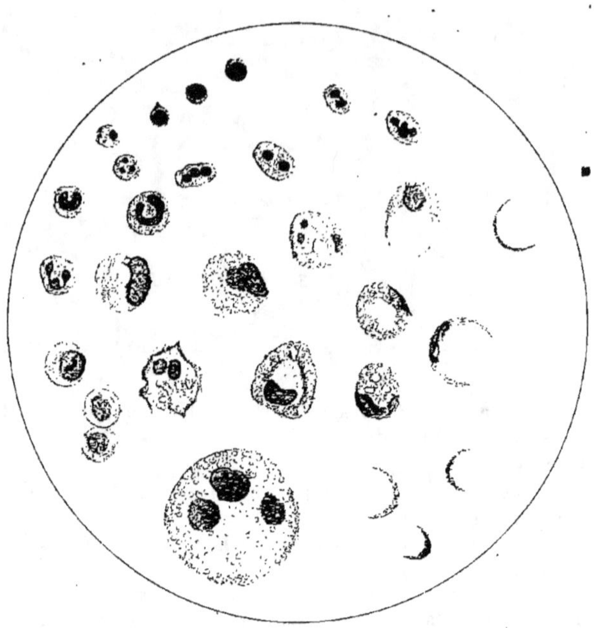

Fig. I.

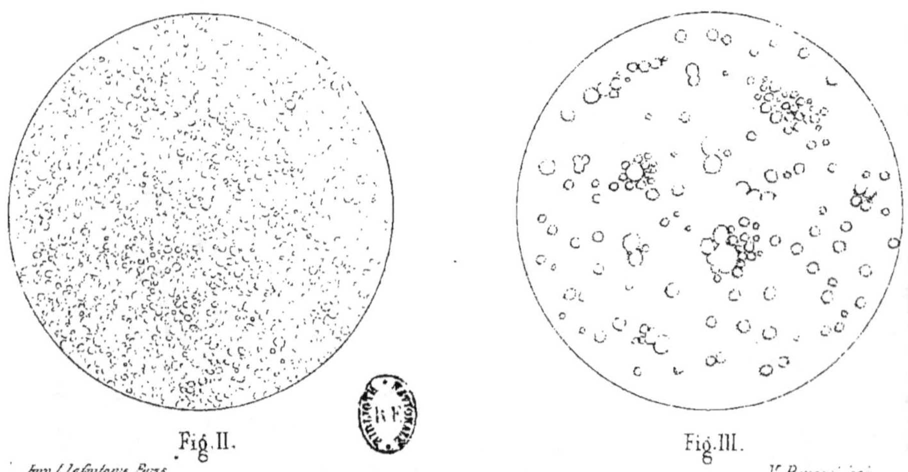

Fig. II.

Fig. III.

Imp L Lafontaine, Paris

Masson et C.ie éditeurs,
Paris.

V. Roussel del.

COLOSTRUM — GALACTOPHORITE

Pl. XX.

Fig. I. — *Colostrum vu en goutte pendante, entre lame et lamelle.* — (Grossissement 500, ocul. comp. 9, obj. 7, Stiassnie.) On voit les corpuscules de colostrum et leur envahissement par la graisse.

Fig. II. — *Galactophorite.* — Coloration par l'hématoxyline. (Grossissement 1000, oculaire compensat. 9, obj. 1/15, Stiassnie.) Nombreux polynucléaires, en karyolyse, deux croissants de colostrum, dont la présence s'explique parce que la femme a cessé d'allaiter depuis quelques jours.

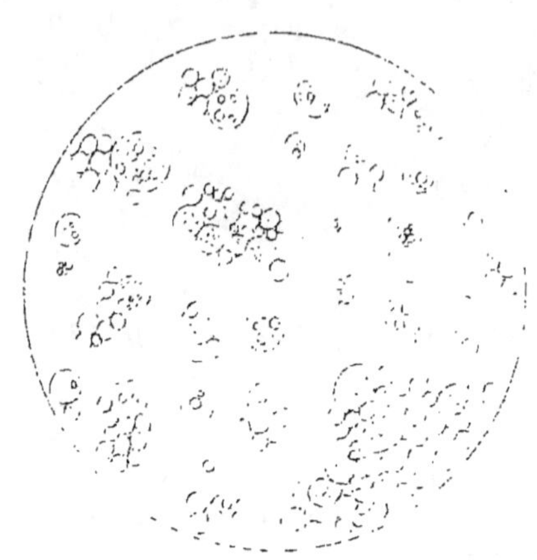

Fig. I.

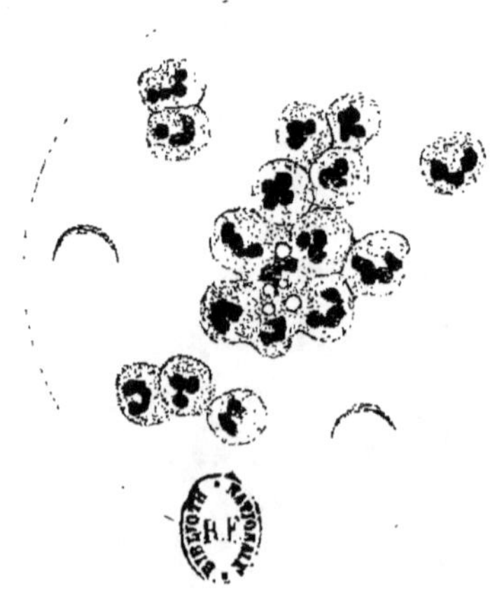

Fig. II.

MATIÈRES FÉCALES

MÉCONIUM

Technique. — L'examen du méconium se fait soit directement, sans coloration après étalement sur lame, ou après coloration. Nous conseillons, dans ce dernier cas, de fixer pendant dix minutes par l'alcool-éther, puis de teinter par l'éosine à l'eau ou par le Ziehl dilué, suivi d'un lavage à l'eau. Il peut être nécessaire de faire un Gram avant de colorer par l'éosine.

Constitution. — Le méconium est le résultat de la sécrétion muqueuse du tube digestif et de la sécrétion biliaire ajoutée à la desquamation de l'épithélium du tube digestif. Il a une consistance molle, pâteuse, et une coloration brun verdâtre. L'élimination du méconium persiste jusqu'au deuxième ou troisième jour après la naissance.

Au microscope, on voit dans le méconium :

1° Des granulations brillantes, qui se colorent facilement par tous les procédés, et qui sont isolées ou en masse. Il y a en même temps du mucus en boules ou en filaments ;

2° Des cristaux de cholestérine (voir p. 328) et de sulfate de chaux (voir p. 322) ;

3° Des cellules épithéliales plates qui se plissent ; elles sont déformées, ressemblent à une feuille de papier corné ; la plupart sont privées de noyaux. Elles peuvent être isolées ou réunies en gros amas ; elles sont parfois extrêmement nombreuses, constituant à elles seules toute la préparation ; elles augmentent de nombre les deux jours qui suivent la naissance.

L'aspect papyracé est très spécial et s'observe très bien sur les préparations colorées. Leur constatation est d'une grande utilité en médecine légale ;

4° Des corpuscules de biliverdine à angles arrondis, qui prennent une coloration violette sous l'action de l'acide nitrique.

Au début, le méconium est privé de microbes ; mais, au bout d'un temps variable, selon les conditions extérieures et selon la saison, qu'il y ait ou non alimentation, des microbes apparaissent, qui sont d'ordinaire en quantité minime. Les premiers qu'on voit sont des cocci fins, à grains réguliers, en diplocoques, en tétrades ; des sarcines, des cocco-bacilles isolés et se décolorant par la méthode de Gram. Puis on aperçoit : des levures sphériques ou ovoïdes analogues ou même identiques à celles des saccharomyces ou de la levure rouge ; des gros bâtonnets souvent articulés, épais, à extrémités carrées avec une endospore centrale (bactérium Termo) ; l'*eiweiss bacillus de Bienstock*, très caractéristique, rappelant le bacille du tétanos par son aspect

en baguette de tambour; et un bâtonnet fin souvent placé bout à bout et
restant coloré au Gram. Progressivement, en deux ou trois jours, ces espèces
disparaissent, et une seule persiste, le dernier bâtonnet dont il vient d'être
question, et qui constitue à lui seul presque toute la flore des selles de lait.
L'aspect définitif de ces dernières se produit vers le quatrième ou cinquième
jour après la naissance.

SELLES DE LAIT

Les selles de lait, chez un enfant bien portant et nourri au sein, contiennent
une seule espèce microbienne, presque à l'exclusion des autres. Ce sont des
bâtonnets, petits, minces, à extrémités effilées, rectilignes ou infléchis, isolés
ou groupés en diplo-bacilles, de longueur variable. Ils ressemblent un peu à
du bacille diphtérique long et, comme lui, se colorent par le Gram, s'enchevêtrent en un feutrage serré. Quelquefois, ils ne se colorent qu'au milieu, les
extrémités, très peu colorées, allant en s'amincissant. Cette inégalité de coloration est très remarquable; si on fait une double coloration par la méthode
de Gram suivie d'éosine à l'eau, on voit le bacille teinté mi-partie par un colorant, mi-partie par l'autre.

Quelques. éléments sont bifurqués, formant comme un Y; ou rencontre
aussi des formes ovalaires à extrémités arrondies, dont le contour seul se
colore et qui sont des formes vésiculeuses du bacille.

Ce microbe est anaérobie, ne pousse que sur la gélose sucrée profonde selon
la technique de Veillon (voir p. 164), et il a été dénommé *bacillus bifidus* par
Tissier.

SELLES DIARRHÉIQUES

Chez l'enfant nourri au sein, et qui présente de la diarrhée, l'aspect des
selles se modifie, et ce fait est surtout mis en évidence, si on examine les
préparations après une double coloration par le Gram-éosine. On voit alors
que les microbes restant colorés par le Gram (*bacillus bifidus*) diminuent considérablement, et qu'on observe, de plus en plus, des cocco-bacilles colorés par
l'éosine et décolorés par le Gram. Ces cocco-bacilles sont du bacterium coli.
On peut aussi voir se développer de nombreux streptocoques (voir p. 167).
Cette flore se rencontre dans les gastro-entérites de l'enfant au sein.

SELLES DU CHOLÉRA INFANTILE

L'enfant nourri au biberon dès la naissance, présente d'emblée dans ses
selles, des cocci groupés en diplocoques ou en tétrades, des streptocoques,
des sarcines, des coli-bacilles se décolorant par la méthode de Gram. On y

trouve également l'eiweis bacillus de Bienstock, des levures, des bâtonnets larges avec spores centrales, quelques bacillus bifidus, des bacilles grêles à extrémités arrondies, isolés ou placés bout à bout (*bacillus lactis aerogenes*) ; enfin des diplocoques lancéolés et encapsulés restant colorés par le Gram. On peut trouver toutes ces espèces réunies, mais d'ordinaire, il en est qui diminuent et se font rares, comme le bacille de Bienstock et le bifidus, au fur et à mesure de l'aggravation de la maladie.

Dans la gastro-entérite aiguë des enfants au biberon ou dans le choléra infantile, les espèces bacillaires diminuent, et, au contraire, les cocci, les diplocoques à grains arrondis ou lancéolés, les cocco-bacilles augmentent dans une grande proportion, et cela d'autant plus que l'enfant s'achemine vers le choléra infantile. Tous ces microbes, sauf le coli-bacille (cocco-bacille) restent colorés par la méthode de Gram.

On peut voir aussi des staphylocoques et le bacillus acidophilus de Moro (voir p. 193).

Dans la gastro-entérite chronique de l'enfant au biberon, les bacilles sont en grand nombre : ce sont, pour la plupart, des bâtonnets, larges, épais, à extrémités carrées ; d'autres sont plus gros et plus longs et prennent le Gram.

SELLES D'ADULTE

Quand l'adulte mange peu de viande, on voit beaucoup de gros cocco-bacilles colorés au Gram, mais les coli-bacilles prédominent ; le bacterium termo, les levures et les cocci divers sont peu abondants.

S'il mange beaucoup de viande, apparaissent en plus grand nombre les streptocoques, les staphylocoques, les diplocoques lancéolés ; les coli-bacilles sont très nombreux.

Dans quelques cas, on verra une grande quantité de filaments de leptothrix très longs et qui restent colorés par la méthode de Gram.

Dans les diarrhées de l'adulte, les coli-bacilles deviennent filamenteux et sont très longs.

SELLES DANS LES INFECTIONS SPÉCIFIQUES

La recherche dans les matières fécales de microbes spécifiques ou réputés tels peut s'imposer. C'est ainsi qu'on aura quelquefois à rechercher :

1° *Dans la fièvre typhoïde*, le bacille d'Eberth (voir p. 175) ;

2° *Dans la tuberculose intestinale*, le bacille de Koch (voir p. 277) ;

3° *Dans le choléra*, le vibrion cholérique (voir p. 189) ;

4° *Dans la dysenterie*, le bacillus dysenteriæ ou bacille de Shiga (voir p. 197).

Cette maladie n'est pas toujours due au bacille de la dysenterie, car on a décrit des dysenteries dues à *des amibes* (voir p. 102) ou à des spirilles (voir p. 239); enfin, nous y avons trouvé un bacille anaérobie.

A l'examen microscopique des selles dysentériques, il y a une abondance énorme de mucus qui englobe les microbes et se colore mal; on y trouve également du sang plus ou moins digéré, des leucocytes polynucléaires. Lesage a décrit récemment des boules sphériques qui prennent bien les matières colorantes et présentent à leur intérieur un noyau blanc bleuté;

5° *Dans les streptococcies intestinales*, le streptocoque pyogène, qui peut être très abondant.

ENTÉRITE MUCO-MEMBRANEUSE

Pl. XXII. Fig. II.

On peut avoir à examiner les fausses membranes de l'entérite muco-membraneuse. Pour cela, on en prélève une petite partie de 1 millimètre tout au plus de diamètre; on la dissocie dans la potasse à 1 pour 40 avec précaution; puis on colore par la fuchsine ou par le bleu de méthylène. On lave et on écrase entre lame et lamelle.

On peut encore utiliser la technique que nous indiquons plus loin pour l'examen des fausses membranes de la diphtérie (voir p. 237) et, avec un peu de soin, on arrive même à conserver les éléments cellulaires.

L'entéro-colite muco-membraneuse est caractérisée par l'expulsion, dans les matières, de fausses membranes muqueuses, très exceptionnellement fibrineuses.

Elles sont constituées par du mucus, des cellules arrondies assez nombreuses, dont les unes sont mononucléées (cellules épithéliales), les autres sont des polynucléaires.

On peut y trouver également des globules de sang, des cellules cylindriques en petit nombre et déformées, des gouttelettes de graisse.

Les microbes y sont extrêmement nombreux et variés.

Dans les selles, le mucus peut se présenter sous les aspects suivants :

1° D'enduit gras, vitreux, comparable à du blanc d'œuf, ou bien blanchâtre et trouble, enrobant les matières fécales solides;

2° D'une matière sirupeuse qui, mélangée aux fèces, leur donne une consistance molle et fluide;

3° De petits grains jaune foncé, de consistance gélatineuse, souvent très nombreux, et dont les matières fécales sont farcies;

4° Sous forme de lambeaux tubulaires ou pseudo-membraneux.

MÉCONIUM — SELLES DE LAIT — SELLES DIARRHÉIQUES
CHOLÉRA INFANTILE

Pl. XXI.

Fig. I. — *Méconium.* — Étalement simple sur lame et vue sans coloration. (Grossissement : 350. Ocul. 2, Obj. 7, Stiassnie.)

On y voit :
Des granulations fines et brillantes ;
Des cristaux de cholestérine ;
Des cristaux de sulfate de chaux ;
Des cellules épithéliales plates (on voit ici le noyau, la plupart du temps, on ne le distingue pas) ;
Des corpuscules de biliverdine.

Fig. II. — *Selle de lait normale d'un enfant au sein.* — Coloration au Gram-éosine. (Grossissement : 1000. Ocul. comp. 9. Obj. imm. 1/15, Stiassnie.)

On ne voit qu'une seule espèce microbienne représentée par des bâtonnets de diverses longueurs : le bacillus bifidus.

Fig. III. — *Selle de lait d'un enfant au sein atteint de diarrhée.* — Coloration au Gram-éosine. (Grossissement : 1000. Ocul. comp. 9. Obj. 1/15, Stiassnie.)

On y voit de nombreux bacillus bifidus et en plus des cocco-bacilles décolorés au Gram.

Fig. IV. — *Selle de choléra infantile.* — Coloration au Gram-éosine. (Grossissement : 1000. Ocul. comp. 9. Obj. 1/15, Stiassnie.)

Caractérisée par la variété et l'abondance des microorganismes. Il y a disparition du bacillus bifidus, mais apparition de cocci, de tétrades, de streptocoques, etc.

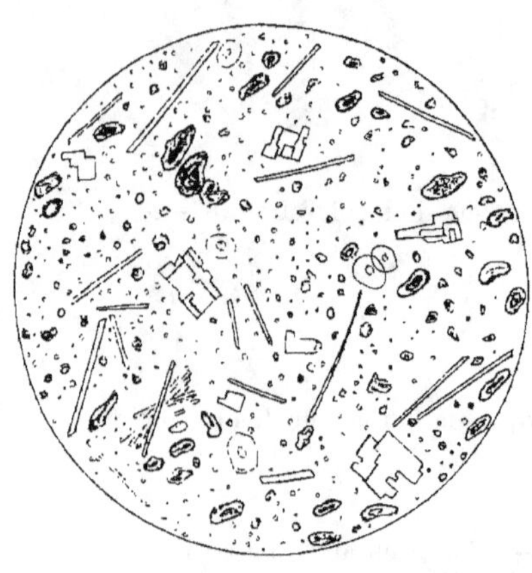

Fig. I.

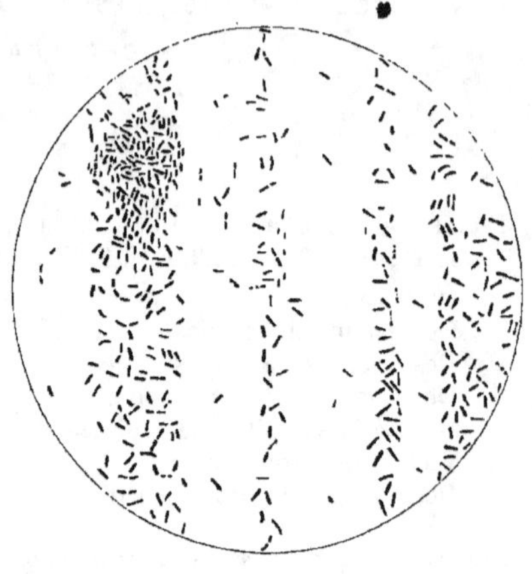

Fig. II.

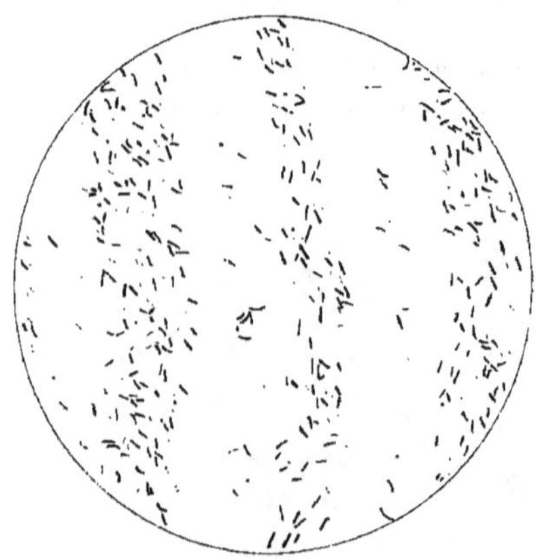

Fig. III.

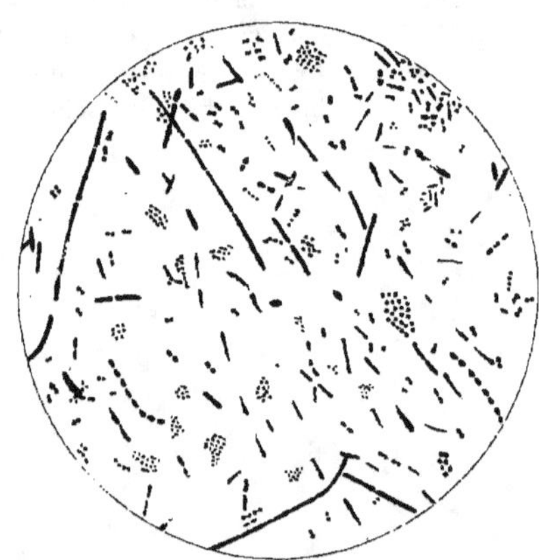

Fig. IV.

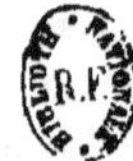

Imp. L. Lafontaine, Paris.

Cassas, del.

Masson et C.ⁱᵉ, éditeurs,
Paris.

ÉLÉMENTS FIGURÉS DES FÉCES

Pl. XXII. Fig. I

Technique. — Quand les matières à examiner sont solides, on en prélève de faibles parcelles avec une pince ou une spatule. On dissocie ensuite chaque parcelle dans une goutte d'eau distillée sur une lame de verre, puis on recouvre d'une lamelle et on procède à l'examen.

Lorsque les matières sont liquides, on les laisse déposer pendant quelque temps dans un verre conique, après les avoir additionnées d'une solution d'acide phénique ou de formol, pour en masquer l'odeur, et avec une pipette, on prélève différentes prises d'essai dans les couches qui se sont séparées. Des gouttes de chaque prise d'essai sont alors portées sur des lames et examinées.

Il est souvent avantageux, dans ce dernier cas, d'avoir recours au centrifugeur.

On peut colorer les préparations avec une solution étendue d'éosine, mais il vaut mieux en général opérer sans coloration. On explore d'abord la préparation avec un faible grossissement et on emploie un grossissement plus fort quand on rencontre des éléments intéressants.

Les divers éléments des fèces dépendent surtout de l'alimentation et de la digestion et sont constitués, presque exclusivement, par des débris animaux et végétaux plus ou moins bien digérés.

On se rend compte que l'examen microscopique puisse, dans ce cas, fournir, entre autres renseignements, des indications très utiles sur le fonctionnement de l'appareil digestif.

Cependant, il y a lieu de tenir compte que chez les individus qui absorbent de grandes quantités de nourriture, l'action des sucs digestifs peut être insuffisante et quand les aliments auront été ingérés en trop grande abondance, on retrouvera dans les fèces des parties non digérées malgré l'absence de troubles digestifs.

La couleur des fèces est variable, elle dépend de la nourriture, des matières colorantes de la bile et des médicaments absorbés.

Ceci posé, on rencontrera dans les matières fécales :

Des détritus granuleux diversement colorés par les matières colorantes biliaires et d'autant plus abondants que la digestion est plus complète; nous les avons représentés disséminés dans la Planche XXII, Fig. I.

Des débris végétaux. — Leur digestion est en raison de leur division préalable et de leur degré de cuisson, mais seuls les légumes très jeunes sont complètement assimilables. La cellulose passe à peu près intacte dans le tractus intestinal, toutefois, d'après Szydlowski, quand elle a subi l'action des sucs d'un appareil digestif en bon état, elle ne possède plus sa réaction caractéristique : elle ne donne plus de coloration bleue en présence de l'acide sulfurique et de l'iode.

Parmi les débris végétaux, on rencontre des poils, des vaisseaux, des cellules isolées ou réunies en fragment de tissu, et qui sont ordinairement débarrassées de leur contenu.

Les grains d'amidon ne s'observent ordinairement que dans le cas de troubles digestifs, l'action de l'iode permet de les mettre en évidence.

Des fibres musculaires. — On constate presque toujours leur présence chez les individus qui mangent de la viande. Elles sont plus ou moins dissociées selon l'activité des phénomènes digestifs.

Les aspects que présentent ces fibres musculaires, aux différentes phases de la digestion, sont les suivants, d'après Szydlowski :

Lorsqu'elles passent presque inattaquées par les sucs digestifs, ce sont des segments de grosseur variable, à contours très apparents, dans lesquels on aperçoit nettement la striation transversale et longitudinale. A mesure qu'elles sont davantage résorbées, les stries transversales s'effacent en partie et sont remplacées par de fines granulations; puis les mêmes modifications se produisent pour les fibres longitudinales, enfin les contours extérieurs s'arrondissent, les granulations disparaissent et quand la digestion est parfaite, il ne reste plus que des amas homogènes fortement colorés en jaune.

Le tissu conjonctif est complètement digéré par un appareil digestif en bon état.

Du tissu élastique. — Le tissu élastique n'est pas attaqué par les sucs digestifs, aussi l'observe-t-on fréquemment dans les selles; il est facilement reconnaissable à ses contours très nets, à son orientation ondulée, à la division dichotomique des fibres, et à ce que les caustiques énergiques, comme la potasse, n'ont pas d'action sur lui.

De la graisse. — La graisse est un élément normal des selles; la quantité en est variable selon la nourriture et l'état fonctionnel du foie et du pancréas. Elle affecte la forme de gouttelettes, de cristaux en aiguilles libres, en amas arrondis ou en faisceaux.

D'après certains auteurs, il existe, surtout chez les ictériques, des aiguilles résultant de la combinaison d'acides gras avec la soude ou la magnésie.

Du mucus. — Le mucus ne se rencontre que dans les selles pathologiques, il est constitué par une masse gélatineuse renfermant des leucocytes; il peut être mélangé aux matières fécales ou les recouvrir complètement.

Des cellules. — Il arrive qu'on trouve dans les selles d'individus bien portants, surtout chez les constipés, des cellules pavimenteuses provenant de l'orifice anal. Il peut exister également des cellules de la muqueuse intestinale, assez caractéristiques, grâce à leur forme cylindrique et à leur noyau oblong. Elles sont ordinairement incolores et deviennent très abondantes dans les inflammations aiguës de la muqueuse intestinale.

Dans le choléra asiatique, la desquamation est considérable et donne aux selles un aspect très spécial dont on peut se rendre compte à l'œil nu.

Les cellules évacuées avec les selles sont plus ou moins bien conservées; quelquefois elles sont granuleuses ou graisseuses, rarement elles prennent la coloration de la bile.

Des hématies. — Les hématies n'existent pas dans les selles normales. On ne peut les rencontrer à peu près conservées que lorsqu'elles proviennent des parties terminales de l'intestin et qu'elles n'y ont pas séjourné.

Le plus souvent, elles ont subi des altérations plus ou moins profondes. C'est ainsi qu'elles peuvent être décolorées, crénelées ou boursouflées de telle façon qu'elles sont complètement sphériques. Quand le sang a séjourné dans l'intestin, il est impossible de reconnaître les globules rouges et on n'aperçoit que des amas ayant la couleur de l'hématoïdine.

Dans ce cas, le spectroscope ou la réaction de l'hémine peuvent aider le diagnostic.

Des cristaux. — Les plus fréquents sont les cristaux de phosphate ammoniaco-magnésien si caractéristiques. Leur présence ne dépend pas de la réaction des fèces et ils existent aussi bien à l'état normal qu'à l'état pathologique.

Plus rarement, on observe des cristaux de phosphate neutre de chaux, de sulfate de chaux, de carbonate de chaux, d'oxalate de chaux, de cholestérine.

Chez les nourrissons, on a signalé le lactate et l'oléate de chaux.

Certains auteurs ont rencontré des éléments cristallisés qu'on doit considérer comme excessivement rares, tels que bilirubine, leucine, tyrosine.

Les aiguilles d'acide gras libres ou à l'état de savon magnésien ou sodique sont fréquents.

Les cristaux dits de Charcot-Robin (voir p. 265 et Pl. LII, Fig. II) qui ont l'aspect de losanges allongés, s'observent aussi quelquefois et leur présence offre un intérêt tout particulier. Elle est un indice d'helminthiase intestinale et, quoiqu'il n'y ait pas là de règle absolue, on les rencontre, à de très rares exceptions près, dans l'uncinariose ou ankylostomiase, fréquemment quand l'intestin est l'habitat de strongyloïdes intestinalis ou de tænias, plus rarement dans les cas d'autres vers. La solubilité de ces cristaux aussi bien dans les acides que dans les alcalis permet de les distinguer des cristaux d'acides gras.

ÉLÉMENTS FIGURÉS DES FÈCES PATHOLOGIQUES

Nous indiquerons ici succinctement les résultats fournis par l'examen des fèces dans quelques états pathologiques.

La graisse et les acides gras s'observent en grande quantité dans l'ictère, le catarrhe intestinal, les affections du pancréas et aussi quand l'alimentation lactée est excessive.

Les cellules épithéliales cylindriques sont très abondantes dans toutes les inflammations de la muqueuse intestinale avec diarrhée, dans le choléra où elles se détachent par lambeaux visibles à l'œil nu, sous forme de flocons gris. Ces cellules sont intactes ou déformées, en dégénérescence granulo-graisseuse, ou présentent de la nécrose de coagulation ; quelquefois, elles sont teintées de matières colorantes biliaires, l'acide nitrique y fait apparaître alors la réaction caractéristique.

Les globules muqueux ou purulents, nombreux dans les selles diarrhéiques, indiquent des processus ulcéreux en évolution.

Les cristaux de phosphate ammoniaco-magnésien manquent dans les selles ictériques.

Les selles sanguinolentes de la dysenterie contiennent, outre le sang, des globules muqueux ou purulents, des cellules épithéliales, des cristaux de phosphates, des lambeaux mortifiés de muqueuse et d'abondants parasites.

Les selles aqueuses du choléra renferment des grains riziformes, ou des flocons (raclure d'intestin) constitués par du mucus et de grands lambeaux d'épithélium.

Les selles purulentes, contenant du pus en nature, existent dans les dysenteries graves, dans les ulcérations étendues du rectum, dans les rectites blennorragiques, dans les ouvertures d'abcès péri-intestinal dans la cavité de l'intestin.

Les selles muco-purulentes sont l'indice du catarrhe chronique du gros intestin.

L'abondance du mucus en îlots arrondis et visqueux, ou agglomérés en masses petites et rondes, gélatineuses et transparentes comparées à du frai de grenouille ou des grains de sagou est également caractéristique du catarrhe chronique du gros intestin. Il faut distinguer ce mucus des masses muciformes résultant de la digestion des amylacées, la réaction de l'iode permet de les différencier.

Les selles bilieuses de la typhoïde contiennent des noyaux libres, des cellules épithéliales, des globules muqueux et purulents, des cristaux de phosphates, du sang et des masses molles et jaunâtres composées de graisse, d'albumine, de pigments et de sels de chaux.

Le sable intestinal est visible à l'œil nu.

ÉLÉMENTS FIGURÉS DES FÈCES

ENTÉRO-COLITE MUCO-MEMBRANEUSE

Pl. XXII.

Fig. I. — *Éléments figurés des fèces.* — Détritus granuleux colorés par les matiè
res colorantes biliaires disséminés dans la figure. (Grossissement 500.)

1. Poil végétal;
2. Cellules végétales isolées et en amas;
3. Débris de vaisseaux spiralés;
4. Fibres musculaires;
5. Fibres élastiques;
6. Globules de graisse et aiguilles d'acides gras;
7. Mucus;
8. Cristaux de phosphate ammoniaco-magnésien;
9. Cristaux de cholestérine;
1˝. Cristaux de Charcot-Robin;
11. Amas présentant la coloration de l'hématoïdine, provenant du sang.

Fig. II. — *Entéro-colite muco-membraneuse.* (Grossissement 1000, ocul. compensat. 9,
obj. 1/15, Stiassnie.)

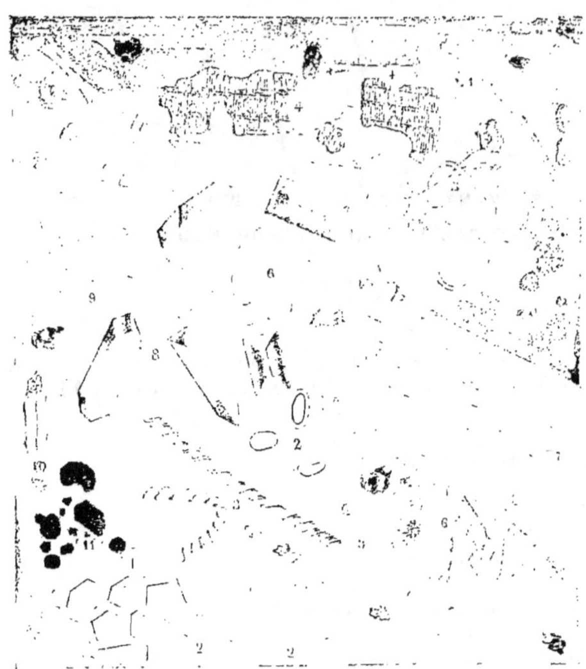

Fig. I.

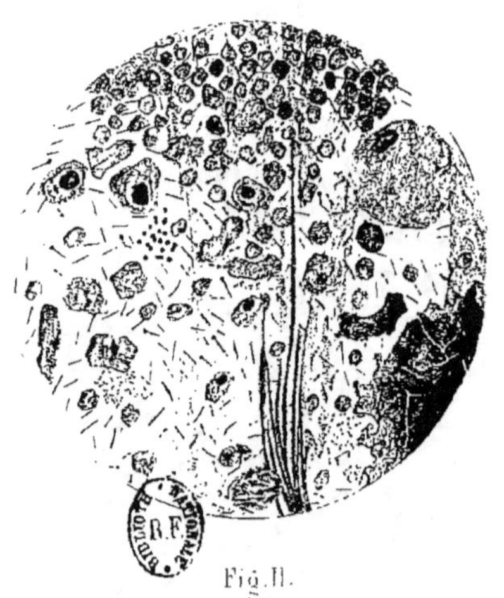

Fig. II.

PROTOZOAIRES

PL. XXIII.

Dans les selles d'individus atteints de diarrhée, on a signalé la présence de différents protozoaires dont le rôle, au point de vue pathologique, n'est pas encore exactement défini, et qui vivent ordinairement dans l'eau où il est fréquent de les rencontrer.

Après avoir été considérés comme les agents pathogènes de certaines dysenteries, on tend à admettre à l'heure actuelle que quelques-uns, au moins, ne sont que des parasites inoffensifs de l'intestin se développant surtout dans les matières fécales diarrhéiques.

Parmi les genres qui ont été étudiés, les principaux sont :

Les Amibes.

Les Coccidies.

Les Infusoires.

Les Flagellées.

On ne doit pas perdre de vue, dans la recherche de ces organismes, qu'il est absolument indispensable d'opérer sur les fèces, alors qu'elles sont encore chaudes. Un bon moyen consiste à prélever directement les matières fécales dans le rectum, à l'aide d'une baguette de verre, à extrémité mousse, qu'on introduit par l'anus ; pour éviter tout insuccès, on met les matières immédiatement dans une étuve à 37 degrés et l'examen est fait sur une platine chauffante. Si on néglige cette dernière précaution, à mesure que les matières se refroidissent, les protozoaires se contractent, puis s'enkystent ; ils prennent alors l'aspect d'éléments arrondis, granuleux, rappelant un globule de pus et échappent à l'examen le plus attentif.

Amibes. — L'*Amœba coli* (Pl. XXIII, Fig. I) se trouve dans les selles d'individus atteints de diarrhée dysentériforme ; il semble établi qu'elle est pathogène et spécifique d'une certaine forme de dysenterie ; divers auteurs, cependant, considèrent que si l'on doit attribuer un rôle à l'amœba coli, c'est celui d'agent satellite du bacillus dysenteriæ, véritable agent de la maladie.

L'amæba coli offre l'aspect, à l'état de repos, d'une masse protoplasmique hyaline et granuleuse, dont le diamètre varie de 20 à 21 μ. Elle contient un noyau, avec nucléole, peu apparent, incolore, déformable, mesurant de 5 à 7 μ de diamètre ; autour du noyau, on peut observer une auréole claire ; le protoplasma présente en outre de 1 à 8 grandes vacuoles, à l'intérieur desquelles on voit souvent des corps étrangers, tels que grains d'amidon, hématies, globules blancs, débris de cellules épithéliales.

La forme de ces organismes est variable, grâce à leur faculté d'émettre un ou plusieurs courts pseudopodes qui leur permettent de se mouvoir très lentement ; pendant leur déplacement, ils se séparent en deux zones :

l'externe hyaline ou ectoplasma, l'interne granuleuse constituée par le noyau, les vacuoles et les corps étrangers ou endoplasma.

La multiplication se fait suivant deux modes : il se produit soit 2 amibes filles, soit 8 amibes filles.

Dans les matières dures, l'amibe s'enkyste, tous les corps étrangers ainsi que l'eau d'hydratation sont chassés, elle devient claire et se rétracte, alors qu'à la surface apparaît une membrane gélatineuse, transparente.

Le noyau de l'amibe enkystée se divise, et, au moment de l'éclosion du kyste, il y aura 8 noyaux secondaires qui donneront naissance à autant d'amibes nouvelles.

L'amœba coli, d'après Schaudinn, serait un parasite banal, et ce serait une espèce voisine : l'*entamœba histolytica* qui serait l'agent de certaines dysenteries; telle est aussi l'opinion de Lesage.

Les cultures réussissent difficilement, elles se pratiquent de la façon suivante :

On étale le mucus dysentérique frais ou séché sur des plaques de gélose ordinaire, en boîtes de Petri, lavées abondamment à grande eau, puis stérilisées, et on maintient à une température de 18° à 25°.

Il se développe toujours, en même temps, des microbes intestinaux, qui, en faible abondance, favorisent plutôt le développement de l'amibe et dont on se débarrasse par les réensemencements ultérieurs.

L'entamœba histolytica se colore par la méthode de Laveran (p. 399).

Cette amibe se distingue par les caractères suivants : quel que soit son volume, elle se différencie en endoplasma central et ectoplasma périphérique, clair et vitreux. Elle se déplace en masse ou par pseudopodes.

L'endoplasma contient, vers sa périphérie, le noyau qui est allongé, peu riche en chromatine, les granulations sont d'ordinaire peu abondantes, sauf chez les parasites au terme de leur évolution et les vacuoles sont peu nombreuses, claires et transparentes.

Cette amibe ne s'enkyste pas en une grosse masse, avec les 8 noyaux secondaires caractéristiques, elle émet des kystes à la surface, kystes de petites dimensions.

On étudiera bien la production des kystes, en traitant, pendant quelques minutes, les amibes adultes par la solution de Gram dédoublée.

Coccidies. — Parmi les *Coccidies*, citons :

Le *Coccidium cuniculi* (Pl. XXIII, *a, a*) qui vit ordinairement dans les canaux biliaires du lapin et qu'on peut accidentellement observer chez l'homme.

Le *Coccidium bigeminum* (Pl. XXIII, *b*) qui se trouve dans les villosités intestinales du chat, du chien, du putois et de l'homme.

Flagellées. — Les *Flagellées* qu'on pourra rencontrer sont :

Le *trichomonas vaginalis* (Pl. XXIII, *c*) décrit aussi sous les noms de *cercomonas hominis, trichomonas intestinalis, monocercomonas hominis,* dont le rôle pathogène est douteux. Son aspect est piriforme; il mesure 10 à 15 μ de

longueur et porte 4 flagellums. Assez souvent il vit dans le vagin, quand il y
a du catarrhe des organes génitaux et que le mucus est acide.

Le *Lamblia intestinalis* (Pl. XXIII, *d, e*) dont l'influence nocive n'est pas
non plus démontrée. Il est très petit (10 à 16 µ) et a, comme le précédent, la
forme d'une poire; mais sa grosse extrémité porte obliquement sur l'un de ses
côtés, une entaille excavée qui forme ventouse et lui permet de se fixer sur
les cellules de l'épithélium de la muqueuse intestinale; il possède quatre paires
de flagellums. Grâce à leur morphologie, ces organismes sont facilement
reconnaissables; mais il ne faut pas oublier qu'ils perdent fréquemment leurs
flagellums.

Infusoires. — Les *Infusoires* sont les protozoaires les plus élevés en orga-
nisation. Les plus connus sont : le *Balantidium coli* (Pl. XXIII, *f*), le *Balantidium minutum* (Pl. XXIII, *g*) et le *Nyctotherus faba* (Pl. XXIII, *h*).

On a décrit une dysenterie à *Balantidium coli*, dont l'existence semble assez
bien établie. Cet infusoire, de forme ovoïde, mesure 70 à 200 µ de longueur
sur 50 à 90 µ de largeur; il est entouré d'une mince cuticule munie de courts
cils vibratiles à l'aide desquels il se meut.

PROTOZOAIRES

Pl. XXIII.

I. *Amœba-coli dans des matières fécales de dysentérique* (d'après Lösch). (Grossissement 500.)

II. *a, a. Coccidium cuniculi*, d'après Balbiani;
    b. Coccidium bigeminum, d'après Guiart;
    c. Trichomonas vaginalis, d'après Künstler;
    d. Lamblia intestinalis;
    e. Kyste de Lamblia;   (Grossissement 400).
    f. Balantidium coli;
    g. Balantidium minutum;
    h. Nyctotherus faba;

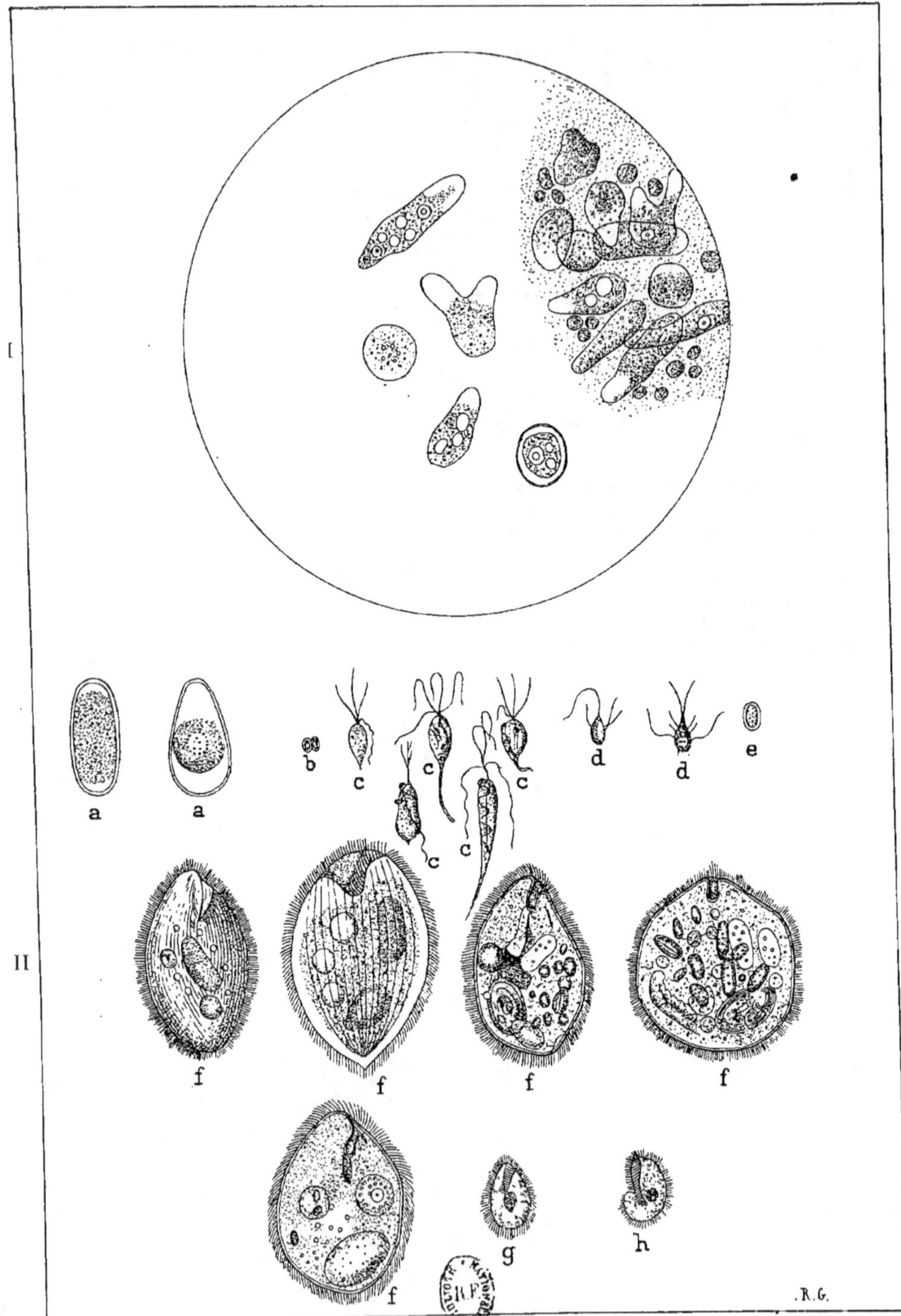

PARASITES ANIMAUX INTESTINAUX
ET LEURS OEUFS

VER SOLITAIRE

(CESTODES)

Pl. XXIV.

On désigne vulgairement, sous le nom de Ver solitaire, différentes espèces de Cestodes dont les plus importantes sont : le *Tænia solium*, le *Tænia saginata* et le *Bothriocephalus latus*.

Ces vers s'introduisent généralement dans l'organisme de l'homme par l'absorption de viandes crues ou insuffisamment cuites, renfermant des larves.

Le *Tænia solium* ou *Tænia armé* se rencontre à l'état larvaire chez le porc. Sa larve, appelée *Cysticercus cellulosæ*, est une petite vésicule allongée de 6 à 20 millimètres de longueur sur 5 à 10 millimètres de largeur, invaginée sur elle-même et au fond de laquelle prend naissance une tête de tænia.

Les tissus d'élection du cysticercus cellulosæ sont ordinairement les muscles du cou, de la langue et de l'épaule. On qualifie de ladres les animaux qui en sont porteurs. Chez l'animal ladre, les cysticerques sont en très grand nombre, et leur présence n'échappe pas à la surveillance rigoureuse exercée par les inspecteurs des abattoirs ; aussi, le tænia solium devient-il excessivement rare.

La ladrerie ne se rencontre pas exclusivement chez le porc ; on l'a signalée chez d'autres animaux, tels que le chevreuil et le mouton ; elle peut exister également chez l'homme. Bien plus, il se produit parfois des cas d'auto-infestation, quand, chez des individus porteurs d'un tænia, des anneaux contenant des embryons remontent jusque dans l'estomac.

La larve du *Tænia saginata* ou *Tænia inerme* est le *Cysticercus bovis*. Ce cysticerque vit chez le bœuf ; c'est une très petite vésicule oblongue de 4 à 8 millimètres de longueur sur 3 millimètres de largeur ; il est beaucoup plus difficile à distinguer que le cysticercus cellulosæ, et le bœuf ladre n'est ordinairement porteur que de rares cysticerques.

Si on considère, en outre, que l'usage de la viande crue de bœuf s'est de plus en plus répandu et que cette viande est moins sévèrement contrôlée que celle de porc, on comprend pourquoi il est beaucoup plus fréquent de rencontrer le tænia inerme que le tænia solium.

Le *Bothriocephalus latus* ou *Bothriocéphale* vit à l'état larvaire chez les poissons. — Sa larve porte le nom de *Plerocercoïde* ; elle a la forme d'un petit vermiceau dont la taille mesure de 1 centimètre à 2 centimètres et demi et se rencontre dans les muscles et les viscères de certains poissons, tels que la lotte et le brochet, surtout en Suisse et sur les bords de la Baltique.

La larve de l'un de ces Cestodes vient-elle à être absorbée par l'homme, un jeune ver solitaire pourra se développer dans l'intestin. Au bout de peu de temps, des anneaux s'échapperont par l'anus; c'est généralement d'après ces anneaux que le praticien devra diagnostiquer l'espèce.

Examen des anneaux. — Diagnostic. — Les anneaux du *Tænia solium* sont rendus ordinairement par fragments de chaîne et avec les excréments. Ils constituent de courts rubans et mesurent 10 à 12 millimètres de longueur sur 5 à 6 millimètres de largeur.

Les pores génitaux sont assez régulièrement alternes et situés latéralement au milieu d'un des côtés.

L'utérus est constitué par un tronc qui occupe le milieu de l'anneau sur la presque totalité de la longueur. Ce tronc se ramifie et porte sur chacun de ses côtés 6 à 13 branches épaisses, peu rapprochées les unes des autres, pourvues elles-mêmes de ramifications secondaires.

Les œufs, qui sont expulsés en même temps que les anneaux mûrs, ne s'observent dans les fèces qu'en cas de rupture d'un anneau.

Leur forme est arrondie et leur diamètre mesure environ 30 µ; ils sont formés d'une membrane épaisse, présentant une striation radiaire, qui entoure un contenu granuleux renfermant six crochets.

Ce contenu granuleux constitue l'embryon hexacanthe; on peut le rendre facilement apparent par l'addition d'une goutte de dissolution de potasse. Cet essai par la potasse devra toujours être mis en pratique, chaque fois que l'on rencontrera des œufs dans les matières fécales.

Les anneaux du *Tænia saginata* se détachent en grand nombre et séparément; ils sont très mobiles et peuvent se contracter et se distendre très facilement; aussi traversent-ils l'anus dans l'intervalle des selles, quelle que soit la contraction du sphincter. Ils mesurent 16 à 20 millimètres de longueur sur 5 à 7 de largeur.

Les pores génitaux sont irrégulièrement alternes et situés latéralement un peu au-dessus de l'un des côtés.

L'utérus présente le même aspect général que celui du tænia solium; mais les branches sont beaucoup plus nombreuses et plus grêles (20 à 30). De plus, leur ramification est moins dendritique et seulement dichotomique.

L'œuf du tænia saginata se distingue de celui du tænia solium, en ce qu'il est le plus souvent de forme ovalaire et un peu plus gros, bien que la différence ne soit pas facilement appréciable. Il est également expulsé avec les anneaux.

Les anneaux du *Bothriocephalus latus* sont rendus en rubans, par groupes, comme ceux du tænia solium, mais les fragments de chaîne sont plus grands.

Ces anneaux sont beaucoup plus larges que longs (2 à 4 millimètres de longueur sur 10 à 12 millimètres de largeur).

Quand ils ne sont pas encore mûrs, ils sont à peu près carrés; après la ponte, ils sont flétris, ridés et rétrécis, et leurs dimensions sont ramenées à celles des anneaux de tænia.

Les articles portent, sur la ligne médiane de la face ventrale, deux orifices qu'on ne peut distinguer à l'œil nu; l'orifice supérieur est le pore génital, l'inférieur est l'orifice de l'utérus.

L'utérus a la forme d'une rosette ou d'un fleuron; il occupe une faible surface au centre de l'article.

Les œufs sont brunâtres, elliptiques, ils mesurent 70 à 80 μ sur leur plus grand diamètre; leur coque est mince, légèrement brunâtre et munie d'un opercule. La ponte s'effectue dans l'intestin par l'orifice spécial que nous avons signalé; aussi, les œufs peuvent-ils s'observer aisément chez les porteurs de bothriocéphale.

Il ne faut pas oublier que l'aspect extérieur des anneaux est variable selon leur contraction.

L'examen de l'utérus se fait très facilement, à l'aide du microscope, quand l'anneau a été récemment rendu. Il suffit de traiter celui-ci par la potasse au 1/100e ou par l'acide acétique au 1/5e pour l'éclaircir; on le place ensuite dans une goutte de glycérine, entre une lame et une lamelle, et on l'examine à un faible grossissement.

Si l'anneau a été conservé un certain temps, on peut recourir au procédé indiqué par J. Chatin, qui consiste en un traitement par l'acide carbonique. On imbibe d'abord l'anneau placé sur une lame, à l'aide d'un pinceau, avec une solution concentrée de bicarbonate de potasse et ensuite avec une solution également concentrée d'acide tartrique. On répète plusieurs fois cette opération s'il est nécessaire, et, quand l'effervescence a cessé, on peut distinguer très nettement l'utérus.

Diagnostic après l'expulsion. — Lorsqu'on apporte le ver à examiner, après l'expulsion, l'important est de constater si la tête est bien présente, car, si elle est restée dans l'intestin, elle donnera naissance à un nouveau parasite.

Pour faire cette recherche, on met le ver dans l'eau tiède de préférence, et on examine soigneusement l'extrémité de la portion effilée. Quand la tête subsiste, on la distingue à sa forme renflée, arrondie ou elliptique; on en peut observer les détails en l'examinant au microscope dans une goutte de glycérine.

Bien que le diagnostic d'un tænia puisse être fait, si l'on n'a à sa disposition qu'un seul anneau, la recherche est beaucoup plus facile quand on est en présence du ver tout entier.

Voici les principaux caractères qui permettent de distinguer les trois plus importants cestodes :

Le *Tænia solium* a une tête globuleuse, tétragone, dont la largeur ne dépasse pas 1 millimètre, surmontée d'un rostre rétractile, garni à sa base de deux rangées de crochets. Latéralement, la tête est munie de 4 ventouses arrondies de $0^{mm},4$ à $0^{mm},5$ de diamètre. Le cou est long et grêle, les premiers anneaux sont très petits ; leurs dimensions, et surtout leur longueur, augmentent graduellement à mesure qu'on s'éloigne de la tête ; à 1 mètre de celle-ci, ils sont carrés. Les pores génitaux sont assez régulièrement alternes.

La longueur totale est généralement de 2 à 3 mètres ; elle peut atteindre 8 à 10 mètres.

La tête du *Tænia saginata* est cubique ; sa largeur est de 1 à 2 millimètres ; elle ne porte ni rostre ni crochets, et est munie de 4 ventouses elliptiques, souvent pigmentées en brun, larges de $0^{mm},8$.

Le cou est long, les premiers anneaux sont petits et courts, ils augmentent ensuite, progressivement et lentement de longueur, à mesure qu'on s'éloigne de la tête. Les pores génitaux sont irrégulièrement alternes.

La longueur totale est généralement de 3 à 8 mètres ; elle peut atteindre 12 mètres.

La tête du *Bothriocephalus latus* est oblongue (2 à 5 millimètres de longueur sur $0^{mm},7$ à 2 millimètres de largeur) ; elle est parcourue, dans presque toute sa longueur, par deux fentes latérales ou bothridies jouant le rôle de ventouses.

Le cou est de longueur variable, suivant la contraction des anneaux. Les premiers anneaux se distinguent difficilement ; ceux qui suivent augmentent graduellement beaucoup plus en largeur qu'en longueur. Les derniers anneaux sont rétrécis et flétris après la ponte.

Le bothriocéphale est le plus long des cestodes. Sa longueur est d'ordinaire de 6 à 10 mètres ; elle peut atteindre 12 mètres.

TÆNIA ARMÉ. — TÆNIA INERME. — BOTHRIOCÉPHALE.

Pl. XXIV.

Dans la planche XXIV sont représentées les différentes parties des tænias décrites ci-dessus.

I. *Tænia solium.*
II. *Tænia saginata.*
III. *Bothriocephalus latus.*

La tête et le cou sont dessinés en grandeur naturelle.
Les têtes sont en outre grossies 30 à 40 fois.
Les fragments de chaînes sont très légèrement grossis, 1,2 à 1,5.
Les anneaux de chaque espèce sont représentés à un faible grossissement avec les ramifications de l'utérus.
Les œufs sont grossis 400 fois.

a, b. Grand et petit crochet de tænia solium, grossis 280 fois, d'après Leuckart;
c. Viande de porc ladre, d'après R. Blanchard;
d, e. Cysticerque intact et avec la tête et le cou évaginés, d'après R. Blanchard;
f. Tête et cou de cysticerque très grossis, d'après R. Blanchard;
g. Coupe transversale de la tête du Bothriocéphale passant par les bothridies, d'après Moniez.

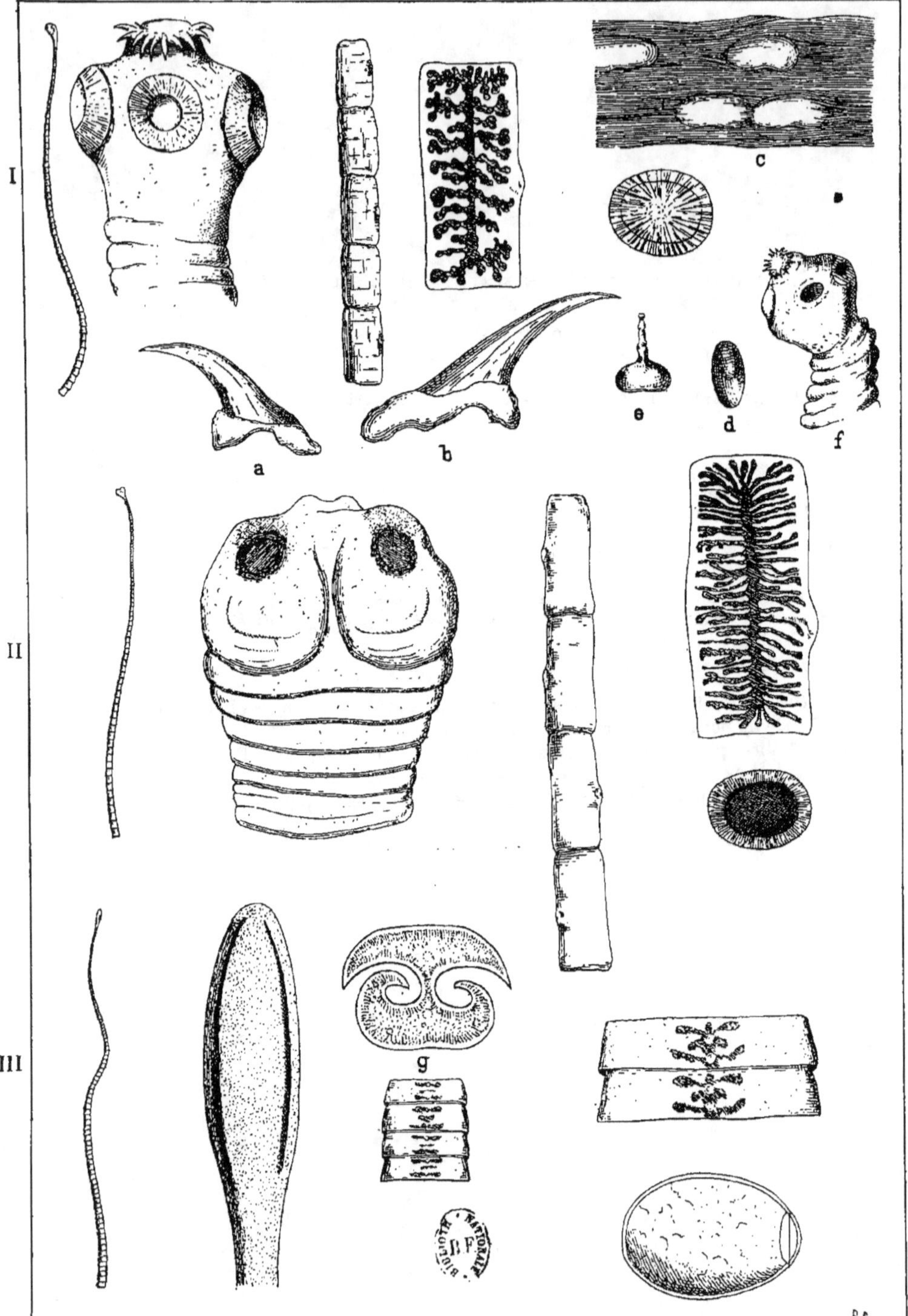

I
II
III
a
b
c
d
e
f
g
R.G.

MALFORMATIONS DES TÆNIAS

Pl. XXV.

Il n'est pas rare de constater, chez les tænias, diverses anomalies, surtout chez le tænia inerme.

C'est ainsi qu'un certain nombre d'anneaux peuvent se souder entre eux, sans qu'on puisse observer de démarcation (tænia fusa ou continua).

On désigne sous le nom de tænia fenestrata, des vers qui présentent des anneaux perforés, sous celui de tænia moniliforme, des individus dont les anneaux ne sont reliés entre eux que par une étroite bande.

Quelquefois il existe des anneaux intercalaires, des pores génitaux supplémentaires, ou encore l'appareil génital fait défaut.

Les tænias peuvent aussi être colorés et présenter une coloration brune, à la suite de l'absorption de sels de mercure ou de fer.

Enfin, on a appelé tænia trièdre un tænia résultant de la soudure de deux individus qui ont une partie commune et deux bords libres, en sorte qu'une coupe transversale présente l'aspect d'un Y. Les trois branches peuvent d'ailleurs se séparer. La tête porte généralement 6 ventouses.

MALFORMATIONS DES TÆNIAS

Pl. XXV.

a. **Tænia fenestrata** à perforation centrale, d'après L. Collin;
b. **Tænia moniliforme**, d'après Guiart (British Museum);
c. **Tænia moniliforme**, d'après Neumann;
d. **Tête de tœnia trièdre**, d'après Neveu-Lemaire;
e. Séparation des ailes chez le tænia trièdre, d'après Cattaert;
f. Anneaux surnuméraires, d'après Leuckart;
g. Fragments d'un même tænia présentant de nombreuses anomalies, d'après R. Blanchard.

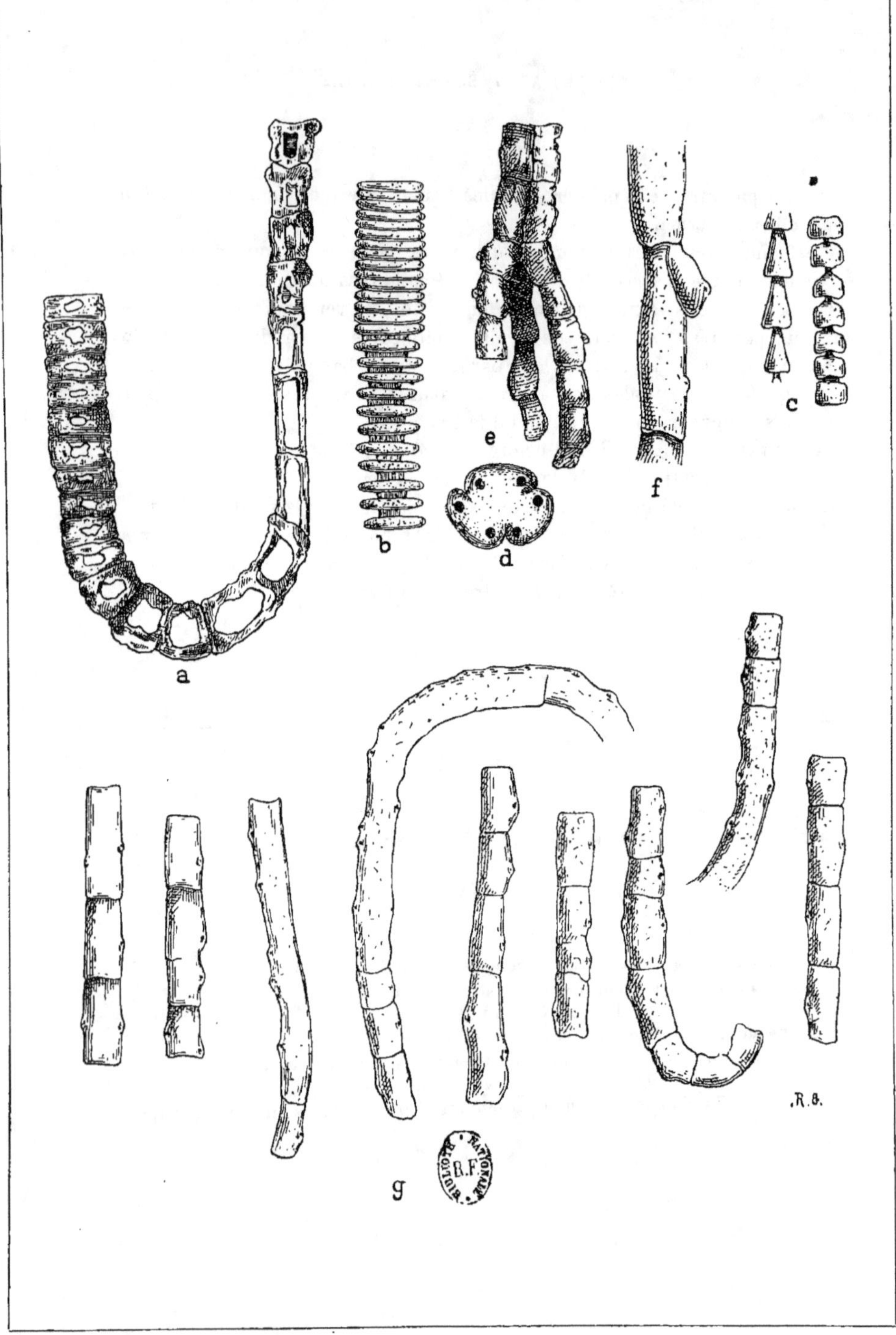

DEGUY ET GUILLAUMIN.

DISTOMUM HEPATICUM

Retzius, 1786.

Fasciola hepatica. Linné, 1767. — (Trématodes.)

Pl. XXVI.

La Douve a un corps aplati dont la forme rappelle celle de la feuille de myrte, elle mesure 15 à 53 millimètres de longueur sur 4 à 13 millimètres de largeur.

C'est chez le mouton qu'on la rencontre ordinairement; on la trouve aussi chez l'homme et certains mammifères. Quoiqu'elle habite le plus souvent les canaux biliaires, elle vit également dans l'intestin et sous la peau.

L'œuf, dont les dimensions moyennes sont de 150 μ. sur 80 μ., a une forme ovoïde, il est de couleur brun jaunâtre et est pourvu d'une sorte de couvercle.

Après avoir été pondu par la Douve, il lui faut pour continuer son évolution arriver dans l'eau.

Il donne alors naissance à un embryon cilié qui s'affranchit bientôt en faisant sauter le clapet de l'œuf. Dès lors, il nage jusqu'à ce qu'il rencontre l'hôte intermédiaire chez lequel il pourra se développer. Cet hôte est un mollusque du genre Limnæa.

L'embryon fait une brèche à l'aide de son rostre dans les tissus de la Limnée, il pénètre ainsi à l'intérieur de celle-ci et se transforme en *Sporocyste* inerte de forme elliptique.

Dans ce Sporocyste prennent naissance des cellules germinatives qui se transforment en *Redies* dont l'aspect est allongé et cylindrique.

Celles-ci engendrent des Redies filles et des *Cercaires* : organismes pourvus d'une queue et pouvant nager quand elles sont mises en liberté.

La Cercaire de la Douve vit dans l'eau, elle mesure 280 à 500 μ. de longueur sur 230 μ. de largeur. La queue est deux fois plus longue que le corps. Parfois, elle s'enkyste dans certaines plantes aquatiques.

Ingérée par le mouton ou l'homme, la Cercaire perd sa queue, chemine dans les canaux biliaires et se transforme en Douve adulte.

Diagnostic. — L'examen des œufs qu'on peut rencontrer dans les fèces permet d'établir le diagnostic de la présence de la Douve.

En Chine et Indo-Chine, on trouve le *Distomum sinense*. Il est presque translucide à l'état frais, il diminue de grosseur à ses deux extrémités, plutôt conique en avant, et ovale en arrière. Le tégument est lisse. La longueur est de 16 à 20 millimètres, la largeur de 2 à 5 millimètres.

Les œufs sont ovoïdes, de teinte un peu foncée, avec un opercule à l'une des extrémités, ils ont de 25 à 30 μ de long et 15 à 20 μ de large. L'embryon est couvert de cils vibratiles.

On le trouve très abondamment dans les matières fécales, et, après la mort du malade, dans les canaux intra-hépatiques.

DOUVE HÉPATIQUE

Pl. XXVI.

A. Douve hépatique, de grandeur naturelle, d'après Gérardin.

B. Œuf grossi 375 fois, d'après Leuckart.

C. Œuf contenant un embryon près d'éclore, d'après Thomas.

D. Embryon perforant les tissus du mollusque, d'après Thomas.

E. Redie adulte contenant une redie fille, une cercaire approchant de sa maturité, d'autres cercaires plus jeunes et des germes de toutes dimensions, d'après Thomas.

F. Cercaire libre, d'après Thomas.

   a. Limnæa peregra ;
   b. Limnæa truncatula.

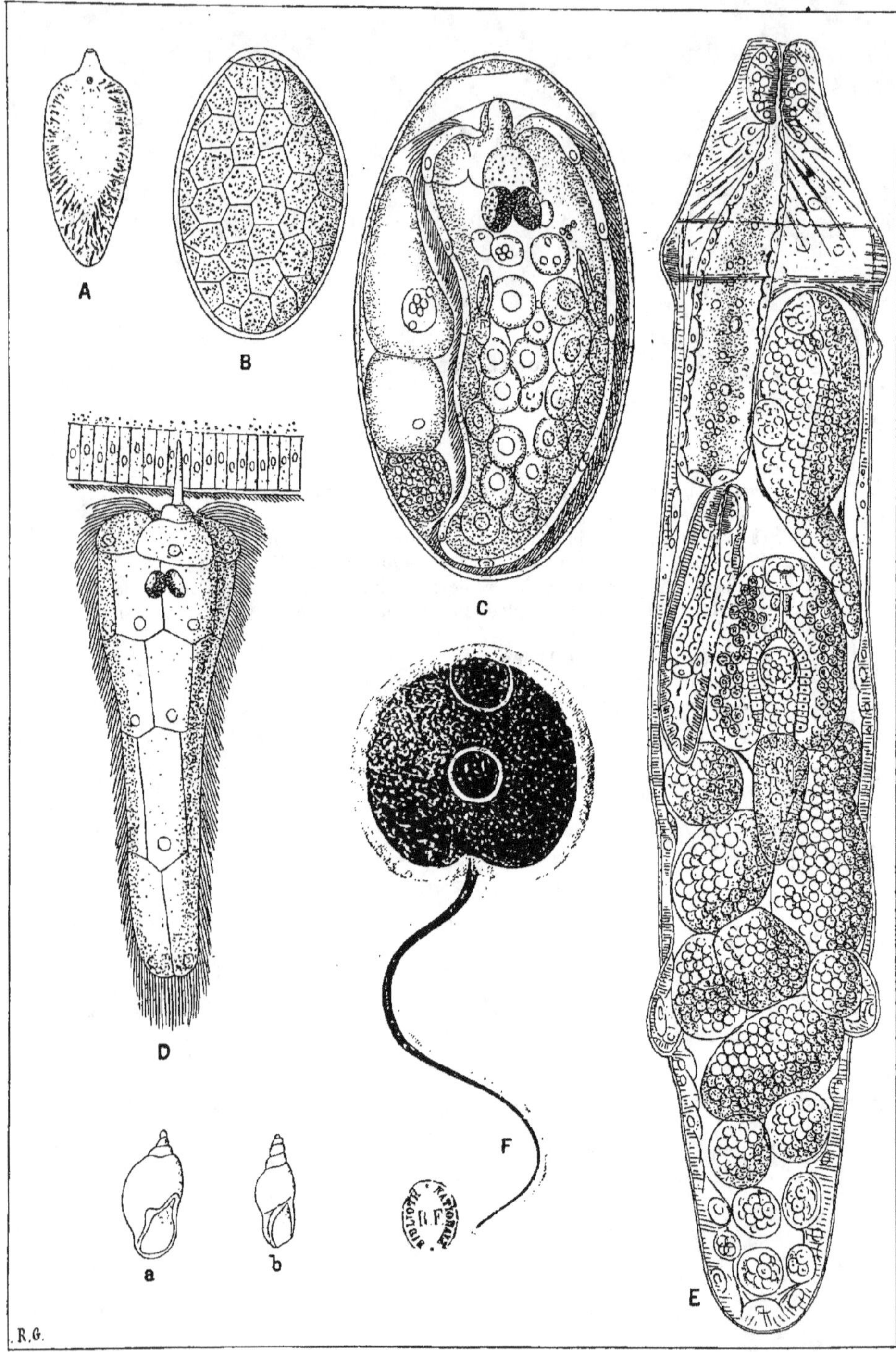

R.G.

ASCARIS LUMBRICOIDES

LINNÉ, 1758. — (NÉMATODES.)

PL. XXVII.

Ce ver est ainsi nommé à cause de sa ressemblance avec le ver de terre. Il est d'un blanc sale ou légèrement rosé, cylindrique et effilé à ses deux extrémités. La surface du corps porte deux raies longitudinales et de fines stries transversales.

La tête est munie de trois papilles.

Le mâle mesure environ 15 centimètres de longueur sur 3,2 millimètres de largeur; son extrémité postérieure, qui est enroulée, est pourvue de deux spicules.

La femelle mesure 20 à 25 centimètres sur 5,5 millimètres; elle a l'extrémité caudale conique et droite.

Les œufs sont ovoïdes; leur plus grand axe a 60 à 75 μ de longueur et le plus petit 40 à 58 μ; ils sont colorés en brun par les matières intestinales et leur coque lisse est enveloppée par une épaisse couche albumineuse, transparente et mamelonnée.

L'ascaris lumbricoïdes est très répandu dans tous les pays; on le rencontre fréquemment dans l'intestin de l'homme et plus souvent chez les enfants; il habite ordinairement l'intestin grêle où il se trouve en colonies plus ou moins nombreuses.

Quand les ascaris sont en grand nombre, ils peuvent provoquer de l'occlusion intestinale, mais alors même que leur nombre est restreint, ils sont susceptibles de déterminer des accidents tels que : troubles nerveux, troubles digestifs, asphyxie, quand le ver remonte dans l'œsophage, abcès du foie, lorsqu'il pénètre dans le canal cholédoque, péritonite, quand il traverse la paroi abdominale, abcès s'ouvrant à l'extérieur; il peut encore jouer le rôle d'agent inoculateur : fièvre typhoïde, appendicite.

L'œuf se développe très lentement dans l'eau; vient-il à être absorbé, sa coque est dissoute et l'embryon mis aussitôt en liberté évolue rapidement.

Diagnostic. — L'examen microscopique des matières fécales d'individus porteurs de ce nématode permet d'observer un grand nombre d'œufs qui sont très caractéristiques.

OXYURUS VERMICULARIS

LINNÉ, 1767.

Oxyuris vermicularis. BREMSER, 1819. — (NÉMATODES.)

PL. XXVII.

L'oxyure vermiculaire est un ver de petite taille, de couleur blanchâtre et effilé à ses deux extrémités.

Il est très mobile quand il vient d'être évacué. L'extrémité céphalique est légèrement renflée.

Le mâle dont la moitié postérieure est enroulée en crochet mesure 3 à 5 millimètres de longueur.

La femelle mince et effilée mesure 9 à 12 millimètres.

Les œufs ovalaires sont légèrement asymétriques, leur longueur est de 50 à 54 μ et leur largeur de 16 à 24 μ. Ils sont enveloppés d'une mince couche albumineuse, grâce à laquelle ils peuvent s'agglomérer.

L'oxyure est très commun surtout chez les enfants. Il habite l'intestin grêle où il vit en grand nombre; le mâle meurt après l'accouplement, et la femelle, pour effectuer la ponte, vient se fixer dans la muqueuse au bord de l'anus : c'est ce qui explique le prurit anal très fréquent et qui se manifeste surtout au moment du coucher.

Il arrive parfois que le parasite envahisse la vulve et le vagin.

L'embryon est déjà formé dans l'œuf au moment de la ponte. Quand l'œuf est ingéré, l'embryon se développe et évolue.

Diagnostic. — Les oxyures qui sont ordinairement évacués en grande quantité sont aisément reconnaissables. A l'examen microscopique, les femelles apparaissent le plus souvent remplies d'œufs. A l'aide du microscope, on décèle également ces œufs dans les matières fécales.

TRICHOCEPHALUS TRICHIURUS

Trichocephalus dispar. — *Trichocephalus hominis.*

(NÉMATODES).

PL. XXVII.

Le trichocéphale est facile à reconnaître à l'œil nu, à cause de sa forme caractéristique. Les deux tiers antérieurs sont filiformes et le tiers postérieur est beaucoup plus gros.

Cette dernière partie est entourée en spirale et terminée par un spicule chez le mâle, tandis que chez la femelle elle est droite ou à peine incurvée. Ce ver, qui mesure 35 à 50 millimètres, habite le cæcum; on le trouve aussi quelquefois dans l'appendice, le côlon et l'intestin grêle. Il se fixe énergiquement sur la paroi intestinale, par sa portion effilée, et sa tête s'enfonce, assez souvent, dans la muqueuse, ce qui l'a fait accuser d'être l'agent inoculateur dans certaines affections telles que la fièvre typhoïde et l'appendicite.

L'œuf a la forme d'un citron, il est de couleur légèrement brunâtre et présente à chacune de ses extrémités une sorte de bouchon de teinte plus claire. Il mesure de 51 à 53 μ sur 21 à 23. Sa coque est résistante. L'embryon ne se forme que lorsque l'œuf arrive dans l'eau. Si alors il est ingéré, la coque est dissoute et l'embryon évolue.

Diagnostic. — Le diagnostic s'établit facilement par l'examen des œufs dans les fèces.

ASCARIDE LUMBRICOIDE. OXYURE VERMICULAIRE
TRICHOCÉPHALE

Pl. XXVII.

A. *Ascaris lumbricoïdes femelle*, grandeur naturelle.
B. OEufs d'ascaride (Grossissement 500).
C. *Oxyurus vermicularis mâle et femelle*, grandeur naturelle.
D. *Oxyurus vermicularis mâle et femelle*, grossis cinq fois.
E. OEufs d'oxyure (Grossissement 500).
F. *Trichocephalus dispar mâle et femelle*, grandeur naturelle.
G G'. *Trichocephalus dispar mâle et femelle*, grossis environ cinq fois.
H. OEuf de trichocéphale (Grossissement 500).

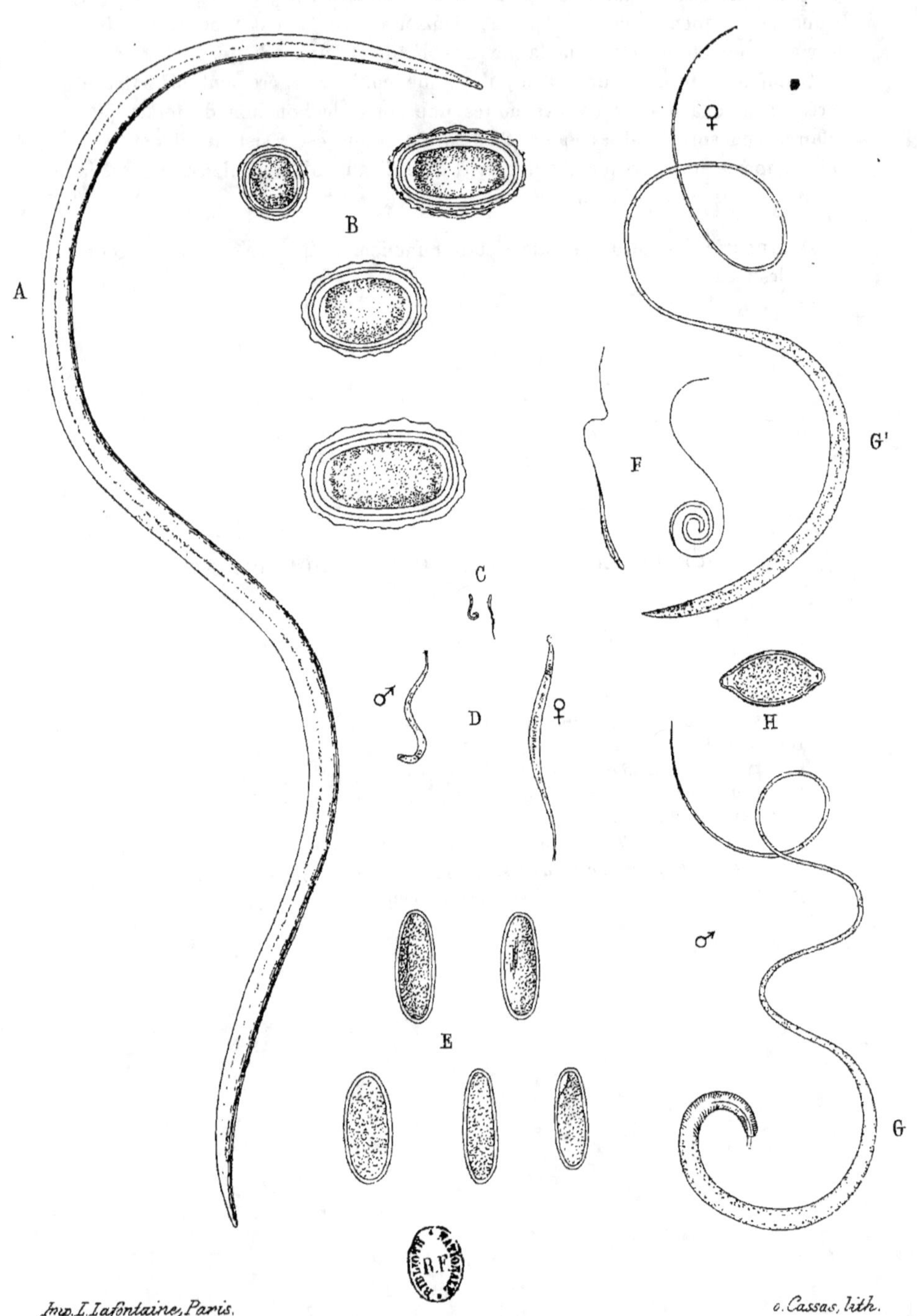

Imp. I. Lafontaine, Paris.

o. Cassas, lith.

Masson et C.ie, éditeurs,
Paris.

ANKYLOSTOMA DUODENALE

Dubini, 1843.

Uncinaria duodenalis. Frölich, 1789. — (Nématodes.)

Pl. XXVIII.

L'ankylostome est un ver un peu plus grand que l'oxyure, cylindrique, de couleur blanc rosé.

Le mâle mesure de 8 à 11 millimètres de longueur; son extrémité caudale se termine par un renflement : bourse d'où sortent deux spicules longs et filiformes.

La femelle, dont la longueur peut atteindre 10 à 18 millimètres, présente une extrémité amincie et courte.

Les œufs ont une forme elliptique et mesurent 65 μ sur 40. Leur vitellus est en général déjà segmenté quand ils sont expulsés.

Ce parasite habite l'intestin grêle de l'homme et s'y trouve en grand nombre, il se fixe à la muqueuse et, en se gorgeant de sang, il occasionne de petites hémorragies.

Il se rencontre surtout dans les pays chauds où il est très répandu dans toutes les classes de la société (anémie pernicieuse d'Égypte, chlorose d'Égypte).

En Europe, on ne l'observe généralement que dans certaines professions; en particulier l'uncinariose ou ankylostomiase est fréquente chez les mineurs et chez les briquetiers (anémie des mineurs, des briquetiers).

Lors du percement du tunnel du Saint-Gothard, un grand nombre d'ouvriers furent atteints d'anémie pernicieuse due à ce qu'ils étaient porteurs d'ankylostomes et d'anguillules intestinales.

Les œufs se développent dans l'eau et donnent naissance à des larves qui, ingérées par l'homme, évoluent sans passer par un hôte intermédiaire.

Diagnostic. — L'examen microscopique des fèces d'individus, dont l'intestin renferme des ankylostomes, permet de constater la présence des œufs.

ANKYLOSTOME

Pʟ. XXVIII.

Ankylostoma duodenale de grandeur naturelle. — (D'après Schulthess.)

a, b, c. Mâles ;
d, e, f. Femelles.

A. Mâle très grossi, (d'après Schulthess).
B. Femelle très grossie.
C. OEuf grossi 375 fois, (d'après Leuckart).

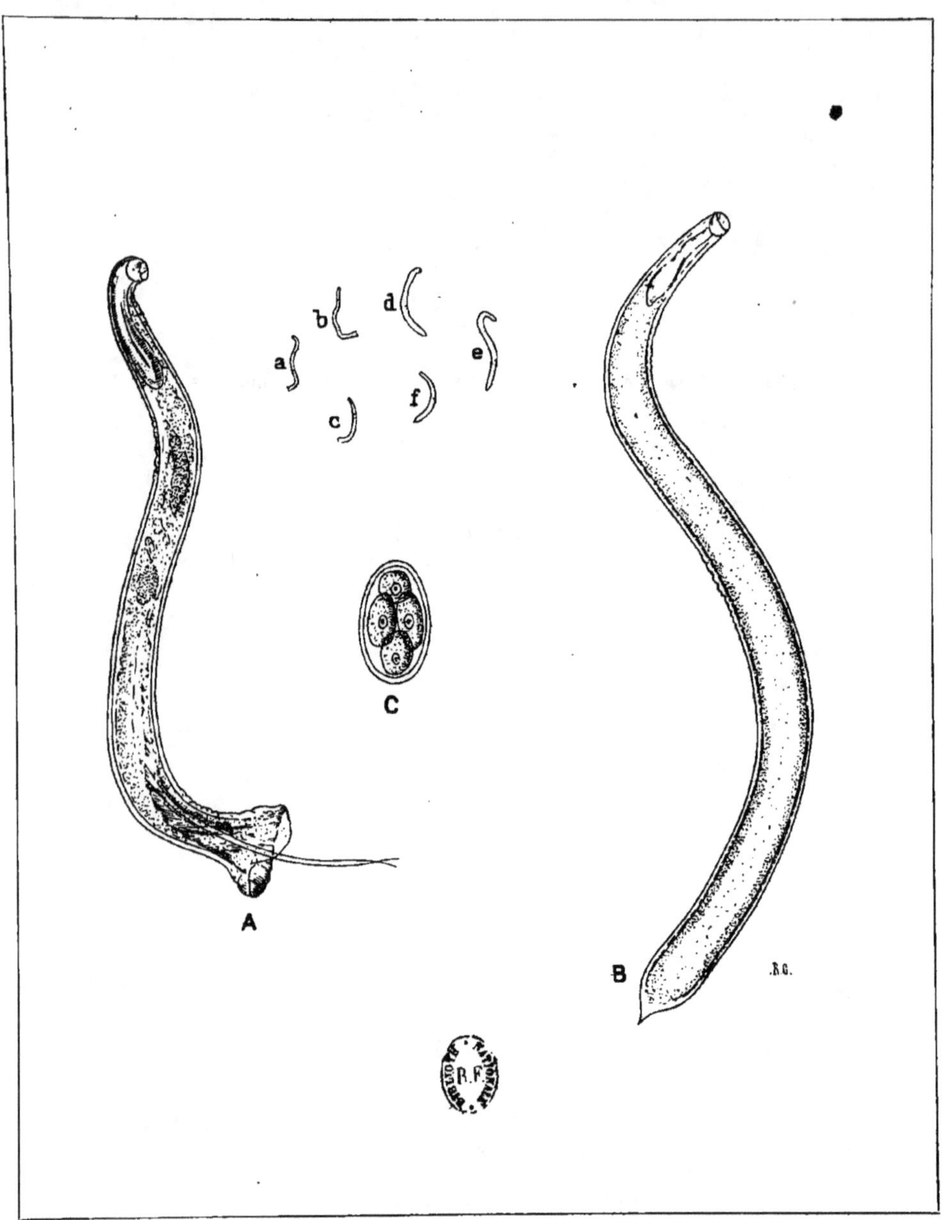
a
b
c
d
e
f
A
B
C

ANGUILLULA INTESTINALIS et ANGUILLULA STERCORALIS

BAVAY, 1877.

PL. XXIX.

Leptodera stercoralis et intestinalis. COBBOLD, 1879. — *Pseudo-rhabditis stercoralis.* PERRONCITO, 1881. — *Rhabdonema strongyloides.* LEUCKART, 1883. — *Strongyloides intestinalis.* GRASSI, 1885. — *Rhabdonema intestinale.* R. BLANCHARD, 1885. — (NÉMATODES.)

Ce nématode fut signalé, pour la première fois, en 1876, par le D' Normand, qui le rencontra chez des soldats atteints de diarrhée de Cochinchine. Il fut étudié par Bavay, et c'est Leuckart qui démontra que l'anguillule intestinale et l'anguillule stercorale ne sont qu'un même individu.

L'anguillule intestinale s'observe dans les matières fécales de l'homme, récemment émises, sous la forme de femelles parthénogénétiques, c'est-à-dire non fécondées préalablement, qui présentent l'aspect de strongles, longues de 2^{mm},2 sur 34 μ. d'épaisseur, arrondies à leur extrémité antérieure et terminées en pointe.

Les selles d'individus porteurs d'anguillules contiennent, en outre, un très grand nombre d'œufs et de larves.

Les œufs sont ellipsoïdes, de coloration jaune verdâtre; leur surface est lisse, leur enveloppe mince; ils mesurent 50 à 58 μ. sur 30 à 34 μ.; comme ils commencent à se segmenter dans l'utérus de la femelle, on peut les observer, à l'examen microscopique, à tous les stades de développement.

Les larves, qui offrent les caractères de l'espèce Rhabditis, ont de 0^{mm},45 à 0^{mm},60 de longueur sur 16 à 20 μ. de largeur.

Dans la deuxième phase, quand l'aiguillule est devenue stercorale, on rencontre des individus mâles et femelles.

Le mâle mesure 0^{mm},7 de longueur sur 33 μ. d'épaisseur; il a la queue recourbée en crochet et présente à cette extrémité deux spicules.

La femelle mesure 1 millimètre de longueur sur 50 μ. de large et son extrémité postérieure est fine.

Les œufs ovalaires ont 70 μ. de longueur sur 45 μ. de largeur.

La plupart des auteurs s'accordent à admettre que l'anguillule intestinale ou *strongyloïde* vit seule dans l'intestin de l'homme. Ses œufs donnent naissance à des larves qui sont rejetées avec les matières fécales et se développent dans celles-ci. Parvenues à l'état adulte, elles deviennent des anguillules stercorales ou *rhabditoïdes* mâles et femelles.

Après fécondation, l'anguillule stercorale femelle donne des œufs, d'où sortent des larves qui, ingérées par l'homme, deviennent des anguillules intestinales.

D'après Grassi et Segré, les larves rhabditoïdes engendrées par l'anguillule intestinale pourraient reproduire directement cette anguillule intestinale sans passer par la phase anguillule stercorale.

On a considéré l'anguillule intestinale comme l'agent de la diarrhée de Cochinchine ; il semble plus exact d'admettre que c'est comme inoculateur du *bacillus dysenteriæ* que ce nématode provoque cette maladie qui atteint surtout les Européens établis en Indo-Chine, et qui sévit de Singapour à Shang-Haï, ainsi que dans l'archipel Malais.

L'infestation se fait par les légumes arrosés avec les excréments humains.

Les indigènes devraient l'immunité relative dont ils jouissent, aux soins hygiéniques qu'ils observent, en particulier à l'usage qu'ils font du bétel, substance parasiticide et astringente.

L'anguillule intestinale existe également aux Antilles, à la Guyane, au Brésil, en Italie, où elle se trouve conjointement avec l'ankylostome.

Teissier a constaté la présence d'anguillule stercorale dans l'intestin de l'homme vivant et il a, en outre, rencontré des embryons dans la circulation périphérique. D'après lui, l'anguillule intestinale peut subir son évolution biologique tout entière dans l'intestin, et il tend à admettre avec Perroncito, que l'anguillule stercorale peut être une espèce distincte.

Diagnostic. — L'homme, dont l'intestin renferme l'anguillule intestinale, rejette avec les matières fécales des milliers d'œufs et de larves rhabditoïdes, invisibles à l'œil nu, mais facilement décelables au microscope et présentant les caractères que nous avons énoncés plus haut. Les différents stades de développement du nématode sont représentés dans la planche XXIX.

ANGUILLULE INTESTINALE. ANGUILLULE STERCORALE

Pl. XXIX.

I. — *Anguillula intestinalis*. — (D'après Bavay.) — 1, femelle adulte grossie 100 fois ; 2, œuf contenant un embryon en voie de formation ; 3, le même plus développé ; 4, larve strongyloïde provenant de l'Anguillule stercorale et se transformant en Anguillule intestinale ; 5, jeune larve rhabditoïde.

II. — *Anguillula stercoralis*. — (D'après Teissier.)

Fig. 1. — OEufs d'anguillule aux phases successives de segmentation. Grossissement (obj. 7, ocul. 3, Leitz).
a, b, c, d, e, f, g. Première ébauche de formation de l'embryon ;
h. OEuf contenant l'embryon complètement développé ;
i. Embryon sans structure apparente sorti de l'œuf.

Fig. 2. — Larve jeune à structure mal différenciée. Grossissement (obj. 4, ocul. 3, Leitz).

Fig. 3. — Larve plus âgée rétractée dans une sorte de gaine transparente, Grossissement (obj. 4, ocul. 3, Leitz).

Fig. 4. — Larve plus âgée à structure nettement différenciée. Grossissement (obj. 4, ocul. 3, Leitz).

Fig. 5. — Anguillule stercorale adulte, femelle (obj. 4, ocul. 3, Leitz).

Fig. 6. — Anguillule stercorale adulte, femelle fécondée. a, œufs expulsés. Grossissement (obj. 4, ocul. 5, Leitz).

Fig. 7. — Anguillule stercorale adulte, mâle. Grossissement (obj. 4, ocul. 5, Leitz).

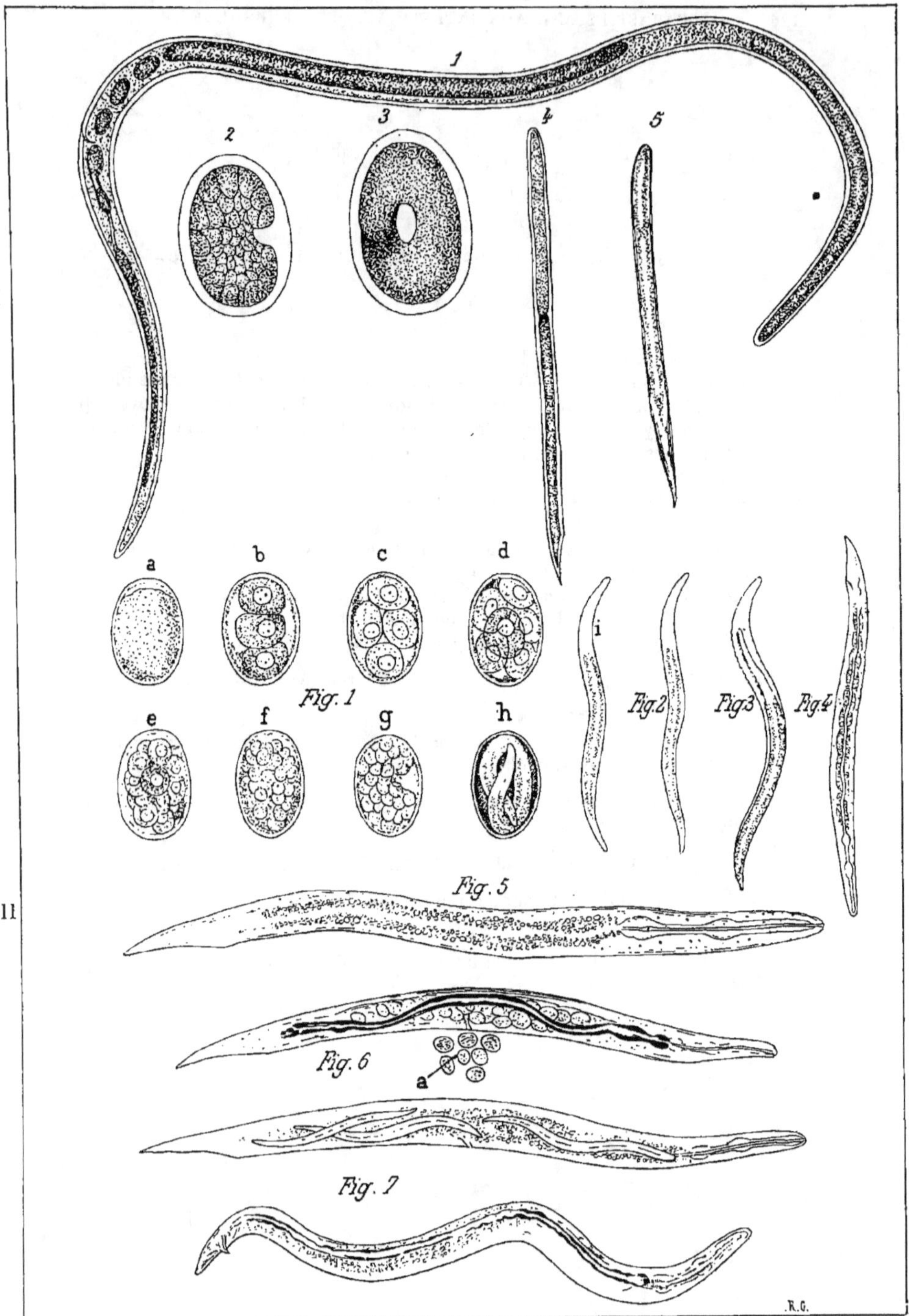
I
1
2
3
4
5
a
b
c
d
Fig. 1
e
f
g
h
i
Fig. 2
Fig. 3
Fig. 4
Fig. 5
II
Fig. 6
a
Fig. 7
R.G.

ŒUFS DES PARASITES INTESTINAUX

Pl. XXX.

Œufs de parasites pouvant se rencontrer dans les matières fécales (vus à un même grossissement).

    a. OEuf d'Ascaris lumbricoïdes;
    b. OEuf d'Oxyurus vermicularis;
    c. OEuf de Trichocephalus trichiurus;
    d. OEuf d'Ascaris canis;
    e. OEuf de Tænia solium;
    f. OEuf de Tænia saginata;
    g. OEuf de Bothriocephalus latus;
    h. OEuf de Dipylidium caninum;
    i. OEuf de Fasciola hepatica;
    j. OEuf de Dicrocælium lanceatum;
    k. OEuf d'Opisthorchis sinensis;
    l. OEuf de Schistosomum hæmatobium;
    m. OEuf d'Uncinaria duodenalis;
    n. OEuf d'Anguillula stercoralis;
    o. OEuf d'Anguillula intestinalis.

N. B. — Pour examiner ces œufs, il est bon de traiter la préparation par une dissolution de potasse.

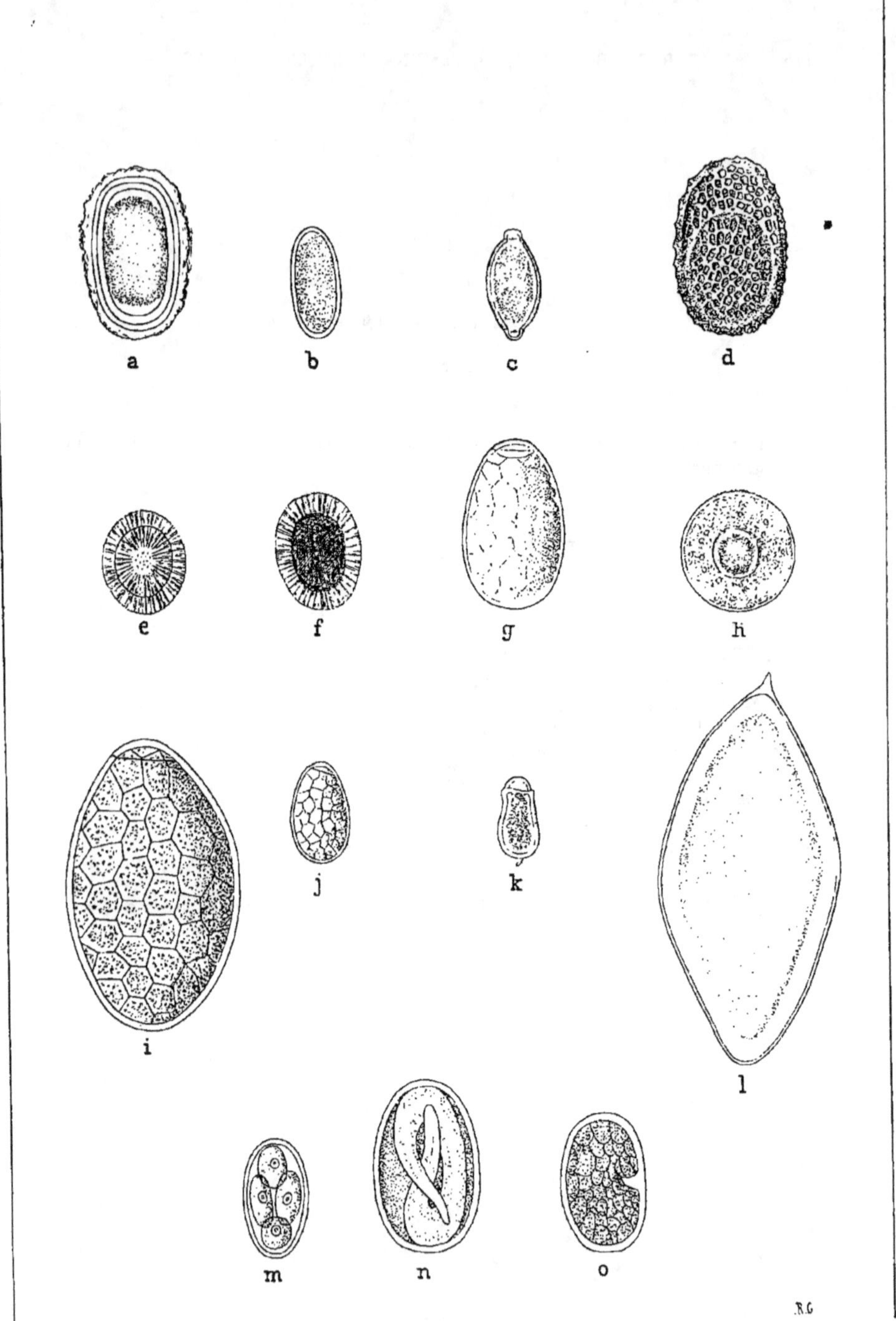

a
b
c
d
e
f
g
h
i
j
k
l
m
n
o
R.G

Afin de grouper les différents et principaux parasites animaux dont l'homme est l'hôte, nous avons rangé à cette place un certain nombre de vers dont les sièges d'élection sont différents.

SCHISTOSOMUM HÆMATOBIUM

WEINLAND, 1858,

Distomum hæmatobium. BILHARZ, 1852. — *Gynæcophorus hæmatobius.* DIESING, 1858. — *Bilharzia hæmatobia*. COBBOLD, 1858. — (TRÉMATODES.)

PL. XXXI.

Ce trématode unisexué a été découvert par Bilharz, en 1851.

Le mâle présente une longueur de 11 à 14 millimètres sur 1 millimètre de largeur; il est d'un blanc opalin. L'extrémité antérieure qui est aplatie porte deux ventouses. Au delà de celles-ci, le corps devient plus épais et paraît cylindrique. En réalité, cet aspect cylindrique provient de ce que la face ventrale s'est enroulée sur elle-même, de façon à former une gouttière (*canalis gynæcophorus*), dans laquelle est logée la femelle. Le tégument, lisse à la partie antérieure, est orné, sur le reste de sa face dorsale, de petites papilles munies d'épines.

La femelle est plus longue et plus étroite que le mâle : 15 à 20 millimètres de longueur sur $0^{mm},28$ d'épaisseur; elle est presque cylindrique, très ténue comme un fil de soie, et échappe facilement à l'examen. Elle est pourvue de deux ventouses très rapprochées à sa partie antérieure. Le tégument est également muni, comme chez le mâle, de fines épines plus développées dans la région caudale.

Les deux individus sont disposés ventre à ventre, et le corps de la femelle, trop long pour être contenu tout entier dans le canal gynécophore, déborde de chaque côté et surtout par sa partie postérieure.

La Bilharzie vit à l'état adulte dans le sang de l'homme et s'en nourrit. On la rencontre surtout en Égypte où elle a été découverte, et on l'a signalée également en Abyssinie, à Zanzibar, en Mozambique, au Cap, au Natal, au Soudan, en Algérie et en Tunisie.

Les œufs pondus par la femelle dans les vaisseaux sanguins sont munis d'un prolongement épineux à l'une de leurs extrémités; aussi déterminent-ils de graves désordres. Entraînés dans les capillaires, ils les perforent et envahissent la muqueuse, occasionnant des lésions, des altérations du rein, de la cystite, de l'hématurie. Ils sont quelquefois le point de départ de calculs vésicaux. Lortet les a rencontrés aussi dans les poumons.

La Bilharziose persiste pendant des années et est incurable. Les œufs sont rendus en très grande abondance avec les urines. Ils renferment des embryons ciliés qui ont atteint leur complet développement et ont évolué dans le corps même de la femelle; mais l'embryon n'est jamais mis en liberté dans l'urine; il ne sort de l'œuf que dans l'eau.

Aussi est-ce par l'eau de boisson que se fait l'infestation, malgré qu'une partie de l'évolution de ce trématode soit inconnue; on ne sait en effet s'il existe d'hôte intermédiaire.

Diagnostic. — L'homme infesté par la Bilharzie émet des urines sanguinolentes avec caillots fibrineux dans lesquels on aperçoit très facilement les œufs qui sont en très grand nombre. La couleur blanche de ceux-ci se distingue nettement sur la couleur rosée des caillots. Après filtration de l'urine, quand on râcle avec précaution les parois du filtre étalé, on observe encore la présence de beaucoup d'œufs en dehors des caillots.

Ces œufs, qui mesurent de 1 à 2 dixièmes de millimètre de longueur, sont aisément reconnaissables à leur forme en fuseau et à leur extrémité terminée par un éperon qui, au lieu d'être terminal, peut être quelquefois latéral. Ils sont d'un blanc brillant, translucides, et on peut voir à leur intérieur un embryon présentant toujours à peu près la même grosseur, quel que soit la taille de l'œuf, et qui reste immobile tant que l'œuf est dans l'urine.

L'embryon présente un tégument constitué par une très mince couche épithéliale, difficile à observer, recouvrant une couche musculaire formée de fibres longitudinales et transversales; ces dernières ne sont pas comme les premières rigoureusement annulaires.

Dans le même plan que ces fibres, existe un grand nombre de granulations réfringentes.

Les téguments sont munis sur toute leur surface, sauf cependant au niveau de l'extrémité céphalique, de cils très rapprochés les uns des autres.

A côté de ces cils, Lortet et Vialleton appellent l'attention sur des organes énigmatiques décrits par Loos sous le nom de pointes ou de bâtonnets.

Quand on examine un embryon dans l'œuf, les bâtonnets offrent l'aspect de deux couronnes, dont l'une est représentée dans la figure 5, Pl. XXXI.

Les œufs de la Bilharzie traversent quelquefois la paroi intestinale et sont éliminés avec les fèces.

BILHARZIE

Pl. XXXI.

Fig. 1. — *Deux individus de Bilharzia hæmatobia en voie d'accouplement* (d'après Bilharz). — Le mâle *m*, renferme dans sa rainure ventrale ou canal gynécophore, *r*, une femelle, *f*, dont les deux extrémités sont libres et pendantes; *a*, ventouse buccale du mâle; *a'*, ventouse buccale de la femelle; *d*, ventouse ventrale du mâle; *d'*, ventouse ventrale de la femelle.

Fig. 2. — *Bilharzie mâle et femelle*, grandeur naturelle.

Fig. 3. — *Œufs de Bilharzia hæmatobia*, observés dans l'urine, d'après Mehu.

Fig. 4. — *Bilharzies mâle et femelle accouplés*, d'après Lortet (obj. 0, ocul. 1, Verick).

Fig. 5. — *Œuf vu par transparence montrant les muscles de l'embryon*; *ml*, muscles longitudinaux; *mt*, muscles transversaux et les pointes, *z*, d'après Lortet (oc. 4, immers., Zeiss).

Fig. 6. — *Embryon fixé ayant conservé l'aspect qu'il présentait pendant la vie*, vu par la face dorsale, d'après Lortet. (Même grossissement.)

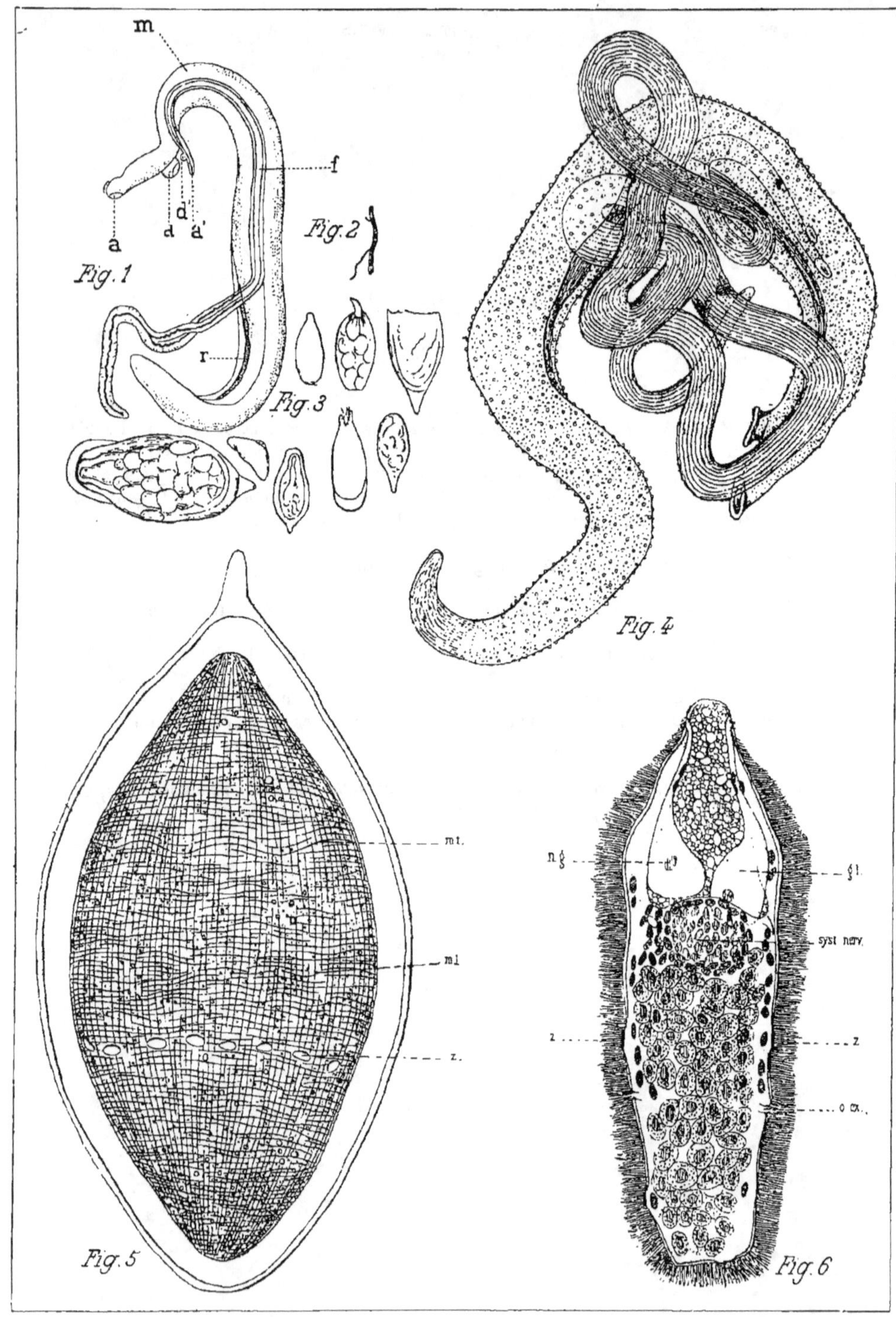
m
f
a
d
d'
d'
Fig.1
Fig.2
r
Fig.3
Fig.4
mt.
ml
z.
Fig.5
ng
gl.
syst nerv.
z
z
o cr.
Fig.6

FILARIA SANGUINIS HOMINIS

Lewis, 1872.

Filaria Bancrofti. Cobbold, 1877. — *Filaria nocturna*. P. Manson, 1891.

(Nématodes).

Pl. XXXII. A.

La filaire est un ver blanc opalin, unisexué, qui vit dans les vaisseaux lymphatiques de l'homme.

La femelle peut parfois pondre des œufs, mais elle est ordinairement vivipare. Elle donne naissance à des embryons qui suivent le système lymphatique et arrivent dans le sang.

Les embryons, engendrés en très grand nombre, sont des animalcules mesurant 125 à 300 μ. de longueur sur 7 à 11 μ de largeur. Ils sont, le plus souvent, entourés d'une sorte de gaine, et, fait très curieux, on ne les rencontre dans le système périphérique que pendant la nuit. C'est alors que les moustiques femelles des genres Culex et Anophèles viennent piquer l'homme et se gorgent de son sang.

Avec le sang, les moustiques absorbent de nombreux embryons et, d'après certains auteurs, ils pourraient ensuite inoculer ceux-ci à l'homme sain; les observations de Manson tendent à démontrer que l'homme s'infeste par l'eau dans laquelle va mourir le moustique.

La filaire est un parasite des pays chauds; en Europe on ne l'observe que chez les individus ayant séjourné dans les contrées tropicales où elle est répandue. Elle est susceptible de produire une affection qu'on désigne sous le nom de filariose et qui se manifeste par de graves accidents (chylurie, hémato-chylurie, éléphantiasis des Arabes).

Diagnostic. — On peut, à l'aide du microscope, déceler les embryons de filaires dans le sang et surtout dans l'urine qui est alors presque toujours albumineuse, trouble, laiteuse et quelquefois sanguinolente.

La filaire ne se rencontre jamais qu'à l'état embryonnaire dans l'urine et dans le sang.

EUSTRONGYLUS GIGAS

Diesing, 1851.

Ascaris visceralis. Gmelin, 1789. — (Nématodes.)

Pl. XXXII. B.

Le *strongle géant* est le plus grand des nématodes; il habite les voies urinaires de différents mammifères et est très rare chez l'homme.

C'est un ver cylindrique, de couleur rouge, dont la bouche est entourée de six nodules.

Le mâle mesure 14 à 35 centimètres de longueur et 4 à 6 millimètres de largeur; son extrémité postérieure est terminée par une bourse copulatrice, du milieu de laquelle émerge quelquefois un spicule.

La femelle, longue de 25 centimètres à 1 mètre et large de $4^{mm},5$ à 12 millimètres, a une extrémité caudale arrondie traversée par l'anus.

L'œuf ellipsoïde a de 64 à 68 μ de long sur 42 à 44 μ de large. Sa coque qui est épaisse et de couleur brune, excepté aux extrémités, offre une structure très spéciale, elle présente un grand nombre de petits pertuis qui apparaissent en clair.

L'œuf parvenu dans un milieu humide donne naissance à un embryon qui doit vraisemblablement, pour reproduire le ver adulte, passer par un hôte intermédiaire encore inconnu.

Ce ver, qu'on ne rencontre presque jamais en France, se tient ordinairement dans le bassinet; chez les individus infestés, les urines sont sanguinolentes et renferment un grand nombre d'œufs.

FILAIRE ET STRONGLE GÉANT

Pl. XXXII.

A. — *Filaire.*

Fig. 1. — Embryon de filaire circulant dans le sang de l'homme, d'après Lewis. (Grossissement 400 diamètres.)

Fig. 2. — Filaire femelle adulte de grandeur naturelle.

Fig. 3 et 4. — Embryons de filaire trouvés dans l'urine, d'après Yvon. (Grossissement 260 diamètres.)

B. — *Strongle géant.*

Fig. a. — Œuf d'Eustrongylus gigas, d'après Balbiani.

Fig. b. — Eustrongylus gigas mâle, d'après Davaine : α, extrémité céphalique montrant les six nodules qui entourent la bouche; β, extrémité caudale avec la bourse copulatrice, du centre de laquelle sort le spicule.

Fig. c. — Embryon d'Eustrongylus gigas, d'après Balbiani.

Fig. d. — Extrémité céphalique d'Eustrongylus gigas, vue de profil, d'après Leuckart.

Fig. e. — Extrémité caudale de la femelle, vue par derrière, d'après Leuckart.

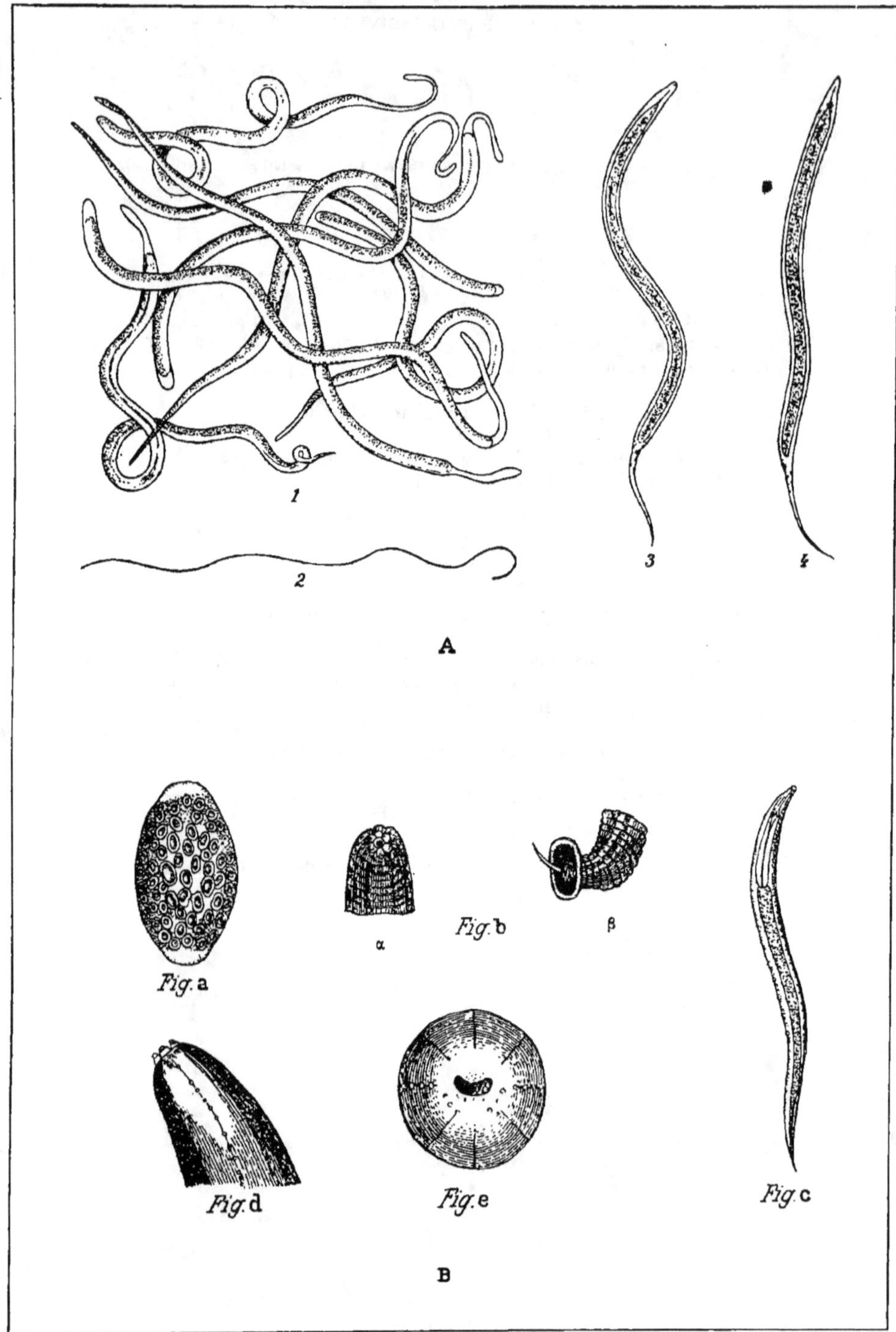

1
2
3
4
A
Fig. a
α
Fig. b
β
Fig. d
Fig. e
Fig. c
B

TRICHINA SPIRALIS

Owen, 1855. — (Nématodes.)

Le mâle ne mesure que 1^{mm},4 à 1^{mm},6 de longueur, la femelle atteint 3 à 4 millimètres.

Les trichines habitent le tube digestif de plusieurs mammifères; on les rencontre chez l'homme, le porc, le rat, la souris, le lapin et le cobaye.

Le mâle meurt après l'accouplement, la femelle fécondée lui survit quelques jours, elle est ovovivipare; les œufs ont environ 20 µ de diamètre et donnent naissance, dans l'utérus, à des embryons qui sont mis en liberté en très grand nombre par la vulve.

Après la ponte, les trichines adultes sont expulsées et les embryons commencent de suite leur migration. Ils passent à travers la paroi intestinale, cheminent dans les lymphatiques et vont se fixer, le plus ordinairement, dans les muscles où ils s'enkystent,

Les kystes ont la forme d'un citron, leur grand axe mesure 400 µ et le petit 250; ils présentent aux deux extrémités un dépôt graisseux.

A l'intérieur de ces kystes, les larves achèvent leur développement et se différencient au point de vue sexuel; elles vivent ainsi d'une vie latente, jusqu'au jour où, ingérées par un animal susceptible de s'infester, elles seront mises en liberté et deviendront des trichines intestinales adultes.

C'est chez les rats qui s'infestent entre eux en s'entre-dévorant, qu'on rencontre le plus souvent la trichine. Le porc semble s'infester par le rat et infeste l'homme.

Les individus atteints de trichinose, maladie très rare en France mais plus commune en Allemagne et aux États-Unis, sont sujets à de graves accidents, vomissements, diarrhée, état typhoïde; ils peuvent être porteurs d'une quantité considérable d'embryons enkystés.

Diagnostic. — La recherche des trichines dans les fèces est délicate et exige beaucoup de patience et d'attention, ces vers très petits étant rarement expulsés intacts.

L'examen est plus facile quand on peut faire l'ablation d'un kyste; les larves enkystées ne mesurent que 0^{mm},5 à 0^{mm},7.

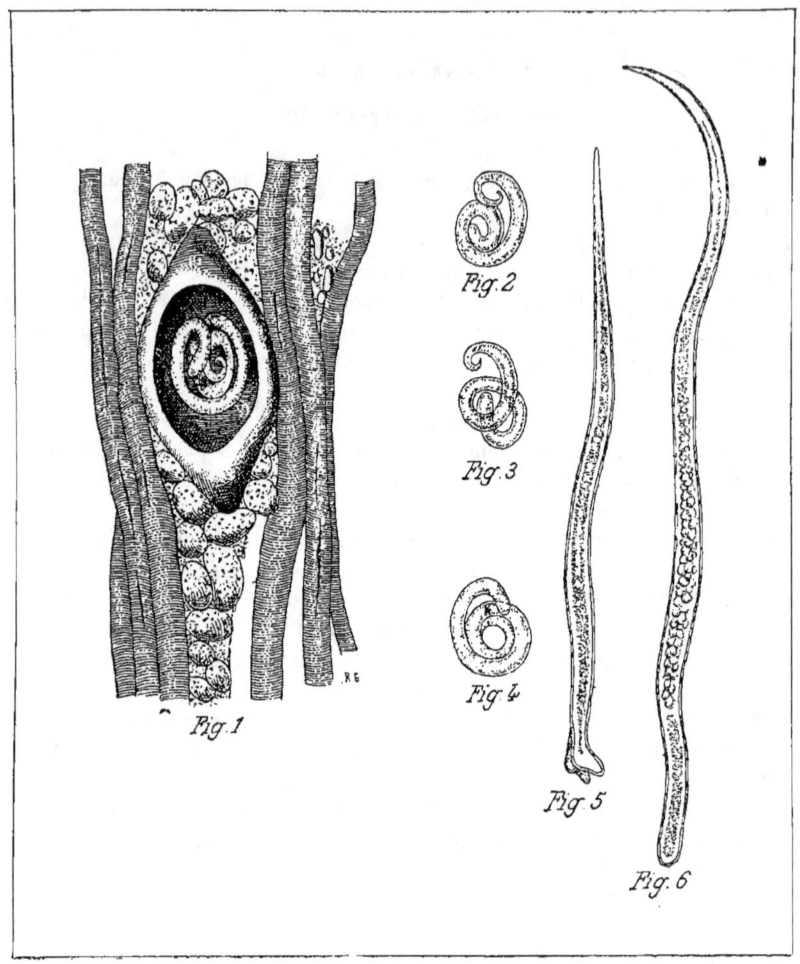

TRICHINE

Pl. XXXIII.

Fig. 1. — **Kyste de forme normale**, renfermant une seule trichine et ayant déterminé à ses deux pôles un abondant dépôt de graisse écartant les faisceaux primitifs ambiants, d'après J. Chatin.

Fig. 2, 3, 4. — **Trichines larvaires extraites du tissu adipeux**, d'après J. Chatin.

Fig. 5. — **Trichina spiralis adulte mâle**, d'après J. Chatin.

Fig. 6. — **Trichina spiralis adulte femelle**, d'après J. Chatin.

ÉCHINOCOQUE — HYDATIDE

(Cestodes.)

L'hydatide ou échinocoque est la larve d'un tout petit tænia, le *tænia echinococcus* qui mesure 2^{mm},5 à 5 millimètres et qui vit chez le chien.

Les œufs de ce tænia ont un diamètre de 30 à 36 μ et contiennent un embryon hexacanthe susceptible d'évoluer quand il est absorbé par le mouton et par l'homme.

Il donne alors naissance à une vésicule, l'hydatide se développant dans les reins, le foie ou la rate et engendrant l'affection qu'on appelle le kyste hydatique.

L'hydatide se présente sous la forme d'une poche semi-transparente, de grosseur variable (diamètre moyen 10 à 12 millimètres), de forme sphérique ou ovoïde et constituée par une membrane molle, remplie d'un liquide clair, très toxique, qui la distend.

Quand la paroi de l'hydatide est déchirée, elle a tendance à s'enrouler sur elle-même.

Elle est composée d'une cuticule externe épaisse et stratifiée et d'une membrane germinale ou proligère interne. Celle-ci bourgeonne et donne naissance à des vésicules proligères qui engendrent des têtes de tænias ordinairement en grand nombre.

Les têtes sont fixées par un mince pédoncule se détachant facilement; elles peuvent être invaginées ou dévaginées, lorsqu'elles sont invaginées, les crochets sont externes.

Ceux-ci sont caducs, c'est pourquoi ils sont toujours très nombreux dans le liquide de l'hydatide.

Il arrive que des lames de la couche cuticulaire recouvrent la membrane germinale. Dans ce cas, cette membrane donne naissance à des vésicules, dites vésicules filles, pouvant tomber dans l'intérieur de l'hydatide ou être rejetées vers l'extérieur. Ces vésicules filles sont susceptibles elles-mêmes d'engendrer des vésicules petites filles.

Quelquefois l'hydatide ne prolifère pas, elle reste stérile; la vésicule augmente de grosseur sans qu'il y ait bourgeonnement de têtes de tænias, elle porte alors le nom d'acéphalocyste.

Diagnostic. — L'examen microscopique permet de déceler la présence d'hydatide quand on rencontre les différents éléments qui la constituent : têtes de tænias, crochets, paroi de la vésicule, éléments que l'on peut trouver dans les crachats, l'urine, les fèces, les tumeurs et les abcès.

Lorsque les têtes sont invaginées, elles sont sphériques. Dans leur milieu on distingue une couronne ou plutôt un paquet de crochets; selon la face sous laquelle elles se présentent, on observe nettement 2 ou 4 ventouses ou on ne les aperçoit que très imparfaitement.

Quand elles sont dévaginées, elles sont allongées, la couronne de crochets apparaît distinctement; les crochets qui sont disposés sur deux rangs sont portés par une surface arrondie. Au-dessous, existe une partie renflée au niveau des quatre ventouses, puis suit un étranglement et une portion rétrécie du bas de laquelle part le pédoncule qu'on ne rencontre que très rarement.

Les têtes sont généralement recouvertes de corpuscules calcaires qu'il est facile de dissoudre à l'aide de l'acide acétique.

Les crochets sont de forme et de dimensions variables, mais toujours très petits et ne dépassant pas 24 μ de longueur; on les observe en grand nombre dans le contenu de l'hydatide.

La paroi de l'hydatide présente, sur une coupe, un aspect très caractéristique. Au dedans, on aperçoit la membrane germinale de faible épaisseur et en dehors la couche cuticulaire composée de fines lames concentriques et très rapprochées les unes des autres. Cette cuticule s'exfolie très facilement.

KYSTE HYDATIQUE

Pl. XXXIV.

A la partie supérieure de la Planche XXXIV, sont figurés divers éléments observés dans un kyste hydatique du foie : têtes de tænias invaginés et dévaginés, crochets, cristaux de cholestérine (Grossissement 350, ocul. 2, obj. 7, Stiassnie).

Au milieu, se trouve une coupe d'hydatide (Grossissement 154).

Au bas de la planche sont représentés à gauche 3 hydatides grosseur naturelle et à droite 3 œufs grossis 245 fois, d'après Krabbe.

KYSTE HYDATIQUE

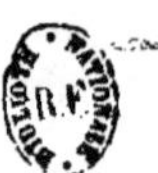

Imp. J. Lefman, Paris

Masson et C. éditeurs
Paris

TEIGNES CRYPTOGAMIQUES

Technique d'examen microscopique des cheveux et des poils. — Les
cheveux suspects seront prélevés avec une pince à épiler et placés sur une
lame. On les réunira, avec une aiguille montée, les uns à côté des autres, et
on déposera près d'eux, à l'aide d'un agitateur, une goutte de solution de
potasse à 40 pour 100. On recouvrira ensuite d'une large lamelle, en opérant
de telle façon que la goutte de potasse s'étale complètement sur les cheveux,
sans bulles d'air. Puis, à l'aide d'une lampe à alcool ou d'une flamme basse de
bec Bunsen, on chauffera la préparation avec précautions, jusqu'à dégagement de la première bulle produite par l'ébullition de la solution de potasse.

Dans ces conditions la substance du cheveu se trouvera dissociée, la graisse
qui l'entoure sera dissoute, et d'autant plus que l'action de la chaleur aura
été plus prolongée, tandis que le champignon n'aura pas été attaqué.

On pourra alors procéder à l'examen microscopique, d'abord avec un faible
grossissement, puis avec un grossissement plus fort.

Pour bien observer les détails de la préparation, il est nécessaire d'opérer
avec une source de lumière vive et de modérer l'éclairage à l'aide du
diaphragme.

TEIGNE TONDANTE A PETITES SPORES DE GRUBY
Microsporum Audouïni.

Pl. XXXV. Fig. 1.

La teigne tondante à petites spores ne s'observe que chez les enfants.

Elle est produite par le *microsporum Audouïni*, parasite cryptogamique
découvert par Gruby en 1843.

Le cuir chevelu des malades atteints de cette affection présente des plaques
rondes ou ovales, très bien délimitées, écailleuses, grises, portant des cheveux
fins, cassants et d'un gris cendré. Quand on essaie d'épiler, à l'aide d'une
pince, un de ces cheveux, on ne peut l'arracher complètement, il se casse et si
on le regarde à la loupe, on remarque que, sur une hauteur d'environ 3 millimètres en partant de sa base, il est engainé dans un étui blanchâtre ; cette
gaine est formée par les spores du parasite. Les éléments mycéliens sont
dans l'intérieur du cheveu (1).

(1) Ce mycélium se trouve au niveau de l'extrémité de la gaine de spores ; pour le
mettre en évidence, il faut que le cheveu soit complètement écrasé et dissocié et que la
technique soit suivie d'une façon irréprochable. On observe alors de fins filaments paral-

Examinés au microscope, en suivant la technique que nous avons exposée plus haut, les cheveux de la teigne tondante à petites spores présentent les caractères suivants :

Le cheveu étant entouré par une gaine de spores, celles-ci n'apparaissent pas toutes dans le même plan, et, de chaque côté du cheveu, elles forment une bande plus claire.

Ces spores sont serrées les unes contre les autres, leur disposition est absolument irrégulière et ne dessine pas de filaments.

Elles sont petites, inégales, polyédriques et brillantes.

TEIGNE TONDANTE TRICHOPHYTIQUE VULGAIRE

Trichophyton tonsurans.

PL. XXXV. FIG. II.

Comme la teigne tondante à petites spores, la teigne tondante trichophytique, ou à grosses spores, est une maladie du premier âge ; cependant, on peut la rencontrer, très rarement il est vrai, chez l'adolescent.

L'agent parasitaire de cette affection est le *trichophyton tonsurans*.

Quand on examine le cuir chevelu d'un malade atteint de teigne tondante trichophytique, on observe de petites plaques disséminées et nombreuses, présentant des points noirs semblables à de fins grains de poudre, inclus dans la peau et constitués par les cheveux malades.

A côté de ceux-ci, la plaque porte des cheveux sains en grand nombre, en sorte qu'elle peut passer facilement inaperçue, surtout si les cheveux sont longs.

On devra rechercher pour l'examen microscopique les cheveux cassants, ou mieux ceux qui sont recroquevillés sous la peau et qui apparaissent comme des grains de poudre.

Les caractères du cheveu atteint de trichophyton tonsurans sont les suivants :

A l'intérieur du cheveu, on aperçoit de longs chapelets de spores qui sont orientés suivant son grand axe.

Ces chapelets de spores se divisent par dichotomie et ne sont situés exclusivement que dans l'intérieur du cheveu (*trichophyton endothrix*).

Les spores qui remplissent complètement le cheveu sont toutes égales entre elles, de forme sensiblement carrée et de 5 à 7 μ de diamètre.

Le parasite est uniquement formé de spores.

lèles occupant le centre du cheveu et orientés suivant son grand axe ; de ces filaments se détachent des rameaux encore plus minces très abondamment ramifiés et se dirigeant vers la surface latérale du cheveu.

TONDANTES TRICHOPHYTIQUES RARES

Il existe un grand nombre d'autres espèces de trichophytons, communiqués le plus souvent par les animaux, et capables de déterminer une tondante sur le cuir chevelu de l'enfant.

Ces tondantes, très rares chez nous, offrent objectivement des caractères spéciaux et variés, différents de ceux que présente la tondante trichophytique vulgaire. C'est ainsi que la lésion trichophytique peut être plus apparente et que les cheveux, au lieu d'être inclus dans l'épiderme, peuvent être légèrement saillants.

L'examen microscopique du cheveu malade permettra de savoir si l'on a vraiment affaire à une teigne trichophytique.

Fig. 20. — Filament mycélien du trichophyton cratériforme β.
(Grossissement de 1000 diamètres.)

On reconnaîtra, en effet, toujours facilement les filaments mycéliens sporulés des trichophytons ; chez les espèces rares, les spores sont plus ou moins régulières, leur forme est particulière, leurs dimensions sont variables, elles habitent en partie à l'extérieur du cheveu (*trichophytons endo-ectothrix*) ou complètement en dehors (*trichophytons ectothrix purs*), mais, quand même, elles conservent leur structure caractéristique.

Sabouraud décrit parmi les types peu fréquents *une tondante trichophytique à mycélium ultra-résistant* (*trichophyton cratériforme β*) *et une tondante*

Fig. 21. — Trichophyton d'origine animale dans le cheveu de la tondante infantile. Remarquer l'irrégularité des spores mycéliennes constituant le parasite. (Grossissement de 1000 diamètres.)

trichophytique à mycélium fragile (*trichophyton acuminatum et trichophyton*

violaceum); enfin, il range dans les tondantes trichophytiques exceptionnelles, les teignes pyogènes qui méritent une mention spéciale, à cause
des erreurs de diagnostic auxquelles elles peuvent donner lieu.

KÉRION

(DE CELSE)

C'est sous ce nom qu'on désigne ordinairement les teignes pyogènes.
L'aspect du kérion est variable avec l'époque de son évolution. A un stade
assez avancé, la lésion prend la forme d'un placard surélevé, exactement
arrondi, rouge, suintant, perforé par de nombreux orifices correspondant à
des abcès folliculaires et couvert de cheveux qu'on peut enlever sans les
briser et sans douleur.

La forme de la lésion rappelle celle d'un macaron.

La recherche microscopique du parasite est difficile, elle doit porter sur les
cheveux du pourtour du kérion. Les filaments mycéliens sporulés des
trichophytons pyogènes ont leur siège autour du cheveu (trichophytons ectothrix).

Le kerion peut parfois se rencontrer sur la tête de l'adulte.

Cette affection guérit facilement par un traitement approprié; mais,
contrairement aux autres tondantes, elle laisse une trace indélébile, les
cheveux ne repoussent jamais sur la cicatrice.

TRICHOPHYTIES PILAIRES DE LA BARBE

Pl. XXXV. Fig. IV.

La tondante trichophytique vulgaire de l'enfant ne se communique pas à
l'homme, mais on rencontre, chez celui-ci, des trichophyties pilaires de la
barbe dues à l'inoculation de trichophytons des animaux.

La trichophytie pilaire, qui a pour caractère commun, avec la tondante
trichophytique de l'enfant, la cassure du poil malade, peut se présenter dans
toutes les régions velues de la face, excepté, toutefois, dans la moustache qui
n'est jamais atteinte.

Cette affection peut revêtir des aspects macroscopiques très variés, aussi
l'examen microscopique qui permettra de reconnaître le trichophyton sera-t-il
d'un grand secours pour arriver au diagnostic.

On devra rechercher, pour cet examen, les poils difformes ou ceux dont la
couleur diffère de celle de leurs voisins, et qui n'entraîneront pas leur bulbe
radiculaire quand on essaiera de les épiler avec la pince.

Les poils de la barbe atteints de trichophyton présentent les caractères
suivants :

De longues files de grosses spores égales entre elles tapissent l'intérieur du poil suivant son grand axe et se divisent par dichotomie.

Mais alors que, dans la tondante trichophytique vulgaire de l'enfant, toutes les chaînes de spores sont contenues dans l'intérieur du cheveu, dans la trichophytie pilaire de la barbe, ces chaînes de spores, non seulement remplissent complètement le poil, mais encore elles forment autour de sa cuticule d'enveloppe, comme un fourreau, dans sa portion radiculaire tout au moins.

Dans le premier cas, le trichophyton est *endothrix*; dans le second, il est *endo-ectothrix*.

Le trichophyton des animaux, comme nous l'avons déjà vu, peut varier quelque peu dans sa morphologie, c'est ainsi que la grosseur des spores peut être différente selon les individus, cependant il est toujours facile de le reconnaître.

ONYCHOMYCOSE TRICHOPHYTIQUE

L'ongle trichophytique est très rare, et seul l'examen microscopique permettra de reconnaître cette lésion.

Une parcelle de l'ongle malade extraite par raclage et examinée au microscope, dans une solution de potasse à 40 pour 100, montrera les chaînes de spores du trichophyton, mais, dans cette affection, les filaments mycéliens sont très irréguliers.

HERPÈS CIRCINÉ — TRICHOPHYTIE CIRCINÉE ÉPIDERMIQUE

PL. XXXVI. Fig. I.

Pour faire l'examen microscopique de la trichophytie circinée épidermique, on prélève, par raclage, quelques squames de la lésion et on les traite par la potasse à 40 pour 100, en suivant la technique exposée à propos des cheveux.

On observe dans ce cas de longs filaments mycéliens à peu près rectilignes et de diamètres divers.

Ces filaments se divisent par dichotomie.

Ils contiennent des spores rectangulaires disposées comme elles sont représentées dans la figure I, Planche XXXVI.

TEIGNE FAVEUSE
Achorion.

PL. XXXV. Fig. III.

La teigne faveuse se rencontre aussi bien chez l'adulte que chez l'enfant.

La lésion du cuir chevelu, le godet favique porte ordinairement un cheveu dans son centre.

Le cheveu favique est long, résistant et on peut l'extraire complètement avec la pince à épiler; sur une longueur d'environ 1 centimètre, à partir de son point d'émergence, il a l'aspect de l'étoupe. Ordinairement, sa racine est entourée d'une gaine de graisse transparente et hyaline.

La décoloration du cheveu favique tient à ce que les filaments mycéliens qu'il renferme sont morts et sont remplis par de l'air; quant à sa résistance, il faut l'attribuer au petit nombre de mycéliums du champignon, qui peuvent toujours être comptés, alors que dans le cheveu trichophytique, ces mycéliums le remplissent complètement.

Le cheveu qu'on devra choisir, pour l'examen microscopique, sera celui qui centrera un godet: si les godets ne sont pas apparents, on prendra les cheveux décolorés à leur base ou ceux dont la racine sera engainée dans une couche de graisse.

Il arrive que, dans certains cas, il est difficile de trouver les cheveux malades, on devra alors multiplier les examens.

Quand on rencontrera des godets, l'examen d'une parcelle d'un de ces godets, si minime soit-elle, lèvera tous les doutes, car il montrera de nombreux filaments mycéliens.

Le parasite du favus a reçu le nom d'achorion (α χοριον), parce qu'on distingue très difficilement la paroi de la cellule et qu'on voit plutôt le contenu protoplasmique.

A l'examen microscopique, l'achorion du cheveu favique présente les caractères suivants :

Il est constitué par de longs filaments mycéliens sporulés et non sporulés, de largeur très inégale, dans le même cheveu et dans le même filament; par suite, les articles mycéliens sont eux-mêmes de dimensions très inégales.

Les filaments, tout en étant dirigés suivant l'axe du cheveu, dans lequel ils restent contenus, ont un parcours très sinueux. Ils sont relativement en petit nombre et bien distincts les uns des autres.

Leur division s'effectue par tri et tétratomie.

L'enveloppe cellulaire des cellules mycéliennes est presque invisible.

Examen du godet favique. — On prend un très petit fragment du godet et on l'écrase entre deux lamelles, dans une goutte de potasse à 40 pour 100.

On observe dans ce cas des filaments mycéliens épars et dissociés.

Les éléments qui composent ces filaments se distinguent de ceux qu'on rencontre dans le cheveu par leur régularité, ils sont presque tous égaux entre eux et sont constitués par des cellules rectangulaires, légèrement fusiformes. Ces cellules présentent le caractère fondamental de l'achorion : la cellule n'est apparente que par son contenu protoplasmique.

Examen de l'ongle favique. — L'achorion de la poussière de l'ongle favique examinée au microscope, dans une goutte de potasse à 40 pour 100, offre un aspect un peu différent des précédents.

L'absence du contour des cellules existe également dans ce cas, mais les éléments sont très irréguliers.

On rencontre des cellules grêles et allongées et des cellules plus trapues, mais ce qui prédomine surtout, ce sont de grosses cellules vésiculeuses et sphériques, assez irrégulièrement disposées et dont le groupement en chaîne n'est pas aussi net que dans le godet ou le cheveu.

TEIGNES

Pl. XXXV.

Fig. I. — *Cheveu de la teigne tondante à petites spores* (Microsporum Audouïni). — Vu. à gauche, à un grossissement de 500, ocul. comp. 9, obj. 7, Stiassnie; et, à droite, à un grossissement de 1000, ocul. comp. 9, obj. 1/15, Stiassnie.

Fig. II. — *Cheveu de la teigne tondante trichophytique* (Trichophyton tonsurans). — Vu, à gauche, à un grossissement de 500, ocul. comp. 9, obj. 7, Stiassnie; et, à droite, à un grossissement de 1000, ocul. comp. 9, obj. 1/15, Stiassnie.

Fig. III. — *Cheveu favique* (Achorion). — Vu, à gauche, à un grossissement de 500, ocul. comp. 9, obj. 7, Stiassnie; et, à droite, à un grossissement de 1000, ocul. comp. 9, ocul. 1/15, Stiassnie.

Fig. IV. — *Trichophytie de la barbe* (Trichophyton ectothrix). — Grossissement 500, obj. 7, ocul. comp. 9, Stiassnie.

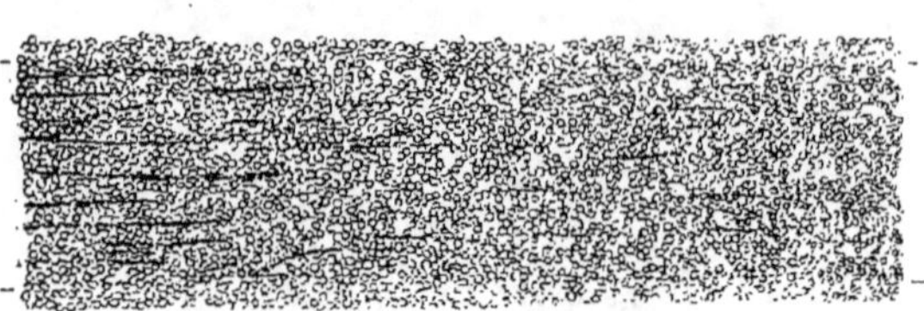

Fig. I.

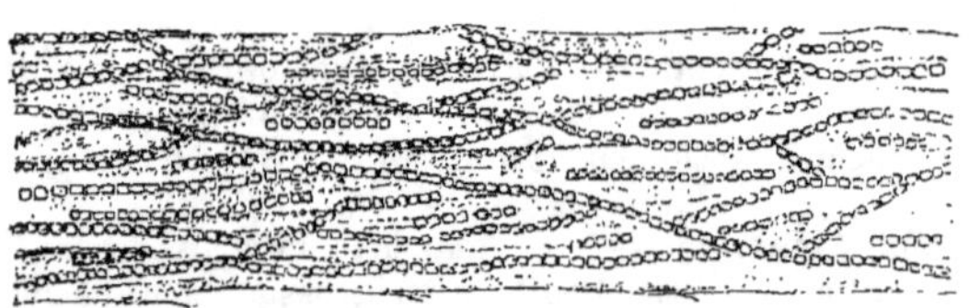

Fig. II.

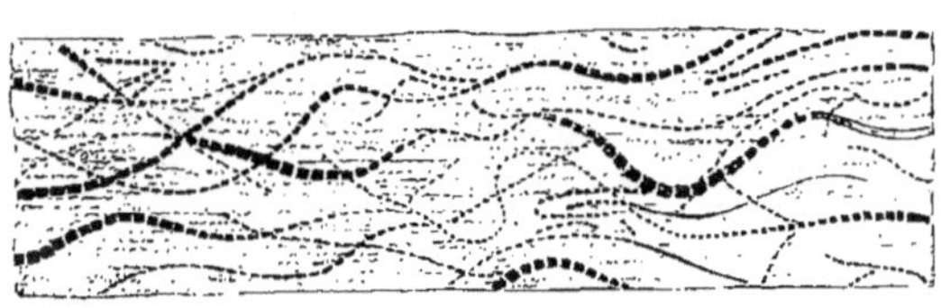

Fig. III.

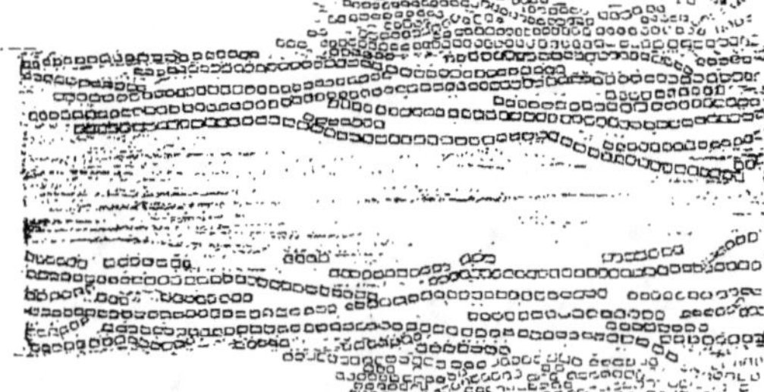

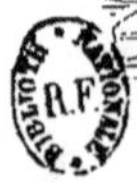

Fig. IV.

Imp. L. Lafontaine, Paris.

Masson et C.ie, éditeurs,
Paris.

ÉRYTHRASMA

Pl. XXXVI. Fig. II.

L'*érythrasma* est une épidermite desquamative due à un champignon, le *microsporum minutissimum*, découvert par Burckhardt (1850), étudié par Balzer et Besnier.

La morphologie de ce parasite a quelque analogie avec celle des strepto-thricées de l'actinomycose.

Son examen microscopique se pratique de la façon suivante :

On racle la partie suspecte avec une lame de verre et on recueille sur une autre lame les squames qui se détachent. Ces squames sont d'une extrême ténuité. On les réunit en amas et on les traite avec précaution par l'éther pour dissoudre la graisse, puis par l'acide acétique pour les dissocier. On sèche, on lave à l'alcool et on colore par le bleu polychrome de Unna. On lave enfin à l'alcool absolu et au xylol pour déshydrater et éclaircir et on monte dans le baume du Canada.

On peut opérer plus simplement de la façon suivante : on traite les squames à l'aide de la potasse à 40 pour 100, en s'aidant au besoin d'une douce chaleur, on enlève avec une parcelle de papier buvard l'excès de potasse, on colore au bleu potassique de Lœffler, on lave à l'eau doucement en employant un compte-goutte, par exemple, et on monte dans une goutte de glycérine en ayant soin d'écraser légèrement.

Sous l'objectif du microscope, ce champignon apparaît très abondant.

Il se présente sous la forme de fins filaments isolés ou en amas, de largeur assez uniforme, pouvant varier de $0\mu,80$ à $1\mu,50$, mais de longueur très variable.

Tantôt les filaments sont ininterrompus, ordinairement incurvés ou de forme sigmoïde, tantôt ils sont segmentés à intervalles très irréguliers, les sépa-rations intercellulaires sont quelquefois si rapprochées que le filament semble granuleux. Parfois, les filaments présentent de légers renflements.

Le groupement de ces mycéliums, qui est très variable dans les squames, offre, à l'examen microscopique, des aspects assez caractéristiques qui rap-pellent, dans certains cas, des amas de cheveux coupés. Il arrive aussi que les filaments semblent disposés comme des fagots de brindilles ou comme des écheveaux plus ou moins enroulés dont les fils sont brisés.

Ces filaments mycéliens ne présentent pas de spores, ils se colorent très facilement et prennent le Gram.

PITYRIASIS VERSICOLOR

Pl. XXXVI. Fig. III

Le *pityriasis versicolor* est une épidermite mycosique provoquée par un champignon, le *microsporum furfur* d'Eichstedt, qui se développe dans les couches cornées.

Cette affection est caractérisée par des taches de couleur café au lait, rondes ou ovales, dont la grandeur est d'environ un centimètre carré. Quelquefois, il arrive que les taches sont confluentes et qu'elles recouvrent toute une partie du torse, dans ce cas on distingue toujours sur les bords, les contours des différentes plaques, qui, par leur agglomération, ne forment qu'une seule lésion.

Pour pratiquer l'examen microscopique, on détache une squame de laquelle on prélève, avec précaution, une parcelle mince, translucide qu'on porte sur une lame porte-objet. On traite par une solution de potasse, à 40 pour 100, en chauffant légèrement pour dissocier, on enlève l'excès de potasse avec du papier buvard et on examine soit directement, soit après coloration au bleu potassique de Lœffler ou à l'éosine.

La morphologie du *microsporum furfur* est très spéciale et ce champignon se reconnaît facilement aux caractères suivants :

1º Dans toute lésion de pityriasis versicolor, le parasite est extrêmement abondant ;

2º Le parasite se présente sous deux aspects : mycélien et sporulaire et ces deux formes coexistent toujours dans chaque squame ;

3º Les filaments mycéliens sont de grosseur différente, quoique s'éloignant peu d'un diamètre de 5 μ, ils sont segmentés à intervalles irréguliers. L'orientation des filaments est sinueuse et les cellules mycéliennes sont souvent curvilignes ;

4º Les spores sont rondes, toujours d'inégale grosseur dans un même amas (5 μ à 2 μ. 1/2 de diamètre), leur enveloppe est épaisse, à double contour peu apparent et leur contenu protoplasmique réfringent. Elles sont disposées en zooglées et ne semblent pas reliées entre elles, ni à des filaments ;

5º Les amas de spores sont d'étendue à peu près toujours égale et sont disséminés assez régulièrement au milieu du feutrage formé par les mycéliums. Jusqu'à présent, on n'a pu cultiver ce champignon.

TRICHOPHYTIE CIRCINÉE ÉPIDERMIQUE — ÉRYTHRASMA — PITYRIASIS VERSICOLOR

Pl. XXXVI.

F_IG_. I. — ***Trichophytie circinée épidermique.*** — Cellules épithéliales et filaments mycéliens de trichophyton. A droite de la figure est représenté un poil (la préparation a été colorée au bleu de méthylène et à l'éosine; ordinairement, l'examen se fait sans coloration). (Grossissement 500, ocul. comp. 9, obj. 7, Stiassnie.)

F_IG_. II. — ***Érythrasma.*** — Cellules épithéliales et filaments de microsporum minutissimum colorés au bleu potassique de Lœffler. (Grossissement 1000, ocul. comp. 9, obj. imm. 1/15, Stiassnie.)

F_IG_. III. — ***Pityriasis versicolor.*** — Cellules épithéliales, filaments mycéliens et spores de microsporum furfur colorés au bleu potassique de Lœffler. (Grossissement 1000, ocul. comp. 9, obj. imm. 1/15, Stiassnie.)

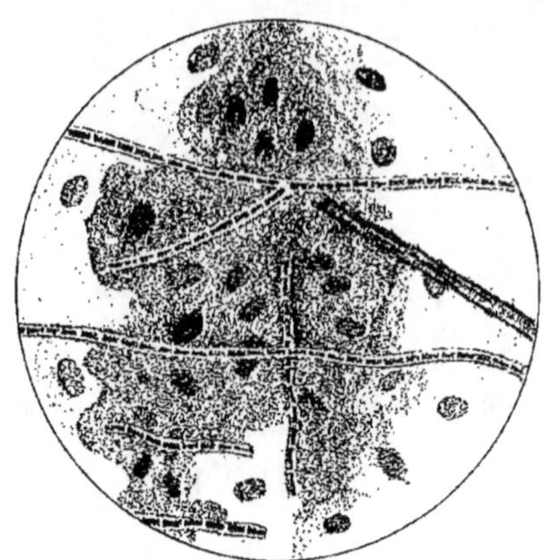

Fig. 1.

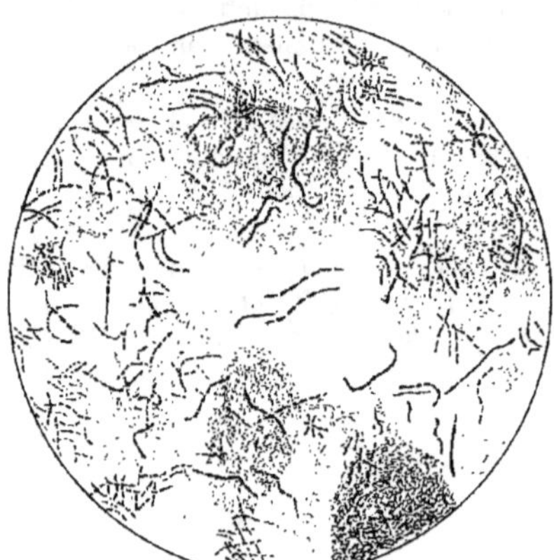

Fig. II.

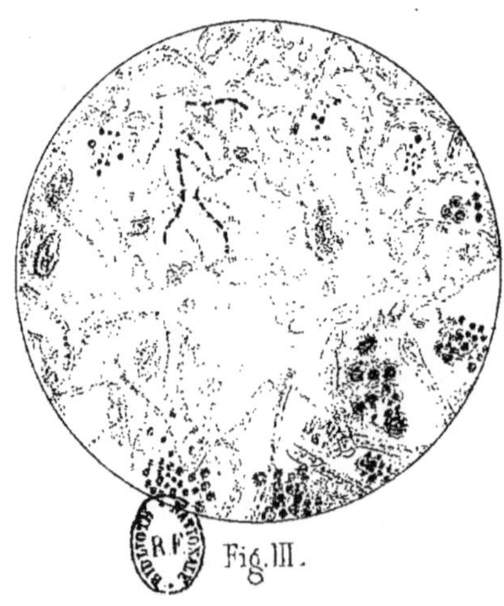

Fig. III.

Imp. I. Lafontaine, Paris.

Masson et C.ie, éditeurs,
Paris.

SÉBORRHÉE

PL. XXXVII.

La séborrhée, maladie des régions glabres ou pilaires, est caractérisée par l'augmentation du diamètre normal des pores sébacés, la surproduction du sébum normal visible par le raclage de la peau qui en fait sourdre de nombreux filaments, une dépilation diffuse et progressive, et enfin, la présence de nombreux microorganismes spéciaux, (micro bacilles), qu'on peut être appelé à rechercher.

Technique. — Avec une lame de verre rodée, propre et flambée, racler la peau malade. On obtient ainsi une boue grasse mélangée ou non de cheveux et de squames, que l'on étend ensuite en frottis sur la lame de verre. Fixer pendant 10 minutes à un quart d'heure avec le mélange à parties égales d'alcool-éther. Colorer au bleu polychrome ou à la thionine pendant 1 minute. Lavage à l'eau. Sécher.

Examen. — On constate à l'examen un nombre infini de microbacilles. Ceux-ci se présentent sous deux aspects : 1° Ils ont une apparence punctiforme, étant alors à peine plus longs que larges, à extrémités mousses. On les confondrait facilement avec un coccus; 2° Il existe des formes allongées un peu incurvées en S, ayant assez l'aspect du bacille de la tuberculose. Ils peuvent se réunir en chaînes, en rubans, en écheveaux. Selon le degré de fixation et la durée de coloration, le microbacille peut prendre des teintes un peu variables, et se colorer plus ou moins.

Culture. — Elle est difficile, il faut pour cela extirper aseptiquement des filaments séborrhéiques et les incruster presque dans le milieu de culture. Sabouraud recommande la formule suivante :

Gélose.	15 grammes.
Peptone granulée de Chassaing.	20 —
Glycérine neutre	20 —
Eau distillée	1 litre.
Acide acétique cristallisable.	V gouttes.
Ne pas neutraliser.	

Le microbe ne se développe qu'au bout de 4 jours, sous forme de colonies en cône, en pain de sucre, très surélevées et d'une coloration rosée ou brunâtre. Le développement se continue pendant 1 mois à 5 semaines. Il meurt au bout de 5 semaines environ. Sabouraud conseille le jaune d'œuf pour avoir de belles cultures secondaires : « On brûle le gros bout d'un œuf cru et frais dans la flamme d'un bec de Bunsen pour stériliser sa coquille. On y fait un trou minuscule avec une pointe flambée, et on ensemence le jaune avec l'effilure d'une pipette contenant une colonie microbacillaire pure et délayée. On ferme l'orifice de l'œuf avec une goutte de cire à cacheter et on porte à l'étuve. On examine après deux mois la culture abondamment poussée. »

* * *

Un des effets de la séborrhée grasse, est la calvitie. Le cheveu s'atrophie, la moelle devient irrégulière, se segmente, la dépigmentation se produit, et le bulbe s'atrophiant, prend des formes comparées à des navets (Pl. XXXVII. Fig. IV.)

PITYRIASIS SIMPLEX

Le pityriasis simplex (pityriasis sec, ou pityriasis Willanique), est une dermatite squameuse, déterminant les « *pellicules* » vulgaires. On trouve constamment dans ces pellicules un microorganisme spécial le « *bacille-bouteille* », ou microsporon Malassezii. On examinera les squames comme celles du pityriasis versicolor (traiter d'abord par la potasse au 1/20, dissocier, puis colorer au bleu de méthylène ou au Ziehl dilué).

A l'examen, on trouve des cellules épithéliales desquamées, en plus ou moins grand nombre, et une grande quantité de « bacilles-bouteille ».

Le bacille-bouteille peut se présenter sous l'aspect : 1º de sphérules de diverses tailles, pouvant ne se colorer que sur quatre pôles perpendiculaires, et inégalement; 2º des formes allongées, *en banane*, légèrement incurvées, ordinairement assez grosses, à extrémités mousses; 3º des formes en levure, ovoïdes, avec ou sans bourgeons à la petite extrémité. Ce bacille-bouteille ne se cultive sur aucun des milieux connus.

En même temps que lui, on peut rencontrer des cocci assez nombreux (morocoques) sur lesquels nous allons revenir.

Le pityriasis peut s'associer à la séborrhée grasse comme l'indique notre Fig. III (Pl. XXXVII).

MOROCOQUE

Unna a considéré ce microorganisme comme cause de l'eczéma. On peut le retrouver associé au bacille-bouteille dans des squames, ainsi que le montre notre Fig. II (Pl. XXXVII). Les squames où on le constate sont graisseuses, elles sont ordinairement désignées sous le nom d'eczéma séborrhéique. Pour cultiver le morocoque, on stérilise une brosse dure, et on brosse énergiquement le cuir chevelu pityriasique au-dessus de plaques de Pétri à la gélose peptone glycérinée. Au bout de quarante-huit heures, on obtient des colonies rondes, grises, d'odeur butyrique formées exclusivement de cocci, et qui ont les mêmes caractères dans les ensemencements secondaires. Le morocoque ne liquéfie pas la gélatine. Dans le bouillon, on observe d'abord un trouble manifeste, puis le bouillon s'éclaircit, et il se forme un dépôt dense et épais au fond du récipient. Le lait n'est pas coagulé.

Microscopiquement, le microbe qui nous occupe reste coloré par le Gram, il est très polymorphe, parfois il a l'apparence staphylococcique d'autres fois aussi il ressemble au tétragène ou à des diplocoques variés, les grains peuvent être très irréguliers comme grosseur. Il peut se colorer très inégalement, certains éléments conservant bien la couleur, d'autres étant à peine teintés.

Cette multiplicité d'aspects explique que Sabouraud désigne le morocoque sous le nom de *coccus polymorphe*.

SÉBORRHÉE GRASSE — PITYRIASIS SIMPLEX — ECZÉMA SÉBORRHÉIQUE

Pl. XXXVII.

Fig. I. — *Microbacille de la séborrhée grasse.* — Coloration par le bleu polychrome de Unna. (Grossissement 1000, ocul. comp. 9, obj. 1/15, Stiassnie.)
Sur un fond légèrement teinté, on voit des quantités innombrables de micro-bacilles les uns courts, cocciformes ; d'autres plus allongés et plus ou moins incurvés.

Fig. II. — *Séborrhée associée au pityriasis.* — On y voit des cellules épithéliales, des bacilles-bouteille nombreux et des microbacilles de la séborrhée grasse en très grand nombre. (Même grossissement.)

Fig. III. — *Pityriasis simplex et coccus polymorphe.* — (Même grossissement.)

Fig. 4. — *Cheveux morts dans la calvitie vulgaire.*
a. Cheveu normal ;
b, c, cheveux morts ; la moelle du cheveu est atrophiée par places et séparée en tronçons, le bulbe est également atrophié, méconnaissable et prend une forme en navet.

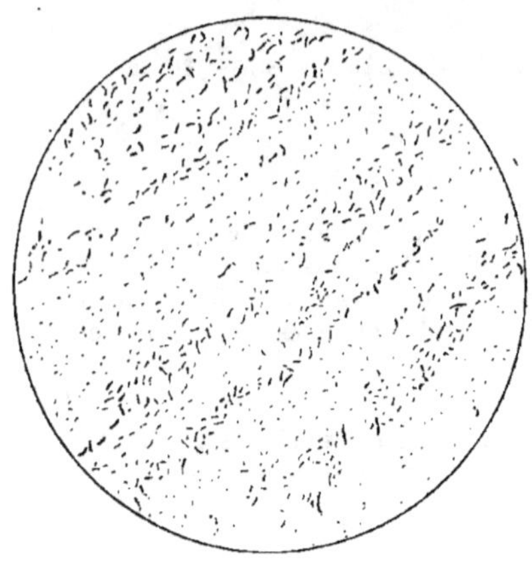

Fig. I.

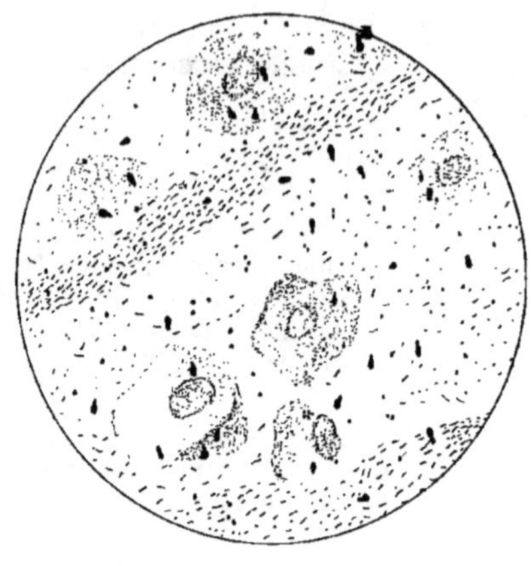

Fig. II.

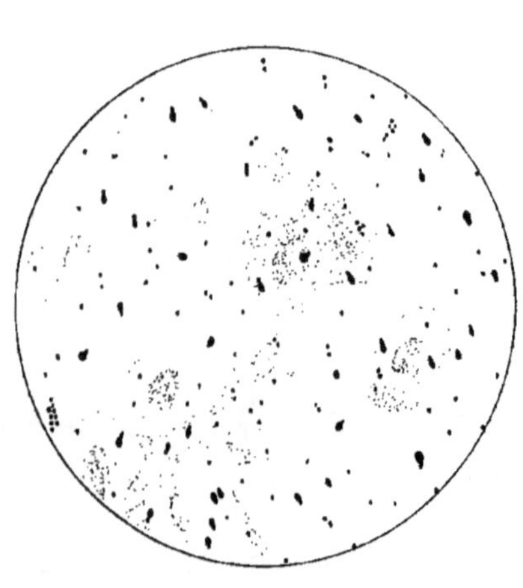

Fig. III.

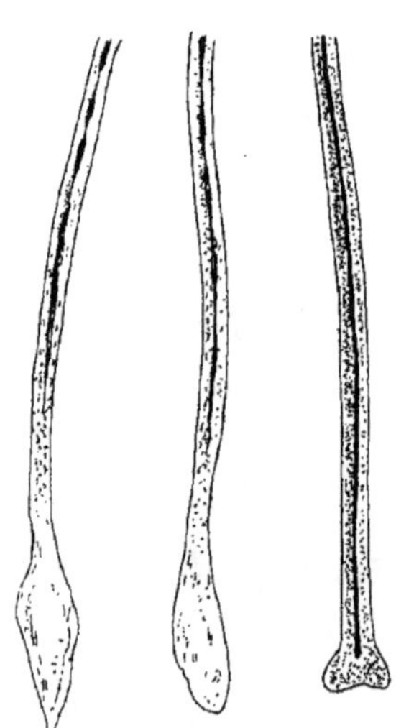

Fig. IV.

Masson et C.ⁱᵉ, éditeurs,
Paris.

BACTÉRIOLOGIE

Dans cette partie de notre ouvrage, nous ne faisons pas un exposé complet de la bactériologie, nous nous bornons à passer en revue les notions utiles pour éclairer un diagnostic.

Deux circonstances peuvent se présenter : ou bien l'on a un tube tout ensemencé à examiner, ou bien il faut pratiquer soi-même l'ensemencement. Même en la première occurrence, on est assez souvent obligé de faire une seconde culture pour préciser le diagnostic; nous décrirons donc la technique simplifiée des manipulations.

Un certain nombre de milieux de culture dont la préparation est simple sont nécessaires. Nous indiquerons ici ceux qui sont courants, nous réservant de décrire à propos de chaque microbe, les modifications utiles à apporter pour en favoriser le développement ou pour le différencier dans les cas difficiles.

Nous envisagerons seulement les microbes pathogènes pour l'homme, car ce sont les seuls cas où le laboratoire vient en aide à la clinique.

Les microbes étant soit aérobies, soit anaérobies, les procédés de culture et d'examen diffèrent dans l'un et l'autre cas.

La technique de coloration est la même; mais le mode de prélèvement des cultures peut varier.

Commençons par la technique simple qui a trait aux aérobies, nous indiquerons plus loin la technique spéciale se rapportant aux anaérobies.

Examen des tubes de culture aérobies. — Ensemencement. — Pour ensemencer un tube, on prend un fil de platine recourbé en anse à son extrémité et monté sur une tige de verre; on le flambe dans la flamme d'un brûleur Bunsen ou dans celle d'une lampe à alcool, on attend environ 1/2 minute pour le refroidissement, et on prélève avec l'anse de platine une quantité plus ou moins grande de la matière à ensemencer (pus, colonies déjà poussées sur un autre tube et isolées, liquides septiques de toute nature, etc). Ceci fait, de la main gauche on tient le tube à ensemencer dans une position voisine de l'horizontale; puis, de la main droite (qui, entre le pouce, l'index et le médius tient déjà la tige de verre munie du fil de platine) on retire le bouchon d'ouate, simplement avec le petit doigt que l'on fléchit sur la paume de la main; on flambe l'extrémité du tube à ensemencer, et on introduit l'anse de platine que l'on promène sur la surface du milieu ou qu'on plonge dans l'intérieur, si ce milieu est liquide. On rebouche alors avec le coton, après avoir flambé à nouveau l'extrémité du tube, puis on met à l'étuve à 57° pour les milieux ordinaires, à 25° pour la gélatine.

Examen. — On emploie le même procédé, mais en sens inverse, c'est-à-dire qu'on va prélever dans le tube avec l'anse de platine stérilisée, une des colonies à examiner. On l'étale avec soin sur une lame, et, si la chose est nécessaire, on facilite l'étalement après avoir mis préalablement sur la lame une goutte-lette extrêmement fine d'eau distillée. On laisse sécher, puis on fixe la préparation soit par la chaleur, en passant deux ou trois fois rapidement dans la flamme du brûleur Bunsen, sans dépasser le point où la lame présente une température supportable sur le dos de la main, soit en mettant une goutte du mélange à parties égales d'alcool-éther qu'on laisse évaporer.

Coloration. — Tout examen microbien (à moins de microbes nécessitant une coloration spéciale que nous indiquerons au passage) doit se faire après coloration simple et après coloration par la méthode de Gram.

Pour la coloration simple, il suffit de mettre sur la lame une goutte de la solution de crystall-violet (p. 1) pendant une minute; puis on lave à l'eau, et on sèche la préparation en soufflant dessus avec une poire à lavement. L'examen se pratique avec l'objectif à immersion, après addition d'une goutte d'huile de cèdre.

Pour faire un Gram, on laisse un contact une minute la solution de crystall-violet; on lave à l'eau, on ajoute, pendant une minute la solution de Gram ou celle de Lugol (p. I) puis on décolore par l'alcool à 96° ou l'alcool absolu. Quand l'alcool en coulant goutte à goutte n'entraîne plus de matière colorante, la réaction est terminée.

Si les microbes (selon l'expression couramment employée) ne prennent pas le Gram, ils sont complètement décolorés. Quelquefois, ils ne prennent le Gram qu'incomplètement; aussi pour étudier les détails, il est utile souvent d'ajouter une nouvelle coloration.

Après que la préparation est traitée par l'alcool, on la sèche, puis on ajoute une solution faible d'éosine à l'eau (p. 3), on lave à l'eau et on sèche à nouveau. Il est bon de renouveler fréquemment la solution d'éosine, car elle se conserve mal.

Ces méthodes de coloration sont applicables à tous les microbes, aérobies ou anaérobies. Parfois, il peut être nécessaire d'employer le Ziehl dilué. Pour cela, on prend de la liqueur de Ziehl (p. 1) que l'on dilue avec 5 ou 10 fois son volume d'eau; on laisse pendant une minute sur la préparation une fois fixée et on lave à l'eau. Il ne reste plus qu'à sécher et à examiner.

Cultures d'aérobies. — Bouillon ordinaire. — 1° Laisser macérer 500 grammes de viande de bœuf sans graisse ni tendons, et hachée finement, dans 1 litre d'eau distillée pendant 24 heures.

2° Filtrer le tout à travers un linge mouillé, et l'exprimer.

3° Ajouter :

<pre>
Sel marin . . . .   5 grammes.
Peptone   10   —
</pre>

4° Chauffer doucement jusqu'à ébullition et laisser bouillir 5 minutes à petit feu.

5° Filtrer sur filtre humide et ajouter si nécessaire de l'eau distillée pour ramener la quantité de liquide à 1 litre.

6° Alcaliniser avec de la lessive de soude jusqu'à ce que le papier de tournesol vire nettement au bleu.

7° Filtrer.

8° Stériliser une première fois à l'autoclave à 120° pendant 1/4 d'heure.

9° Laisser refroidir. Filtrer, distribuer dans des tubes de culture propres et boucher avec du coton. Quoique cela ne soit pas indispensable, il est préférable d'employer des tubes préalablement bouchés et stérilisés au four à 150°.

10° Stériliser pendant 1/4 d'heure sans dépasser 115° sans quoi on risque d'avoir un léger dépôt.

Bouillon de veau. — Mêmes manipulations.

Bouillon Martin. — 1° Faire le mélange suivant qu'on laisse macérer à 50° pendant 12 à 24 heures :

<pre>
Panse de porc frais . . . .   200 grammes.
Acide chlorhydrique   10   —
Eau distillée . . . .   1 litre.
Peptone . . . .   10 grammes.
Sel de cuisine   5   —
</pre>

Chauffer ensuite quelques instants à 100° et filtrer sur coton hydrophile.

2° A 80° alcaliniser franchement, filtrer sur filtre Laurent et stériliser à 120° pendant 1/4 d'heure.

3° Laisser refroidir et filtrer à nouveau.

4° Répartir dans les tubes et stériliser à 115° pendant 1/4 d'heure.

On obtient un excellent milieu de culture en mélangeant à parties égales du bouillon ordinaire et du bouillon Martin.

Bouillons sucrés. — Pour obtenir des bouillons sucrés, on ajoute au bouillon, avant d'alcaliniser. Soit :

<pre>
Glucose . . . .   2 à 4 pour 100.
Lactose . . . .   —
Mannite . . . .   —
Sucre de canne . . . .   —
</pre>

Bouillons glycérinés. — Ajouter la glycérine pure et neutre dans la proportion de 5 pour 100 environ, avant la répartition en tubes.

Bouillons spéciaux. — *Bouillon de Marmorek*. — Ajouter *aseptiquement* sans stérilisation 1/3 de liquide d'ascite à 2/3 de bouillon ordinaire.

Bouillon au sérum. — Ajouter *aseptiquement*, sans stérilisation secondaire 1/3 de sérum de sang de lapin, de bœuf ou de cheval à 2/3 de bouillon ordinaire.

Gélose. — 1° Prendre 1 litre de bouillon ordinaire après la première stérilisation, c'est-à-dire après le 8ᵉ temps indiqué plus haut, ajouter 15 grammes d'agar-agar divisée en petits morceaux, chauffer à petit feu en agitant sans cesse avec une baguette de verre, jusqu'à ébullition. Laisser bouillir 15 minutes.

2° Passer à travers une passoire fine, ajouter de l'eau si nécessaire, pour compléter 1000 centimètres cubes, vérifier l'alcalinité et laisser refroidir à 50 degrés.

3° Mélanger au tout deux blancs d'œufs délayés dans 50 grammes d'eau distillée.

4° Stériliser à 118° pendant 1/4 d'heure.

5° Filtrer sur papier Chardin, dans l'autoclave à 100°, ou en employant un entonnoir à filtrations chaudes.

6° Répartir dans les tubes à essai, boucher avec de la ouate et stériliser pendant 1/4 d'heure à 115°. Incliner les tubes pendant le refroidissement.

Gélatine. — 1° Prendre 1 litre de bouillon ordinaire après la première stérilisation, c'est-à-dire après le 8ᵉ temps indiqué plus haut, ajouter en hiver 80 grammes, en été 110 de gélatine blanche (*grenetine*) coupée très finement. Chauffer doucement, jusqu'à 60° en remuant continuellement.

2° Passer à travers une passoire fine, vérifier l'alcalinité, ajouter deux blancs d'œufs dilués dans 50 grammes d'eau distillée.

3° Stériliser 1 heure à 100°. Filtrer sur papier Chardin mouillé, distribuer en tubes et stériliser à nouveau pendant 1 heure à 100°.

4° Stériliser encore deux fois à 24 heures d'intervalle.

Laisser refroidir en maintenant les tubes verticalement, si on veut avoir la gélatine en culot, ou en les maintenant inclinés si on désire obtenir un milieu en surface.

N. B. — On peut également stériliser en une seule fois à 115° pendant 1/4 d'heure, mais on risque que la gélatine reste liquide.

Pommes de terre. — Prendre de belles pommes de terre lavées soigneusement, et, à l'aide d'un emporte-pièce, faire des demi-cylindres. Mettre en tubes spéciaux étranglés à leur partie inférieure. Stériliser à 134° sous deux atmosphères. Pour les glycériner, il suffit d'ajouter 5 gouttes de glycérine neutre avant la fermeture du tube.

Sérum coagulé. — A l'hôpital des Enfants-Malades, au service de la diphtérie, on prépare les tubes de la manière suivante : on se sert de l'appareil de M. Gombert qui est en nickel pur et se compose : 1° d'un vase cylindrique muni d'un couvercle, avec, en bas et sur le côté, un robinet; 2° d'un double fond formant passoire et portant perpendiculairement une colonne à vis médiane qui traverse le couvercle et par l'intermédiaire d'un écrou se monte et s'abaisse à volonté.

Lorsqu'on veut recueillir du sérum, on stérilise d'abord l'appareil à l'auto-clave sous une pression de 2 atmosphères. Puis, on dénude aseptiquement une veine de bœuf ou de cheval; on y introduit un trocart bien stérilisé, et, lorsque le sang s'écoule, on ouvre l'appareil simplement en soulevant le couvercle, et on laisse remplir de sang. On referme, et la coagulation se produit au bout d'une heure environ. On termine ensuite au laboratoire les manipulations nécessaires.

A l'aide d'un couteau stérilisé, et avec beaucoup de précaution, on sectionne le caillot sanguin, puis, après avoir rebouché, on remonte le double fond de l'appareil en tournant la vis de l'écrou. Le sérum passe alors dans le fond de l'appareil; on n'a plus qu'à le soutirer au moyen du robinet inférieur, et le recueillir dans des flacons de Wolf stérilisés. Au bout de 48 heures en été, un peu plus en hiver, à l'aide d'un siphon stérilisé, on distribue le sérum soit en tubes stérilisés, soit en ballons à long col stérilisés. Les ballons sont scellés à la lampe afin de conserver pour plus tard du sérum à distribuer en tubes. Les tubes sont bouchés à la ouate stérilisée.

Si le sérum a été recueilli aseptiquement, on peut le mettre de suite coaguler dans une étuve réglée. Ordinairement, il se coagule entre 70 et 75° et on reconnaît que la coagulation est produite lorsqu'on voit de la buée se condenser sur la partie supérieure du tube incliné. On mettra ensuite quelques tubes témoins à l'étuve pour vérifier si l'asepsie a été parfaite.

S'il a été impossible de recueillir aseptiquement le sérum, on le recueille dans des ballons à long col scellés à la lampe; et on procède à des stérilisa-tions discontinues par la méthode de Tyndall, c'est-à-dire qu'on le laisse chaque jour pendant une heure, dans une étuve, à une température de 58°. Au bout de 15 jours, on sectionne le col du ballon, on distribue en tubes stérilisés avec une boule de Miquel également stérilisée, et on coagule. Ces stérilisations discontinues rendent le sérum terne et opaque, tandis que, s'il a été recueilli aseptiquement, il reste diaphane et transparent.

Les tubes de sérum craignent la chaleur et l'humidité. On trouve dans le commerce des tubes scellés et bien préparés.

Lorsqu'on n'a pas à sa disposition l'appareil de Gombert, on se sert d'un cristallisoir muni d'un couvercle (en forme de boîte de Petri) stérilisé à l'au-toclave à 120° pendant 1/4 d'heure. Pour recevoir le sang, on soulève légère-ment le cristallisoir formant couvercle, et on recueille le sang à plein jet. Lorsque la quantité paraît suffisante, après avoir fermé l'appareil, on laisse le caillot se former et on transporte dans un endroit sec et froid. 24 heures après en été, et 48 heures en hiver, on retire le sérum au moyen de pipettes Chamberland stérilisées, et on distribue comme précédemment soit en tubes, soit en ballons.

Sang gélosé. — Dans des tubes contenant de la gélose, fondue dans une certaine quantité de bouillon et maintenue liquide au bain-marie, on reçoit aseptiquement le sang au sortir de l'artère d'un animal; on fait le mélange en évitant de secouer le tube; on le pose sur un plan incliné : en se refroidissant, la masse de gélose emprisonne le sang dont on l'a additionnée. On a ainsi un terrain de culture où, grâce au substratum de gélose qu'on lui a fourni, le sang constitue, sans être modifié, un milieu solide utilisable. Pour que le milieu ait plus de consistance, la gélose est ajoutée au bouillon dans la proportion de 2 pour 100; on l'additionne, d'autre part, de 6 pour 100 de glycérine.

Le sang à utiliser peut être pris soit dans la carotide du lapin, soit dans la fémorale du chien. Le mélange se fera dans la proportion de 1 partie de sang pour 3 parties de milieu à base de gélose.

Cultures d'anærobies. — Gélose sucrée profonde. — *Technique de Veillon.* — 1° Prendre 500 grammes de viande de bœuf ou de cheval dégraissée, finement hachée, ajouter 1 litre d'eau, laisser macérer pendant 24 heures dans un endroit frais. Filtrer sur tarlatane et compléter avec la quantité d'eau nécessaire pour obtenir 1 litre.

2° Ajouter :

Sel marin.	5 grammes.
Peptone.	10 —
Agar-agar.	12 —

Porter à 100° jusqu'à liquéfaction de l'agar-agar. Alcaliniser légèrement avec une solution de carbonate de soude et porter à 115° pendant 1/4 d'heure à 20 minutes. Refroidir rapidement en plongeant la marmite dans l'eau courante, tout en agitant le liquide avec une baguette de verre pour éviter que le milieu ne fasse prise sur les parois. Vérifier l'alcalinité. Quand la température s'est abaissée à 60°, coller avec un blanc d'œuf en battant énergiquement pendant 5 minutes au moins.

Pendant ce collage, faire dissoudre à feu doux 15 à 20 grammes de glucose dans un peu d'eau. Ajouter cette solution au mélange.

3° Reporter à 115° pendant 1/4 d'heure, puis filtrer sur filtre Chardin en ayant soin de refiltrer les premières portions qui s'écoulent.

4° Distribuer dans des tubes à essai grand modèle, stérilisés et emplir jusqu'à une hauteur de 12 centimètres environ. Les maintenir dans la position verticale.

5° Stériliser à 115° pendant 1/4 d'heure en évitant les à-coups pendant cette opération. Les tubes doivent être clairs et transparents.

Technique d'ensemencement de ces tubes. — Liquéfier la gélose au bain-marie à 100°. Laisser refroidir à 40°. On reconnaît approximativement cette température en appuyant le tube sur la joue; si on le tolère facilement, on peut pratiquer l'ensemencement.

Avec une pipette stérile, mélanger une goutte du pus à examiner avec la gélose liquide d'un premier tube. Agiter, puis une goutte de cette gélose liquide sert pour l'ensemencement d'un second tube, et on fait ainsi plusieurs dilutions successives.

Chaque tube, sitôt ensemencé, est plongé dans l'eau froide. Mettre à l'étuve à 37°.

Méthode d'examen des tubes. — Lorsque les microbes se développent exclusivement dans les 2 centimètres supérieurs de la gélose, partie où cette dernière prend une coloration plus brune, ce sont des *aérobies*; s'ils se développent au-dessous de cette zone exclusivement, ce sont des *anærobies stricts*; s'ils se développent indifféremment dans les deux zones, ce sont des *anærobies facultatifs*.

Pour examiner les colonies, on les recueille avec des pipettes stérilisées, effilées et sectionnées à l'effilure et que l'on introduit dans le tube tenu horizontalement. On aspire les colonies à l'aide d'un tube de caoutchouc adapté sur l'extrémité non effilée de la pipette. Il est quelquefois très difficile de faire pénétrer la colonie à examiner dans l'effilure de la pipette, il faut pour cela un peu d'entraînement. Une fois la colonie saisie, on peut facilement la réensemencer ou l'étaler sur lame, si on veut en faire l'examen. Les manipulations sont alors les mêmes que pour les aérobies.

A signaler l'inconvénient qu'ont parfois certains microbes de produire des gaz, lesquels font craquer la gélose et gênent considérablement les recherches ultérieures.

Les autres méthodes de culture secondaire d'anaérobies sont les suivantes :

GÉLATINE SUCRÉE. — La préparer de la même façon que les tubes de gélose que nous venons de décrire et distribuer dans des tubes à essai sur une hauteur de 12 à 15 centimètres.

Pour ensemencer, pratiquer comme pour la gélose. On peut verser sur la gélatine solidifiée d'une manière aseptique une couche de 2 centimètres d'agar-agar pour maintenir l'anærobiose plus strictement.

Les tubes sont mis à l'étuve à 22°.

Mis à l'étuve à 37°, ils peuvent servir de milieu liquide.

AGAR-AGAR EN SURFACE. — *Procédé Würtz.* — On prend un tube de gélose sucrée à 2 pour 100 ou ordinaire (on peut procéder également de la même façon pour la gélatine), on le fixe verticalement à l'aide d'un support, on remplace le tampon de coton par un bouchon de caoutchouc muni de deux tubes de verre (le tout est stérilisé). Un des tubes a son extrémité inférieure qui vient effleurer le milieu nutritif, l'extrémité supérieure est reliée par un tuyau de caoutchouc avec un bec de gaz d'éclairage. L'autre tube descend peu au-dessous du bouchon et son extrémité supérieure est en forme d'entonnoir. On fait passer un courant de gaz, qui, pénétrant par le premier tube, ressort par le second.

Pendant que le gaz passe dans le tube, on fait bouillir la gélose ou la gélatine à l'aide d'un brûleur Bunsen. Au bout de 5 minutes, on arrête le courant de gaz, et on verse par l'entonnoir 1 ou 2 centimètres cubes de pétrole stérilisé. On laisse le milieu faire prise par le refroidissement et on remplace le bouchon de caoutchouc par le bouchon de coton ordinaire stérilisé.

Pour ensemencer, incliner le tube pour mettre à nu la moitié de la surface de la gélose et faire la piqûre au moyen d'un fil de platine monté sur la paroi d'un tube de verre par lequel on fait passer un courant de gaz pendant tout le temps de l'opération.

BOUILLON. — Prendre une pipette de fort diamètre effilée à une extrémité, et bouchée à l'autre extrémité par du coton maintenu entre deux étranglements. Stériliser.

Du bouillon stérile ayant été ensemencé avec le microbe anærobie qu'on désire rechercher, on passe l'effilure de la pipette dans la flamme, on en brise la pointe et on aspire le bouillon ensemencé de façon à remplir une partie du corps de la pipette. On ferme ensuite l'effilure de la pipette à la lampe.

On adapte alors à l'extrémité supérieure de la pipette un fort tube de caoutchouc à vide qui aboutit à l'une des branches d'un robinet à trois voies. Une seconde branche de ce robinet est mise en communication avec la trompe à eau. Il est prudent d'interposer entre la trompe et le robinet un flacon à deux tubulures pour éviter les rentrées d'eau.

La troisième branche est en rapport avec un récipient contenant de l'hydrogène chimiquement pur.

En faisant jouer le robinet à trois voies, on fait tour à tour le vide et on fait passer un courant d'hydrogène de façon à chasser l'air aussi complètement que possible. Puis on ferme la pipette à la flamme au-dessous de la ouate, au niveau de l'étranglement inférieur.

Pour ouvrir ces tubes, donner un trait de lime, et compléter la section avec un charbon de Berzélius, ou un agitateur en verre chauffé au rouge.

Les cultures sur pommes de terre sont un peu compliquées et sortiraient du cadre exclusivement pratique de cet ouvrage.

STREPTOCOQUES

Ce sont des microorganismes ronds ou tendant à la forme arrondie et qui se mettent en chaînettes. Lorsque la chaînette ne contient que deux éléments, on dit alors qu'il s'agit de diplocoques. La réunion de diplocoques en chaînettes s'appelle diplo-streptocoques..(Les streptocoques n'ont cependant pas seuls la possibilité de se grouper par deux éléments, les staphylocoques, les tétragènes peuvent se mettre ainsi). Quelques auteurs pensent que les streptocoques ne constituent qu'une seule et même espèce; mais il semble bien démontré aujourd'hui qu'il y a des races différentes, parfois reconnaissables au simple examen microscopique, mais qui, la plupart du temps, sont restées confondues à cause de l'insuffisance de nos moyens d'investigation. C'est ainsi qu'au nom seul de la clinique, il conviendrait de séparer, malgré leurs extrêmes affinités, les trois espèces suivantes :

Le streptocoque de l'érysipèle (érysipélocoque);

Le streptocoque de la scarlatine (scarlatinocoque);

Le streptocoque pyogène (pyocoque).

Mais nous sommes dans l'impossibilité de donner des caractères différentiels suffisamment tranchés et nous les groupons dans une même description. Nous avons cependant isolé comme races différentes le streptocoque intestinal de Hirsch-Libbmann (p. 168), le streptocoque de la salive (p. 169), le streptococcus tenuis (p. 169), l'enterocoque (p. 209), le streptocoque de Bonome (p. 207), les diplocoques hémophiles (p. 235).

STREPTOCOQUE PYOGÉNE — ÉRYSIPÉLOCOQUE

Pl. XXXVIII. Fig. I.

Conditions vitales. — Aérobie ou anaérobie facultatif.

Cultures. — *Bouillon.* — D'abord troublé, s'éclaircit ensuite rapidement, et il se forme au fond du tube, un dépôt blanchâtre. En agitant le milieu, les colonies se répandent dans le liquide sans le troubler.

Gélose. — Se présente sous l'aspect de petits grains blancs grisâtres.

Sérum. — Petit semis blanchâtre à grains limités, comme un grain de semoule.

Gélatine. — En surface, petites colonies punctiformes, arrondies, granuleuses, formant des petits disques transparents, légèrement bombés. En piqûre sur gélatine en culot, au bout de 36 à 48 heures, on observe des points blancs opaques discoïdes ou sphériques. Pas de liquéfaction.

Pomme de terre. — Pas de cultures apparentes; quelquefois taches grisâtres et pâles.

Lait. — Coagulé le plus souvent, mais non fatalement.

Milieux spéciaux. — Milieu de Marmorek utilisé seulement pour exalter la virulence.

Microscopie. — *Réaction au Gram.* — Positive.

Mobilité. — Nulle. Quelquefois cependant on observe de légers mouvements d'oscillation des chaînettes.

Morphologie. — Se présente toujours sous l'aspect de chaînettes plus ou moins longues, d'éléments arrondis, ordinairement de grosseur égale. On peut observer des grains inégaux, des grains aplatis transversalement, d'autres légèrement ovoïdes. Quand il n'y a que deux éléments réunis, ils prennent l'aspect en 8 de chiffre. Dans les vieilles cultures, il peut y avoir des formes d'involution variables.

Les chaînettes sont plus longues dans les milieux liquides que dans les milieux solides.

Virulence. — En inoculation sous-cutanée au niveau de l'oreille du lapin, il provoque un érysipèle typique. En inoculation intra-veineuse, détermine une septicémie qui tue en un à plusieurs jours. Très pathogène pour la souris.

STREPTOCOQUE INTESTINAL

(Hirsch-Libbmann.)

Pl. XXXVIII. Fig. I.

Conditions vitales. — Anaérobie facultatif.

Cultures. — *Bouillon.* — Trouble très léger qui disparaît rapidement et formation d'un dépôt filamenteux finement granulé.

Gélose. — Colonies très fines, à peine visibles, transparentes, qui grossissent, puis présentent un centre acuminé avec des bords finement découpés. Tardi vement, l'eau de la gélose contient des grumeaux gris blanchâtres.

Gélatine. — Petits points très fins analogues aux cultures sur gélose. Pas de liquéfaction.

Sérum. — Pousse assez bien en colonies analogues à celles de la gélose.

Pomme de terre. — Pousse mal et produit des petits points disséminés, brillants, humides, surélevés, de coloration blanchâtre.

Lait. — Peut ou non être coagulé, mais toujours tardivement en une masse gélatineuse; il n'y a pas rétraction du caillot.

Microscopie. — *Réaction au Gram.* — Positive.

Mobilité. — Nulle, ou parfois de légers mouvements browniens.

Morphologie. — Plus petit que l'érysipélocoque. Se groupe d'ordinaire en diplocoques, à grains régulièrement arrondis, parfois allongés. Exceptionnellement, il se groupe en chaînettes de streptodiplocoques. On peut voir des formes allongées, en biscuit, qui sont le prélude d'un stade divisionnel.

Virulence. — Variable, mais d'ordinaire faible, souvent nulle. Augmente par le passage aux animaux.

Habitat. — Intestin normal.

STREPTOCOQUE DE LA SALIVE
(Veillon.)

Mêmes caractères que l'espèce précédente, mais ce dernier ne présente jamais des grains allongés, ils sont toujours ronds.

Virulence absolument nulle et ne pouvant pas être exaltée.

STREPTOCOCCUS TENUIS
(Veillon.)

Cultures. — *Bouillon.* — A peine troublé, il se forme un très fin dépôt très peu abondant.

Gélose. — Colonies très fines, très translucides, à peine visibles, plus petites que celles du pneumocoque.

Gélatine. — Pas de culture.

Microscopie. — Microbe très fin, rarement rond, le plus souvent ovoïde, presque bacillaire, groupé en diplocoques ou en courtes chaînettes, chaque grain étant accolé au précédent dans le sens de son plus grand diamètre.

Réaction au Gram. — Positive.

Virulence. — Non pathogène.

Habitat. — La bouche normale, les angines.

Diagnostic. — Pourrait se confondre avec le pneumocoque, mais les éléments sont plus allongés et ne sont jamais en flamme de bougie.

STAPHYLOCOQUES

STAPHYLOCOQUE DORÉ

Pl. XXXVIII. Fig. II.

Conditions vitales. — Aérobie, facultativement anaérobie.

Cultures. — *Bouillon*. — Abondamment troublé, et il se forme au fond du tube un dépôt blanc, puis jaunâtre. Le liquide reste trouble. Odeur de farine fermentée et, plus tard, de lait aigri.

Gélose. — Petites colonies d'abord blanches qui deviennent confluentes et se colorent en jaune orange. En vieillissant, elles prennent un aspect grumeleux, mamelonné.

Sérum. — Culture assez épaisse devenant jaune.

Gélatine. — En piqûre, il se forme une masse granuleuse jaunâtre qui liquéfie en forme de cupule. Coloration blanc-jaunâtre.

Lait. — Coagulation rapide.

Pomme de terre. — Couche épaisse jaune d'or ou jaune orange.

Microscopie. — *Réaction au Gram*. — Positive.

Mobilité. — Nulle.

Morphologie. — Coccus sphériques, pouvant se montrer groupés en diplocoques, quelquefois simulent une courte chaînette par réunion de deux diplocoques, ordinairement réunis en amas irréguliers comparés à des grappes de raisin.

Virulence. — Souvent très marquée et se conservant assez longtemps. L'animal à employer est le lapin. En injection sous-cutanée, il y a formation d'abcès ; en injection intra-veineuse, mort par lésions septiques.

Habitat. — Pus divers, principalement d'ostéomyélite ou d'empyème.

Diagnostic. — A distinguer d'avec tous les autres microbes ronds.

Selon la coloration, on distingue à côté du staphylocoque doré deux variétés : le staphylocoque citreus et le staphylocoque albus. Avec ce dernier, la liquéfaction de la gélatine est plus lente et les cultures sur gélose peu saillantes, d'un blanc grisâtre, un peu irisé, présentent une viscosité marquée. La culture sur pomme de terre est mince et sèche.

PNEUMOCOQUE

(TALAMON-FRÆNKEL.)

Pl. XXXVIII. Fig. III.

Conditions vitales. — Aérobie ou anaérobie facultatif

Cultures. — *Bouillon.* — Légèrement troublé et il se dépose une fine poussière blanche dans le fond du tube.

Gélose. — Très fines colonies translucides, en gouttelettes de rosée.

Sérum. — Même aspect que sur gélose (peut s'encapsuler).

Gélatine. — Ne pousse pas.

Pomme de terre. — Ne pousse pas.

Lait. — Ordinairement coagulé.

Milieux favorables. — Sang gélosé (Bezançon).

Microscopie. — *Réaction au Gram.* — Positive.

Mobilité. — Nulle.

Morphologie. — Dans les milieux de culture, il n'y a ordinairement pas de capsules, ce sont des microbes ovalaires groupés par deux. Ils peuvent former de courtes chaînettes. Dans les pus qui sont spéciaux (couleur jaune verdâtre, pus bien lié, grumeleux, pus louable des auteurs), dans les crachats, le pneumocoque se présente encapsulé. Il a sa forme classique en grain d'avoine, en flamme de bougie, dont les deux éléments se regardent d'ordinaire par l'extrémité pointue. Ils peuvent être parfois arrondis. Les capsules se voient très bien par la coloration au bleu de méthylène ou au Ziehl dilué, elles ne se colorent pas et sont réfringentes.

Habitat. — Les crachats, les pus.

Virulence. — Inoculer une souris blanche qui meurt vite. On trouve le pneumocoque à l'état de pureté dans le sang du cœur.

BACILLE DU TÉTANOS

(NICOLAIER.)

PL. XXXVIII. FIG. III.

Conditions vitales. — Anaérobie.

Cultures. — *Gélose.* — Colonies floconneuses avec tractus sinueux. Formation de gaz qui font craqueler la gélose.

Bouillon. — Liquide troublé et formation de fines bulles de gaz. Plus tard, dépôt dans le fond du tube. Odeur de corne brûlée.

Gélatine. — Au bout de 4 à 5 jours, petits points nuageux d'où partent des filaments radiés. La culture a un aspect floconneux. Liquéfaction lente de la gélatine et formation de bulles de gaz. Après liquéfaction totale, le milieu devient limpide et les colonies tombent au fond du tube.

Sérum. — Même aspect que sur gélose; pas de liquéfaction.

Lait. — Pas de coagulation.

Microscopie. — *Réaction au Gram.* — Positive.

Mobilité. — Légère, cesse par la présence de l'air.

Morphologie. — Bacilles longs et grêles, se présentant parfois sous l'aspect de filaments plus ou moins longs, pouvant être ondulés. Ils sont plus courts dans les cultures jeunes. Beaucoup d'éléments présentent des spores sphériques à une extrémité, d'où l'aspect classique *en épingle*. Rarement, on rencontre des formes en haltères ou des spores libres. On peut, difficilement, il est vrai, colorer des cils.

Virulence. — Très grande, reproduit le tétanos. Formation de toxine.

Habitat. — Plaies tétaniques. — Terre. — Détritus. — Poussières.

Diagnostic. — Éviter de le confondre avec le bacille de Bienstock.

STREPTOCOQUES — STAPHYLOCOQUES — PNEUMOCOQUE — TÉTANOS

Pl. XXXVIII.

Fig. I. — *Streptocoques.* — (Grossissement 1000, ocul. comp. 9, obj. 1/15, Stiassnie.)
Coloration au Gram. A gauche : streptocoque intestinal ; à droite : streptocoque de l'érysipèle, en chaînettes de cocci.

Fig. II. — *Staphylocoques.* — (Grossissement 1000, ocul. comp. 9, obj. 1/15,
Stiassnie.)
Coloration au Gram. Groupement spécial en grappes de raisin du staphylo-
coque.

Fig. III. — *Pneumocoque.* — (Grossissement 1000, ocul. comp. 9, obj. 1/15,
Stiassnie.)
Coloration au Gram. On voit des coccobacilles groupés par deux éléments et
non encapsulés.

F.g. IV. — *Bacille du tétanos.* — (Grossissement 1000, ocul. comp. 9, obj. 1/15,
Stiassnie.)
Coloration au Gram. On voit des bâtonnets dont quelques-uns sont en tête
d'épingle et d'autres dont la spore n'est pas colorée.

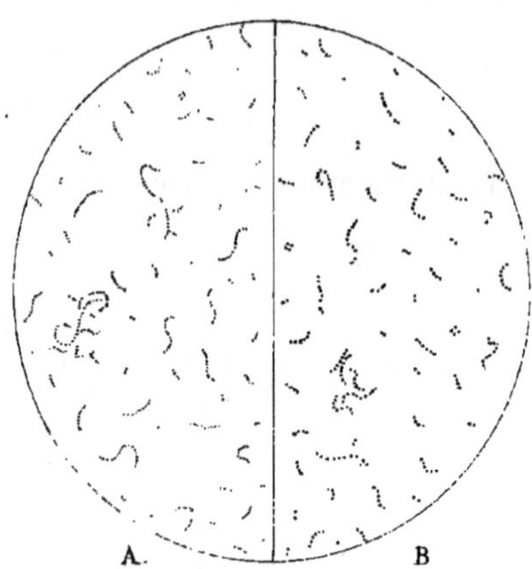

Fig.I.

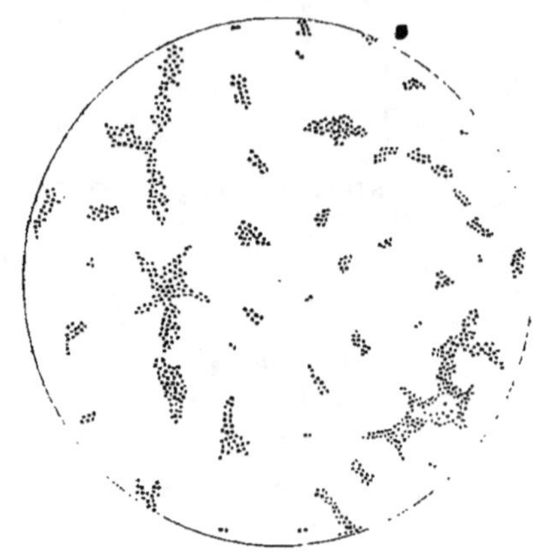

Fig.II.

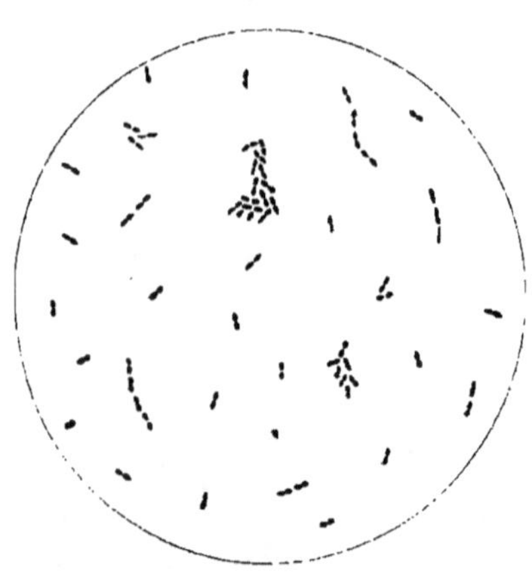

Fig.III.

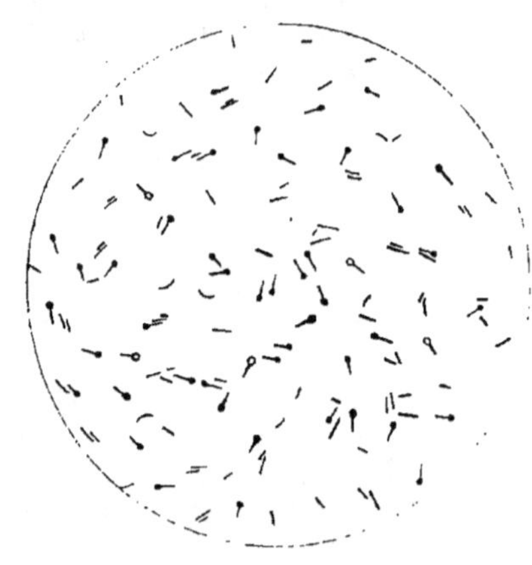

Fig.IV.

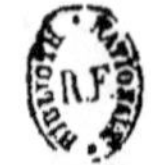

BACILLE TYPHIQUE

(EBERTH.)

Pl. XXXIX. Fig. I et II.

Conditions vitales. — Aérobie et anaérobie facultatif.

Cultures. — *Bouillon.* — Le milieu se trouble d'abord, puis il se produit au fond un dépôt blanchâtre et le bouillon s'éclaircit. En ajoutant à 10 centimètres cubes d'une culture en bouillon 1 centimètre cube d'une solution de nitrite de potasse à 0,20 pour 1000, puis quelques gouttes d'acide chlorhydrique, on n'obtient pas la réaction de l'indol, c'est-à-dire qu'on n'observe aucune coloration (quand la réaction est positive, avec le coli-bacille par exemple, le liquide se colore en rose ou en rouge foncé).

Aucune odeur ne se dégage de la culture. Il n'y a jamais de voile à la surface.

Gélose. — Culture blanche, homogène, assez épaisse, crémeuse, grisâtre. Si la gélose ou le bouillon précédent sont lactosés et tournesolés, il n'y a pas de changement de couleur, le milieu reste bleu ; donc : pas de formation d'acide lactique.

Gélatine. — Pas de liquéfaction, on observe une strie grisâtre dentelée, avec pellicule à la surface. On peut constater une coloration brunâtre.

Sérum. — Colonies blanches à reflets gris.

Pomme de terre. — La surface ensemencée ne présente pas trace apparente de colonies, elle est simplement vernissée, et cependant l'examen microscopique montre de nombreux bacilles.

Lait. — Pas de coagulation, ni fermentation lactosée.

Milieux spéciaux. — α. *Milieu d'Elsner.* — On prend 500 grammes de pommes de terre pelées soigneusement et râpées, que l'on fait macérer dans 1 litre d'eau pendant trois à quatre heures ; on tamise et on laisse déposer pendant une nuit. On décante alors le liquide, on filtre et on l'additionne de 15 à 20 pour 100 de gélatine que l'on fait dissoudre à feu doux. On ajoute une solution de soude jusqu'à ce que la réaction ne soit plus que très faiblement acide. On clarifie au blanc d'œuf, on filtre et on stérilise. On conserve ce milieu dans des ballons d'une contenance de 100 grammes environ. Quand on veut se servir de cette gélatine nutritive, on ajoute pour chaque ballon de 100 grammes, 1 gramme d'iodure de potassium, et on distribue en tubes de culture ordinaire ou en boîtes de Petri.

Sur ce milieu, on n'obtient guère que le coli-bacille et le bacille d'Eberth, mais il n'a pas de valeur absolue pour la différenciation des deux espèces.

Utilisé seul, il peut induire en erreur. Dans les cas typiques, les colonies de bacille typhique sont comme des gouttes d'eau claires et brillantes, avec des granulations extrêmement fines, tandis que les cultures de coli présentent de grosses granulations colorées en brun.

β. *Milieu de Wolff.* — On ajoute à une culture sur gélose simple ou gélose sucrée 1 à 2 gouttes d'une solution de rouge neutre (neutral-roth) à 1 ou 2 pour 100; après quoi, on lute le tube avec une couche de gélatine ou de gélose, pour mettre la culture à l'abri de l'oxygène de l'air. Le bacille typhique est sans action sur la couleur, tandis que le rouge neutre se décolore sous l'action du coli-bacille.

γ. *Milieu de Rothberger.* — Ce milieu se prépare en partant du bouillon ordinaire chloruré et peptoné. On peut aussi mettre 5 grammes d'extrait de viande de Liebig dans 500 centimètres cubes d'eau distillée; on ajoute 2^{gr},5 de chlorure de sodium et 10 grammes de peptone pure. Alcaliniser jusqu'à réaction faiblement alcaline, porter à l'ébullition pendant une heure et filtrer. Après avoir additionné de 0,3 pour 100 de gélose qu'on fait dissoudre à l'autoclave, on ajoute 1 centimètre cube de solution saturée de rouge neutre par 100 centimètres cubes de gélose, puis 0,15 pour 100 de glucose; on distribue dans les tubes qu'on stérilise à l'autoclave. Sur ce milieu, le bacille typhique ne produit aucune modification, tandis que le coli-bacille le décolore et produit de la fluorescence.

δ. *Milieu de Drigalski-Conradi.* — On prend 1500 grammes de viande de bœuf bien dégraissée, et on la laisse macérer pendant vingt-quatre heures dans 2 litres d'eau. Après expression, le liquide est maintenu à l'ébullition pendant une heure, filtré et additionné de 20 grammes de peptone chimiquement pure, de 20 grammes de nutrose (¹), de 10 grammes de chlorure de sodium. On fait bouillir pendant une heure, puis on filtre. On ajoute alors 60 grammes de gélose qu'on laisse cuire pendant trois heures; on alcalinise légèrement, on filtre, puis on opère une cuisson d'une demi-heure.

Pendant ce temps, on prépare 260 grammes de solution de tournesol sensible, on ajoute 30 grammes de sucre de lait et on cuit pendant quinze minutes. Cette solution chaude est mélangée à la première par agitation. On s'assure de l'alcalinité. On ajoute alors 4 grammes d'une solution chaude de soude anhydre à 10 pour 100, et 20 centimètres cubes d'une solution fraîche de 0^{gr},1 de crystall-violet B. de Höchst dans 100 centimètres cubes d'eau distillée chaude.

La gélose est répartie sur plaques de Petri, et on peut conserver l'excédent dans un ballon.

Les colonies de bacille typhique ensemencées sur ce milieu sont bleues tirant un peu sur le violet; elles sont minces, comme des gouttes de rosée. Elles se distinguent facilement des colonies de coli-bacille qui sont rouges et ovales.

(¹) La nutrose est un mélange d'albumoses et de caséine.

Les causes d'erreur peuvent provenir des bacilles du groupe du subtilis, qui forment des colonies bleues ovales, et de certains bâtonnets des selles fétides. L'agglutination permet de ne pas les confondre avec le bacille typhique.

ε. *Milieu de Ramond.* — A 5 ou 6 centimètres de gélose lactosée à 4 pour 100 fondue vers 70 à 80 degrés, on ajoute de la solution de rubine acide jusqu'à nuance rouge cerise, puis 2 gouttes de solution aqueuse saturée de carbonate de soude, qui décolore très vite le milieu. On filtre et on stérilise à 105 degrés pendant cinq minutes; on distribue en tubes; le milieu doit être incolore. Le bacille d'Eberth ne produit pas de modifications sur ce milieu, tandis que le coli-bacille fait apparaître une coloration rouge intense.

ζ. *Milieu nutrose-mannite.* — Se prépare comme le milieu de Drigalski en remplaçant le sucre par de la mannite et sans addition de crystall-violet. Il s'emploie de la même façon.

η. *Milieu lactosé de Grimbert et Legros* (destiné à remplacer le petit-lait tournesolé de Petruchsky très employé en Allemagne pour distinguer le coli-bacille du bacille d'Eberth). — Lactose pure, 2 grammes; peptone, 0^{gr},50; eau, 100 centimètres cubes. On ajoute un peu de carbonate de chaux pur ; le liquide doit avoir une réaction neutre. Stérilisé et additionné de teinture de tournesol très sensible, également stérilisée, il virera au rouge en quarante-huit heures, sous l'influence du coli-bacille, même le plus dégénéré. Le bacille d'Eberth ne donnera aucun changement de teinte, même au bout de huit jours.

Microscopie. — *Réaction au Gram.* — Négative.

Mobilité. — Très accentuée. Présente des cils très nombreux [1].

[1] *Technique de la coloration des cils.* — La coloration des cils offre de grandes difficultés. Il faut opérer de préférence avec une jeune culture sur gélose, en observant la plus rigoureuse propreté dans les manipulations. Une parcelle de la culture est délayée dans 2 à 5 centimètres cubes d'eau distillée et, avec ce liquide, on prépare un certain nombre de lamelles.

Après fixation par la chaleur on a recours à l'une des méthodes suivantes qui nous paraissent mériter la préférence :

1° *Méthode de Lœffler.*

BAIN MORDANT

Solution aqueuse de tannin à 20 grammes de tannin pour 80 grammes
  d'eau distillée. . . . . 10 centimètres cubes.
Solution aqueuse de sulfate ferreux à froid 5   —
Solution saturée de fuchsine dans l'alcool absolu 1   —
  Modifier la réaction de ce bain suivant les microbes.

Pour ceux qui rendent leurs cultures acides : *coli-bacille, vibrion septique, bacille du charbon symptomatique, bacillus subtilis,* ajouter au bain quelques gouttes d'une solution de soude à 1 pour 100 (de 1 à 40 gouttes).

Pour les alcalinisants au contraire : *spirille du choléra, spirille de Finckler et Prior, bacille pyocyanique,* acidifier avec une solution d'acide sulfurique à 1,225 pour 100. On verse une goutte du bain modifié sur la lamelle et on chauffe au-dessus d'une légère flamme pendant une demi-minute à une minute, en évitant l'ébullition. Laver à l'eau distillée, puis à l'alcool. Colorer ensuite pendant une minute à une douce chaleur avec une solution de fuchsine dans l'eau anilinée à laquelle on a ajouté quelques gouttes de solution de soude à 1 pour 100 jusqu'à commencement d'opalescence.

Laver à l'eau, sécher et monter dans le baume du Canada.

Morphologie. — Bacilles arrondis aux extrémités, trois fois plus longs que larges, quelquefois en longs filaments ou en courtes navettes avec espace clair central. Pas de spores. Dans les vieilles cultures, on peut cependant voir, à l'extrémité des bâtonnets, des pseudo-spores sphériques ou ovoïdes ne se colorant pas.

Virulence. — Faible en inoculation sous-cutanée, plus active intra-péritonéale.

Habitat. — Se trouve dans l'intestin, la rate, le sang et les divers organes des typhiques. On peut être appelé à le rechercher dans les déjections ou dans les eaux.

SÉRO-DIAGNOSTIC

Le sérum sanguin des malades atteints de fièvre typhoïde possède la propriété, lorsqu'il est mélangé à du bouillon renfermant une culture jeune de bacilles d'Eberth, d'immobiliser ces micro-organismes et de les agglutiner en amas. C'est là ce qu'on appelle la séro-réaction positive. Si le phénomène ne se produit pas, on dit que la séro-réaction est négative.

Technique. — On prélève sur le malade 1 centimètre cube de sang, soit directement dans la veine à l'aide d'une seringue de Pravaz stérilisée, soit à

2° *Méthode de Nicolle et Morax.* — Nicolle et Morax ont perfectionné la technique de Lœffler de la façon suivante :

Sur les lamelles desséchées, on verse une goutte du bain mordant de Lœffler préparé avec du tannin à l'éther de très bonne qualité; on chauffe une dizaine de secondes sur une petite flamme. Quand les vapeurs apparaissent, on lave doucement avec une pissette et on renouvelle deux ou trois fois le mordançage et le lavage. On colore à chaud par la fuchsine de Ziehl en maintenant celle-ci sur la préparation pendant une demi-minute. On lave, on sèche et on examine.

3° *Méthode de Van Ermenghem.* — Fixer les lamelles préparées en les plongeant pendant dix minutes à chaud ou une demi-heure à froid dans le *bain fixateur* :

Acide osmique à 2 pour 100, ... 1 partie.
Tannin en solution aqueuse à 25 pour 100 . . . . 2 parties.
Acide acétique. . . . . 4 gouttes.
    Laver à l'eau distillée.

Sensibiliser dans une solution aqueuse de nitrate d'argent à 0,50 pour 100 (il est bon quelquefois d'employer une solution à 2 pour 100) pendant une à deux minutes, jusqu'à ce que la préparation prenne une teinte grisâtre. L'argent se fixe sur les cils et les corps microbiens. Ne pas laver.

Tremper dans un *bain réducteur* dont voici la composition :

Acide gallique. . . . . 5 grammes.
Tannin. 8   —
Acétate de soude fondu 10   —
Eau 350   —

Laisser en contact la préparation pendant une à deux minutes, laver, colorer à la solution de Ziehl et monter.

l'aide d'une ventouse scarifiée, soit par une simple piqûre du doigt. On met ce sang dans un petit tube de verre stérilisé et scellé à une extrémité et on centrifuge pendant cinq minutes environ. Au bout de ce temps, le sérum surnage, il est parfaitement clair ou légèrement teinté en rose par dissolution d'hémoglobine. Souvent la fibrine reste dans le sérum lui donnant un aspect louche, blanc mat, il n'y a qu'à la refouler avec une très fine baguette de verre stérilisée et centrifuger à nouveau rapidement pour obtenir du sérum clair.

On peut laisser spontanément le sang se séparer en ses deux éléments constituants, plasma et sérum, mais c'est beaucoup plus long. On en est cependant réduit à cette extrémité lorsqu'on ne peut centrifuger assez rapidement.

On se procure, d'autre part, une culture jeune, de vingt-quatre à quarante-huit heures, de bacille d'Eberth dans du bouillon ordinaire. On vérifie si la culture est pure, si les bacilles sont bien mobiles et bien isolés. Dans un verre de montre bien propre, on mélange, à l'aide d'une pipette stérilisée, 1 goutte du sérum et 10 gouttes du bouillon de culture préalablement agité. On examine 1 goutte de ce mélange entre lame et lamelle, avec un fort grossissement à sec. Il est bon d'employer l'éclairage oblique pour mettre plus facilement au point. Les bacilles s'immobilisent et se mettent en amas plus ou moins denses, soit disséminés, soit confluents et nombreux. Le phénomène s'accentue avec le temps, il est très net au bout d'une demi-heure à une heure. Nous conseillons de regarder une nouvelle goutte toutes les dix minutes, et, si, au bout d'une heure, on n'a rien obtenu, on peut dire que le séro-diagnostic est négatif.

La propriété agglutinative peut se conserver pendant des semaines pour les bacilles morts tués avec 1 goutte de formol du commerce pour 150 gouttes de bouillon de culture, ce qu'il est utile de savoir si l'on n'a pas à sa disposition de cultures fraîches.

Mesure du pouvoir agglutinant. — Ce pouvoir est tantôt très faible, tantôt très énergique. L'échelle sur laquelle on se base pour le mesurer consiste à déterminer le taux de dilution minimum nécessaire pour la formation d'amas bien évidents. C'est ainsi qu'on peut opérer avec les dilutions à 1 goutte de sérum pour 5, 10 et jusque 200 gouttes de bouillon. Ordinairement, il faut toujours commencer par la dilution au 1/10°.

Agglutination macroscopique. — On prend deux tubes de bouillon renfermant un même volume de liquide, et tous deux sont ensemencés avec du bacille d'Eberth. L'un, le tube témoin, est ainsi mis à l'étuve à 37 degrés. Dans l'autre, on ajoute du sérum dans la proportion de 1 pour 10 ou 15 parties de bouillon (8 gouttes de sérum par exemple pour 4 centimètres cubes de bouillon) et on met à l'étuve.

Au bout de vingt-quatre heures, le bouillon est trouble dans le tube témoin; il est à peu près clair avec des grumeaux blanchâtres, tombés au fond du tube, lorsqu'il est additionné de sérum. Ces flocons représentent les bacilles agglutinés.

Diagnostic bactériologique. — A différencier des bacilles paratyphiques, du bacillus lactis aerogenes, du bacille de Friedlander, du bacille de Gærtner, mais *surtout* du *coli-bacille* et du *bacille de la dysenterie.*

Les deux tableaux suivants empruntés à Verdun résument ce qu'il y a d'important pour la différenciation.

A. — MORPHOLOGIE.

BACTERIUM COLI	BACTERIUM DYSENTERIÆ	BACILLE D'EBERTH
Bâtonnet 2 à 5 μ. . . . . Extrémités arrondies. . . . . . Mobile. . . . . Mobilité très variable avec les échantillons; tantôt exagérée, tantôt diminuée. . . . . Cils peu nombreux (4 à 6) et courts . . . . Se colore par les couleurs d'aniline . . . . Ne prend pas le Gram.	Bâtonnet 1 à 5 μ. . . . . Arrondi aux deux bouts. . . . . Immobile. . . . . Mobilité très modérée difficile à distinguer des mouvements moléculaires. . . . . Pas de cils. . . . . Se colore par les couleurs d'aniline. . . . . Ne prend pas le Gram	Bâtonnet 2 à 5 μ. Bouts arrondis. Très mobile. Quelques races ont une mobilité atténuée. Cils nombreux (8 à 20) longs et flexueux. Se colore par les couleurs d'aniline. Ne prend pas le Gram.

B. — CULTURES.

MILIEUX NUTRITIFS	BACTERIUM COLI	BACTERIUM DYSENTERIÆ	BACILLE D'EBERTH
Bouillon ordinaire. . .	Trouble fortement . . . Sédiments abondants. . Fréquemment un voile à la surface.	Trouble modérément. . Sédiments peu abondants. . . . . Pas de voile superficiel.	Trouble modérément avec ondes moirées. — Dépôt peu abondant. Pas de voile.
Eau peptonée	Produit de l'indol. . . .	Ne produit pas d'indol ou rarement.	Ne produit pas l'indol.
Stries sur gélatine. . .	Bande large, épaisse, avec bords déchiquetés	Bande mince, étroite et opaline	Bande mince, grêle, transparente avec bords irréguliers.
Plaques gélatine (12 °/₀).	Colonies rondes, grosses, brunâtres.	Colonies arrondies ou à bords sinueux (feuille de vigne), translucides, jaunâtres en vieillissant.	Colonies rondes ou découpées; blanc-bleuâtre ou nacrées, sillons vers le centre (aspect montagne de glace).
Pomme de terre. . . .	Enduit épais, blanchâtre, très humide.. . .	Enduit léger, humide. .	Léger enduit vernissé, peu visible.
Lait	Coagulation en 24-56 heures	Pas de coagulation ou rarement.	Pas de coagulation.
Agar avec Neutral-Roth.	Décoloration du milieu.	Pas de changement de couleur.	Pas de décoloration.
Gélose-lactose avec Neutral-Roth (milieu de ROTHBERGER). . .	Fermentation et fluorescence.	Ni fermentation, ni fluorescence.	Ni fermentation, ni fluorescence.
Gélose lactose tournesolée (milieu de DRIGALSKI-CONRADI.. . .	Colonies rouges avec fond rouge.	Colonies bleues sur fond bleu.	Colonies bleues sur fond bleu.
Nutrose-mannite tournesolée (milieux de BARSIEKOW, KLOPSTOCK, HETSCH). . . .	Virage au rouge rapide; après 24-48 h. couleur pelure d'oignon; acidité 1,18 à 1,66. . . . . Coagulation intense.. . Dégagement gazeux.. .	Virage au rouge tardif, faible après 24-48 h.; acidité 0.04. . . . . . . Pas de coagulation . . . Pas de fermentation. .	Virage au rouge fort, après 24-48 h.; acidité 0,29 à 0,44. Coagulation faible. Pas de dégagement gazeux.

RECHERCHE DU BACILLE TYPHIQUE DANS LES EAUX ET LES MATIÈRES FÉCALES

Eaux.

Toutes les méthodes employées concourent à un triple but : 1° obtenir le plus possible de bacilles, car ils sont ordinairement peu nombreux ; 2° utiliser des milieux très favorables au bacille typhique et mauvais pour les autres microbes ; 3° avoir recours en ces milieux à des moyens de différenciation faciles pour distinguer le typhique des microbes qui lui ressemblent, le colibacille par exemple. Pour réaliser le premier desideratum, on a trois moyens à sa disposition :

1° La concentration microbienne ;

2° La précipitation microbienne ;

3° L' « enrichissement microbien »

I

Concentration microbienne. — On peut y arriver par la centrifugation dans des tubes stérilisés, mais ce procédé est très long, car il est nécessaire d'opérer sur une grande quantité d'eau, d'où la nécessité de nombreuses centrifugations et décantations successives.

Le meilleur moyen consiste à faire passer à travers une bougie poreuse un minimum d'un litre d'eau suspecte et à recueillir le dépôt pelliculaire, qui recouvre les parois, en lavant ce dépôt avec du bouillon stérile ordinaire. Au bout de 24 heures de séjour à l'étuve, on fait des ensemencements de ce bouillon sur les milieux spéciaux ci-dessus indiqués.

Précipitation microbienne. — α. *Méthode Ficker.* — Disposer 2 litres d'eau à analyser dans une haute éprouvette stérile, alcaliniser avec 8 centimètres cubes de soude à 10 pour 100, ajouter 7 centimètres de solution à 10 pour 100 de sulfate de fer, agitez ; le précipité formé met 2 à 3 heures pour se déposer. Pour dissoudre le dépôt, ajouter 1/2 de son volume de tartrate neutre de potasse à 25 pour 100. Ensemencer avec ce liquide sur grandes boîtes de Petri contenant le milieu de Drigalski-Conradi. La centrifugation active la précipitation.

β. *Méthode Vallet-Schuder.* — A 2 litres d'eau à analyser contenue dans une haute éprouvette stérile, ajouter 20 centimètres cubes d'une solution d'hyposulfite de soude à 7,75 pour 100, ensuite 20 centimètres cubes d'une solution de nitrate de plomb à 10 pour 100. Agiter et laisser déposer le précipité pendant 20 à 24 heures. Décanter et redissoudre le dépôt dans 14 centimètres cubes d'une solution d'hyposulfite de soude à 10 pour 100.

Puiser dans le liquide limpide, 0,2 à 0,5 centimètre cube que l'on ensemencera sur boîtes de Petri contenant la gélose lactosée.

γ. *Méthode Chantemesse-Schepilewsky.* — Un centimètre cube d'eau à analyser est additionnée de 10 centimètres cubes de bouillon. On met à l'étuve
pendant plusieurs jours. Le bouillon se trouble, et il se forme un voile à la
surface. On l'enlève et on ajoute au liquide trouble restant du sérum antityphique très agglutinant (¹). Le dépôt obtenu par centrifugation est mélangé
avec de l'eau stérilisée, et on ensemencera sur les milieux spéciaux ci-dessus
indiqués.

Méthode d'enrichissement. — *Procédé Altschüller.* — Cette méthode
consiste à faire d'abord pulluler dans l'eau le bacille typhique avant de
procéder aux examens. On additionne l'eau de peptone et de sel pour rendre
le milieu favorable, et on laisse à l'étuve pendant 24 heures, 10 centimètres
cubes de cette eau sont disposés dans un récipient constitué par un tube de
verre d'assez gros diamètre, à extrémité effilée au bout de laquelle est adapté
un tube de caoutchouc fermé par une pince de Mohr. On ajoute dans cette
sorte de burette quelques gouttes de sérum antityphique, qui précipite les
bacilles dans le fond du tube. C'est ce fond du tube qu'on remet dans une
solution de peptone salée et qu'on laisse ensuite pousser abondamment avant
d'ensemencer sur les milieux de différenciation.

M. Cambier vient de décrire un procédé qui ne rentre dans aucun de ces
groupes. Il est basé sur la propriété que le bacille typhique possède de
franchir rapidement, grâce à sa motilité, la paroi des bougies filtrantes de porcelaine.

Procédé Cambier. — Il y a grand intérêt à faire porter la recherche sur le
plus d'eau possible. On commence par filtrer la totalité de l'échantillon sur
une bougie de porcelaine, et on délaye (à l'aide d'un très petit tampon d'ouate
stérilisé) le léger enduit muqueux ainsi obtenu, renfermant la totalité des
microbes, dans 3 ou 4 centimètres cubes de bouillon alcalin-salé identique
à celui qui sera introduit dans la bougie de culture et dont voici la formule :

> Solution aqueuse de peptone à 5 pour 100 . . 100 cc.
> Solution aqueuse de soude à 1 pour 100 . . . 12 cc.
> Solution saturée de sel marin . . . . 12 cc.

Le tube contenant cette émulsion trouble et le tampon sont placés à l'étuve
à 37° pendant trois heures ; ceci a pour but de permettre aux germes de se
détacher du tampon d'ouate et de commencer leur pullulation. Pendant ce
temps, on procède à la préparation des tubes à bougies servant à la séparation
proprement dite.

On a préparé à l'avance :

1° Une solution aqueuse à 5 pour 100 de peptone Defresne bien filtrée,

____

(¹) S'en procurer dans les laboratoires spéciaux.

qu'on a répartie par doses de 100 centimètres cubes dans des matras bouchés à l'ouate et stérilisés à 110°.

2° Une solution de soude caustique (Na OH) à 1 pour 100 répartie dans des tubes bien bouchés par doses de 12 centimètres cubes et stérilisée à 110°.

3° Une solution *parfaitement saturée* de sel marin (Na Cl), répartie comme la précédente par doses de 12 centimètres cubes dans les tubes et stérilisée à 110°.

4° Des tubes à essai grand modèle munis chacun d'une bougie Chamberland (1) très poreuse marque F et disposés comme l'indique la figure 22. Le tout est stérilisé au four Pasteur à 170°.

Au moment d'opérer, on verse aseptiquement le contenu d'un tube de soude et d'un tube de sel dans un matras d'eau peptonée et l'on mélange bien par agitation. Puis à l'aide d'une pipette stérilisée, on prélève une certaine quantité de ce mélange qu'on introduit tout d'abord à *l'intérieur* de la bougie, de façon que l'air inclus dans les pores de la porcelaine soit facilement expulsé par le liquide qui y pénètre par capillarité. On apprécie à ce moment le degré de porosité de la bougie : celle-ci est convenable lorsque l'on voit perler rapidement un grand nombre de petites gouttelettes liquides sur sa face externe, et il faudrait rejeter toute bougie qui refuserait de se laisser ainsi mouiller rapidement; on achève de vider le contenu de la pipette dans le tube extérieur. Le petit appareil de culture étant ainsi garni, on le place à l'étuve à 37° pendant deux ou trois heures pour permettre aux niveaux du liquide de s'égaliser à l'intérieur de la bougie.

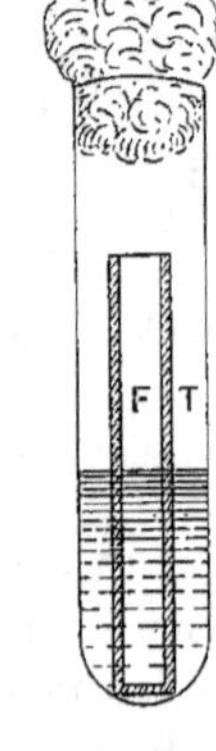

Fig. 22.

Au bout de ce temps, on aspire à l'aide d'une pipette effilée l'émulsion trouble des microbes à étudier, préparée d'autre part, et on l'introduit à l'intérieur de la bougie, en prenant bien entendu toutes précautions pour éviter de laisser couler la moindre trace de cette émulsion au dehors de la bougie. On flambe fortement toute la partie du tube de verre qui dépasse la bougie, on replace la bourre d'ouate et l'on met l'appareil ensemencé dans l'étuve à 37°. Dès la quinzième heure, on fera bien de commencer à surveiller l'aspect du bouillon extérieur, qui jusque-là est demeuré parfaitement limpide.

Dès qu'un louche s'y manifeste, on prélèvera un peu de liquide extérieur, avec une pipette effilée, pour l'étudier (examen microscopique, agglutination, ensemencement par friction sur plaque d'agar-lactose-tournesol ou sur milieu de Drigalsky-Conradi).

Dans le cas où l'eau contient le bacille typhique, on pourra ainsi obtenir

---

1. Les bougies en question doivent être *neuves* autant que possible ou n'avoir pas servi plus de deux ou trois fois. Dans ce dernier cas, on les lave soigneusement et abondamment à l'eau, puis à l'acide chlorhydrique étendu, puis de nouveau *à l'eau*; on les essaye pour s'assurer qu'elles ne sont pas fêlées; on les égoutte, on les sèche doucement à une douce température. On termine la régénération en les chauffant deux heures dans le four à moufle au rouge naissant (de manière à ne pas fondre l'émail voisin de l'orifice).

une culture pure d'emblée de ce microorganisme ou simplement mélangée d'une autre espèce dont il sera en général très aisé de le séparer.

En opérant exactement dans ces conditions, on ne verra le coli-bacille traverser la bougie que tout à fait exceptionnellement.

En tout état de cause, dans ce cas tout à fait défavorable, la culture mixte coli-typhique obtenue dans le bouillon extérieur sera assez riche en bacille typhique, pour que de nombreuses colonies de ce dernier puissent être observées sur les plaques de différenciation ensemencées avec ce mélange.

Parfois, certaines variétés de *bacillus subtilis* traversent les bougies en même temps que le bacille typhique. Ces microbes très avides d'air venant former un voile à la surface du bouillon contenu dans le tube extérieur, une simple culture d'une goutte de ce bouillon dans un tube de bouillon alcalin soustrait au contact de l'air par une légère couche de vaseline éliminera facilement ces microbes aérobies.

II

Pour réaliser le second desideratum, il convient d'employer des milieux qui ne laissent pousser que le bacille typhique ou à peu près. On y arrive par l'addition de caféine ou d'acide phénique.

α. Milieux caféinés. —L'emploi de ces milieux est basé sur ce fait qu'une culture de coli est négative dès que le milieu contient 60 pour 100 d'une solution au centième de caféine, tandis que le bacille d'Eberth pousse très bien.

Méthode de Roth. — Neutraliser du bouillon ordinaire avec de la soude jusqu'à persistance de coloration rouge par la phénolphtaléine. Ajouter de 80 à 100 pour 100 d'une solution centésimale de caféine. Pour la gélatine, ne pas dépasser 5 pour 100 de la solution caféinée et ne pas la laisser fondre au-dessus de 50°, ajouter 1.5 de la solution sodique à 1/5 pour neutraliser.

Méthode Ficker. — 1° Faire une solution de 10 grammes de nutrose dans 80 centimètres cubes d'eau distillée, ramener la solution à son volume primitif après la dissolution qui s'opère à chaud.

2° Préparer une solution de 5 grammes de caféine dans 20 centimètres cubes d'eau.

3° Dissoudre 0,1 de crystall-violet de Höchst dans 100 centimètres cubes d'eau. On verse dans 900 centimètres cubes de l'eau à analyser les solutions 1 et 2; on agite soigneusement, puis on ajoute la solution 3; laisser à l'étuve à 37° pendant 12 heures.

β. Milieux phéniqués. —*Procédé de Peré.* — Dans un ballon stérilisé d'une contenance de 1 litre, on met 100 centimètres cubes de bouillon stérilisé, 50 centimètres cubes d'une solution de peptone pure à 10 pour 100 neutralisée et stérilisée, puis 600 à 700 centimètres cubes de l'eau à analyser. On ajoute 20 centimètres cubes d'une solution à 5 pour 100 d'acide phénique pur, et on complète le litre avec l'eau mise en expérience. Cette eau est répartie en

10 vases stérilisés. On maintient à l'étuve à 37°. Lorsque le trouble se produit, on ensemence sur bouillons ordinaires ou sur bouillons phéniqués contenant pour 100 centimètres cubes de bouillon, 1 gramme d'acide phénique et 5 grammes de peptone.

On finit par ne plus avoir que du typhique ou du coli ou un mélange des deux.

Nous avons indiqué plus haut assez de milieux spéciaux pour réaliser le troisième desideratum.

Matières fécales.

GÉLODIAGNOSTIC (D'APRÈS CHANTEMESSE). — Une petite quantité de matières fécales aussi fraîches que possible est ensemencée dans un tube large, contenant environ 10 centimètres cubes d'eau peptonée neutre à 3 pour 100. Après un séjour de six à sept heures à l'étuve à 37°, le bouillon trouble est filtré à travers un filtre de papier; le liquide qui passe est additionné de deux à trois gouttes de sérum agglutinant antityphoïde fort. Au bout d'un quart d'heure, le tube est porté dans la turbine à centrifugation pendant quatre ou cinq minutes. Il se dépose un petit culot formé en majeure partie de bacilles typhiques agglutinés. On décante avec précaution le liquide en ne laissant que le culot, et ce dernier est alors délayé dans quelques gouttes de bouillon stérile. Cette dilution sert en partie à ensemencer un nouveau tube d'eau peptone qui servira à répéter les manœuvres précédentes si besoin est. La plus grande partie de la dilution est jetée sur un petit papier filtre plat reposant sur d'autres papiers filtres. Les microbes quelconques isolés et n'ayant pas subi l'influence du sérum agglutinant sont entraînés dans la profondeur par le courant de filtration. Les paquets de bacilles typhiques agglutinés restent, au contraire, sur la surface du filtre. Alors, avec un bouchon de carafe en verre dont une extrémité est plate, on tamponne ce filtre énergiquement et on porte aussitôt ce tampon de verre, sans le recharger, sur plusieurs plaques de gélose phéniquée, lactosée et tournesolée, contenues dans des boîtes de Petri. Cette gélose neutralisée est préparée de la manière suivante : eau peptonée 3 pour 100, gélose 2 pour 100, lactose 2 pour 100. Quand cette gélose est liquéfiée, et avant d'être versée dans les boîtes de Petri, on ajoute pour une quantité de 10 centimètres cubes de gélose quatre gouttes d'une solution aqueuse d'acide phénique cristallisé à 5 pour 100 et 1 centimètre cube de teinture de tournesol sensible. Sur trois ou quatre plaques de Petri renfermant cette gélose phéniquée lactosée et tournesolée devenue solide, on promène ou plutôt on essuie la surface plane du bouchon de verre qui, par tamponnement a relevé les paquets d'agglutination répandus sur le filtre de papier. On porte les plaques à l'étuve une douzaine d'heures et on voit alors, développées sur la surface de cette gélose, des colonies dont beaucoup sont formées de bacilles typhiques isolés ou en amas. Les colonies typhiques se reconnaissent au bout de douze heures à leur petitesse, à leur aspect bleu nacré. On recueille avec un mince fil de platine ces fines colonies et on les ensemence dans un tube d'eau peptonée contenant un peu de sérum agglutinant. Quelques heures plus tard, le bouillon est clair et les colonies typhiques développées sont rassemblées au fond du tube par le fait de l'agglutination. Tout tube qui est troublé uniformément n'est pas ensemencé avec du bacille typhique ou du moins ne contient pas une culture pure de bacilles typhiques. Dans le cas où cette première recherche a été infructueuse, on doit la recommencer avec le nouveau tube qui a été ensemencé avec le petit culot recueilli après passage à l'appareil centrifuge.

BACILLE PARATYPHIQUE

Conditions vitales. — Surtout aérobie, mais facultativement anaérobie.

Cultures. — *Bouillon.* — Se trouble sans formation de pellicule à la surface, et sans donner d'odeur.

Gélose. — Cultures bleuâtres et polycycliques.

Sérum. — Mêmes caractères.

Gélatine. — Pas de liquéfaction, développement rapide de cultures exubérantes à aspect porcelainé.

Lait. — Pas de coagulation.

Pomme de terre. — Colonies assez visibles mais peu intenses.

Milieux spéciaux. — Dans eau peptonée, pas de formation d'indol.

Milieux grattés d'Eberth. — Quand on prend une gélose ordinaire sur laquelle on a ensemencé du bacille d'Eberth, et que, par grattage, on enlève les colonies de ce dernier, si cette gélose est réensemencée avec du paratyphique, ce dernier pousse, tandis que l'Eberth ne pousse plus. Ce procédé de différenciation des milieux grattés est utile et permet d'observer les faits suivants : sur les vieilles cultures d'Eberth, les paratyphiques poussent, mais pas sur les cultures grattées du coli, alors que le coli pousse presque toujours sur les vieilles cultures d'Eberth et rarement sur celles de paratyphiques, et que l'Eberth ne pousse sur aucune de ces vieilles cultures grattées.

Sur milieu de Rothberger : fluorescence. Sur milieu de Drigalski, colonies bleu foncé.

Microscopie. — *Réaction au Gram.* — Négative.

Mobilité. — Très grande.

Morphologie. — Bâtonnets à extrémités arrondies, rarement filamenteux, quelquefois seulement colorés à leurs extrémités. Peuvent présenter à leur extrémité des corpuscules réfringents, simulant des spores. Présentent 8 à 10 cils.

Diagnostic. — Peut se confondre avec l'Eberth et le coli, le diagnostic est basé surtout sur la fermentation des sucres. Tandis que l'Eberth ne les fait pas fermenter, et que le coli les fait abondamment fermenter, le paratyphique fait fermenter les bouillons à la maltose, à la mannite, au glycose, il y a formation d'acide et dégagement d'acide carbonique, mais la réaction manque pour la saccharose.

Il existe plusieurs variétés de paratyphiques. L'agglutination leur est applicable.

Virulence. — Très grande.

Habitat. — Sang et matières fécales dans les infections paratyphiques.

COLI-BACILLE

Pl. XXXIX. Fig. III.

Conditions vitales. — Aérobie et anaérobie facultatif.

Cultures. — *Bouillon.* — Se trouble et souvent formation à la surface d'une pellicule grisâtre. Odeur fétide et fade. Production d'indol.

Gélose. — Enduit blanchâtre, bleuté. Production de gaz.

Gélatine. — Pas de liquéfaction. Culture opaque, formant à la surface un enduit blanchâtre, abondant.

Sérum. — Enduit blanchâtre bleuté. Production de gaz.

Pomme de terre. — Enduit brun épais à surface humide.

Lait. — Coagulation en 24 à 30 heures.

Milieux spéciaux. — Utiliser les mêmes que ceux signalés pour le bacille typhique.

Microscopie. — *Réaction au Gram.* — Négative.

Mobilité. — Accentuée, due à des cils en petit nombre, à l'extrémité.

Morphologie. — Bâtonnets à bouts arrondis, avec pseudo-spores et formes en navette. Très polymorphe. Peut présenter des formes filamenteuses.

Diagnostic. — A différencier d'avec le typhique, le bacillus lactis aerogenes (mais celui-ci est immobile), le pneumobacille.

Virulence. — Animal réactif : le cobaye après inoculation intra-péritonéale, est tué en 24 heures par péritonite suraiguë avec hypothermie.

Habitat. — Le tube digestif et tout ce qui l'avoisine.

BACILLE DU CHOLÉRA

BACILLE VIRGULE. — VIBRION CHOLÉRIQUE.

Pl. XXXIX. Fig. IV.

Conditions vitales. — Aérobie, et plus difficilement anaérobie.

Cultures. — *Bouillon.* — Troublé et se recouvre d'une fine pellicule blanchâtre.

Gélose. — Enduit épais, gris-blanchâtre.

Gélatine. — Liquéfiée. Aspect blanchâtre des colonies. Liquéfaction descendante, en forme de tulipe ou de cupule, complète au bout de 4 jours.

Sérum. — Enduit épais, grisâtre, gris-blanchâtre. Le sérum est liquéfié.

Pomme de terre. — Stries bleu-grisâtre, épaisses, seulement si le milieu est alcalin.

Lait. — Pas de coagulation.

Milieux spéciaux. — Eau peptonée : On prend de l'eau stérilisée additionnée à 1 pour 100 de peptone et de chlorure de sodium. Dans cette eau, le développement est rapide, il se forme une pellicule à la surface du liquide au bout de quelques heures.

Microscopie. — *Réaction au Gram.* — Négative.

Mobilité. — Très accentuée, due à l'existence d'un cil à l'extrémité de chaque vibrion.

Morphologie. — Bâtonnet trapu, incurvé en virgule, en *S*, peut se présenter en filaments, plus ou moins spiralés. Dans les vieilles cultures, formes d'involution en grosses sphères, éléments cocciformes, irréguliers.

Diagnostic. — Doit être distingué d'avec tous les microbes précédents Possède deux propriétés importantes :

1° *La réaction du rouge du choléra.* — Si, dans une culture de choléra en bouillon, ou en eau peptonée, on verse quelques gouttes d'acide sulfurique ou chlorhydrique, on voit le milieu se colorer en rose-violet (réaction de l'indol nitreux). Ce qui différencie de la réaction de l'indol c'est qu'il est inutile ici d'employer les nitrites.

2° *La réaction de Pfeiffer.* — Cette réaction est basée sur deux propriétés : α, l'agglutination du vibrion cholérique par le sérum d'animaux vaccinés contre le choléra; β, la transformation en boule du vibrion après adjonction de sérum sanguin d'un animal quelconque. Pour obtenir cette réaction, on délaye dans du bouillon non ensemencé une culture jeune de vibrion sur gélose et on essaye d'obtenir un bouillon trouble homogène sans grumeaux.

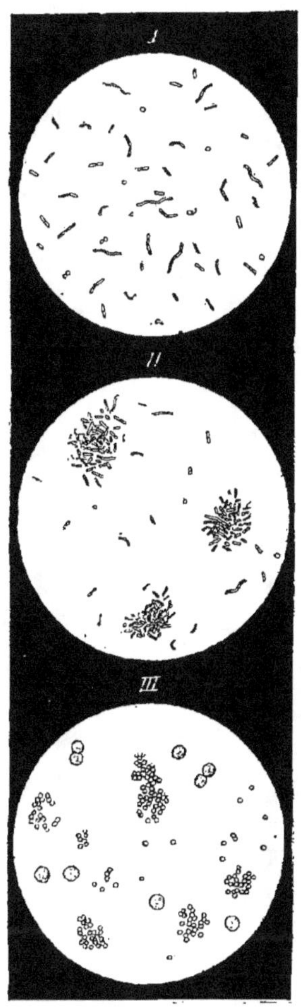

Fig. 25. — Agglutination du vibrion du choléra et phénomènes de Pfeiffer (d'après Bensaude).

I, Culture de vibrion cholérique sans addition de sérum. — II, Culture après addition de sérum agglutinant. — III, Transformation du vibrion en granules après addition de sérum agglutinant et de sérum neuf.

On additionne ce bouillon dans la proportion de 1 pour 10, comme pour un séro-diagnostic (voir p. 178), de sérum d'animal vacciné contre le choléra, sérum qu'on se procurera dans les laboratoires spéciaux; on porte à l'étuve pendant deux heures ou plus, si on recherche l'agglutination macroscopique. On examine directement comme nous l'avons indiqué pour la fièvre typhoïde, si on utilise le microscope. L'agglutination se manifeste au bout d'un temps variable.

Quand, en outre de l'addition du sérum agglutinant, on ajoute dans les mêmes proportions du sérum d'un animal neuf qui n'a reçu aucune inoculation, non seulement, il y a agglutination, mais le vibrion cholérique se transforme en boules, en sphères ressemblant à des cocci.

Les figures ci-jointes montrent ces diverses apparences (Fig. 25).

Virulence. — Accentuée. Produit de la toxine.

Habitat. — Selles des cholériques et les eaux. Pour examiner les selles, on prélève des particules riziformes de préférence, et on les ensemence dans de l'eau peptonée, disposée dans des récipients tels qu'une grande surface du liquide se trouve en contact avec l'air (ballons à fonds plats). Après ensemencement et séjour à l'étuve, on voit se former un voile constitué presque exclusivement par des bacilles virgules. On obtient par ensemencements successifs une culture pure. On s'assure de la nature du microbe en recherchant la réaction de Pfeiffer.

Pour examiner les eaux, prendre un litre d'eau suspecte, y ajouter 1 pour 100 de peptone et 1 pour 100 de chlorure de sodium. Mettre dans un très large ballon à fond plat couvert de ouate et placer dans l'étuve. Lorsque le voile apparaît, faire des ensemencements secondaires.

Diagnostic. — La distinction est difficile à établir entre le bacille du choléra et divers vibrions appartenant probablement à la même espèce, tel, surtout le vibrion de Finckler et Prior. Beaucoup des variétés décrites ne sont peut-être que des formes saprophytes ou à virulence atténuée du vibrion cholérique.

PNEUMO-BACILLE

(FRIEDLAENDER.)

PL. XXXIX. FIG. V.

Conditions vitales. — Aérobie ou anaérobie, facultatif.

Cultures. — *Bouillon.* — Troublé, forme un voile visqueux qui tombe au fond et laisse un anneau sur les bords du tube. Peut produire des gaz.

Gélose. — Stries blanchâtres ou grisâtres, épaisses et visqueuses.

Gélatine. — Pas de liquéfaction; en culot, culture le long de la piqûre; mais, à la surface, culture abondante, sous forme d'une grosse boule blanchâtre (culture en clou).

Sérum. — Stries blanc-grisâtre, épaisses, visqueuses.

Pomme de terre. — Culture épaisse, jaunâtre et visqueuse.

Lait. — Coagulation plus ou moins rapide.

Milieux spéciaux. — Milieux sucrés qu'il fait fermenter.

Microscopie. — *Réaction au Gram.* — Négative.

Mobilité. — Nulle.

Morphologie. — Il y a deux ordres de faits à considérer selon qu'on examine le microorganisme en culture ou dans les exsudats pathologiques.

En culture, il se présente sous forme de bâtonnets assez gros, plus ou moins longs, sans spores, réunis par deux ou trois placés bout à bout, quelquefois filamenteux.

Dans les exsudats, il se montre alors encapsulé; ce sont des bâtonnets, assez gros, courts, trapus, groupés par deux ou trois, placés bout à bout et entourés d'une capsule. La capsule est alors caractéristique du microbe; elle peut exister dans les cultures sur sérum.

Diagnostic. — Peut se confondre avec le coli-bacille (mais celui-ci est mobile), avec le pneumocoque (mais celui-ci prend le Gram), avec le diplo-bacille de Morax (mais ce dernier n'a pas de capsule), avec le Bacillus lactis aerogenes; le diagnostic, dans ce cas, est difficile et quelques auteurs les identifient.

Virulence. — L'animal réactif est la souris qui est tuée en 2 ou 5 jours.

Habitat. — Suppuration, bronchopneumonies, exsudats bucco-pharyngés, angines.

BACILLUS LACTIS AEROGENES

Conditions vitales. — Aérobie ou anaérobie facultatif.

Cultures. — *Gélose*. — Colonies très épaisses formant une nappe saillante blanche, opaque à contours polycycliques, à surface lisse, humide, de consistance glaireuse, visqueuse, coulant vers les parties déclives.

Bouillon. — Troublé rapidement d'une façon uniforme avec à la surface des parcelles blanchâtres qui flottent et au fond un dépôt abondant, blanc-jaunâtre, filant, visqueux. Pas de formation d'indol.

Sérum. — Même aspect que sur gélose.

Gélatine. — Même aspect que sur gélose. Pas de liquéfaction.

Pomme de terre. — Colonies épaisses, humides, mamelonnées, de coloration marron clair. Le microbe noircit la pomme de terre.

Lait. — Coagulé en 36 à 48 heures.

Milieux spéciaux. — Milieux sucrés qu'il fait fermenter.

Microscopie. — *Réaction au Gram*. — Négative.

Mobilité. — Nulle.

Morphologie. — Bacille court, le plus souvent comme un coccobacille, restant coloré surtout à ses deux extrémités. Très peu polymorphe.

Diagnostic. — A distinguer d'avec les microbes précédents.

Virulence. — Faible.

Habitat. — Intestin des enfants. Laits mal conservés.

BACILLUS ACIDOPHILUS

(Moro.)

Conditions vitales. — Aérobie ou anaérobie facultatif.

Cultures. — *Bouillon*. — Pousse mal, il se forme au fond du tube un dépôt insignifiant qui s'élève en vrille lorsqu'on agite.

Gélose. — Petits points blancs et transparents qui deviennent plus tard opaques, blanchâtres. L'eau de la gélose présente un trouble léger sablonneux.

Gélatine. — Pas de cultures.

Pomme de terre. — Ne pousse pas.

Lait. — Coagulé en 10 à 15 jours.

Milieux anaérobies. — En gélose sucrée profonde, colonies marronnées lobulées, hérissées de prolongements de coloration jaune-grisâtre. Pas de production de gaz. Pousse dans toute l'étendue du tube.

Microscopie. — *Réaction au Gram.* — Positive.

Mobilité. — Nulle.

Morphologie. — Gros bacille trapu, à extrémités arrondies, de longueur variable, tantôt cocco-bacillaire, tantôt assez long, régulier, sans bosselures, sans étranglements. Les formes longues peuvent être infléchies. Devient filamenteux dans les vieilles cultures anaérobies.

Diagnostic. — A différencier d'avec le coli-bacille, le bacille bifidus et tous les bâtonnets des matières fécales.

Virulence. — Nulle.

Habitat. — Selles des nourrissons

BACTÉRIOLOGIE

BACILLE TYPHIQUE. — BACILLE COLI. — BACILLE DU CHOLÉRA. BACILLE DE FRIEDLAENDER

PL. XXXIX.

Fig. I. — *Bacille typhique.* — (Grossissement 1000, oculaire compensat. 9, obj. 1/15, Stiassnie.)

Coloration simple par le crystall-violet. On voit des bâtonnets de longueur inégale, à extrémités plutôt rondes, et plusieurs formes en navette.

Fig. II. — *Agglutination du bacille typhique.* — (Grossissement 500, ocul. comp. 9, obj. 7.)

Examen sans coloration. On voit le bacille réuni en amas de diverses grosseurs, et quelques globules rouges.

Fig. III. — *Coli-bacille.* — (Grossissement 1000, oculaire compensat. 9, obj. 1/15, Stiassnie.)

Coloration simple par le crystall-violet. Bâtonnets à extrémités plutôt arrondies, plus ou moins longs.

Fig. IV. — *Vibrion cholérique.* — Même grossissement.

Coloration simple par le crystall-violet. Bâtonnets trapus, incurvés en virgule, en *S*, quelquefois filamenteux, plus ou moins spiralés.

Fig. V. — *Pneumo-bacille de Friedlaender.* — Même grossissement.

Coloration simple par le crystall-violet d'une culture sur gélose. Bâtonnets assez gros, plus ou moins longs, sans spores groupés souvent par deux ou trois placés bout à bout. Extrémités carrées.

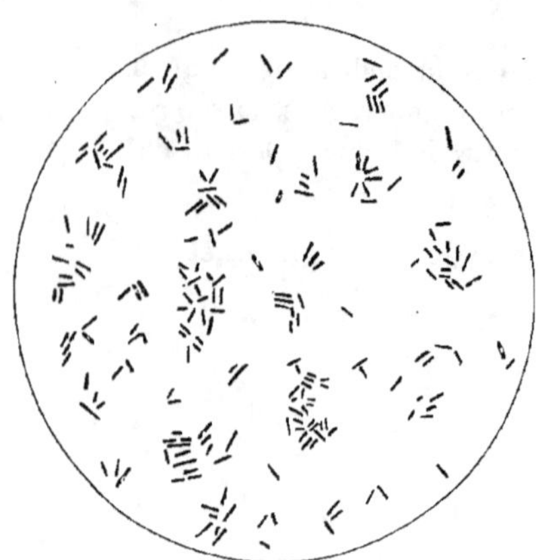

Fig. I.

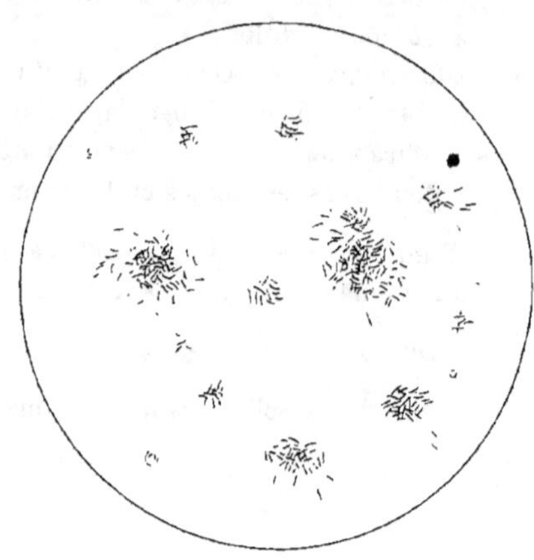

Fig. II.

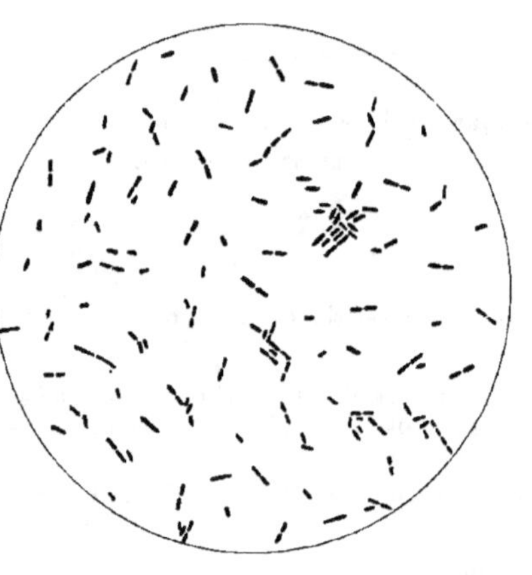

Fig. III.

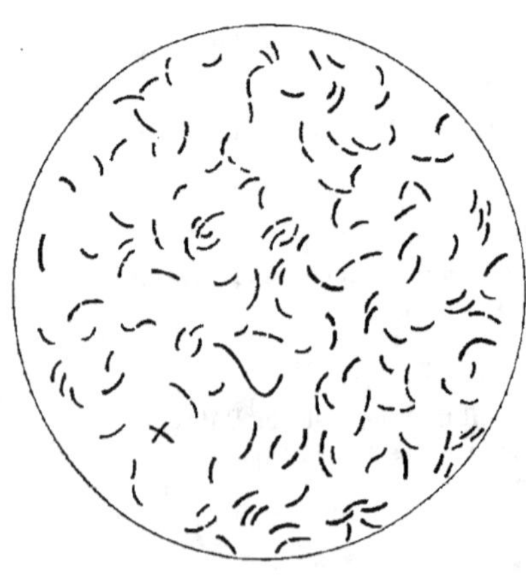

Fig. IV.

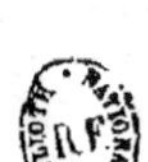

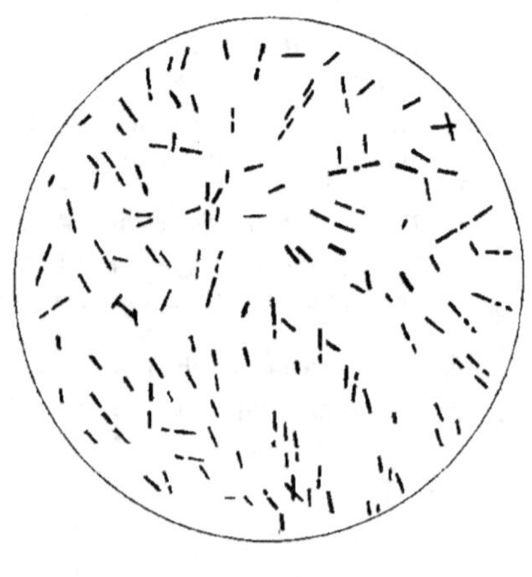

Fig. V.

Imp. L. Lafontaine.

Cassas, lith.

Masson et C.ⁱᵉ, éditeurs.
Paris.

BACILLE DE LA PESTE

Pl. XL. Fig. I et II.

Conditions vitales. — Aérobie.

Cultures. — *Bouillon.* — Forme des grumeaux au fond ou sur la paroi du tube. Le bouillon peut être troublé.

Gélose. — Colonies blanchâtres, un peu transparentes, à bords irisés, se développant en 2 jours.

Gélatine. — Colonies rondes, granuleuses, jaunâtres, réfringentes, développées en 48 heures. Pas de liquéfaction.

Sérum. — Mêmes caractères que sur gélose.

Pomme de terre. — Développement lent de bandes blanc jaunâtre.

Lait. — Pas de coagulation.

Milieux spéciaux. — Dans le bouillon recouvert d'huile, il se forme des îlots à la surface d'où partent des prolongements verticaux ayant les apparences de stalactites.

Microscopie. — *Réaction au Gram.* — Négative.

Mobilité. — Nulle.

Morphologie. — Bâtonnets courts à extrémités arrondies; ce sont des *cocco-bacilles* qui se mettent souvent en chaînettes. La coloration est plus intense aux deux pôles, le centre restant clair.

Pas de formation de spores.

Diagnostic. — Le bacille de la peste présente quelques similitudes avec le coli-bacille, (mais le bacille pesteux n'a pas de mobilité) et avec tous les microbes du groupe précédent.

En culture sur gélose, le bacille pesteux prend un aspect polymorphe, il y a des éléments irréguliers en forme de renflements, de gourdes, de vésicules, se colorant facilement ou non, et, dans ce dernier cas, on pourrait croire à des impuretés.

Le bacille pesteux cultive même dans les glacières.

Virulence. — Animal réactif : le rat. Le cobaye est tué en 24 heures par inoculation sous-cutanée.

Habitat. — Bubons et rate pesteuse. Crachats dans la pneumonie pesteuse. Urines. Sang.

BACILLE DE LA MORVE

P L. XL. F IG. III.

Conditions vitales. — Aérobie.

Cultures. — *Bouillon.* — Liquide troublé avec au fond un dépôt blanchâtre, visqueux.

Gélose. — Colonies d'un blanc mat à bords translucides.

Gélatine. — Pas de liquéfaction. Dans la gélatine fondue, masse floconneuse blanchâtre, visqueuse.

Sérum. — Gouttelettes transparentes un peu jaunâtres.

Pomme de terre. — Couche mince, légèrement jaunâtre, puis devenant uniforme, plus foncée et plus ambrée; au bout de 8 jours, elle est tout à fait opaque et brun rougeâtre; la zone adjacente de la pomme de terre prend une faible nuance verdâtre.

Lait. — Coagulation tardive, au bout d'une dizaine de jours.

Microscopie. — *Réaction au Gram.* — Négative.

Mobilité. — Très nette.

Morphologie. — Bâtonnets de la grandeur d'un bacille tuberculeux, mais un peu plus épais, droits ou légèrement courbes. Les bâtonnets peuvent être courts (cocco-bacilles) ou filamenteux, avec parfois une extrémité renflée piriforme (formes en massue). Parfois le corps bacillaire, au lieu d'être homogène est constitué, par une série de grains fortement colorés réunis par une masse à peine teintée.

Diagnostic. — En pratique, ce diagnostic se présente rarement chez l'homme.

Virulence. — Très virulent. Reproduit la morve. Secrète une toxine : la malléine qui détermine par inoculation sous-cutanée une réaction intense chez les animaux morveux.

Habitat. — Ulcérations morveuses. Jetage nasal.

BACILLE DE LA DYSENTERIE

(SHIGA.)

Pl. XL. Fig. IV.

Conditions vitales. — Aérobie mais facultativement anaérobie.

Cultures. — *Bouillon*. — Il se forme un trouble uniforme avec dépôt sédimenteux au fond du tube. Il n'y a pas de voile à la surface.

La culture n'a pas d'odeur et ne forme pas de gaz; le bouillon ne devient pas acide et ne donne pas la réaction de l'indol.

Gélose. — Culture abondante, les colonies sont d'abord petites et rondes, minces, blanc-bleuâtres et irisées. Pousse en 24 heures.

En vieillissant, les cultures deviennent opaques, épaisses et gris jaunâtres.

Gélatine. — Pas de liquéfaction. Cultures abondantes en stries blanc bleuâtres, irisées, le long de la piqûre.

Pomme de terre. — Développement très faible.

Lait. — Pas de coagulation.

Milieux spéciaux. — *Milieu Grimbert-Legros*. — Pas de modifications de couleur du milieu.

Sur bouillon au rouge neutre : Pas de changement de coloration.

Sur plaques de gélatine en boîtes de Petri : Colonies en feuille de vigne.

Sur milieu de Hetsch :

Eau distillée.	100 grammes.
Nutrose	1 —
Nacl	5 centigrammes,
Solution tournesolée de Kahlbaum.	5 grammes.
Mannite. . . . . 2 grammes ou Maltose. . .	2 gr. 50.

Il y a virage au rouge faible.

Sur Gélose mannite tournesolée, le milieu vire au rouge. Il n'y a pas de gaz.

Milieu de Drigalski-Conradi. — Colonies bleu clair, en gouttes de rosée, n'ayant pas de double contour, transparentes, à surface légèrement trouble.

Microscopie. — *Réaction au Gram*. — Négative.

Mobilité. — Nulle. Quoiqu'on puisse observer des mouvements d'oscillations assez vifs.

TABLEAU COMPARÉ DES CARACTÈRES DISTINCTIFS DES BACILLES DYSENTÉRIQUES

BACILLES DE	CHANTEMESSE ET WIDAL	CELLI	SHIGA	FLEXNER 1	KRUSE	ROGER	LESAGE
Dimensions	1-3 μ.	Se rapproche du coli-bacille.	Court	Comme le coli-bacille.	Épais	3-1 μ.	1-2 μ.
Forme	Ventru	»	Bâtonnet	Bâtonnet mince.	Ventru	Fusiforme	Coccobacille.
Mobilité	Très faible	Existe	Très faible	Modérée	Immobile	Mobile	Mobilité légère.
Cils	»	»	»	Existent.	»	»	«
Plaques de gélatine	Non liquéfiée; tache claire; plus tard deux cercles concentriques.	»	Pas liquéfiée: colonies superficielles en feuille de vigne sur gélatine à 10 pour 100.	Pas liquéfiée.	Pas liquéfiée; colonies superficielles en feuille de vigne.	Non liquéfiée mais avec bulles de gaz.	Non liquéfiée.
Pomme de terre	Cultures sèches, peu abondantes.	»	Enduit peu apparent sec blanc puis brun.	Culture saillante jaunâtre.	Jaunâtre.	»	Nulle.
Formation d'indol	Point	»	Nulle.	Parfois.	»	Odeur putride dans bouillon.	Nulle.
Réaction de Gram	Négative.	»	Négative.	Négative	Négative.	Négative.	Négative.
Lait	»	Coagulation faible et tardive.	Pas coagulé.	Pas coagulé.	Pas coagulé.	Coagulé.	Non coagulé.
Peptone gélosée glucosée.	Pas de gaz.	Peu de gaz.	Pas fermentée.	Fermentation très légère dans la glucose.	Pas de gaz.	Fermentation	»
Spores	Point	»	Point.	»	»	»	»
Virulence	Positive.	Lésions particulières; agglutine	Nulle, mais agglutination positive.	Positive, agglutine.	Négative, mais agglutine.	Positive, agglutine.	Positive, agglutine.
»	Toxine (Vaillard et Dopter).	Toxines	»	»	Pas de toxines.	Toxines	»

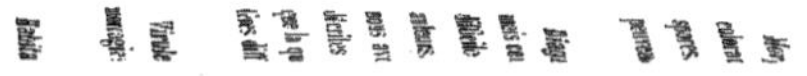

Morphologie. — Bacille court, gros, trapu, à extrémités arrondies, ne se colorant la plupart du temps qu'à ses deux extrémités. Il ne présente pas de spores. Il n'a pas de groupement spécial et reste isolé. Quelques éléments peuvent être assez longs.

Diagnostic. — Peut se confondre avec le bacille typhique et le coli-bacille ; mais ceux-ci ont des mouvements très accentués. Le diagnostic est surtout difficile entre les diverses espèces de bacilles dysentériques décrits par les auteurs. Celui que nous avons pris comme type est le bacille de Shiga, dont nous avons personnellement observé quatre échantillons ; les autres races décrites se différencient par un certain nombre de caractères. En attendant que la question soit résolue, nous avons donné à la page précédente les caractères différentiels dans un tableau imité de Mlle Broïdo.

Virulence. — Tue rapidement la souris et le cobaye et produit des hémorragies.

Habitat. — Déjections glaireuses et sanguinolentes de la dysenterie.

BACILLE DE LA PESTE — BACILLE DE LA MORVE — BACILLE DE LA DYSENTERIE

Pl. XL.

Fig. I. — *Bacille de la peste.* — (Grossissement 1000, ocul. comp. 9, obj. 1/15, Stiassnic.)
Coloration simple au crystall-violet. Les bacilles sont groupés en chaînettes et colorés aux deux extrémités.

Fig. II. — *Sang de la rate avec bacille de la peste.* — Même grossissement.
Coloration simple au crystall-violet. Les bacilles sont isolés.

Fig. III. — *Bacille de la morve.* — Même grossissement.
Coloration simple au crystall-violet. Ce sont des bacilles droits, ou légèrement courbés, ou filamenteux. Ils prennent inégalement la coloration.

Fig. IV. — *Bacille de la dysenterie.* — Même grossissement.
Coloration simple au crystall-violet. Bacilles de longueur inégale, arrondis à leurs extrémités et la plupart du temps colorés fortement aux deux pôles.

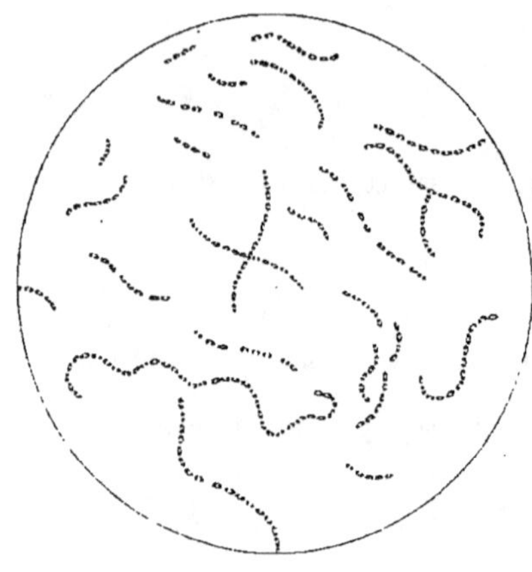

Fig 1.

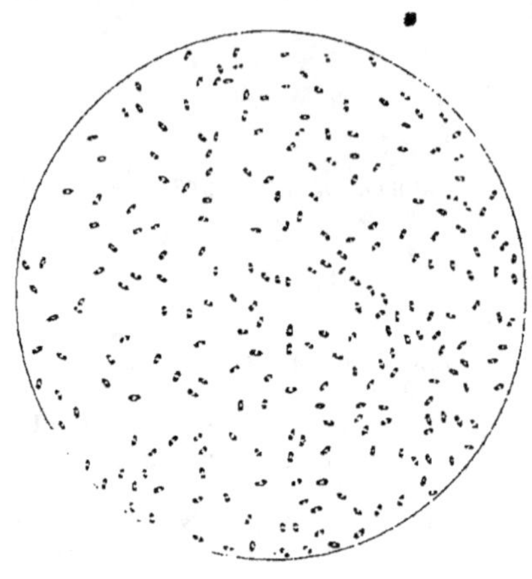

Fig. II.

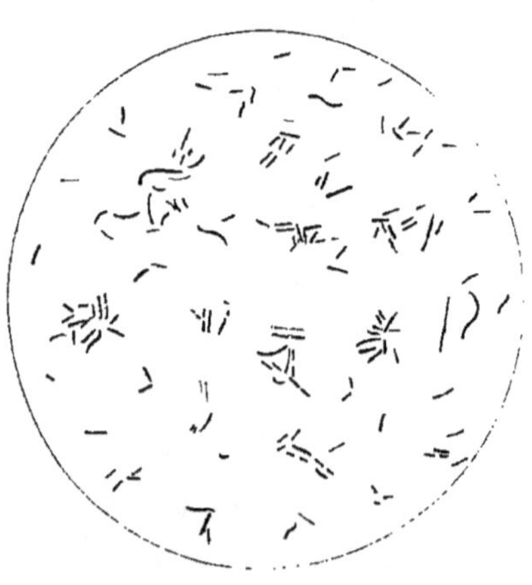

Fig. III.

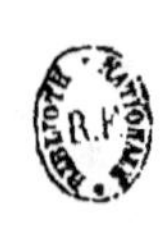

Fig. IV.

Imp. L. Lafontaine, Paris   Cassas. lith.

Masson et Cie, éditeurs,
Paris.

CHARBON

Pl. XLI.

Conditions vitales. — Aérobie ou anaérobie facultatif.

Cultures. — *Bouillon.* — Le milieu d'abord troublé et floconneux s'éclaircit au bout de quelques jours, en même temps qu'il se forme un précipité blanchâtre des colonies.

Gélose. — Stries blanchâtres bordées de fines dentelures.

Sérum. — Mêmes caractères que sur gélose. Est liquéfié.

Gélatine. — Liquéfaction complète en 5 ou 6 jours; sur gélatine couchée ou en plaques, il se forme des filaments ondulés, de fines ramifications, en chevelu tout à fait spécial et caractéristique, avant que la liquéfaction commence.

Lait. — Est coagulé et coloré légèrement en jaune. D'autres fois, pas de coagulation.

Pomme de terre. — Enduit blanc épais, dont les bords sont parfois finement dentelés.

Microscopie. — *Réaction au Gram.* — Positive.

Mobilité. — Nulle.

Morphologie. — Se présente sous forme de longs filaments, segmentés et plus ou moins enchevêtrés, avec spores ovoïdes au centre du segment. Les spores ne se produisent qu'en présence de l'air.

Dans l'organisme, il offre l'aspect de bâtonnets longs et épais, isolés ou réunis par deux, bout à bout.

Recherche dans la sérosité d'une vésicule ou de l'œdème au niveau de la pustule maligne. — Ensemencer sur plaques de gélatine : l'aspect chevelu de la culture est caractéristique; faire également un frottis coloré au Gram-éosine, mais il peut être négatif.

Coloration des spores. — Fixer par l'alcool absolu, puis par le chloroforme pendant deux minutes, ne pas laver. Faire agir, pendant cinq minutes, une solution d'acide chromique à 5 pour 100. Colorer au Ziehl à chaud pendant cinq minutes. Décolorer par l'acide sulfurique à 5 pour 100. Lavage à l'alcool absolu. Lavage à l'eau et double coloration par le bleu de méthylène, suivie d'un lavage à l'eau.

Diagnostic. — Très facile, basé surtout sur l'aspect chevelu des cultures sur gélatine.

Virulence. — Très grande pour la souris et le cobaye, mort en deux jours avec œdème au point d'inoculation. Se retrouve dans le sang.

Habitat. — La pustule maligne. La fièvre charbonneuse des animaux.

CHARBON

Pl. XLI.

Fɪɢ. I. — *Filaments charbonneux en culture sur gélose.* — (Grossissement 1000, ocul. compensat. 9, obj. 1/15, Stiassnie.) Coloration au Gram. On voit de longs filaments segmentés en articles presque d'égale longueur.

Fɪɢ. II. — *Sang charbonneux.* — Coloration Gram-éosine. (Même grossissement.) Les bâtonnets sont isolés ou réunis par deux, il y a peu de filaments.

Fɪɢ. III. — *Spores du charbon.* — Les spores sont en rouge, le corps bacillaire en bleu. (Même grossissement.)

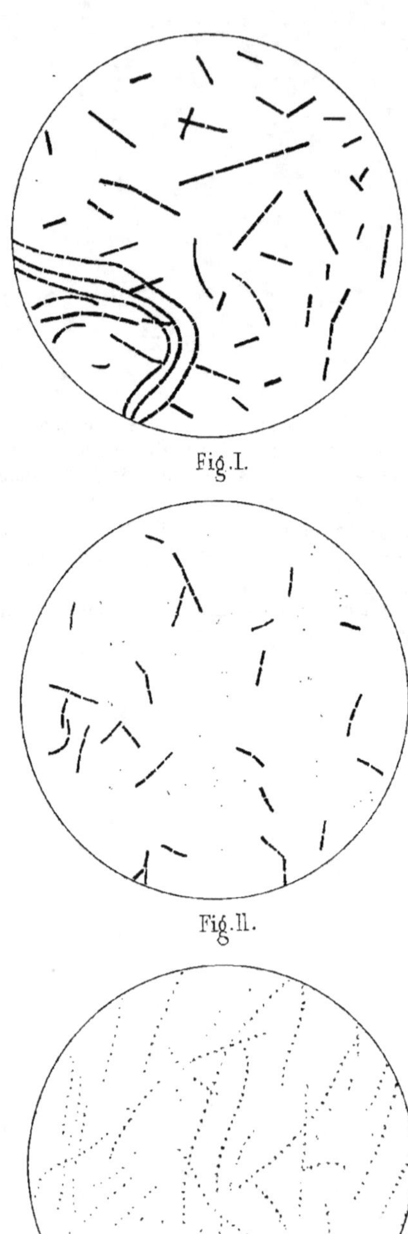

Fig.I.

Fig.II.

Fig.III.

Imp.L.Lafontaine. Paris.

V.Roussel, lith.

Masson et C.ie, éditeurs
Paris.

SARCINES

Pl. XLII. Fig. I et II.

Sarcine blanche.

Conditions vitales. — Aérobie ou anaérobie, facultatif.

Cultures. — *Bouillon.* — Dépôt de gros grumeaux blancs au fond, et, à la surface, pellicules minces. Le milieu ne se trouble pas.

Gélose. —Colonies arrondies, saillantes, épaisses, humides, blanches, (rosées ou orangées dans quelques espèces), adhérentes à la gélose, élastiques. L'eau de la gélose ne se trouble pas ; il se dépose au fond de gros grumeaux.

Gélatine. — Petites colonies blanches. Liquéfaction avec dépôt de colonies blanches au fond.

Sérum. — Colonies petites, humides, blanches.

Pomme de terre.—Colonies peu épaisses, humides, d'un blanc sale, jaunâtre.

Lait. — Coagulation avec rétraction du caillot au fond du tube.

Gélose sucrée profonde. — Colonies blanches, lenticulaires, régulières.

Microscopie. — *Réaction au Gram.* — Positive.

Mobilité. — Nulle.

Morphologie. — En culture sur bouillon, on voit de gros cocci par paire, ou par amas, en tétrades, à grains souvent inégaux. En goutte pendante, on observe les paquets *cubiques* caractéristiques des sarcines.

Sur les milieux solides, on n'observe pas les paquets cubiques, mais des diplocoques, des tétrades, des groupements divers.

Habitat. — Matières fécales, vomissements, estomac, air atmosphérique, eaux, urines, mucus nasal.

Virulence. — Ordinairement nulle.

Variétés. — *Sarcina minuta.* — Sur gélose, colonies très fines comme la pointe d'une aiguille, blanches, opaques, arrondies. Pas de coagulation du lait. Mêmes caractères que la précédente, mais colonies plus petites.

Sarcina carnea. — Colonies saillantes, arrondies, rosées sur gélose. Ne liquéfie pas la gélatine. Colonies surélevées et rosées sur pomme de terre.

Sarcina ventriculi. — Colonies jaunes, permanentes, rondes, ne liquéfient pas la gélatine ; petites colonies rondes qui deviennent tardivement jaune chrome sur pomme de terre.

Sarcine de Lœwenberg. — Ne coagule pas le lait et ne liquéfie pas la gélatine ; donne des colonies blanc-laiteuses et luisantes.

Sarcine jaune. — Mêmes caractères que la sarcine blanche, mais a une couleur jaune citron.

Nombreuses sont les autres espèces décrites, mais elles sont peu intéressantes en pathologie ; il convient seulement de savoir reconnaître que ce sont des sarcines et de les différencier d'avec le tétragène et les divers diplocoques.

TÉTRAGÈNE

(GAFFKY.)

Pl. XLII. Fig. III.

Conditions vitales. — Aérobie ou anaérobie, facultatif.

Cultures. — *Bouillon*. — Forme au fond un dépôt visqueux et épais.

Gélose. — Colonies rondes et blanches, un peu humides, finissant par former un enduit blanchâtre, crémeux, visqueux.

Gélatine. — Petits points blancs, quelquefois granuleux, d'autres fois à teinte gris-jaunâtre. A la surface sur gélatine en culot, au point de la piqûre, forme des colonies bombées d'un blanc brillant, porcelainé de 1 à 2 millimètres de diamètre. Pousse en 48 heures. Pas de liquéfaction.

Sérum. — Développement rapide; culture épaisse, visqueuse.

Pomme de terre. — Colonies blanches, arrondies, devenant visqueuses.

Lait. — Pas de coagulation.

Microscopie. — *Réaction au Gram*. — Positive.

Mobilité. — Nulle.

Morphologie. — Différente, suivant que l'on examine des cultures ou les exsudats pathologiques.

Dans les exsudats, le tétragène se présente sous forme de coccus sphériques, réunis par quatre, donnant l'aspect de tablettes. Il est souvent entouré d'une enveloppe gélatineuse formant comme une sorte de capsule.

Dans les cultures, il n'y a jamais de capsule; la disposition en tétrades est rare, et on observe souvent des coccus isolés, des diplocoques, quelquefois des chaînettes.

L'irrégularité dans les groupements et dans les formes est très accentuée. La grosseur des éléments est très variable. Ils peuvent être ou ronds, ou hémisphériques, ou en croissant, ou en segment.

Diagnostic. — Éviter de le confondre avec tous les autres microbes ronds et avec les sarcines.

Virulence. — Très variable. Les animaux réactifs sont la souris blanche et le cobaye.

Habitat. — Les crachats de phtisiques, certaines septicémies, divers pus, les épanchements séreux ou purulents des séreuses.

TÉTRACOQUE BUCCAL

(Roger.)

Conditions vitales. — Aérobie.

Cultures. — Mêmes caractères que le tétragène, avec les deux caractères suivants importants à retenir : 1° sur sérum, se développe mal; 2° sur gélatine, pas de liquéfaction, ce qui permet de le différencier du tétragène et du staphylocoque.

Microscopie. — *Réaction au Gram*. — Positive.
Mobilité. — Nulle.
Morphologie. — Se présente sous forme de tétrades typiques entourées d'une capsule, souvent sous forme de diplocoques ou de petits amas arrondis nullement caractéristiques. Pleiomorphisme très accentué, même dans les cultures où il a un aspect staphylococcique. Les grains sont irréguliers, inégaux de volume, quelquefois séparés par un sillon médian, comme le gonocoque.

Diagnostic. — A distinguer d'avec le staphylocoque et le tétragène.

Virulence. — N'est pas pathogène pour le cobaye.

Habitat. — La gorge normale, mais plus fréquemment la gorge du scarlatineux, des angines simples.

MÉNINGOCOQUE

(WEICHSELBAUM.)

PL. XLII. FIG. IV.

Conditions vitales. — Aérobie strict.

Cultures. — *Bouillon*. — Cultive peu, quelques grumeaux formant un léger dépôt au bout de 4 jours, formation d'un voile grisâtre et fragile à la surface, adhérent aux parois du tube.

Gélose. — Cultures plates, mais faisant une saillie très notable de 2 à 3 millimètres de diamètre, à bords arrondis, assez transparents, de couleur gris-jaunâtre. En vieillissant, elles deviennent plus opaques, plus blanches, et le centre brunâtre peut se surélever, alors que la périphérie reste transparente.

Gélatine. — Pousse mal et exceptionnellement.

Sérum. — Colonies assez opaques, rappelant celles sur gélose.

Pomme de terre. — Pousse difficilement, en formant un enduit un peu jaunâtre, très fin.

Lait. — Pousse facilement, mais ne coagule pas.

Milieux spéciaux. — Dans l'eau peptonée, le développement est faible ; il ne produit pas d'acide, ne produit pas d'indol et ne fait pas fermenter les sucres ; mais il pousse bien sur les milieux sucrés.

OBTENTION DES PREMIÈRES CULTURES. — Le méningocoque est un des microbes dont il est difficile d'obtenir une première culture ; il faut alors des milieux favorables d'acclimatation avant d'avoir recours aux milieux usuels.

Le milieu de prédilection est le *sérum-bouillon* à 57 degrés. Les colonies y poussent très vigoureusement ; elles sont généralement assez opaques et prennent une teinte jaunâtre.

On peut aussi avoir recours à la gélose ascite ou à la gélose au sang. On l'acclimate ensuite à la gélose ordinaire ; mais les tubes doivent toujours être humides et maintenus constamment à l'étuve. Quand le méningocoque est abondant dans le liquide céphalo-rachidien, des ensemencements très légèrement faits sur agar ordinaire réussissent.

Microscopie. — *Réaction au Gram*. — Négative.

Mobilité. — Nulle.

Morphologie. — Se présente sous forme de diplocoques à éléments hémisphériques, à surfaces contiguës planes. Il peut se rencontrer en tétrades ou en cocci isolés, ces derniers sphériques, variables de taille, et présentant à leur intérieur une bande claire, indice de la division commençante. Jamais on n'observe de chaînettes. Se colore surtout bien par le bleu de méthylène.

Diagnostic. — Présente de grandes analogies avec le gonocoque dont il doit être différencié.

Virulence. — La plupart du temps nulle.

Habitat. — Le liquide céphalo-rachidien des méningites cérébro-spinales On a pu le retrouver dans la sécrétion nasale et les crachats.

MÉNINGOCOQUE OU STREPTOCOQUE DE BONOME

Aérobie ou anaérobie. — Aérobie. (Facultativement anaérobie.)

Cultures. — *Bouillon.* — Se trouble, mais il ne tarde pas à se former un dépôt pulvérulent au fond du tube.
Gélose. — Petites colonies en gouttelettes translucides analogues à celles du pneumocoque.
Gélatine. — Ne pousse pas.
Sérum. — Comme sur gélose.
Pomme de terre. — Ne pousse pas.

Microscopie. — *Réaction au Gram.* — Positive.
Mobilité. — Nulle.
Morphologie. — Longues chaînettes comme celles, du streptocoque (encapsulées dans le frottis simple du liquide céphalo rachidien).

Diagnostic. — A différencier d'avec le pneumocoque et le streptocoque, ce qui est très difficile pour le premier, dont il est vraisemblablement une modalité.

Virulence. — Tue la souris par inoculation intra-péritonéale. Par inoculation en série, il prend les caractères de pneumocoque.

Habitat. — Liquide céphalo-rachidien des méningites cérébro-spinales.

MÉNINGOCOQUE DE JŒGER-HEUBNER

Microbe incomplètement décrit. Il s'agit d'un diplocoque, rarement en tétrades, mais *gardant le Gram*. Les éléments de chaque paire diplococcique sont aplatis sur leurs faces contiguës.

Il pousse sans difficulté sur gélose ordinaire en 24 heures, sous forme de petites colonies punctiformes. En réensemencements, on obtient des colonies planes, visqueuses, grisâtres. Il est virulent pour la souris, seulement en inoculation intra-péritonéale.

EXAMEN MICROBIOLOGIQUE DIRECT DU LIQUIDE CÉPHALO-RACHIDIEN DANS LA MÉNINGITE CÉRÉBRO-SPINALE

Le plus souvent, au lieu de cultures, on procède à l'examen direct du liquide céphalo-rachidien. On centrifuge, et on étale sur lames le culot de centrifugation, comme il a été dit antérieurement (p. 59). On fait plusieurs colorations, au Gram-hématoxyline, au bleu de méthylène, à la thionine.

Au Gram, on peut observer les micro-organismes suivants :

α. Des staphylocoques groupés le plus souvent en diplocoques, à éléments ronds;

β. Des pneumocoques (voir ce microbe, p. 171);

γ. Du méningocoque de Bonome, qui est vraisemblablement identifiable au pneumocoque, et se montre sous forme de longues chaînettes de cocci, encapsulées intra et exo-cellulaires;

δ. Du méningocoque de Jæger-Heubner, groupé en diplocoques, la plupart du temps intra-cellulaires.

Au *bleu de méthylène*, tous ces micro-organismes se colorent; cette coloration est nécessaire pour constater la présence du méningocoque de Weichselbaum qui *se décolore au Gram*.

Ce dernier microorganisme est *intra-cellulaire*, quelques éléments sont cependant disséminés. Il peut exister en abondance, comme sa recherche peut être difficile, tant il est rare. On peut observer des tétrades ou des cocci isolés et ronds. Quelques éléments dégénérés se colorent mal. Autour du méningocoque, on peut parfois voir une petite auréole incolore.

ENTÉROCOQUE

(MICROCOCCUS OVALIS.)

Pl. XLII. Fig. V.

Conditions vitales. — Aérobie ou anaérobie facultatif.

Cultures. — *Bouillon.* — Se trouble d'abord, puis s'éclaircit, et il se forme au fond du tube un dépôt blanchâtre d'apparence muqueuse.

Gélose. — Petits points transparents d'abord, puis secondairement opaques. et devenant à nouveau transparents en vieillissant.

Sérum. — Comme sur gélose.

Gélatine. — Colonies arrondies gris-blanchâtre. Pas de liquéfaction.

Pomme de terre. — Petits points gris, ternes, confluents, formant une nappe mince grise mate.

Lait. — Coagulation rapide en masse.

Microscopie. — *Réaction au Gram.* — Positive.

Mobilité. — Nulle.

Morphologie. — Il se présente, la plupart du temps, sous forme d'un diplocoque, de grosseur très variable, depuis un point à peine perceptible jusqu'à un gros coccus. Les grains peuvent être arrondis ou lancéolés, et, à l'examen sans coloration, on peut les voir entourés d'une auréole. L'aspect auréolé est surtout nettement appréciable lorsqu'on examine les matières fécales.

Les diplocoques peuvent se réunir en chaînettes courtes.

Dans le sérum d'ascite, il est de règle d'observer la forme en chaînettes et encapsulée.

Ce micro-organisme peut se grouper en tétrades, en streptodiplocoques, en staphylocoques. La présence d'éléments ovalaires coexistant avec des éléments ronds est très caractéristique de l'entérocoque.

Virulence. — Très atténuée, marquée seulement pour le cobaye.

Habitat. — On le rencontre dans le contenu intestinal normal et pathologique (entérocolite, colite muco-membraneuse, appendicite), et dans diverses septicémies ou dans des infections locales comme les angines, les stomatites, etc.

Il paraît très répandu.

BACILLUS MESENTERICUS

Pl. XLII. Fig. VI.

Conditions vitales. — Aérobie.

Cultures. — *Bouillon*. — D'abord léger trouble, puis formation d'un voile comme une dentelle, qui devient ensuite une membrane épaisse et plissée, laquelle, plus tard tombe au fond du tube et se désagrège lentement. Le bouillon s'éclaircit dès la formation du voile, et se fonce en couleur.

Gélose. — Formation d'une pellicule grise, parfois jaunâtre, mate, d'abord lisse, puis ridée et adhérente.

Gélatine. — Liquéfaction rapide, en 48 heures. Il se forme auparavant des petites colonies jaunâtres, d'apparence ciliée à la périphérie.

Sérum. — Membrane blanche et plissée. Le milieu se liquéfie rapidement.

Pomme de terre. — Pellicule grisâtre, épaisse, festonnée, envahissant rapidement la surface libre du milieu et laissant souvent perler de petites gouttelettes d'eau. Quand on détache cette pellicule, on voit qu'elle est visqueuse et adhérente.

Lait. — Coagulation rapide, suivie d'une liquéfaction partielle de la caséine. Le mesentericus attaque rapidement les matières amylacées.

Microscopie. — *Réaction au Gram*. — Positive.

Mobilité. — Immobile ou animé d'un mouvement d'oscillation lente.

Morphologie. — Bâtonnets cylindriques, à extrémités presque carrées, pouvant former des filaments en milieux liquides. Presque jamais isolés, ils sont réunis par deux ou en chaînes agglutinées par une matière visqueuse. Production de spores très résistantes, rondes, de même diamètre que le bacille, le plus souvent situées au centre. Le diamètre de ces spores peut être supérieur à celui du bacille.

Habitat. — Très répandu, vient souvent souiller les milieux de culture, et doit être évité avec soin.

SARCINES — TÉTRAGÈNE — MÉNINGOCOQUE — ENTÉROCOQUE
BACILLUS MESENTERICUS

Pl. XLII.

Fig. I. — *Sarcines.* — Examen direct en goutte pendante d'une culture en bouillon. (Grossissement 500, ocul. comp. 9, obj. 7, Stiassnie.)
On remarque la forme caractéristique en cubes des sarcines, on voit aussi des diplocoques et des tétrades.

Fig. II. — *Sarcines.* — (Grossissement 1000, ocul. comp. 9, obj, 1/15, Stiassnie.)
Coloration au bleu de méthylène. Les éléments se présentent comme précédemment, mais la forme cubique n'est plus apparente.

Fig. III. — *Tétragène.* — (Grossissement 1000, ocul. comp. 9, obj. 1/15, Stiassnie.)
Coloration au Gram. Cocci groupés en diplocoques ou en tétrades.

Fig. IV. — *Méningocoque.* — (Grossissement 1000, ocul. comp. 9, obj. 1/15, Stiassnie.)
Coloration simple au crystall-violet. Diplocoques formées de deux hémisphères se regardant par leur face plane.

Fig. V. — *Entérocoque.* — (Grossissement 1000.)
Coloration au Gram. A gauche : cocci en diplocoques ou en groupement staphylococcique; à droite : forme coccobacillaire du microbe.

Fig. VI. — *Bacillus mesentericus.* — (Grossissement 1000.)
Coloration au Gram. A gauche : bâtonnets, dont beaucoup en navette avec leurs deux extrémités fortement colorées; à droite : éléments en dégénérescence se colorant mal, on ne voit même que les contours du bacille.

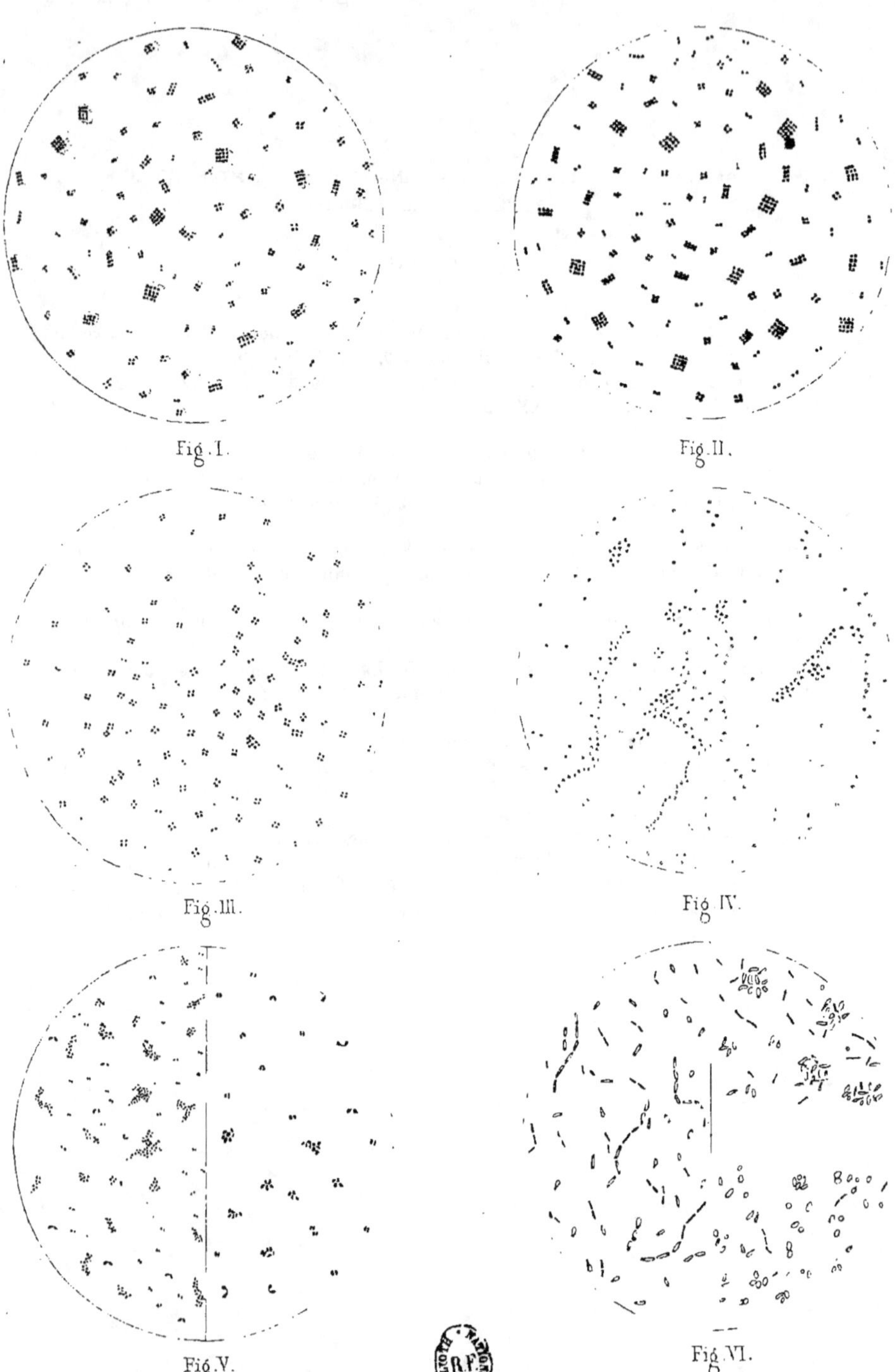

Fig. I.

Fig. II.

Fig. III.

Fig. IV.

Fig. V.

Fig. VI.

Imp. L. Lafontaine, Paris.

Masson et C.ie éditeurs.
Paris.

BACILLE PYOCYANIQUE

(CHARRIN.)

Conditions vitales. — Aérobie et anaérobie facultatif, de préférence aérobie.

Cultures. — *Bouillon.* — Troublé d'abord, puis apparition d'une teinte verdâtre fluorescente, et, les jours suivants, voile blanc ridé à la surface, qui s'épaissit et tombe au fond du tube, tandis que le liquide prend une teinte vert foncé, brunâtre. Odeur spéciale de la culture.

Gélose. — Strie verdâtre envahissant rapidement la surface du milieu qui présente une fluorescence verte.

Sérum. — Comme sur gélose.

Gélatine. — Petites colonies d'abord blanches, puis apparition de la teinte verdâtre. Liquéfaction du milieu.

Pomme de terre. — Enduit épais, brun. Après raclage, la pomme de terre verdit.

Microscopie. — *Réaction au Gram.* — Positive.

Mobilité. — Accentuée.

Morphologie. — Petit bâtonnet mince, de longueur variable, à extrémités arrondies.

Diagnostic. — Facile à cause de la production de ses pigments. Il en sécrète un bleu : la *pyocyanine*, et un vert : la *pyoxanthine*.

Virulence. — Accentuée. Sécrète des toxines.

Habitat. — Suppurations bleues.

MICROBES ANAÉROBIES DIVERS

BACILLUS RAMOSUS

(Veillon et Zuber.)

Pl. XLIII. Fig. I.

Cultures. — *Gélose sucrée profonde de Veillon.* — Au bout de 48 heures, points très fins, grisâtres, sphériques, à contours hachés.

Bouillon. — Troublé avec dépôt d'un fin sédiment blanchâtre.

Gélose en surface dans le vide. — Couche fine blanc grisâtre, ressemblant à du streptocoque. Odeur fétide.

Gélatine profonde. — Ne pousse pas.

Microscopie. — *Réaction au Gram.* — Positive, mais il reste parfois inégalement coloré.

Mobilité. — Nulle.

Morphologie. — Bâtonnets assez fins, souvent groupés par deux éléments, en accent circonflexe, de longueur variable. Ils peuvent être enchevêtrés, renflés aux extrémités, ou être filamenteux. Assez fréquemment, il existe des formes ramifiées.

Virulence. — Surtout très accentuée pour le lapin, donne des abcès ou des phlegmons gangreneux.

Habitat. — Pus d'appendicite, infections otiques, foyers gangreneux.

BACILLUS PERFRINGENS

(Veillon et Zuber.)

Pl. XLIII. Fig. II.

Cultures. — *Gélose sucrée profonde.* — Dans la profondeur, colonies rondes ou lenticulaires, d'un blanc gris. Production de gaz ayant une odeur de beurre rance et qui disloquent la gélose.

Gélose en surface. — Formation de petits points blancs, humides.

Bouillon. — Rapidement et uniformément troublé. Production de gaz.

Gélatine profonde. — Dans l'épaisseur, colonies opaques à bords irréguliers. Production de gaz, mais pas de liquéfaction.

Microscopie. — *Réaction au Gram.* — Positive.
Mobilité. — Nulle.
Morphologie. — Gros bacille trapu à extrémités limitées et carrées, quelquefois d'aspect granuleux. Les éléments peuvent se grouper bout à bout. Dans les pus, il est capsulé.

Dans les cultures anciennes, existent des formes massuées, boursoufflées, filamenteuses.

Diagnostic. — A distinguer du vibrion septique et du bacille du botulisme. C'est le même microorganisme que le Bacillus ærogenes capsulatus de Welch et Nuttall.

Virulence. — Le cobaye est bon pour l'expérimentation, l'inoculation détermine un phlegmon gazeux.

Habitat. — Appendicites, diarrhées fétides, pneumonie gangreneuse. Gangrènes gazeuses d'origine traumatique.

BACILLUS FUNDULIFORMIS

(Hallé.)

Pl. XLIII. Fig. III.

Cultures. — *Gélose sucrée profonde.* — Au début, colonies arrondies blanc-jaunâtre, translucides. Au bout de 2 à 4 jours, aspect de ménisques biconvexes, à bords régulièrement circulaires, nets et tranchants, translucides ou d'une coloration jaune clair uniforme.
On peut observer la production de gaz.
Gélose en surface. — Colonies fines, transparentes, comme celles du pneumocoque.
Bouillon. — D'abord légèrement troublé, il se forme ensuite un dépôt au fond en petits flocons mucoïdes. Odeur fétide.
Gélatine. — Pas de cultures.

Microscopie. — *Réaction au Gram.* — Négative.
Mobilité. — Nulle.
Morphologie. — Très polymorphe. Bacille long ou ovoïde, coloré irrégulièrement, quelquefois étranglé au milieu. On peut observer des formes longues, des formes ramifiées branchues ou des formes sphériques très volumineuses, irrégulières, granuleuses, se colorant mal. Il ne présente pas de groupement spécial.

Virulence. — Surtout marquée pour le cobaye avec production d'abcès gangreneux.

Habitat. — Suppurations fétides, bartholinites, rétentions placentaires, vagin.

MICROCOCCUS FŒTIDUS

(Veillon.)

Cultures. — *Gélose sucree profonde.* — Colonies blanchâtres assez volumineuses; ne produit pas de gaz, mais a une odeur fétide marquée.

Bouillon sucré. — Petits amas grumeleux qui tombent peu à peu au fond du tube, tandis que le liquide reste clair.

Gélatine. — Ne pousse pas.

Microscopie. — *Réaction au Gram.* — Positive.

Mobilité. — Nulle.

Morphologie. — Se montre en cocci, en diplocoques ou en courtes chaînettes. Les grains sont égaux entre eux et un peu plus volumineux que ceux du streptocoque pyogène.

Virulence. — Produit des abcès crémeux ou caséeux, quelquefois des gangrènes.

Habitat. — Suppurations fétides et gangreneuses, infections puerpérales, bartholinites, appendicites, angine de Ludwig, gangrène pulmonaire, cholécystite suppurée.

STAPHYLOCOCCUS PARVULUS

(Veillon et Zuber.)

Cultures. — *Gélose sucrée profonde.* — Colonies jaunâtres, avec production de gaz. Odeur fétide.

Agar en surface sous l'hydrogène. — Colonies punctiformes et transparentes.

Gélatine sucrée. — Au bout de 8 jours, petites colonies brunâtres et granuleuses. Pas de liquéfaction.

Bouillon. — Troublé rapidement de façon homogène. Dépôt d'un fin sédiment.

Microscopie. — *Réaction au Gram.* — Négative.

Mobilité. — Nulle.

Morphologie. — Petits amas de très fins cocci, quelquefois isolés, jamais en chaînes.

BACILLUS SERPENS

(Veillon et Zuber.)

Cultures. — *Gélose sucrée profonde*. — Au bout de 24 heures, petites masses rondes, grisâtres, granuleuses, hérissées de hachures, devenant plus tard plus opaques et à bords plus nets. Ne fait pas craquer la gélose.

Gélose en surface. — Au bout de 48 heures, petits points qui deviennent plus tard des masses nuageuses, transparentes.

Bouillon. — D'abord troublé, s'éclaircit rapidement en laissant déposer un enduit blanchâtre. Produit des gaz fétides.

Gélatine. — Au bout de 4 à 5 jours, colonies rondes, grisâtres. Liquéfaction lente et la gélatine reste claire.

Microscopie. — *Réaction au Gram*. — Positive.

Mobilité. — Mouvements lents et ondulatoires.

Morphologie. — Bâtonnet assez gros, à extrémités arrondies, régulier. Peut se mettre bout à bout pour former des filaments.

Virulence. — Produit des abcès.

Habitat. — Suppurations fétides.

BACILLUS FRAGILIS

(Veillon et Zuber.)

Cultures. — *Gélose sucrée profonde*. — Vers le quatrième jour, petits points à peine visibles, jaune-brunâtres, s'accroissant lentement en poussant de très fins prolongements.

Gélose en surface. — Cultures transparentes, comme celles du pneumocoque. Cultures fétides.

Bouillon. — Milieu uniformément troublé, avec fin dépôt blanchâtre au fond du récipient.

Gélatine. — Colonies punctiformes, jaunâtres, granuleuses à bords nets. Pousse en 8 à 10 jours. Pas de liquéfaction.

Microscopie. — *Réaction au Gram*. Négative.

Mobilité. — Nulle.

Morphologie. — Bâtonnet fin, droit ou légèrement incurvé, à extrémités plus colorées que le reste.

Virulence. — Donne des abcès.

Habitat. — Suppurations fétides.

BACILLUS FUSIFORMIS

(VEILLON ET ZUBER.)

Cultures. — *Gélose sucrée profonde.* — Petites colonies blanchâtres, lenti-
culaires, opaques, plus tard grises et brunâtres. Peu de gaz.
Gélatine. — Pas de liquéfaction.
Bouillon. — Sédiment abondant, cultures fétides.

Microscopie. — *Réaction au Gram.* — Négative.
Morphologie. — Bacille allongé, fusiforme, souvent par deux.

COCCOBACILLE

(VEILLON ET MORAX.)

Cultures. — *Gélose sucrée profonde.* — Colonies petites grises et opaques.
Produit peu de gaz. Cultures fétides.

Microscopie. — *Réaction au Gram.* — Positive.
Morphologie. — Bâtonnet très court et ovoïde, qui peut s'allonger et se
sporuler au centre.

Habitat. — Suppurations fétides.

STREPTOBACILLUS FUSIFORMIS

(HARTMANN ET ROGER.)

Cultures. — *Gélose sucrée profonde.* — Produit de nombreuses bulles de
gaz qui fendillent le milieu.
Gélatine. — Liquéfaction en une semaine. Production de gaz. Lorsque le
milieu est liquéfié, il se forme un amas blanchâtre à la surface.
Bouillon. — Trouble uniforme, puis précipité blanchâtre.

Microscopie. — *Réaction au Gram.* — Négative.
Morphologie. — Bacilles larges, ovalaires, un peu effilés à leurs extrémités,
isolés ou en chaînettes. La partie centrale est souvent occupée par un espace
clair. Quelques éléments sont complètement incolores, on n'en trouve que les
contours. Certains éléments boursoufflés, représentent de gros microcoques.

DIPLOCOCCUS RENIFORMIS

(Cottet.)

Cultures. — *Gélose sucrée profonde.* — Pousse peu abondamment et les colonies prennent en vieillissant un aspect mûriforme.
Gélatine. — Ne pousse pas.
Bouillon. — D'abord trouble, puis s'éclaircit et il se forme au fond du tube un dépôt floconneux.
Gélose en surface. — Colonies rappelant celles du streptocoque.

Microscopie. — *Réaction au Gram.* — Négative.
Morphologie. — Diplocoque constitué par deux éléments en grains de café opposés par leurs faces planes et séparés par un intervalle très étroit.

Habitat. — Très fréquent dans les suppurations urinaires.

BACILLUS NEBULOSUS

(Hallé.)

Cultures. — *Gélose sucrée profonde.* — Pousse lentement des colonies floconneuses, ayant un noyau central brun.
Gélatine. — Ne pousse pas.

Microscopie. — *Réaction au Gram.* — Négative.
Mobilité. — Nulle.
Morphologie. — Petit bâtonnet court.

STREPTOBACILLUS GRACILIS

(Guillemot et Hallé.)

Cultures. — *Gélose sucrée profonde.* — Colonies discoïdes, claires, avec une masse centrale plus opaque.

Microscopie. — *Réaction au Gram.* — Négative.
Mobilité. — Nulle.
Morphologie. — Formes filamenteuses, ondulées, fines et très longues, constituées par une série d'articles courts, à peu près d'égale dimension, à extrémités carrées, réunis entre eux par une substance qui reste à peine colorée.

BACILLUS GLUTINOSUS

(Guillemot et Hallé.)

Cultures. — *Gélose sucrée profonde.* — Au bout de 4 jours, disques blanchâtres pâles sans aspérités. Se dissocie difficilement par l'étalement sur lame.

Microscopie. — *Réaction au Gram.* — Négative.
Mobilité. — Nulle.
Morphologie. — Bâtonnets qui peuvent être très longs, filamenteux, s'enchevêtrent, se mettent en buissons. Ils sont flexueux et ondulés. Peu épais. Peuvent présenter des renflements légers. Peut être inégalement coloré et présenter des espaces clairs.

PNEUMOCOQUE ANAÉROBIE

(Deguy.)

Cultures lenticulaires assez grosses et sans aspérités.
Se colore au Gram.
Se groupe en diplocoques un peu plus ovoïdes que le pneumocoque et plus gros.

BACILLUS BIFIDUS

(Tissier.)

Cultures. — *Gélose sucrée profonde.* — Au bout de 5 jours, fines colonies régulières, ovoïdes, de coloration blanchâtre et s'arrêtant à 5 centimètres de la surface en formant un anneau. En grossissant, elles deviennent lenticulaires, à bords nets. Pas de production de gaz.
Bouillon sucré. — Au bout de 5 jours, il est troublé, et il se dépose au fond une masse floconneuse facilement dissociable, devenant plus tard filante, épaisse, muqueuse. Le bouillon ne s'éclaircit pas.
Gélatine sucrée. — Ne pousse pas.
Lait. — Pas de coagulation.

Microscopie. — *Réaction au Gram.* — Positive.
Mobilité. — Nulle.

Morphologie. — Se présente sous forme de bacilles isolés ou de diplo-bacilles, à extrémités arrondies. Certains éléments se renflent en massue, peuvent présenter une boule centrale, des formes bifurquées, géniculées. On peut y voir des bourgeons latéraux. A côté, existent des formes vésiculeuses qui ne se colorent qu'à leurs pôles. Ils peuvent ne prendre qu'inégalement la coloration.

Dans les matières fécales des nourrissons (p. 90, Pl. XXI, Fig. 5), il se présente sous forme de bacilles assez minces, de longueur variable, à extrémités d'ordinaire effilées et pointues, souvent rondes. Ils se disposent parallèlement.

Diagnostic. — Il faut éviter de le confondre avec le bacillus ramosus et avec le bacille diphtérique.

Habitat. — Selles normales des nourrissons.

Virulence. — Nulle.

VIBRION SEPTIQUE

(Pasteur.)

Cultures. — *Gélose.* — Petites taches nuageuses, blanchâtres avec une partie centrale homogène d'où partent de nombreuses arborisations Fait souvent craquer la gélose.

Bouillon. — Liquide d'abord troublé, s'éclaircissant ensuite, en même temps qu'il se forme un dépôt au fond.

Gélatine. — Formation de petites sphères pleines de liquide lequel se trouble et où il y a formation de gaz. Liquéfaction légère. Autour des sphères de liquéfaction, on observe une fine striation radiée.

Sérum. — Rapidement liquéfié.

Lait. — Coagule peu abondamment.

Microscopie. — *Réaction au Gram.* — Négative d'ordinaire, mais peut rester coloré, si on laisse agir longtemps les colorants.

Mobilité. — Très nette due à la présence de cils, mais cesse en présence de l'air.

Morphologie. — Bâtonnets isolés ou réunis par chaînes ou en filaments; les extrémités en sont arrondies ou coupées net.

Formation fréquente de spores dans les articles séparés.

Les cils sont en assez grand nombre et disséminés sur la surface du bâtonnet.

Diagnostic. — Peut se confondre avec le charbon, mais celui-ci est immobile, et avec le bacillus perfringens.

Habitat. — Sérosité de l'œdème malin. Sang des malades infectés. Terre et substances putréfiées.

Virulence. — Très grande avec formation d'œdème gazeux au point d'inoculation.

BACILLE DU BOTULISME

(Van Ermenghem.)

Cultures. — *Gélatine sucrée.* — Colonies circulaires, transparentes, de coloration jaune brun clair, formées de gros grains réfringents. Cercle de liquéfaction peu étendu autour. Plus tard, colonies opaques, bordées de fines épines disposées en rayon. Les vieilles colonies ont des prolongements ramifiés partant d'un centre granuleux.

Gélatine sucrée profonde. — Petites masses arrondies, blanchâtres, pouvant envoyer des ramifications en divers sens. Tout autour, liquéfaction de la gélatine. Production abondante de gaz, faisant craqueler le milieu. Lorsque la liquéfaction est totale, il se dépose au fond du tube une masse floconneuse, blanchâtre, qui dégage de grosses bulles.

Gélose sucrée profonde. — Production abondante de gaz qui dissocient le milieu. Odeur butyrique du gaz.

Bouillon sucré. — Tout d'abord trouble uniforme ou production de gaz; plus tard, le bouillon s'éclaircit.

Lait. — Pas de coagulation.

Milieux ordinaires. — Même si on opère avec le vide parfait, on n'obtient pas de cultures.

Microscopie. — *Réaction au Gram.* — Positive.

Mobilité. — Peu prononcée. Il possède des cils.

Morphologie. — Microbe d'assez grande taille, comme la bactéridie charbonneuse; bacille droit, à extrémités un peu arrondies. Les formes filamenteuses sont exceptionnelles. Peut présenter des formes en massue, des formes vacuolaires. Possède des spores généralement terminales, parfois médianes, ovales, allongées et plus volumineuses que le bâtonnet lui-même.

Diagnostic. — A distinguer d'avec le perfringens.

Virulence. — Grande pour tous les animaux. Agit surtout par ses produits solubles.

Habitat. — Jambons. Produits alimentaires toxiques. Rate des malades infectés.

BACILLUS RAMOSUS — BACILLUS PERFRINGENS — BACILLUS FUNDULIFORMIS

Pl. XLIII.

Fig. I. — *Bacillus ramosus*. — (Grossissement 1000, ocul. comp. 9, obj. 1/15, Stiassnie.)
Coloration au Gram. Bâtonnets grêles et isolés en accent circonflexe ou en y.

Fig. II. — *Bacillus perfringens*. — (Grossissement 1000.)
Coloration au Gram-éosine. Gros bâtonnets à extrémités carrées, prenant souvent inégalement la couleur, un même bâtonnet ne restant coloré au Gram qu'à une des extrémités. Quelques éléments se décolorent tout à fait au Gram.

Fig. III. — *Bacillus funduliformis*. — (Grossissement 1000.)
Coloration au bleu de méthylène. Les formes sphériques et granuleuses sont seules représentées.

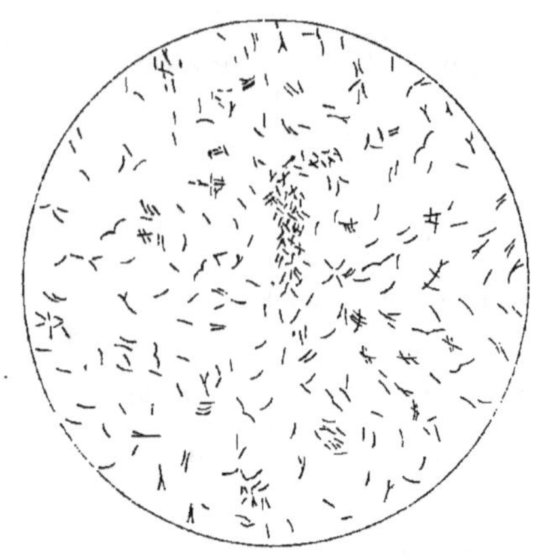

Fig. I.

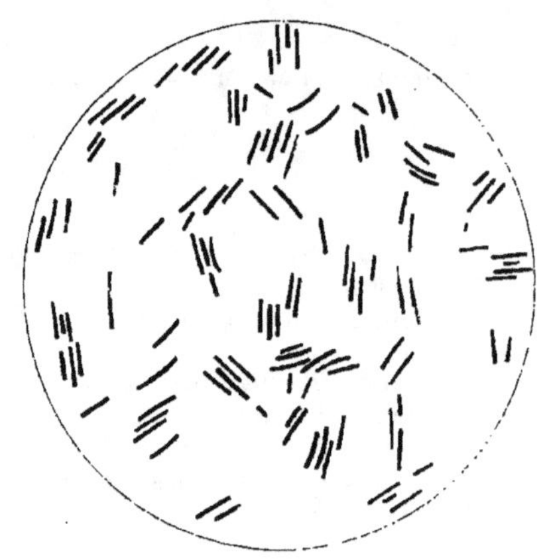

Fig. II.

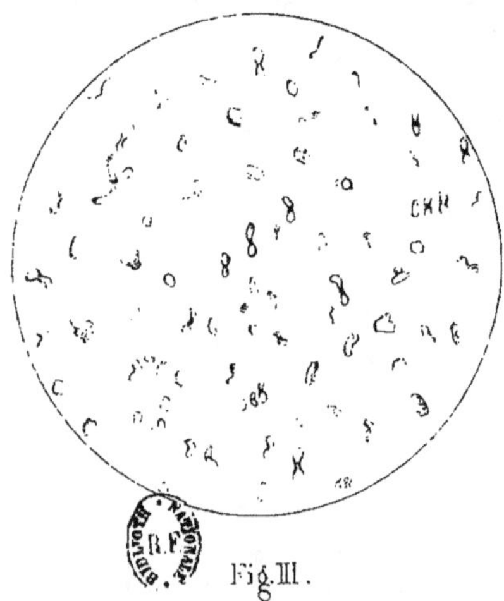

Fig. III.

Masson et C.ie, éditeurs,
Paris.

BACILLE DIPHTÉRIQUE

(LOEFFLER.)

Pl. XLIV.

Conditions vitales. — Aérobie, plus difficilement anaérobie.

Pour l'examen des gorges suspectes, l'ensemencement doit toujours être fait sur sérum de bœuf coagulé.

Cultures. — *Bouillon.* — Troublé très rapidement et d'une façon uniforme, puis il se forme à la surface un léger voile blanchâtre très fragile, et au fond du tube se dépose une couche épaisse, un peu visqueuse, adhérente au verre. Le bouillon s'éclaircit, mais incomplètement. Il devient rapidement acide.

Gélose. — Petites taches blanc grisâtre plus épaisses au centre.

Sérum. — Sert de milieu d'obtention des premières cultures qui se développent en 15 à 18 heures. Les colonies présentent l'aspect de petites taches arrondies d'un blanc grisâtre, de la grosseur d'une tête d'épingle, à centre plus opaque que la périphérie, à bords onduleux, transparents, finement granuleux.

Gélatine. — Petites colonies blanches, peu abondantes, punctiformes. Pas de liquéfaction.

Lait. — Pas de coagulation.

Pomme de terre. — Pas de cultures apparentes, mais nombreux bacilles à l'examen microscopique, si on racle la surface de la pomme de terre.

Milieux spéciaux. — Cultures abondantes, dans le bouillon Martin, sur le blanc d'œuf cuit, sur milieux glycérinés, sur sérum peptonisé de Lœffler dont voici la composition :

Sérum de sang de veau ou de mouton : 2 parties ; macération de viande de veau peptonisée et sucrée à 1 pour 100, salée à 0,5 pour 100 : 1 partie. Coaguler à 70°.

Sur mélange de gélose-sérum, sur sérum de cheval additionné pour 100 grammes de 2 grammes de glucose et de 1^{cmc},25 de solution de soude à 10 pour 100. Stériliser deux fois à 90° à 1 jour d'intervalle.

Microscopie. — *Réaction au Gram.* — Positive.

Mobilité. — Nulle.

Morphologie. — On distingue trois formes fréquentes qui sont le bacille long, le bacille moyen et le bacille court, et une forme plus rare, le bacille en massue.

Bacille long. — Il est long, enchevêtré, droit ou courbé, se met en V, en L, en Δ. Les extrémités sont arrondies. Il se colore souvent inégalement par la coloration simple, on voit dans son intérieur une série de points ronds fortement colorés, occupant toute la largeur du bacille, l'intervalle prend fai-

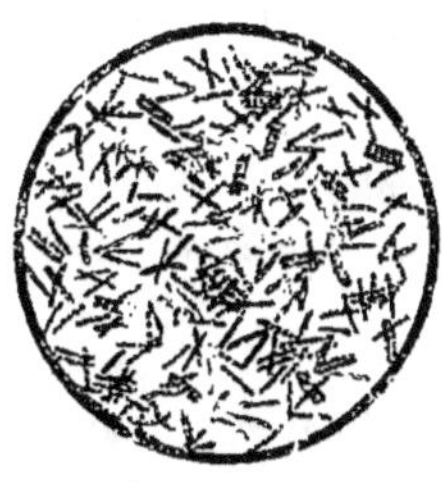

FIG. 24.

blement la couleur. Si, dans ces conditions, on fait agir longtemps l'alcool après le Gram, le bacille devient méconnaissable, a des contours mal définis, et présente dans son intérieur toute une série de très petites granulations. Le bacille long peut être égal en largeur dans toute

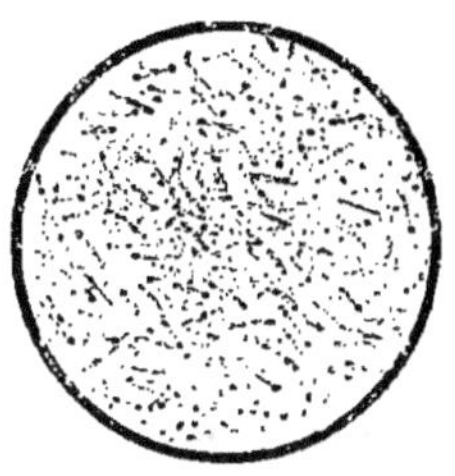

FIG. 25.

son étendue, ou bien présenter une partie centrale plus renflée, les extrémités étant effilées ou bien avoir une seule extrémité renflée, ou les deux extrémités plus épaisses que le centre (Fig. 24 et 25).

Bacille moyen. Il est moins long que le précédent, se met en V, en L, en

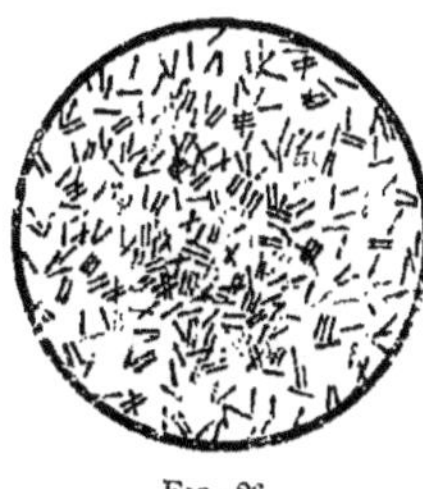

FIG. 26.

accent circonflexe, se dispose souvent parallèlement (aspect de palissade). Il reste d'ordinaire coloré dans toute son étendue, mais parfois, les deux extrémités prennent seules très fortement la couleur, à cause de la présence de corpuscules bipolaires. Il peut être de lar-

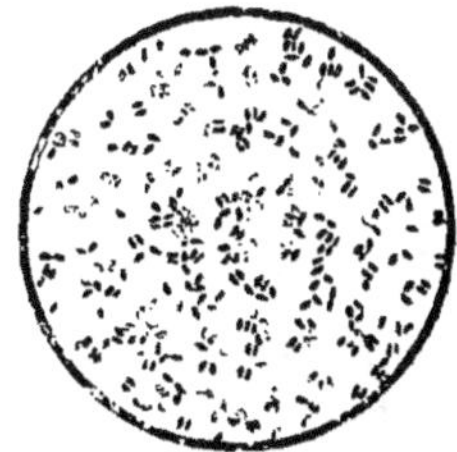

FIG. 27.

geur égale sur toute son étendue ou être renflé à ses deux extrémités (forme en biscuit) (Fig. 26).

Bacille court. -- Ses colonies sont un peu plus blanches, plus humides et plus baveuses que celles des deux espèces précédentes. Il ne présente pas de groupement caractéristique, il est court, trapu, fréquemment renflé au centre en barillet, et il prend très fortement la matière colorante dans toute son étendue (Fig. 27).

Bacille en massue. — Peut s'observer d'emblée dans les cultures primitives, mais s'observe surtout dans les vieilles cultures. Il peut prendre des formes de poires, d'os de grenouille, d'haltères. Très fréquemment, il prend incomplètement la matière colorante et il est bon de faire suivre la réaction de Gram d'une double coloration à l'éosine.

Virulence. Très grande, tue le cobaye en 24 heures à 5 jours. Produit de la toxine.

L'inoculation sous-cutanée donne des résultats caractéristiques. Au point de l'injection, enduit membraneux, grisâtre avec œdème gélatineux plus ou

moins étendu des parties avoisinantes, vaso-dilatation généralisée, congestion
et hémorragie des capsules surrénales. Épanchement séreux ou séro-sangui-
nolent de la plèvre et du péricarde : splénisation du poumon.

Reproduit des fausses membranes après inoculation des muqueuses exco-
riées.

Habitat. — Fausses membranes diphtériques. Gorge d'enfants convalescents
de la diphtérie, accidentellement gorges saines. Rhinites, angines, laryngites
au cours de la rougeole, de la scarlatine, etc.

Diagnostic. — Le bacille de Lœffler doit être distingué d'avec les bacilles
pseudo-diphtériques qui lui ressemblent absolument et sont dépourvus de
virulence. L'aspect des cultures ne permet pas de résoudre ce problème.
On connaît bien deux variétés de pseudo-diphtériques, l'une qui prend la
forme en massue, l'autre qui simule le bacille court et qu'on décrit sous le
nom de bacille d'Hoffmann. Nous en avons ajouté une troisième. Voici les
caractères de chacune de ces variétés :

PSEUDO-DIPHTÉRIQUE COMMUN EN MASSUE

Cultures. — *Sur sérum de bœuf.* — Colonies blanches qui deviennent
sèches, minces, cassantes, à bords légèrement sinueux.

Sur gélose-ascite. — Colonies blanches poussant peu.

Sur gélose. — Colonies très fines, transparentes, d'abord identiques à celles du streptocoque pyogène, puis, elles deviennent grises, sèches, fendillées, à bords dentelés.

Gélatine. — Points blancs à peine visibles, peu nombreux. Pas de liquéfaction.

Bouillon. — Fin précipité, poussiéreux, qui tombe au fond du tube. Le bouillon n'est pas troublé. Pas de fermentation du bouillon glycosé.

Pomme de terre. — Pas de développement.

Fig. 28. — Pseudo-diphtérique commun en massue!
(Coloration au Gram. — Grossissement 1000.)

Microscopiquement. — Présente d'ordinaire une extrémité renflée en massue,
des formes en !. L'aspect ci-joint est caractéristique.

PSEUDO-DIPHTÉRIQUE DE HOFFMANN A TYPE DE BACILLE COURT

C'est le plus fréquent et le plus difficile à distinguer.

Cultures. — *Sérum.* — Petits points blancs, opaques, assez adhérents.
Gélose-ascite. — Colonies blanches, assez épaisses, opaques, poussant rapidement.
Gélose. — Mêmes caractères.
Bouillon. — D'abord troublé, puis formation d'un dépôt glaireux assez lié, un peu sablonneux. Léger voile à la surface.
Gélatine. — Masses blanches, rondes, opaques. Pas de liquéfaction.
Pomme de terre. — Enduit blanchâtre, peu épais, sec, à bords sinueux, devenant plus tard gris sale.
Milieux glycosés. — Le glycose est attaqué.
Cultures anaérobies. — Pousse assez abondamment.

Microscopiquement. — Bacilles courts dont souvent une extrémité est arrondie.

PSEUDO-DIPHTÉRIQUE POLYMORPHE

(Deguy.)

On peut trouver dans les tubes de sérum ensemencés, mais assez rarement, un bacille ayant les caractères de culture du bacille de Lœffler et restant coloré comme lui par la méthode de Gram, mais dépourvu de virulence. Par des repiquages successifs, les colonies peuvent devenir sèches et cassantes comme celles du pseudo-diphtérique commun. L'aspect microscopique est très spécial, ainsi que le montre notre figure. On y voit des bâtonnets parallèles et granuleux. Certains ont un gros renflement fortement coloré soit au centre soit à une extrémité; d'autres sont allongés, en épi d'orge, et se regardent deux à deux par leur grosse extrémité. Ils se groupent aussi souvent

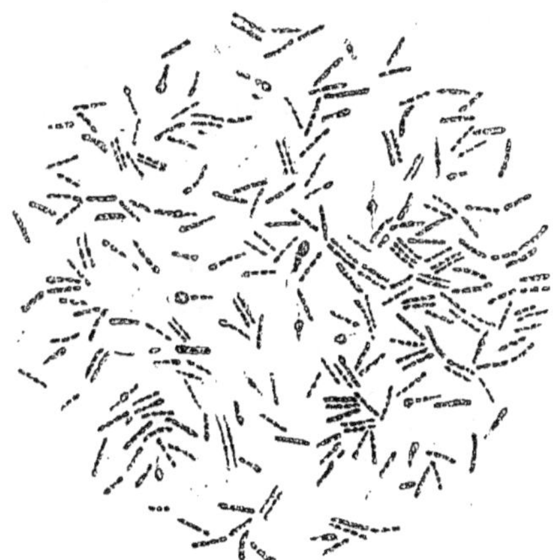

Fig. 20. — Pseudo-diphtérique polymorphe.

parallèlement deux à deux. Ce qui fait leur caractéristique, c'est la présence de grains très fortement colorés enfermés dans une masse plus pâle et légèrement teintée.

Éléments de diagnostic entre les vrais et les faux diphtériques.

Les moyens classiques que nous avons à notre disposition sont les suivants :

α. L'inoculation, (les vrais sont seuls virulents.)

β. La réaction d'Ernst-Neisser. Elle est basée sur l'existence des granulations que nous avons signalées plus haut. Les vrais diphtériques seuls en posséderaient. On fait ainsi la réaction :

1° Colorer rapidement avec la solution suivante :

Bleu de méthylène de Grübler.	10 centigrammes.
Alcool à 96°	2 centimètres cubes.
Eau distillée.	95 —
Acide acétique glacial	5 —

Laver à l'eau distillée.

2° Colorer ensuite avec la solution suivante refroidie :

Vésuvine.	10 centigrammes.
Eau distillée bouillante	100 grammes,

Laver à l'eau.

Les corpuscules qui sont dans le microbe sont colorés en bleu, le reste du bacille en brun.

γ. La réaction de Zarniko-Escherich, basée sur ce fait que le bouillon devient acide sous l'influence du vrai diphtérique, et redevient ensuite alcalin. Il reste toujours alcalin avec le faux diphtérique.

δ. Le polymorphisme. Dans une même préparation, le pseudo-diphtérique est plus polymorphe, et les bacilles sont de tailles diverses. On peut, en goutte pendante, constater des mouvements browniens chez le pseudo-diphtérique.

Tous ces moyens de diagnostic, sauf l'inoculation, sont très peu pratiques. La réaction d'Ernst-Neisser est en défaut pour les bacilles courts qui, virulents ou non (diphtériques vrais ou pseudo-diphtériques de Hoffmann) ne sont pas granuleux. Or, c'est dans ce cas, qu'il serait le plus nécessaire d'avoir un critérium précis et rapide.

L'inoculation demande du temps ; aussi, dans le doute, si l'on est en présence d'une culture abondante, il vaut toujours mieux pencher pour la diphtérie et faire une injection de sérum.

ASSOCIATIONS MICROBIENNES DANS LA DIPHTÉRIE

Il arrive fréquemment que le bacille de la diphtérie ne pousse pas seul sur les tubes de sérum ensemencés avec les exsudats suspects de la gorge; nombre d'autres microbes peuvent lui être associés, les uns, saprophytes de la bouche sont sans importance; les autres peuvent déterminer une complication grave et sont par conséquent utiles à connaître. Sans entrer dans ces considérations qui ressortent de la pathologie, nous nous bornons ici à énumérer ce qu'on peut trouver dans les tubes de cultures. Ce sont :

1° Du streptocoque pyogène (voir pl. XXXVIII, Fig. I, et p. 167) ;

2° Du staphylocoque (voir pl. XXXVIII, Fig. II, et p. 170);

3° Des levures (voir pl. XLVIII, et p. 245);

4° Des sarcines (voir pl. XLII, Fig. I et II, et p. 203);

5° Du pneumocoque (voir pl. XXXVIII, Fig. III, et p. 171);

6° Du pneumo-bacille de Friedlænder (voir pl. XXXIX, Fig. V, et p. 192);

7° Du tétragène (voir pl. XLII, Fig. III, et p. 204);

8° Des spirilles et des fusiformes (seulement visibles par frottis) (voir pl. XLVII, et p. 239);

9° Du coli-bacille (voir pl. XXXIX, Fig. III, et p. 188),

10° Des bacilles liquéfiant le sérum ;

11° Le coccus Brisou ;

12° Divers diplocoques.

COCCUS BRISOU

Conditions vitales. — Aérobie.

Cultures. — *Bouillon.* — Troublé régulièrement.
Gélose. — Petites colonies arrondies blanc grisâtre, de la grosseur d'une tête d'épingle.
Gélatine. — Petites colonies blanc grisâtre qui liquéfient le milieu.
Sérum. — Colonies arrondies, blanc grisâtre, peu saillantes, de la grosseur d'une tête d'épingle. Ne liquéfie pas le sérum.
Lait. — Pas de coagulation.

Microscopie. — *Réaction au Gram.* — Positive.
Mobilité. — Nulle.
Morphologie. — Petits coccus isolés ou parfois en diplocoques. On observe souvent des amas très irréguliers.

Virulence. — Nulle.

Habitat. — Exsudats de la gorge au cours de diphtéries bénignes.

On peut observer également des diplocoques qui se décolorent par la méthode de Gram. On les met bien en évidence par une double coloration au Graméosine, ils sont colorés en rose, tandis que les bacilles de la diphtérie restent colorés en violet-noir.

Il existe trois variétés de ces diplocoques décolorés au Gram; ils ont comme caractère commun de pousser en aérobies, sur tous les milieux et cela très rapidement en 6 à 12 heures. Voici leurs caractères différentiels.

DIPLOCOQUE α

(Deguy.)

Cultures. — *Bouillon*. — Le bouillon reste transparent, et il se forme un dépôt blanc au fond, mais au bout de 48 heures, le bouillon se trouble.

Bouillon Martin. — Mêmes caractères.

Gélose. — Colonies blanches, petites, translucides, rapidement confluentes, surélevées, prenant une teinte jaune au centre.

Gélose glycérinée. — Mêmes caractères.

Gélatine. — Petites colonies blanches le long de la piqûre. Pas de liquéfaction.

Sérum. — Cultures abondantes, formées de colonies petites, rondes, rapidement confluentes devenant grisâtres en vieillissant.

Lait. — Pas de coagulation.

Mobilité. — Nulle.

Morphologie. — De dimensions énormes, ces diplocoques peuvent se mettre en amas ou en courtes chaînettes, quelquefois en tétrades. Ils présentent une zone centrale plus réfringente que le reste du micro-organisme.

DIPLOCOQUE β

(Deguy.)

Cultures. — *Bouillon*. — Reste limpide avec formation au fond d'un dépôt qui se dissocie facilement.

Bouillon Martin. — Mêmes caractères.

Gélose. — Colonies poussant vite, très abondamment, arrondies, translucides, et prenant un aspect papuleux.

Gélose glycérinée. — Mêmes caractères.

Sérum. — Colonies petites, isolées et rondes. D'abord blanches, elles se teintent ensuite en jaune. Elles sont très adhérentes au milieu de culture.

Gélatine. — On n'obtient qu'exceptionnellement de rares colonies.

Lait. — Pas de coagulation.

Mobilité. — Nulle.

Morphologie. — Ces diplocoques peuvent se grouper en tétrades ou en chaînettes. Les éléments sont moins gros que dans l'espèce précédente et plus réguliers comme volume. Ils ont un centre réfringent, et quelques éléments peuvent être ovoïdes. Quelques gros cocci peuvent présenter un ou plusieurs bourgeons latéraux, indiquant un développement analogue à celui des levures.

DIPLOCOQUE γ

(Deguy.)

Cultures. — *Bouillon.* — Trouble général avec dépôt au fond et légère pellicule à la surface.

Bouillon Martin. — Mêmes caractères.

Gélose. — Colonies blanches, translucides, surélevées.

Gélose glycérinée. — Mêmes caractères.

Sérum. — Petites colonies rondes; il y a liquéfaction du sérum sur la ligne d'ensemencement. Les colonies blanchissent en vieillissant.

Gélatine. — Liquéfaction en forme de clou.

Lait. — Pas de coagulation.

Mobilité. — Nulle.

Morphologie. — Petits diplocoques parfois rangés en courtes chaînettes, plus petits que ceux des espèces précédentes.

Dans le sang des enfants atteints de diphtérie grave, exanthématique ou
septico-pyémique, on peut trouver les diplocoques suivants que certains caractères rapprochent le premier des streptocoques, les seconds des staphylocoques.

DIPLOCOCCUS HEMOPHILUS PERLUCIDUS

(DEGUY ET LEGROS.)

Conditions vitales. — Aérobie ou anaérobie.

Cultures. — *Bouillon*. — Reste clair et limpide; au fond du tube, existe
un précipité peu abondant, qui, par agitation, se dissocie en petits flocons
neigeux et blanchâtres restant en suspension et ne troublant pas le milieu
d'une façon uniforme.

Bouillon Martin. — Mêmes caractères.

Gélose. — Cultures translucides et transparentes, formées de grains extrêmement fins, en goutte de rosée, non confluents. On les examine surtout bien
en regardant par transparence à travers la gélose. En vieillissant, les colonies
peuvent prendre une teinte opalescente et blanchâtre. Le microbe pousse en
36 à 48 heures.

Gélatine. — Très fines colonies blanches. Pas de liquéfaction.

Sérum. — Cultive difficilement des petites colonies transparentes d'une
finesse extrême.

Lait. — Pas de coagulation.

Milieux spéciaux. — Sérum antidiphtérique, Sérum antistreptococcique.
Gélose au sang. Pousse dans ces milieux mais peu abondamment, et y augmente sa virulence.

Microscopie. — *Réaction au Gram*. — Positive.

Mobilité. — Quelques mouvements browniens de translation et de rotation
sur eux-mêmes, mais pas de cils vibratiles.

Morphologie. — Ce sont des diplocoques extrêmement fins, qui peuvent
dans les préparations se présenter sous l'aspect de cocci isolés, de courtes
chaînettes de 4 ou 5 éléments. Vus sans coloration, au sortir du bouillon, ils
sont entourés d'une auréole très mince et réfringente.

Virulence. — Assez accentuée.

Habitat. — Gorge d'enfants atteints d'angine diphtérique maligne, de
broncho-pneumonie; dans le sang au cours des septicémies métadiphtériques.

DIPLOCOCCUS HEMOPHILUS ALBUS

(Deguy et Legros.)

Conditions vitales. — Aérobie ou anaérobie.

Cultures. — *Bouillon.* — Au bout de 24 heures, le fond du bouillon prend un aspect brumeux; par agitation, on voit monter une buée blanche, en spirale, filamenteuse qui se dissocie et trouble uniformément le bouillon.

Bouillon Martin. — Mêmes caractères.

Gélose. — Cultures étendues plates, rondes et blanches de 1^{mm} environ de diamètre, et pouvant se fusionner. En vieillissant elles peuvent ou bien prendre une teinte jaunâtre ou devenir presque translucides.

Gélatine. — Colonies blanches, très petites, mais très apparentes. Liquéfaction lente et tardive au bout d'un septenaire.

Sérum. — Colonies grisâtres, très légèrement surélevées. Pas de liquéfaction du sérum.

Lait. — Pas de coagulation.

Milieux spéciaux. — Dans le bouillon au sang, production rapide d'hémolyse et apparition de la coloration rouge vin de Porto.

Microscopie. — *Réaction au Gram.* — Positive.

Mobilité. — Petits mouvements de godille, mais pas de cils vibratiles.

Morphologie. — Se présente sous l'aspect de diplocoques; mais on peut observer de courtes chaînettes, des fausses tétrades, des aspects staphylococciques. Vus sans coloration, les diplocoques présentent une légère auréole.

Virulence. — Assez accentuée avec production d'exsudats dans les séreuses des animaux. Peut donner expérimentalement des arthrites suppurées.

Habitat. — Gorge et sang dans les diphtéries malignes, dans les scarlatines malignes.

BACILLE DIPHTÉRIQUE

Pl. XLIV.

Fig. I. — *Bacille court.* — (Grossissement 1000, ocul. comp. 9, obj. 1/15, Stiassnie.) Coloration au Gram.
Coccobacillés disséminés sans ordre.

Fig. II. — *Bacille moyen.* — Même grossissement. Même coloration.
Bacilles groupés en V, en L ou quelquefois parallèles.

Fig. III. — *Bacille long.* — Même grossissement. Même coloration.
Bacilles groupés en paquets d'épingles.

Fig. IV. - *Bacille en massue.* — Même grossissement. Coloration Gram-éosine.
Bacilles renflés à une des extrémités prenant inégalement la matière colorante.

Fig. V. — *Bacille diphtérique avec réaction de Ernst-Neisser pour montrer les granulations.* Nous avons employé l'éosine au lieu de la vésuvine. (Voir le texte). — Même grossissement.

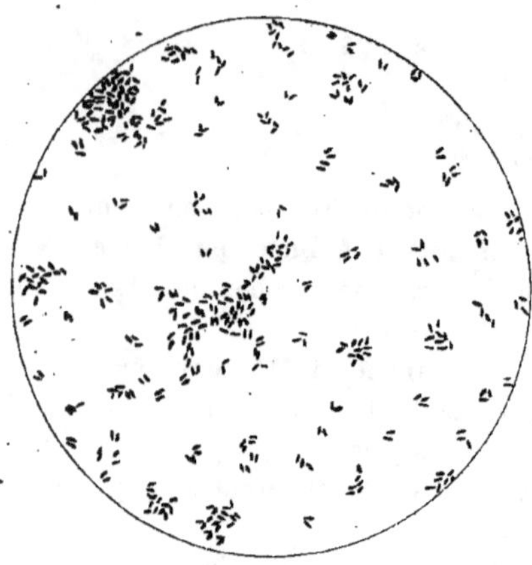

Fig. I.

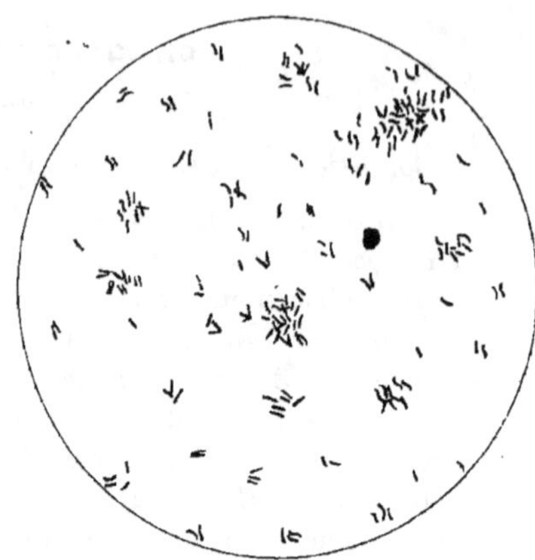

Fig. II.

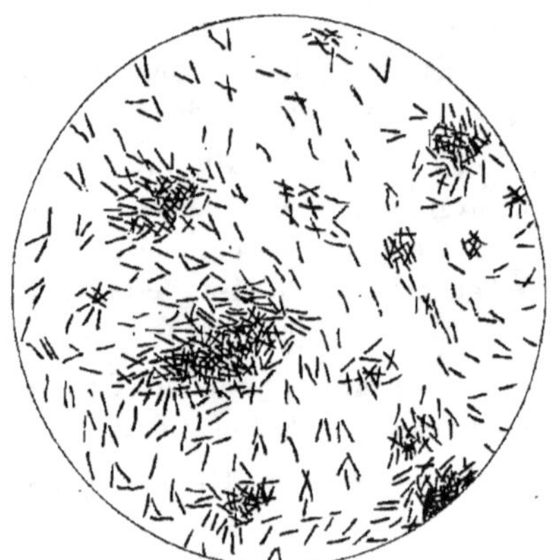

Fig. III.

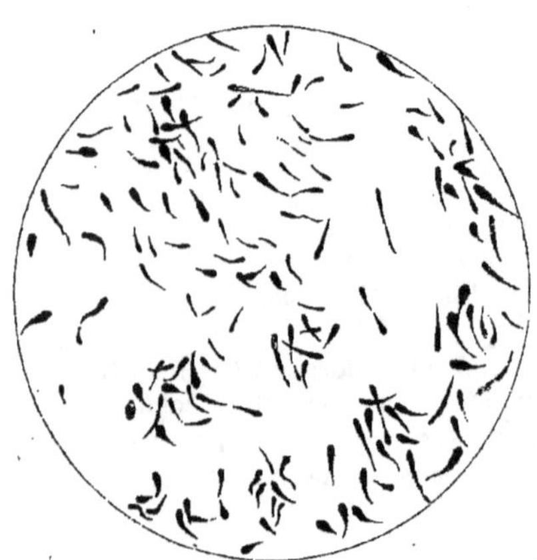

Fig. IV.

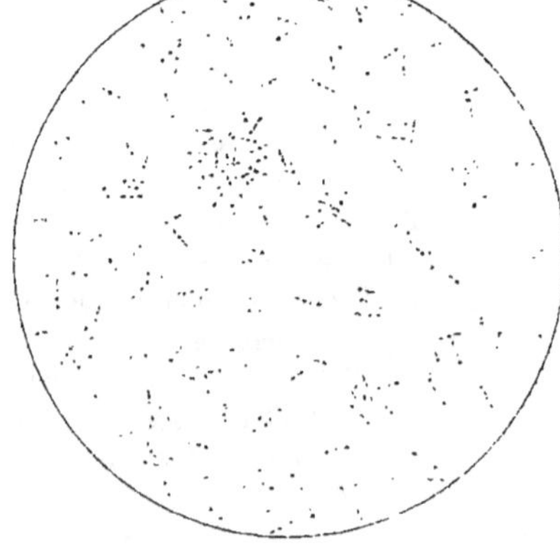

Fig. V.

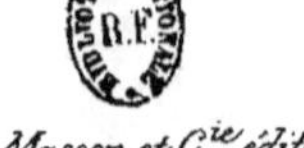

Imp. L. Lafontaine, Paris.

o Cassas, lith.

Masson et C.ie, éditeurs,
Paris.

DIPHTÉRIE ASSOCIÉE

PL. XLV.

FIG. I. — *Diphtérie et streptocoques.* — (Grossissement 1000, ocul. comp. 9, obj. 1/15, Stiassnie.) Coloration au Gram.
Bacilles moyens avec des diplocoques ou des chaînettes de streptocoques ou de streptodiplocoques.

FIG. II. — *Diphtérie et staphylocoques.* — Même grossissement. Même coloration.
Bacille moyen avec staphylocoques groupés en grappe de raisin.

FIG. III. — *Diphtérie et coccus Brisou.* — Même grossissement. Même coloration.
Bacille moyen avec cocci groupés en amas ou isolés.

FIG. IV. — *Diphtérie et mycose.* — Même grossissement. Même coloration.
Bacilles courts avec filaments de champignon.

FIG. V. — *Diphtérie et diplocoques décolorés au Gram.* — Même grossissement. Coloration Gram-éosine.
Bacille moyen et diplocoques.

FIG. VI. — *Bacille moyen et pneumobacille de Friedlander.* — Même grossissement. Coloration Gram-éosine.
On voit les pneumobacilles encapsulés.

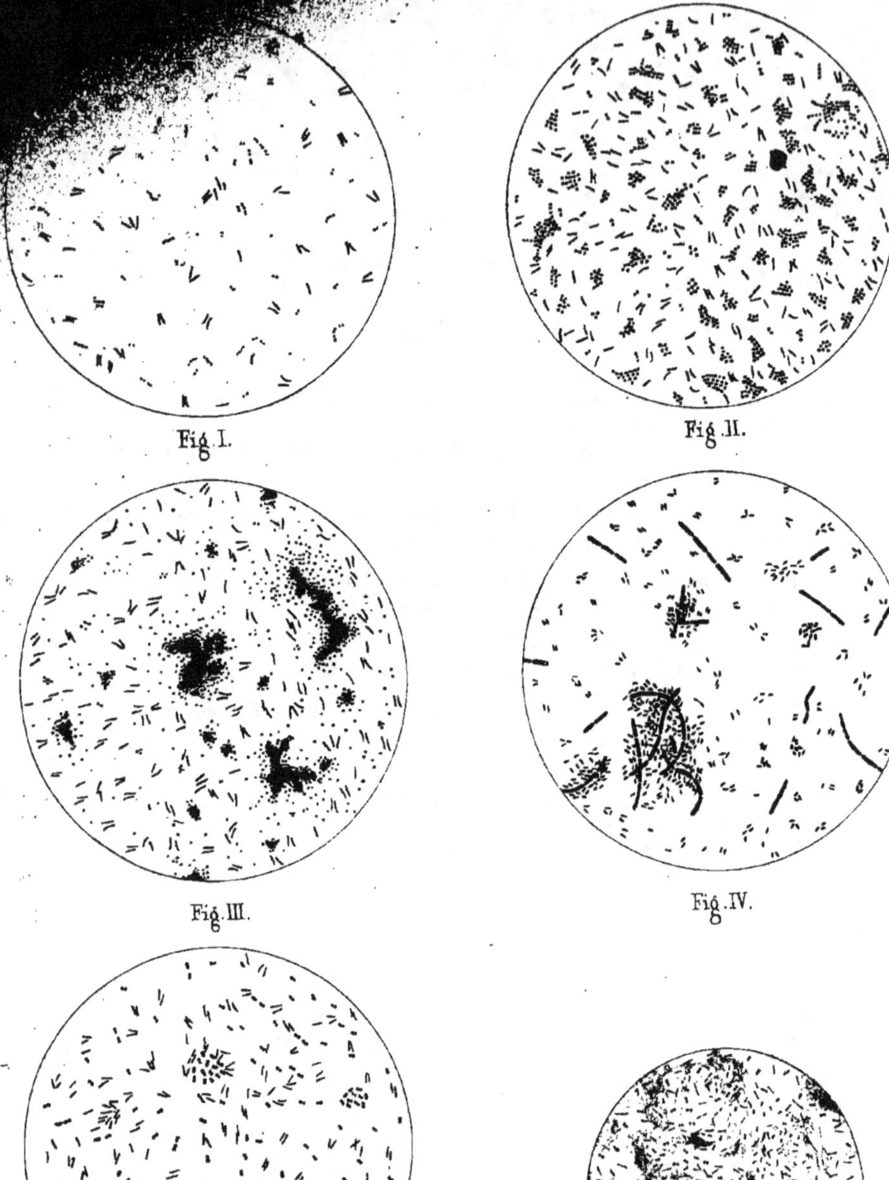

Fig. I.

Fig. II.

Fig. III.

Fig. IV.

Fig. V.

Fig. VI.

Masson et C.ie, éditeurs,
Paris.

EXAMEN DIRECT DES FAUSSES MEMBRANES

(PROCÉDÉ DEGUY.)

Technique. — On prend un petit fragment de fausse membrane de un demi
à 1 millimètre de diamètre, aussi peu épais que possible et on le lave abondamment à l'eau distillée et stérilisée. On le place sur une lame, et on le colore
avec une goutte de bleu alcalin de Lœffler dont la formule est la suivante :

Bleu de méthylène en solution alcoolique à 1/10.	50 centimètres cubes.
Lessive de potasse.	5 millimètres cubes.
Eau.	100 centimètres cubes.

On laisse au contact pendant 10 minutes à un quart d'heure, puis on lave
à nouveau à l'eau distillée.

Après avoir enlevé l'eau avec du papier buvard, on met une goutte d'une
solution de potasse à 1/20 et on laisse en contact avec la fausse membrane
pendant environ 20 minutes à une demi-heure.

On enlève l'excès de potasse avec prudence à l'aide du papier buvard, puis
on ajoute une gouttelette de *silicate de potasse* sur la préparation.

On pose ensuite la lamelle avec précaution pour éviter de monter des bulles
d'air, puis on écrase la préparation, soit simplement en mettant sur la lamelle
un petit poids de plomb, soit en appuyant doucement avec un agitateur ou le
dos d'une aiguille à cataracte, ou mieux encore en serrant avec une pince de
Cornet. On laisse le tout maintenu par la pince pendant 10 minutes dans
l'étuve de Roux. Le silicate sèche rapidement et colle la lamelle sur la lame
d'une façon absolue.

Cette méthode est assez délicate à employer, elle exige un certain entraînement pour obtenir de belles préparations minces et uniformément colorées.

Ce procédé permet dans les cas types de reconnaître facilement la nature
d'une fausse membrane, de dire si elle est diphtérique ou scarlatineuse, mais
il peut induire en erreur, si l'on ne tient pas compte de quelques particularités que nous allons indiquer.

Dans les fausses membranes diphtériques, on peut trouver toutes les variétés
des bacilles coexistant, forme longue, moyenne ou courte. Mais il existe aussi
des formes en massues, actinomycosiques, des formes ramifiées et parfois fusiformes. Le bacille est granuleux.

Il convient d'examiner les fausses membranes aussi fraîches que possible,
car si elles ont été conservées dans l'eau, les microbes surajoutés peuvent
avoir pullulé, et gêner l'interprétation diagnostique. On peut croire à une
infection surajoutée alors qu'il n'en est rien. De même, on tiendra compte dans
les recherches, de la provenance des fausses membranes. Si elles viennent d'une

gorge sanieuse, fétide, et qu'il y ait infection secondaire; on peut se trouver gêné par cette dernière et on pourra être dans la nécessité de faire plusieurs préparations avant de trouver le bacille diphtérique. L'infection surajoutée est devenue tellement prédominante qu'on aurait tendance à la faire passer au premier plan. L'examen direct, cependant, prouvera la nature de cette infection, la plupart du temps streptococcique.

Les fausses membranes scarlatineuses, sauf quand elles sont associées à la diphtérie causée d'ordinaire, dans ce cas, par le bacille court, ne renferment guère que des streptocoques.

FAUSSES MEMBRANES — DIPHTÉRIE — SCARLATINE

PL. XLVI.

Fig. I. — *Examen direct d'une fausse membrane diphtérique par le procédé Deguy* (coloration au bleu de Lœffler). — (Grossissement 1000, ocul. compensat. 9, object. 1/15), Stiassnie. La potasse a très peu agi : on voit encore cinq cellules épithéliales mononucléées; des polynucléaires méconnaissables, des bacilles diphtériques longs, granuleux en grand nombre, et quelques cocci.

Fig. II. — *Examen direct d'une fausse membrane diphtérique.* — (Même procédé, même coloration, même grossissement.) La potasse a agi assez longtemps. On voit les polynucléaires méconnaissables, des bacilles longs ou massués plus ou moins granuleux, des bacilles moyens et courts en amas ou disséminés. On remarque aussi quelques tétragènes et quelques streptocoques.

Fig. III. — *Examen direct d'une fausse membrane d'angine scarlatineuse.* — (Même procédé, même coloration, même grossissement.) La préparation ressemble à une culture pure de streptocoques, avec conglomérat de microbes. On peut trouver des globules de pus en même temps.

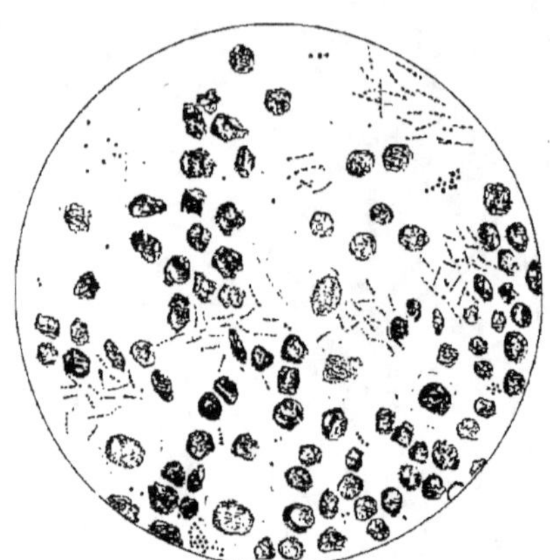

Fig. I.

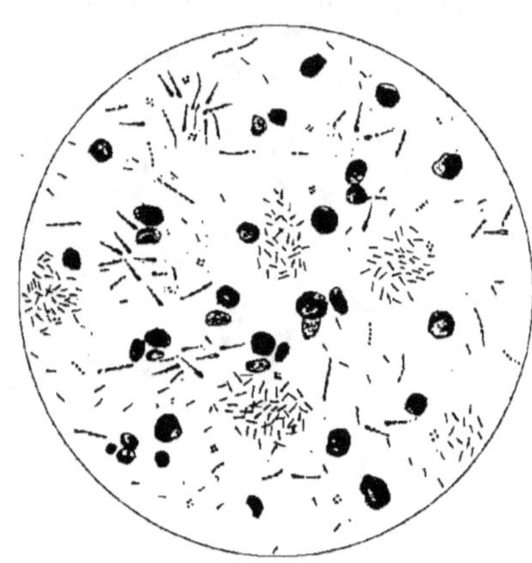

Fig. II.

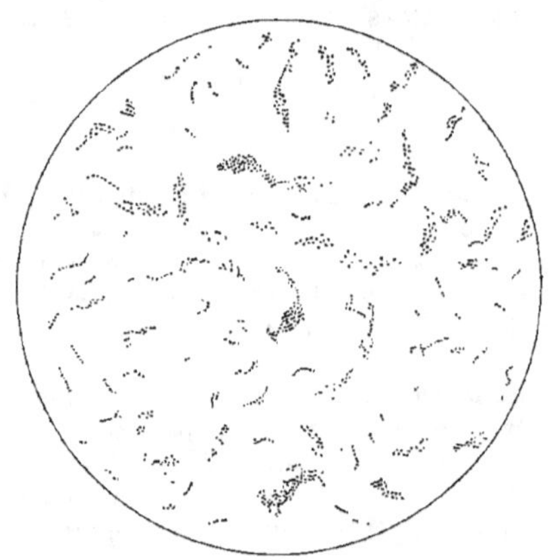

Fig. III.

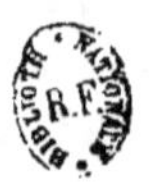

Masson et C.ie, éditeurs
Paris.

BACILLES FUSIFORMES, SPIRILLES ET SPIROCHÈTES

Pl. XLVII.

Ces microorganismes se rencontrent dans l'exsudat de l'angine ulcéro-membraneuse (Syn. : angine de Vincent; angine à fusiformes et à spirilles; amygdalite chancriforme). On peut les retrouver aussi sur les ulcérations dues aux plaques muqueuses de la syphilis, dans certains cas de diphtérie, dans la stomatite ulcéro-membraneuse. On les a signalés dans les balanites. On les observe également dans le tartre dentaire et même dans la bouche normale.

Le bacille fusiforme est identifié par M. Vincent au bacille de la pourriture d'hôpital qu'il a trouvé dans la couenne exsudative de cette maladie.

La question des fusiformes, des spirilles et des spirochètes a été très embrouillée, car les auteurs n'emploient pas la même nomenclature; aussi, pour plus de clarté, nous décrirons les trois aspects suivants qui répondent à ce qu'on observe couramment dans les préparations :

α. Les bacilles fusiformes (filaments en fuseau ou en losange allongé);

β. Les formes spirillaires (filaments allongés, contournés en hélice, ou en virgule comme des vibrions;

γ. Les spirochètes (filaments allongés offrant de nombreux tours de spire, en ressort à boudin).

Technique. — Ces microorganismes ne se cultivent pas ou très difficilement. On a réussi à les obtenir dans le liquide d'ascite, en cultures anaérobies selon la méthode de Veillon ou encore, mais accidentellement, sur un milieu à la gélose et au sérum. Les cultures sont fétides.

L'examen quotidiennement pratiqué est l'examen direct en frottis. L'exsudat étant étalé sur une lame très propre et fixé par le mélange à parties égales d'alcool-éther, on colore par la thionine ou mieux par le Ziehl dilué. On lave à l'eau et on sèche.

Le Gram n'agit pas. Le violet simple donne des résultats inconstants; certaines espèces se colorent et d'autres sont réfractaires au violet.

Dans les frottis, on trouve des cellules épithéliales plus ou moins dégénérées, des polynucléaires en karyolyse et enfin, des microorganismes divers, mais avec prédominance presque absolue de ceux qui nous occupent.

BACILLES FUSIFORMES

Ce sont des bacilles de dimensions variables, de 8 à 12 μ., plus gros que le bacille de Lœffler, pouvant être très longs et même devenir filamenteux. La portion moyenne est légèrement renflée, tandis que les deux extrémités sont nettement amincies et effilées. Le bacille est rectiligne, rigide, non incurvé à l'état vivant. Il peut être infléchi légèrement dans les préparations colorées.

Généralement isolés, les fusiformes sont quelquefois disposés bout à bout. Ils peuvent être très abondants, en forme d'amas, de faisceaux et constituer presque à eux seuls toute la préparation.

Ils paraissent parfois comme entourés d'une zone translucide analogue à une capsule.

Vus à l'état frais, en suspension dans la salive, ils sont doués de mouvements ondulatoires très nets, mais ils peuvent aussi être immobiles.

Il arrive qu'ils présentent des vacuoles dans leur intérieur, elles sont inégales et n'ont pas la réaction des spores. La figure II, Pl. XLVII montre l'aspect typique des fusiformes.

SPIRILLES

Les spirilles sont moins allongés que les fusiformes, leurs extrémités sont plus arrondies ; les microorganismes, assez trapus, sont rarement rectilignes et se présentent presque toujours recourbés, en virgule, en croissant, en hélice, en S très allongé. Ils peuvent se placer bout à bout comme les fusiformes. Est-ce une modalité de ces derniers, une forme jeune, ou sont-ce deux espèces voisines, c'est ce que les cultures nous apprendront. Les figures I et III, planche XLVII, donnent l'aspect habituel de ces spirilles. La différence d'aspect permet plus de précision dans la description et répond à la réalité des faits, toutes réserves faites sur la parenté ou l'identité des fusiformes et des spirilles.

SPIROCHÈTES

Les spirochètes sont caractérisés par leur aspect en tire-bouchon. Il en est de tailles très différentes, les uns à peine visibles demandant à être recherchés, les autres volumineux se voient au premier coup d'œil.

A l'état frais, ils sont doués de mouvements, leur corps flexible et élastique se tend et se détend comme un ressort à boudin.

Ils ne se colorent pas par la méthode de Gram, et leur recherche est identique à celle du bacille fusiforme. On ne les cultive pas.

Certaines espèces de spirilles méritent d'être connues, comme le spirille d'Obermeier qui se retrouve dans le sang au cours de la fièvre récurrente, et les spirilles intestinaux de certaines formes de dysenterie. On les recherche toujours par étalement sur lame et coloration au Ziehl dilué.

SPIROCHÈTES DE LA SYPHILIS

(Schaudinn.)

Ce livre était sous presse lorsque les retentissantes recherches de Schaudinn, Metchnikoff et Roux nous ont obligé à intercaler ce court addendum.

Technique. — Après étalement sur lames des produits suspects, on peut colorer par une des méthodes suivantes :

I. Méthode de Giemsa. — Après fixation de la préparation par l'alcool-éther, ou par séjour d'une demi-heure dans l'alcool absolu, on laisse sécher, et on trempe verticalement la lame dans le bain suivant :

> Solution colorante de Giemsa ([1]). . . . . 55 gouttes.
> Eau distillée . . . . 20 centimètres cubes.

On laisse séjourner 16 heures, puis on lave à grande eau, on sèche et on monte au baume de Canada.

II. Méthode de Marino. — Mélange de bleu de méthylène, d'azur, de carbonate de soude et d'éosine ; le bleu de Marino ([2]) doit être dissous dans l'alcool méthylique :

> Bleu de Marino. 4 centigrammes.
> Alcool méthylique . . . . 20 centimètres cubes.

Cette solution peut se conserver deux mois à l'abri de l'évaporation, si l'alcool méthylique est pur.

Verser quelques gouttes de la solution sur la lame. Laisser agir trois minutes.

Enlever l'excès de bleu, laisser tomber sur la surface de la lame quelques gouttes d'une solution aqueuse très légère d'éosine (5 centigrammes pour 1000 grammes d'eau distillée). Laisser en contact pendant deux minutes. Laver à l'eau. Sécher à l'air et monter au baume.

Les spirochètes apparaissent colorés en rose orangé.

Ce réactif colore relativement vite les spirochètes, mais les parasites restent très clairs et sont difficiles à examiner.

([1]) Se procurer ce colorant dans le commerce. En voici la formule :

> Azur II éosine . . . . 3 grammes.
> Azur II . . . . 0^{gr},8
> Glycérine neutre de Merck. . . . . } àà 250 grammes.
> Alcool méthylique de Kahlbaum . . . . }

([2]) Se le procurer dans le commerce

III. Coloration par le bleu azur. — Fixer la préparation sur la lame par le mélange à parties égales d'alcool et d'éther.

Faire séjourner la préparation 12 à 16 heures dans la solution colorante suivante :

Bleu azur . . . . 1 gramme.
Eau distillée. . . . . 1 litre.

Sécher la lame à l'air et monter dans l'huile de cèdre.

IV. Coloration par le Ziehl. — Après fixation pendant 10 minutes dans l'alcool absolu, on lave à l'eau distillée, puis on laisse séjourner pendant 5 minutes dans la solution suivante :

Acide phosphotungstique. 2 grammes.
Eau distillée 100   —

Lavage d'abord à l'eau distillée, puis à l'alcool à 70°, et de nouveau à l'eau distillée. On colore ensuite pendant quelques minutes avec la fuchsine de Ziehl à chaud. On lave à l'eau, puis très légèrement à l'alcool à 70° et de nouveau à l'eau distillée. On sèche et on examine à l'immersion.

V. Coloration par le violet de gentiane phéniqué. — Sans fixation préalable, on colore à chaud avec la solution suivante pendant environ 10 minutes :

Eau phéniquée à 5 pour 100 . . . . 100 centimètres cubes.
Solution alcoolique concentrée de violet de gentiane.   10   —

Lavage à l'eau, sécher, et monter au baume de Canada.

Morphologie du spirochète de la syphilis. — **Sp. pallida.** — Très allongé, atteignant 3 à 4 fois le diamètre d'un globule blanc, mais étroit, filiforme. Très onduló, il présente un grand nombre de tours de spire assez serrés les uns contre les autres et d'une assez grande régularité. L'axe du spirochète est onduleux et flexueux, décrivant souvent 2 ou 3 ondulations larges. Il est toujours très faiblement coloré et demande à être recherché avec le plus grand soin, d'autant qu'il peut être rare dans les préparations.

Les deux extrémités sont effilées et très ténues, et on ne peut pas toujours dire où elles se terminent.

On ne confondra pas le spirochète avec des filaments de fibrine ou de chromatine; avec le réactif de Giemsa, le spirochète est faiblement coloré et vaguement rosé, les filaments de fibrine, rarement aussi onduleux, sont franchement roses, la chromatine est bleue.

Sp. refringens. — Souvent, dans le smegma et au niveau des muqueuses génitales, on rencontre un spirochète banal, le Sp. refringens. Il est de grandes dimensions, présente des spires rappelant par leur forme celle des vagues. Il se colore facilement et avec intensité par les méthodes ordinaires.

BACILLES FUSIFORMES, SPIRILLES ET SPIROCHÈTES

Pl. XLVII.

Fig. I. — *Spirilles et spirochètes.* — (Grossissement 1000, ocul. comp. 9, obj. 1/15, Stiassnie.) Coloration Ziehl dilué. On voit :
Des polynucléaires en karyolyse, des spirilles rectilignes ou infléchis, à extrémités non effilées, des spirochètes reconnaissables à leur forme en ressort à boudin.

Fig. II. — *Aspect classique des fusiformes et des spirochètes dans l'angine ulcéro-membraneuse.* — Même grossissement. Même coloration.
Les fusiformes ont nettement l'aspect en fuseau.

Fig. III. — *Aspect rare de frottis d'angine ulcéro-membraneuse.* — Même grossissement. Même coloration.
Les spirochètes sont à peine visibles, les spirilles sont en croissant.

Fig. IV. — *Aspect d'angine ulcéro-membraneuse.* — Même grossissement. Même coloration.
On voit deux grandes cellules épithéliales pavimenteuses mononucléées, des fusiformes, des spirochètes très apparents, des leptothrix, des cocci, des cocco-bacilles et des bâtonnets divers.

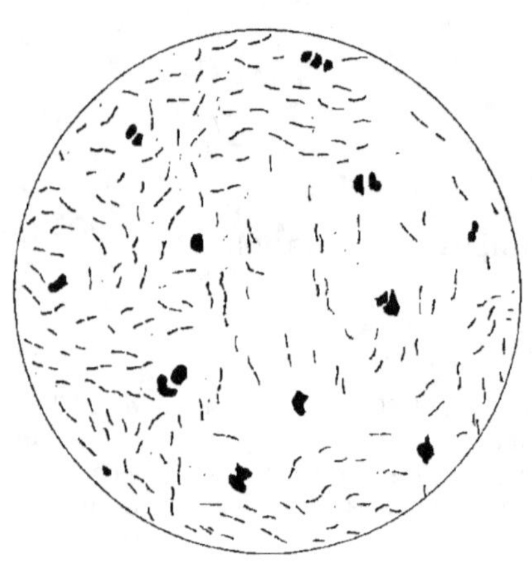

Fig. I.

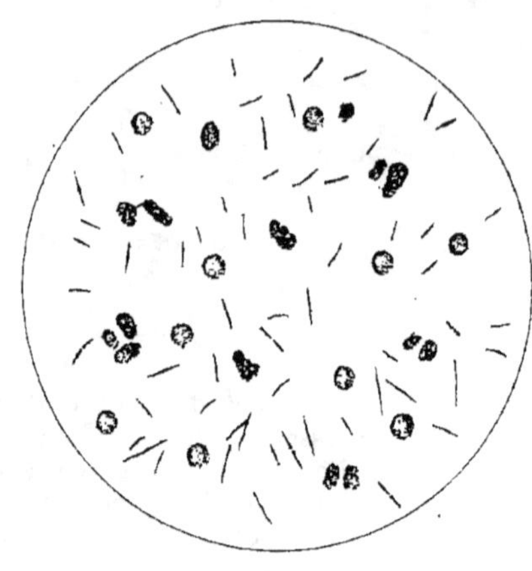

Fig. II.

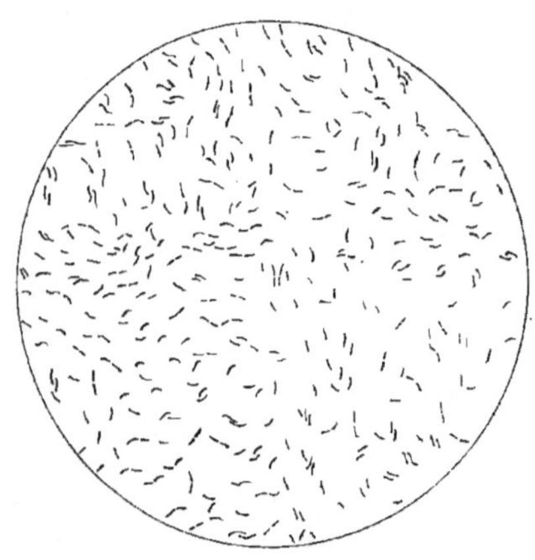

Fig. III.

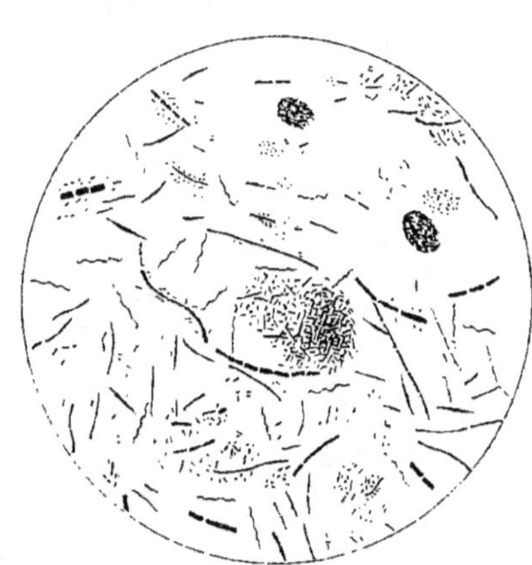

Fig. IV.

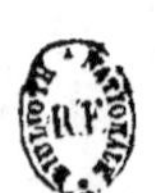

Imp. L. Lafontaine., Paris.

Masson et C.ie éditeurs.
Paris.

MUGUET ET LEVURES

MUGUET

Pl. XLVIII.

Conditions vitales. — Aérobie.

Cultures. — *Bouillon.* — Pousse lentement; au bout de quelques jours, la culture assez abondante forme un précipité blanc au fond du tube; si le milieu est d'abord troublé, il redevient clair, et, par agitation, on détermine la formation de flocons neigeux. .

Gélose. — Colonies bien isolées, arrondies, surélevées au centre, d'un blanc crémeux. Quand la culture vieillit, elle devient confluente, baveuse, d'un blanc très pur, avec reflets porcelaniques et irisés.

Gélatine. — Petites colonies blanches; liquéfaction du milieu (M. Roger nie la liquéfaction).

Sérum. — Traînées grisâtres qui donnent au sérum un aspect dépoli, chagriné. Pas de liquéfaction du sérum.

Pomme de terre. — Colonies blanches saillantes à bords nets.

Lait. — Coagulation lente sans rétraction du caillot.

Milieux spéciaux. — *Tranches d'artichaut* qui prennent une coloration vert intense.

Carotte. — Enduit blanc, épais, crémeux, tranchant sur le rouge de la carotte.

Les milieux riches en peptone ou en glucose sont à recommander; le muguet y détermine des fermentations aboutissant à la production d'alcool, d'aldéhyde et d'acide acétique, il y pousse abondamment.

Microscopie. — *Réaction au Gram.* — Positive.

Mobilité. — Nulle.

Morphologie. — Se présente sous deux formes : la forme levure et la forme filamenteuse.

La forme levure existe presque seule dans les cultures solides : ce sont, au Gram, des masses noires, ovoïdes, ayant une extrémité un peu plus grosse que l'autre. Souvent, à la petite extrémité existe un petit bourgeon ovoïde qui bientôt deviendra indépendant. Dans des cas plus rares, lorsque les cultures sur milieux solides sont déjà un peu âgées, les levures, par pression réciproque, prennent un aspect polyédrique ressemblant à une mosaïque. Certains éléments se colorent toujours alors plus fortement que les autres. Quelquefois, on voit apparaître des cellules beaucoup plus grosses comme vésiculeuses et pourvues d'une sorte de noyau.

Vues à l'état frais, les levures sont constituées par deux parties, une masse centrale, amorphe, et une zone hyaline réfringente qui l'entoure. Cette dernière

est d'épaisseur variable selon les éléments, mais toujours égale autour de
chaque élément.

La forme filamenteuse s'observe surtout dans les milieux liquides ou sur les
très vieilles cultures, et on peut ne pas l'obtenir. Les filaments sont plus ou
moins longs, mais toujours renflés à l'une ou à leurs deux extrémités. Vus
sans coloration, les filaments sont formés de protoplasma central, moins avide
des matières colorantes que celui des levures, et d'une matière hyaline réfringente qui l'entoure. Celle-ci est épaisse, cloisonnée par places. Les filaments
peuvent porter des prolongements latéraux. On trouve en même temps qu'eux
des levures qui peuvent prolonger le filament sous forme d'un chapelet.

La réaction alcaline des milieux de culture favorise le développement de la
forme filamenteuse.

Habitat. — La bouche saine ou pathologique, les matières fécales, etc.

Virulence. — Reproduit chez l'animal des nodules mycosiques.

LEVURES

Les torula ou levures simples sans forme filamenteuse sont vraisemblablement la même espèce; la seule différence serait que les torula ne font pas
subir de fermentation alcoolique à une solution de glucose.

LEVURE ROSE

Il arrive que l'on observe des colonies roses formées de levures (certains
laboratoires en sont infectés), mais ces levures sont plus petites que celles du
muguet, et il y a coexistence de longs filaments inégalement colorés. Il suffit
de savoir que cette levure rose peut accidentellement souiller les milieux
de culture pour ne pas en tenir compte.

FROTTIS DE MUGUET

On prend les points blancs dans la bouche d'un enfant ou d'un vieillard
atteint de cette maladie, on les étale sur lame avec un peu d'eau; on fixe par
un mélange à parties égales d'alcool-éther. Coloration rapide par le bleu de
méthylène ou le bleu de toluidine. Lavage à l'eau. Sécher. Examiner à
l'immersion. On voit alors, comme l'indique notre figure (Pl. XLVIII, Fig. V),
des levures et des filaments entourés de leur gaine hyaline incolore. On voit
aussi des cellules épithéliales mononucléées et divers microorganismes.

MUGUET ET LEVURES

Pl. XLVIII.

Fig. I. — *Levures.* — (Grossissement 1000, ocul. comp. 9, obj. 1/15, Stiassnie.) Coloration à la thionine.

Fig. II. — *Forme en mosaïque des levures.* — Même grossissement. Même coloration.

Fig. III. — *Forme filamenteuse du muguet.* — Même grossissement. Même coloration.

Fig. IV. — *Levures polyédriques avec grosses cellules.* — Même grossissement. Même coloration.

Fig. V. — *Frottis de muguet.* — Même grossissement. Coloration au bleu de Lœffler.
    On voit les levures et les filaments entourés d'une gaine hyaline, deux cellules épithéliales et des cocci divers.

Fig. VI. — *Levure rose.* — Même grossissement. Même coloration.
    Plus petite que le muguet, filaments très longs.

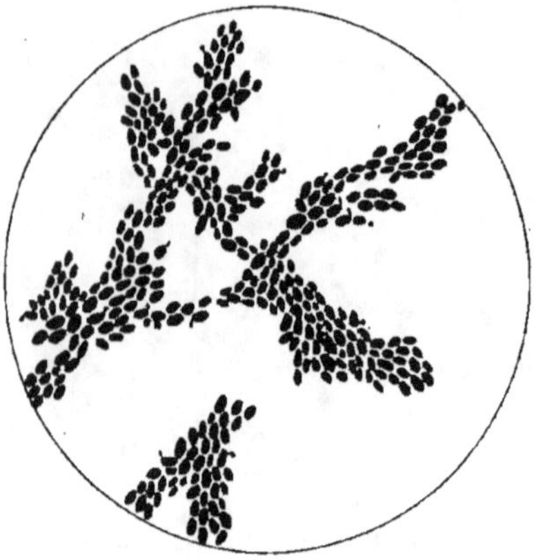

Fig. I.

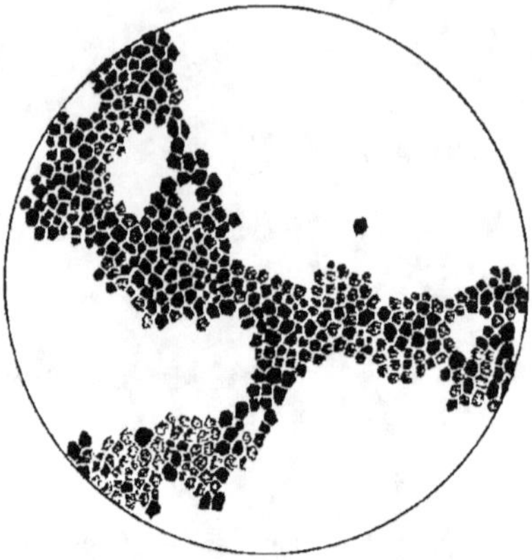

Fig. II.

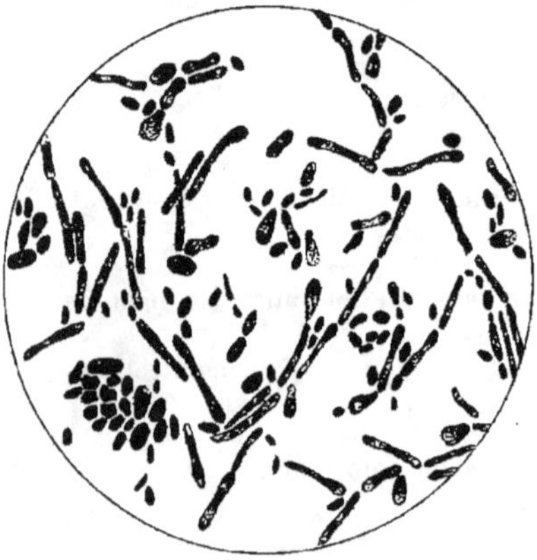

Fig. III.

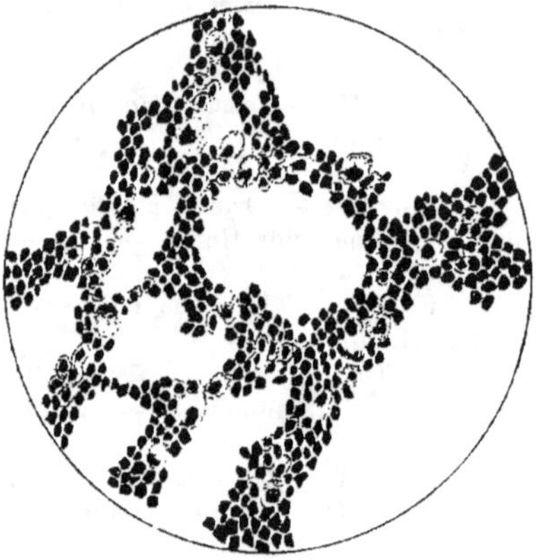

Fig. IV.

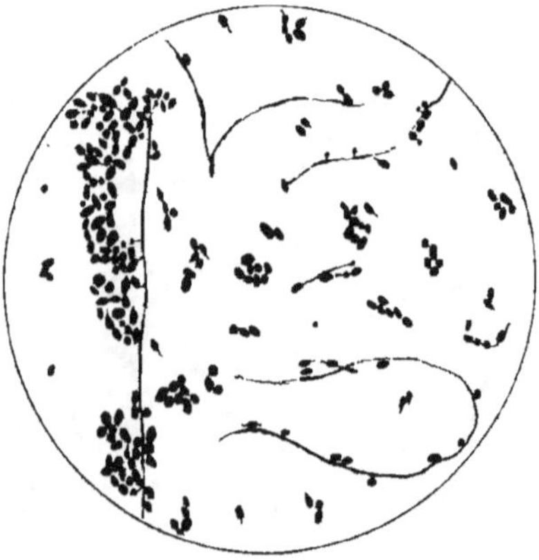

Fig. VI.

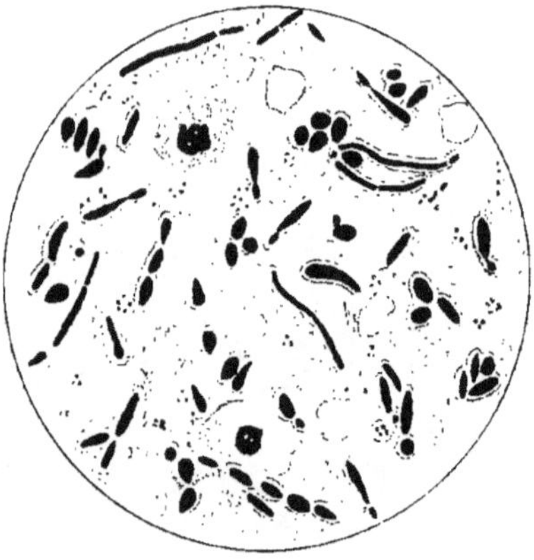

Fig. V.

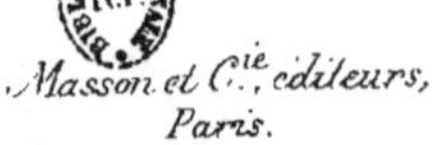

Imp. L. Lafontaine, Paris.

Masson et Cⁱᵉ, éditeurs,
Paris.

V. Roussel, lith.

LEPTOTHRIX

Pl. XLIX. Fig. I et II.

Le leptothrix est un champignon très répandu dans la cavité buccale : il s'observe surtout sur les frottis, car il est difficile de le cultiver. Il existe à l'état normal dans le tartre dentaire. A l'état pathologique, il peut donner lieu à des mycoses extrêmement tenaces situées sur l'amygdale, ou infecter les cartilages laryngés ou maintenir par sa présence des fistulisations osseuses du maxillaire.

Le leptothrix est un champignon filamenteux, dont les filaments ne se ramifient pas, ne se dichotomisent pas. Vu sans coloration dans la salive, il a l'aspect de filaments, plus ou moins sinueux. Lorsqu'on le fixe par l'alcool-éther ou la chaleur, on le voit souvent se segmenter en articles de longueur à peu près égale, à extrémités carrées. Ce phénomène se produit surtout pour les cultures, et bien moins pour les frottis directs.

Conditions vitales. — Aérobie ou anaérobie facultatif, mais surtout aérobie.

Cultures. — *Bouillon.* — Sur bouillon ordinaire, les premiers jours, le bouillon reste clair ; on voit au fond, par agitation, de petits flocons neigeux très fins ; mais bientôt, au bout de trois à quatre jours, le bouillon peut se troubler uniformément, avec toujours au fond un dépôt assez abondant. Beaucoup de bouillons cependant restent ou redeviennent absolument transparents.

Sur bouillon glycériné, mêmes caractères, de même que sur le bouillon Martin.

Gélose. — Sur gélose ordinaire ou glycérinée, on observe de petites colonies fines, transparentes, à peine visibles, sauf par incidence rasante, ou en regardant à travers l'épaisseur de la gélose. En vieillissant, on voit ces cultures prendre des contours polycycliques. On peut obtenir des cultures plus intenses et plus surélevées, mais toujours transparentes.

Sérum. — On obtient de petites colonies très fines, à peine visibles, poussant bien en vingt-quatre heures. Ces petites colonies sont rondes et transparentes, extrêmement petites, et risquent de passer inaperçues si on n'y regarde pas de très près.

Gélatine. — Le leptothrix ne pousse qu'assez tardivement : les premières colonies ne sont visibles qu'au bout de trois jours ; elles sont extrêmement fines, comme une goutte de rosée, isolées et non confluentes. En vieillissant, elles deviennent très légèrement bleues. La liquéfaction se produit lentement, avec peine.

Pomme de terre. — Sur pomme de terre, on ne constate aucune culture visible à l'œil nu, même au bout de quinze jours; mais si on racle la surface de la pomme de terre, ou qu'on fasse des préparations avec le dépôt qui est au fond du tube, on voit que le leptothrix a abondamment poussé.

Lait. — Pas de coagulation.

Microscopie. — *Réaction au Gram.* — Positive, mais devient négative quand la culture vieillit.

Mobilité. — Ondulations lentes et assez accentuées.

Morphologie. — Filaments dans les milieux organiques, articles courts, inégaux, fins, à extrémités carrées, dans les préparations obtenues après culture.

Se sporule en vieillissant et prend alors l'aspect d'un battant de cloche, d'un têtard, d'une massue. Les spores ovoïdes ne se colorent plus et sont immobiles; elles ne se trouvent que dans les vieilles cultures.

Virulence. — Nulle en injection; ne joue que le rôle de parasite inoffensif, mais tenace.

Diagnostic. — Dans les frottis, il se colore en marron sous l'influence de la teinture d'iode ou de la solution de Lugol.

Les diverses variétés décrites : leptothrix pulmonalis, intestinalis et buccalis, sont vraisemblablement une seule et même espèce; aussi, nous ne faisons suivre le nom de leptothrix d'aucun qualificatif.

TARTRE DENTAIRE

Pl. XLIX. Fig. II.

Si l'on fait un frottis du tartre dentaire, après fixation par l'alcool-éther, décalcification et coloration à la fuchsine de Ziehl suivie de lavage à l'eau, on voit qu'il contient presque exclusivement comme microbes des filaments de leptothrix, des spirochètes et des petits bâtonnets courts, qui existent aussi à l'état de pureté dans les concrétions caséeuses de l'amygdalite lacunaire chronique.

Le tartre dentaire est composé de carbonate et de phosphate de chaux accompagnés quelquefois de phosphate de magnésie et plus rarement de sulfates et chlorures alcalins. Ces différents sels sont mélangés à une certaine quantité de matière muqueuse et albuminoïde.

ACTINOMYCOSE

PL. XLIX. Fig. III et IV.

L'*actinomyces bovis* ou *champignon rayonné* peut déterminer chez l'homme diverses infections principalement suppuratives, et c'est ordinairement dans les pus qu'on sera appelé à le rechercher.

Technique. — Le parasite existe dans les grains jaunes qui caractérisent les pus à actinomyces. Ces grains jaunes, de grosseur variable, peuvent quelquefois passer inaperçus si l'on ne procède pas à un examen minutieux.

On doit faire l'examen sans coloration, ou après coloration par la méthode de Gram.

Examen sans coloration. — On se borne à mettre une gouttelette de pus sur une lame très propre, on pose dessus une lamelle qui, par son propre poids, produit un étalement suffisant. On examine avec un fort objectif à sec et en s'aidant d'un éclairage oblique. Nous nous sommes servis avec succès de l'objectif à immersion.

Vu ainsi, l'actinomyces se présente sous forme de filaments mycéliens entrecroisés dans tous les sens, souvent ramifiés.

Le feutrage de ce mycélium enserre dans ses mailles des globules de pus. En certains points, lorsque les globules de pus sont agglomérés et que les filaments mycéliens sont terminaux, ceux-ci, retenus dans leur centre par l'amas de pus, prennent une disposition radiée, et ils se terminent en renflement, en massue à leur extrémité libre. Cet aspect en rosace est caractéristique. Les massues présentent une légère teinte jaunâtre.

Chez l'homme, les renflements en massue qui sont constants dans les lésions des animaux, font souvent défaut, et on ne voit que des fragments mycéliens, fragments de diamètre restreint et présentant une disposition radiée.

Quelquefois, il peut être très difficile de trouver du mycélium dans la sécrétion purulente des fistules; on ne trouve que les microbes d'infection secondaire. On emploiera alors, pour la recherche du parasite, la technique de Bodin. On obtient par curettage du trajet fistuleux quelques fragments de tissus et de bourgeons charnus, que l'on agglutine pour en faire une petite masse qu'on durcit dans l'alcool. On inclut ensuite, après passage au xylol, dans de la paraffine, et on pratique des coupes qui seront traitées par la méthode de Gram.

Conditions vitales. — Aérobie ou anaérobie facultatif.

Cultures. — *Bouillon glycériné.* — On observe des grains grisâtres qui se réunissent au fond du tube.

Gélose glycérinée. — Colonies translucides, hémisphériques, blanches ou jaunâtres.

Sérum. — Même aspect que sur gélose.

Gélatine. — Pousse et liquéfie, mais lentement.

Pomme de terre. — Épaisse couche brunâtre qui se recouvre au bout de quelque temps d'un duvet blanc velouté.

Lait. — Pas de coagulation.

Microscopie. — *Réaction au Gram.* — Positive.

Mobilité. — Nulle.

Morphologie. — Dans les cultures, le champignon affecte seulement la forme de longs filaments mycéliens entrecroisés. On ne retrouve de massues que dans les très vieilles cultures. Quand les cultures se recouvrent de duvet blanc, on reconnaît que ce duvet est constitué par les spores.

Virulence. — Très atténuée; on n'a obtenu que des résultats incertains.

Habitat. — A été signalé dans le pus des suppurations péri-buccales ou cervicales, dans le poumon, la plèvre, l'appendice, le cerveau, etc.

Diagnostic. — Se fait par l'examen direct et la culture. Pour obtenir une culture, on recueille le plus grand nombre possible de grains jaunes, qui sont lavés plusieurs fois à l'eau distillée stérilisée. On ensemence une dizaine de plaques de Petri à la gélose glycérinée, on surveille et on vérifie chaque jour la culture; dès qu'elle est assez poussée et pure, on transporte sur d'autres milieux.

ASPERGILLUS FUMIGATUS

PL. XLIX. FIG. III.

Ce champignon, de l'ordre des ascomycètes, peut être pathogène pour l'homme, et on peut avoir à le rechercher.

Conditions vitales. — Aérobie, pousse mal à l'abri de l'air.

Cultures. — *Bouillon.* — Développement lent, et on ne trouve guère que du mycélium.

Gélose. — Pousse lentement en 2 ou 3 jours; il se forme d'abord une culture blanche sur laquelle se développent vers le 5e jour les spores qui ont d'abord une coloration verdâtre, puis franchement noire.

Sérum. — Pousse difficilement; on n'obtient guère que du mycélium.

Gélatine. — Développement lent; d'abord du mycélium blanchâtre, puis au bout de 3 à 4 semaines apparaissent les spores noires. La gélatine se liquéfie lentement.

Pomme de terre. — Pousse mal.

Lait. — Coagulé.

Sur tous les milieux sucrés, le champignon pousse infiniment mieux.

Milieux spéciaux. — α. Liquide de Raulin, dont voici la composition :

Eau..	1500	grammes.
Sucre candi	70	—
Acide tartrique	4	—
Nitrate d'ammoniaque	4	—
Phosphate d'ammoniaque	60	centigrammes.
Carbonate de potasse	60	—
Carbonate de magnésie	40	—
Sulfate d'ammoniaque	25	—
— de fer	7	—
— de zinc	7	—
Silicate de potasse	7	—
Carbonate de manganèse	7	—

Sur ce milieu, l'aspergillus pousse facilement en 3 à 5 jours avec mycélium et spores.

On peut préparer de la gélose avec ce liquide.

β. Le moût de bière gélosé.

γ. Milieu maltosé de Sabouraud :

Maltose	370	centigrammes.
Peptone	75	—
Eau distillée	100	grammes.

que l'on peut gélatiner ou géloser.

Sur tous ces milieux, les spores commencent d'abord par être verdâtres avant de devenir brun noirâtres.

Microscopie. — *Technique d'examen.* — α. Mettre une goutte de glycérine sur une lame, une goutte d'alcool sur une lamelle, apporter un fragment de champignon sur l'alcool; renverser la lamelle sur la lame, chauffer très doucement jusqu'à formation de bulles d'air. Laisser refroidir et luter à la paraffine.

β. 2ᵉ *méthode.* — Traiter par la potasse au 1/20 en chauffant légèrement; recouvrir d'une lamelle.

γ. 5ᵉ *méthode.* — Examen en goutte pendante dans l'acide acétique.

On peut également employer les méthodes de coloration usuelles, mais il vaut mieux examiner sans coloration.

Morphologie. — Microscopiquement, l'aspergillus apparaît formé d'un mycélium de rameaux incolores avec hyphes alternes, courts et un peu dilatés à leurs extrémités. Certains rameaux fructifères se terminent en massue formant un réceptacle pour les spores. Ces dernières sont petites, rondes, de 5 à 4 μ. de diamètre, circulaires, lisses. Leur couleur est variable. Sur les préparations, les spores sont libres ou encore adhérentes au réceptacle.

Habitat. — A surtout été rencontré dans certaines affections pulmonaires.

LEPTOTHRIX — ACTINOMYCES — ASPERGILLUS

Pl. XLIX.

Fig. I. — *Leptothrix vu sans coloration en suspension dans une goutte de salive.* — (Grossissement 500, oc. comp. 9, obj. 7, Stiassnie.)
Filaments unis et non ramifiés.

Fig. II. — *Tartre dentaire.* — (Grossissement 1000, ocul. comp. 9, obj. 1/15, Stiassnie.) Coloration au Ziehl dilué.
On y voit des leptothrix, des spirilles et des cocci divers.

Fig. III. — *Grain jaune de pus actinomycosique vu sans coloration par écrasement entre lame et lamelle.* — (Grossissement 500, ocul. comp. 9, obj. 7, Stiassnie.)
On voit les filaments ramifiés et, au centre, un amas de globules de pus dont émergent quelques massues caractéristiques.

Fig. IV. — *Grain jaune de pus actinomycosique écrasé, fixé et coloré au Gram-éosine.* (Grossissement 1000, ocul. comp. 9, obj. 1/15, Stiassnie.)
Filaments rayonnés de l'actinomyces.

Fig. V. — *Aspergillus fumigatus vu sans coloration.* — (Grossissement 500, ocul. comp. 9, obj. 7, Stiassnie.)

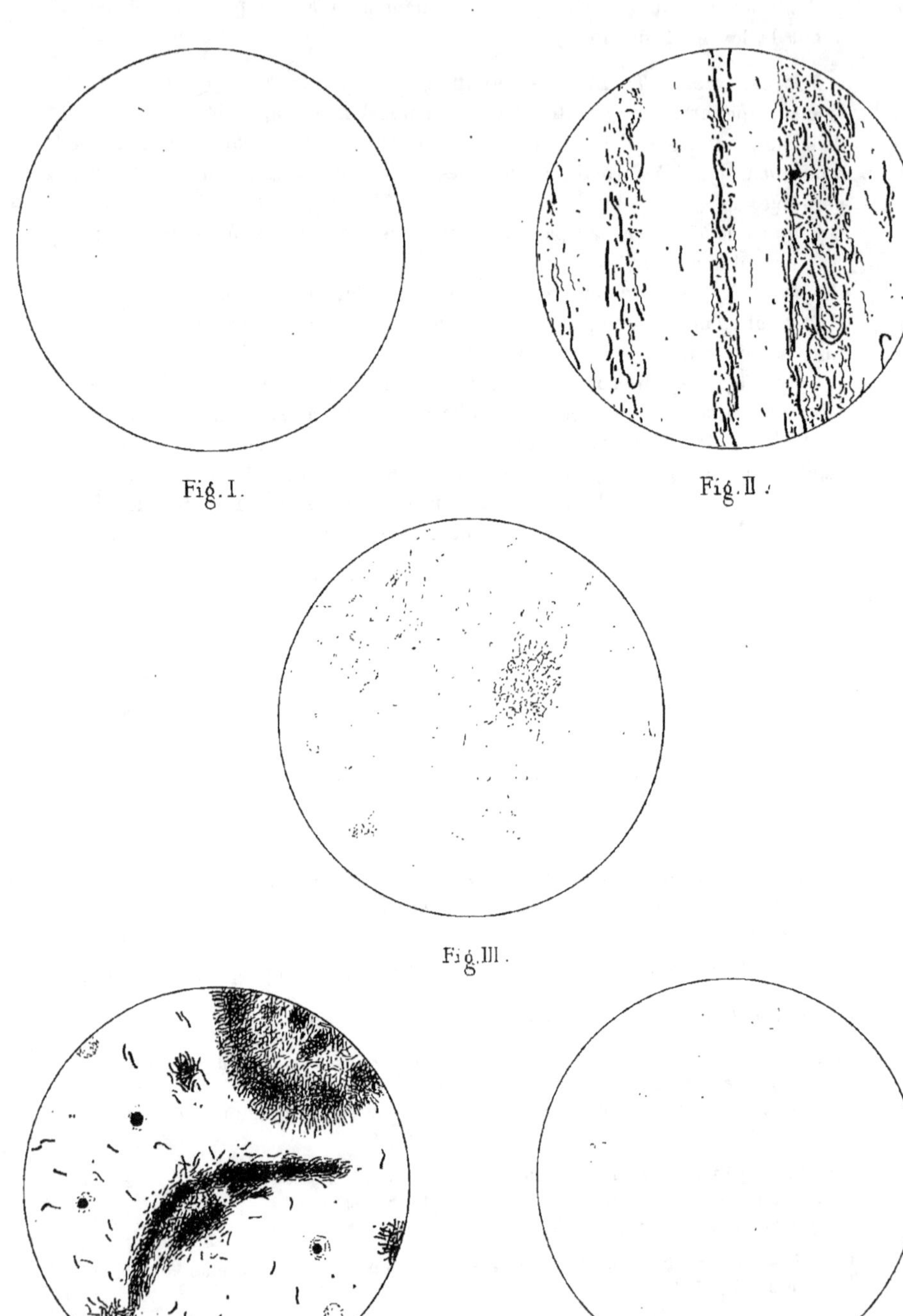

Fig. I.

Fig. II.

Fig. III.

Fig. IV.

Fig. V.

Imp. L. Lafontaine, Paris.

Masson et C.ie éditeurs,
Paris.

V. Roussel. lith.

EXAMEN DES CRACHATS

L'examen microscopique des crachats comporte la recherche :
A. Des éléments figurés.
B. Des éléments cristallisés.
C. Des microbes.

ÉLÉMENTS FIGURÉS DES CRACHATS

Les éléments figurés qu'on peut rencontrer peuvent être : 1° des cellules normales saines ou altérées; 2° des fragments de tissus normaux, comme le tissu élastique; 5° des productions pathologiques de néoformation.

Cellules épithéliales. — Les cellules normales peuvent provenir des épithéliums divers de l'arbre respiratoire, mais leur abondance indique toujours l'état de souffrance de l'appareil.

Dans l'expectoration, il faut considérer deux choses : 1° le crachat qui vient de la partie sous-laryngée et qui constitue le crachat vrai; 2° la salive qui toujours accompagne le précédent et provient de la cavité bucco-pharyngée. Il conviendrait de n'examiner que le crachat; mais, en pratique, il est bien difficile de ne pas étaler toujours en même temps un peu de salive, et avec celle-ci, les cellules desquamées de l'épithélium bucco-pharyngé; aussi, ces cellules existent-elles presque constamment dans les préparations et il est utile de les connaître pour éviter les erreurs d'interprétation, car elles sont dénuées de signification.

Les cellules de l'épithélium pavimenteux bucco-pharyngé sont de grandes cellules plates n'ayant qu'un seul noyau central. Elles peuvent être dégénérées, tuméfiées, se colorer à peine et leur noyau n'être que faiblement perceptible. Elles sont souvent bourrées de microbes, bâtonnets ou streptocoques.

Les cellules provenant de la partie sous-laryngée de l'arbre aérien indiquent par leur présence un processus pathologique.

Ce sont : 1° des *cellules cylindriques à cils vibratiles* pouvant provenir de la trachée ou des bronches. Elles sont assez rares, et, d'ordinaire, quand elles desquament, elles perdent leurs cils, elles se tuméfient, ce qui les rend difficiles à reconnaître. Elles peuvent subir la dégénérescence muqueuse, être remplies d'une matière colloïde granuleuse, réfringente, ressemblant à des lacunes, et que rend bien visibles l'acide acétique.

2° Des *cellules arrondies ou elliptiques*, plus petites que les cellules épithéliales bucco-pharyngées, à noyau la plupart du temps ovale. Vues à l'état frais, elles se montrent granuleuses, le protoplasme l'étant finement, le noyau plus grossièrement. Ces cellules représentent l'épithélium de l'alvéole pulmonaire. Elles peuvent contenir du pigment ou être dégénérées.

Cellules avec pigment sanguin. — Dénommées également cellules des cardiaques, parce qu'elles se rencontrent le plus souvent dans les lésions valvulaires du cœur, elles existent lorsqu'il y a eu des hémorragies dans les alvéoles pulmonaires. Elles prennent une teinte jaunâtre, diffuse, due à l'imbibition par l'hémoglobine, ou bien, plus fréquemment, le pigment sanguin se dispose en granulations amorphes plus ou moins irrégulières ou plus ou moins arrondies, de coloration jaune ou brune et situées dans l'intérieur de la cellule. Quelquefois, le pigment a la forme de bâtonnets minces ou de petites tablettes quadrangulaires. En même temps que ces cellules, on peut trouver dans l'expectoration des cristaux d'hématoïdine (voir p. 35).

La présence de pigment provient de la destruction des globules rouges par les cellules épithéliales de l'alvéole pulmonaire que, en raison de cette fonction, on nomme *érythrophages*. Cette destruction détermine la mise en liberté de l'hémoglobine qui se dépose sous forme de granulations pigmentaires, mais celles-ci ne présentent tout d'abord aucune des réactions des sels de fer; cependant, à un moment de l'évolution du pigment, on peut obtenir ces réactions. Le pigment s'appelle alors *hémosidérine*.

RÉACTIONS DE L'HÉMOSIDÉRINE. — *Réaction du ferrocyanure de potassium.* — On fait un frottis avec les crachats renfermant les cellules pigmentées, on fixe à l'alcool-éther. On traite pendant quelques minutes par une solution aqueuse à 2 pour 100 de ferrocyanure de potassium. On ajoute ensuite de la glycérine additionnée de 1/2 pour 100 d'acide chlorhydrique. On recouvre d'une lamelle et on examine.

L'hémosidérine prend alors une teinte nettement bleue.

Réaction du sulfhydrate d'ammoniaque. — On recouvre le frottis pendant 1/4 d'heure environ, d'une solution fraîche de sulfure d'ammonium jusqu'à ce qu'on perçoive une teinte vert foncé. Lavage rapide à l'eau. Monter dans la glycérine.

Le fer se montre sous forme de petites granulations noires ou vert noir.

On peut plus rarement trouver d'autres pigments cellulaires dont voici les caractères :

Le pigment ocre des paludéens présente les réactions des sels de fer et une insolubilité complète dans la potasse.

Le pigment ocre du diabète bronzé, traité par le sulfhydrate d'ammoniaque, au lieu de donner immédiatement la réaction noire du sulfure de fer, demande une demi-heure pour la réaliser. Il se précipite par les acides au lieu de se dissoudre.

La mélanine ne se dissout pas dans la potasse caustique bouillante, ni dans l'acide azotique, tandis que les pigments jaunes et fauves se dissolvent dans la potasse bouillante.

Tous les pigments se décolorent sous l'action simultanée des alcalis caustiques et des vapeurs de chlore.

Cellules ferrugineuses. — Lorsque, par inhalation, les voies respiratoires ont été souillées par des poussières ferrugineuses, ces dernières peuvent être absorbées par les cellules et retrouvées dans l'expectoration. La forme cellulaire est la même que précédemment, les granulations sont foncées ou brunâtres.

Cellules à poussière. — Les cellules peuvent être parfois remplies de particules de poussières inhalées, les plus communes sont les particules de charbon dans l'anthracose, plus rarement de silex, de tabac, de coton, etc.

Dégénérescences cellulaires. — Les dégénérescences les plus fréquentes sont la dégénérescence graisseuse et la dégénérescence hyaline.

La *dégénérescence graisseuse* se reconnaît aisément par la présence de grosses granulations rondes remplissant la cellule. On les colore facilement en laissant les crachats exposés aux vapeurs d'acide osmique ou mieux en se servant du Sudan III, dont voici la formule :

<pre>
Sudan III . . . .   1 gramme.
Alcool 100   —
</pre>

Après étalement des crachats sur lame, on fixe par la chaleur et non par l'alcool-éther, on met une goutte du réactif et l'on peut examiner soit simplement en recouvrant d'une lamelle, soit en séchant la préparation, montant dans le baume de Canada au xylol, et recouvrant d'une lamelle. Les granulations graisseuses sont jaune rougeâtre. Comme conséquence de la dégénérescence graisseuse, on peut voir se former des *granulations myéliniques.* Ce sont des éléments arrondis, ovales ou piriformes, présentant des étranglements, ils ont un éclat mat, et un double contour distinct, ils se colorent en noir par l'acide osmique.

Dégénérescence hyaline. — Le protoplasma peut être bourré de sphères hyalines qui ne se distinguent des globules de graisse que par leur éclat. Ils retiennent les couleurs d'aniline d'une façon intense, même après usage des décolorants. Quand le processus se produit dans une cavité close, il se forme des corpuscules concentriques ou stratifiés qui rappellent par leur structure les grains d'amidon. Certains de ces corpuscules sont amylacés ou amyloïdes, d'autres sont hyalins.

Les corps amylacés se caractérisent par :

1° La coloration avec le violet de méthyle en solution aqueuse au 1/100. Ils ont alors une coloration rosée.

2° L'action de l'iode : traités par la teinture d'iode et l'acide sulfurique dilué; ils se colorent en bleu sale (quoique irrégulièrement).

Les corps stratifiés hyalins sont métachromatiques : en colorant par la thionine suivie d'un lavage à l'alcool, ils ont une coloration verdâtre, tandis que les éléments non dégénérés sont colorés en violet.

La fibrine peut également subir la dégénérescence hyaline; et c'est ainsi que certains exsudats bronchiques, rejetés par la toux, apparaissent sous forme de bouchons pseudo-membraneux, hyalins, homogènes.

Dégénérescence muqueuse. — Il s'agit d'une fonte de la cellule, caractérisée par la présence de vésicules ou de vacuoles aqueuses. Les cellules augmentent de volume et s'arrondissent. La vacuolisation peut se produire soit spontanément, soit autour de parasites, comme cela se passe par exemple dans la dégénérescence des globules rouges, formant la zone lactée autour de l'hématozoaire (voir p. 54); c'est le premier cas seul qui nous intéresse ici.

Les corpuscules mucinoïdes ont des réactions métachromatiques, coloration en violet par la safranine en solution au centième; coloration métachromatique verdâtre avec la thionine.

Tuméfaction trouble. — C'est le premier degré de la putréfaction cellulaire, elle s'accompagne de dégénérescence graisseuse, et les cellules se transforment en une sorte d'émulsion.

Globules de pus. — En quantité variable, ils sont presque constants dans les crachats; dans le crachat exclusivement muqueux, leur nombre est relativement petit, tandis qu'ils sont abondants dans les crachats purulents, auxquels ils communiquent une teinte verdâtre et opaque.

Les globules de pus peuvent présenter toutes les dégénérescences.

D'ordinaire, ce sont des cellules polynucléées dont le noyau est déjà en karyolyse, c'est-à-dire divisé en deux ou trois boules; mais on peut observer les aspects suivants :

1° La présence de vacuoles claires, de volume variable, pouvant occuper la plus grande partie du globule du pus;

2° La dégénérescence graisseuse totale du globule reconnaissable sans coloration et par les réactions au sudan ou à l'acide osmique;

3° L'envahissement des globules par des poussières formées de particules de divers corps, variés selon l'atmosphère où a séjourné le malade, quelquefois reconnaissables lorsqu'il s'agit de charbon ou de parcelles ferrugineuses, mais d'autres fois difficiles à qualifier;

4° L'atrophie cellulaire, où ne se voit plus alors que le noyau; et pouvant ne laisser place qu'à un détritus granuleux. Ne sont parfois seules apparentes que des masses uniformément colorées, petites et anguleuses.

CELLULES ÉOSINOPHILES. — Elles ont les mêmes caractères que celles du sang (voir p. 13), et on les recherche par la coloration à l'hématoxyline-éosine ou au triacide d'Ehrlich. Le noyau en est souvent unique et les granulations essaimées.

GLOBULES ROUGES. — Les hématies sont relativement fréquentes dans les crachats, elles n'ont d'importance que lorsque le nombre en est considérable. Elles se teintent en vert avec le bleu de méthylène. Dans les crachats sanguinolents, elles ont leur forme et leurs réactions habituelles; plus rarement, elles deviennent lenticulaires, sphériques, ou se décolorent après avoir laissé échapper l'hémoglobine.

Les crachats contiennent, outre les éléments cellulaires figurés, des éléments amorphes de sécrétion ou de transsudation.

Les premiers constituent le mucus, les seconds la fibrine.

Mucus. — Le mucus est un liquide filant et visqueux qui doit toutes ses propriétés à la mucine qu'il contient en plus ou moins grande proportion.

La mucine est précipitée par l'alcool; elle est insoluble dans l'acide acétique en excès, soluble dans l'acide chlorhydrique et les alcalis dilués.

Le mucus se colore bien par l'hématoxyline, il se teinte en violet se rapprochant du lilas; avec la thionine, il est métachromatique et prend une teinte lilas foncé; il reste coloré en bleu par les solutions de bleu de méthylène.

Avec la safranine en solution aqueuse faible, il se colore en orangé.

Fibrine. — Elle existe parfois dans les crachats, et il faut la diagnostiquer d'avec la mucine. Elle peut être exsudée sous forme de petits blocs ou de filaments fibrineux. Ce sont ses réactions colorantes qui permettent de la reconnaître.

Par l'éosine, elle prend une teinte fleur de pêcher. Elle se colore très bien par la méthode de Weigert :

1° Préparer une solution aqueuse saturée à chaud de violet de méthyle 5 B;

2° Mélanger dans un verre de montre : 1 goutte d'huile d'aniline, de l'alcool absolu en quantité suffisante pour dissoudre, et 4 à 5 gouttes de la solution de violet récemment préparée;

3° On laisse agir ce mélange pendant 5 minutes sur la préparation;

4° Traiter par la solution de Lugol;

5° Décolorer progressivement à l'aide du mélange suivant :

Xylol. . . . . 1 partie.
Huile d'aniline . . . . 2 —

6° Laver au xylol et monter dans le Baume de Canada au xylol.

La fibrine reste colorée en bleu intense.

On peut également avoir recours à la technique de Gram employée pour les microbes (la fibrine reste quelquefois presque noire).

La fibrine se montre sous forme de filaments fibrillaires ténus, formant des mailles entrecroisées; elle est striée, présente un état réticulé et disparaît par l'acide acétique. Lorsqu'elle est désagrégée, on ne la trouve plus qu'à l'état de fragments plus ou moins granuleux et dissous. Elle subit fréquemment la dégénérescence hyaline, ce qui modifie ses caractères.

CELLULES DES CRACHATS

Pl. L.

Fɪɢ. I. — *Cellules diverses provenant de l'arbre respiratoire, obtenues par frottis chez un même individu.* — Coloration par le bleu de toluidine. — (Grossissement 1000, ocul. comp. 9, obj. 1/15, Stiassnie.)

On voit :

1° De grandes cellules épithéliales bucco-pharyngées facilement reconnaissables à leurs dimensions ;

2° Des cellules cylindriques provenant de la trachée et des bronches et dont quelques-unes ont conservé leurs cils vibratiles ;

3° Des petites cellules provenant de l'épithélium alvéolaire.

Fɪɢ. II. — *Cellules alvéolaires mononucléées, contenant du pigment et montrant la réaction de l'hémosidérine.* — Coloration bleue du pigment. — (Grossissement 700, ocul. 2, obj. 1/15, Stiassnie.)

Fɪɢ. III. — *Cellules alvéolaires mononucléées colorées en brun par le sang et contenant du pigment sanguin.* — On voit aussi des cristaux d'hématoïdine. — (Grossissement 700, ocul. 2, obj. 1/15, Stiassnie.)

Fɪɢ. IV. — *Cellules alvéolaires contenant des poussières charbonneuses.* — (Grossissement 700, ocul. 2, obj. 1/15, Stiassnie.)

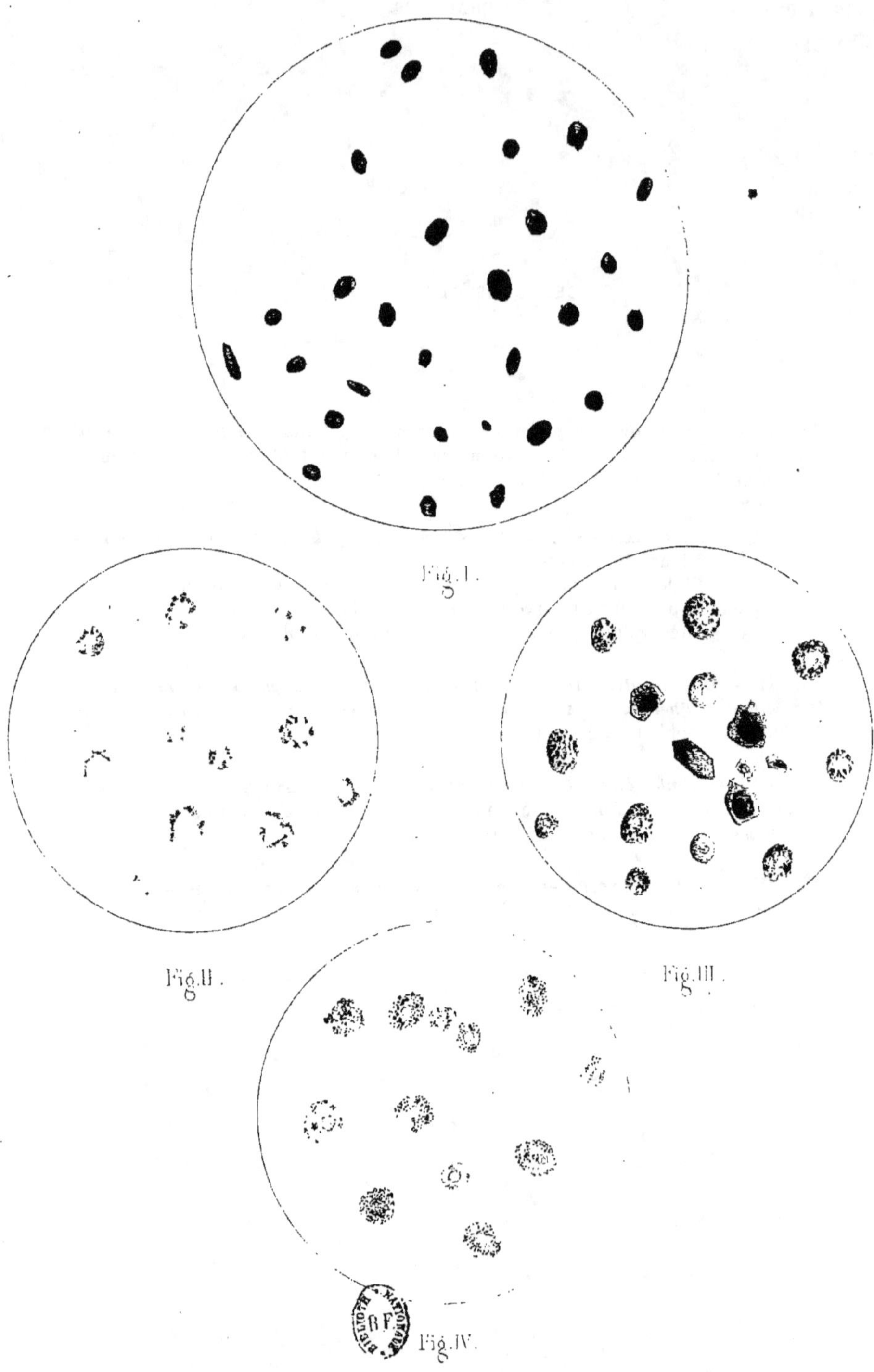

Imp. L. Lafontaine, Paris.

Masson et Cie, éditeurs.
Paris

FIBRES ÉLASTIQUES

Pl. LI. Fig. I.

La présence de fibres élastiques dans les crachats indique une désintégration très accentuée du poumon; aussi, on ne les observe guère que dans la tuberculose, la gangrène et les abcès du poumon.

Elles se reconnaissent facilement à leur double contour très net, à leur trajet sinueux, tortueux et à leur division, à leur ramification dichotomique. Exceptionnellement, elles ont une disposition alvéolaire.

Elles sont très résistantes, et, si on traite les crachats par une solution de potasse au 1/3, les autres éléments sont détruits, et les fibres élastiques apparaissent plus brillantes et plus nettes.

Comme elles sont d'ordinaire peu abondantes dans les crachats, il faut opérer sur une assez grande quantité de ces derniers, et on utilise pour les recherches, leur propriété de n'être pas détruites par la potasse. Voici comment on procède : on met dans une capsule en porcelaine une certaine quantité de crachats dilués dans une partie égale d'eau distillée; on ajoute une solution de potasse caustique au tiers. On chauffe jusqu'à ébullition, pendant qu'avec un agitateur, on remue sans cesse le mélange. La masse se fluidifie assez rapidement, on peut alors verser le tout dans un verre conique, laisser déposer, décanter et c'est dans le dépôt que l'on recherchera les fibres élastiques.

Il est plus simple et plus rapide de remplir deux tubes de centrifugeur, d'actionner l'appareil pendant cinq minutes et d'examiner le culot de centrifugation. Cet examen se fait simplement en mettant une petite parcelle de ce culot sur lame; on recouvre d'une lamelle et on examine sans coloration. On peut également ajouter une gouttelette d'éosine à l'eau, et, dans ce cas, si on laisse agir quelque temps, les fibres apparaissent rouge foncé, presque violettes.

CHAMPIGNONS DES CRACHATS

PL. LI. Fig. II.

Dans l'immense majorité des cas, il s'agit de champignons de provenance accidentelle. On ne connaît comme pathogènes que l'actinomyces (voir p. 251) et l'aspergillus fumigatus (voir p. 253).

Il peut arriver que les champignons se groupent en amas, et forment de véritables bouchons mycosiques. On les rencontre dans la bronchite putride, la gangrène pulmonaire. Ce sont alors d'ordinaire des leptothrix.

Vus sans coloration, écrasés entre lame et lamelle dans une goutte de salive, on voit des bâtonnets animés de mouvements, et des filaments courts granuleux. Par l'addition de teinture d'iode, ces filaments et les spores se colorent en brun jaunâtre, en bleu violacé et même en bleu. On trouve aussi des éléments en forme d'anguillule, des spirilles, des fusiformes.

On peut encore rencontrer de l'oïdium albicans dans les crachats.

Des moisissures sont parfois retrouvées dans l'expectoration, et nous en avons représenté (Pl. LI, Fig. II) quelques échantillons. Elles proviennent vraisemblablement de flacons ou de bouchons de liège qui ont été en contact avec les crachats pour les transporter.

Parasites des crachats. — On a signalé des monas, des cercomonas, du balantidium (voir p. 102).

FIBRES ÉLASTIQUES — CHAMPIGNONS

PL. LI.

Fig. I. — *Fibres élastiques du poumon montrant leur double contour, leur trajet sinueux, leur ramification dichotomique.* — Crachats traités par la potasse. — Coloration par l'éosine. — (Grossissement 500, ocul. comp. 9, obj. 7, Stiassnie.)

Fig. II. — *Champignons et moisissures diverses qu'on peut accidentellement trouver dans les crachats.* — Examen sans coloration entre lame et lamelle. — (Grossissement 500, ocul. comp. 9, obj. 7, Stiassnie.)

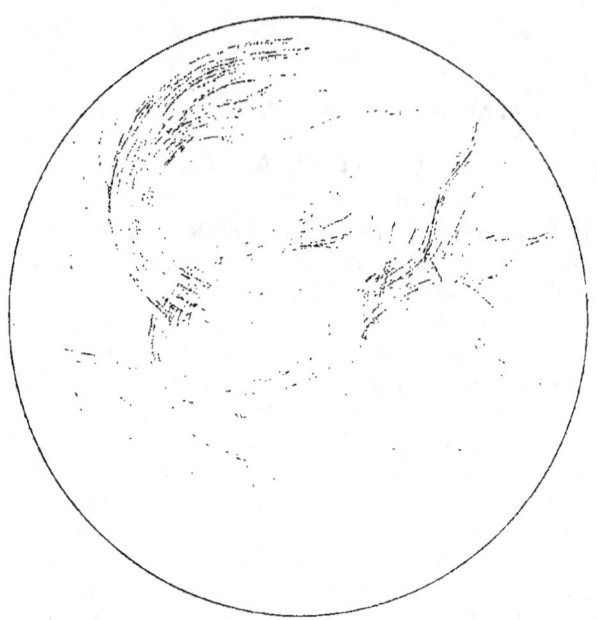

Fig. I.

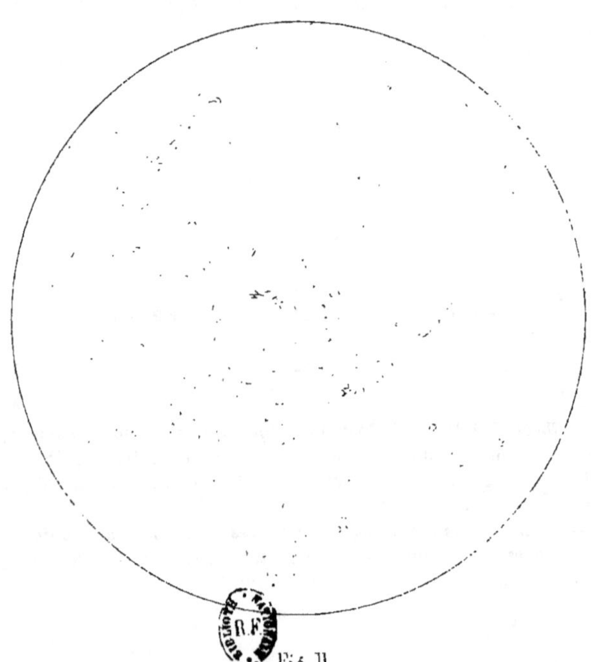

Fig. II.

Imp. L. Lafontaine, Paris.

Masson et C.ⁱᵉ, éditeurs.
Paris

ÉLÉMENTS CRISTALLISÉS DES CRACHATS

Pl. LII.

Ce sont : 1° les *cristaux d'acides gras* ou aiguilles d'acide margarique qui sont incolores, minces, d'un éclat mat. Ils sont rectilignes, incurvés ou sigmoïdes, isolés la plupart du temps, mais peuvent se réunir en bouquets.

Ces cristaux présentent parfois le long de leur paroi des saillies arrondies. Ils sont solubles dans l'éther, l'alcool bouillant, les alcalis caustiques. On les retrouve surtout dans les crachats de gangrène pulmonaire ou de bronchite putride.

On les distingue facilement des fibres élastiques, car celles-ci ont un double contour plus net, sont caractérisées souvent par des ramifications dichotomiques et ne se dissolvent pas dans l'éther.

2° Des *cristaux de cholestérine* (voir p. 528, Pl. LXIX), qui se retrouvent dans les crachats des phtisiques, dans les abcès pulmonaires ;

3° Des *cristaux d'hématoïdine* (voir p. 55, Pl. VIII), qui s'observent dans les cas où il y a eu des hémorragies et quand le sang a séjourné quelque temps dans le poumon. Ils existent dans les infarctus pulmonaires, les abcès du poumon, les abcès du foie ;

4° La *leucine et la tyrosine* (voir p. 550, Pl. LXX) se rencontrent dans les bronchectasies, les bronchites fétides, les empyèmes ouverts dans le poumon ;

5° De l'*oxalate de chaux* (voir p. 520, Pl. LXV) ;

6° Du *phosphate de chaux* (voir p. 516, Pl. LXIII) ;

7° Du *carbonate de chaux* (voir p. 550, Pl. LXX) ;

8° Des *phosphates ammoniaco-magnésiens* (voir p. 518, Pl. LXIV) ;

9° Des *cristaux de Charcot-Leyden* ou de *Charcot-Robin*.

Ces derniers cristaux sont octaédriques, allongés, ils offrent l'aspect d'un losange effilé, d'une pierre à aiguiser ou de deux longues pyramides accolées par leur base.

Ils sont incolores, présentent un faible éclat, leurs dimensions qui sont variables dépassent rarement 40 μ de longueur sur 6 à 8 μ de largeur. Ils se dissolvent dans l'eau chaude, l'acide acétique, l'ammoniaque et sont insolubles dans l'eau froide, l'alcool, l'éther et le chloroforme. Les alcalis concentrés et les acides forts les détruisent facilement.

D'après Salkowski, ils seraient formés d'une substance mucilagineuse cristallisée, mais il semble démontré qu'ils sont constitués par du phosphate de spermine.

On les observe surtout en grand nombre dans les parcelles gris jaunâtre qui existent dans les crachats muqueux et visqueux des asthmatiques.

Leyden les a rencontrés dans les expectorations de certains cas d'asthme bronchique et selon lui leur présence serait en relation avec la production des accès.

On trouve ces cristaux non seulement dans l'asthme, mais encore dans le sang de la leucémie, le pus de pleurésie, la bronchite, les caillots bronchiques fibrineux, les affections pulmonaires dues aux kystes hydatiques, la gangrène pulmonaire, enfin dans les fèces d'individus qui sont les hôtes de certains parasites intestinaux (uncinaria duodenalis, strongyloïdes intestinalis, oxyures et ascaris).

ÉLÉMENTS CRISTALLISÉS DES CRACHATS — ACIDES GRAS
CRISTAUX DE CHARCOT-ROBIN

Pl. LII.

Fig. I. — *Aiguilles d'acides gras, rectilignes, incurvés ou sigmoïdes.* — Examen entre lame et lamelle. — (Grossissement 500, ocul. comp. 9, obj. 7, Stiassnie.)

Fig. II. — *Cristaux de Charcot-Robin, octaédriques très allongés.* — Examen entre lame et lamelle. — (Grossissement 500, ocul. comp. 9, obj. 7, Stiassnie.)

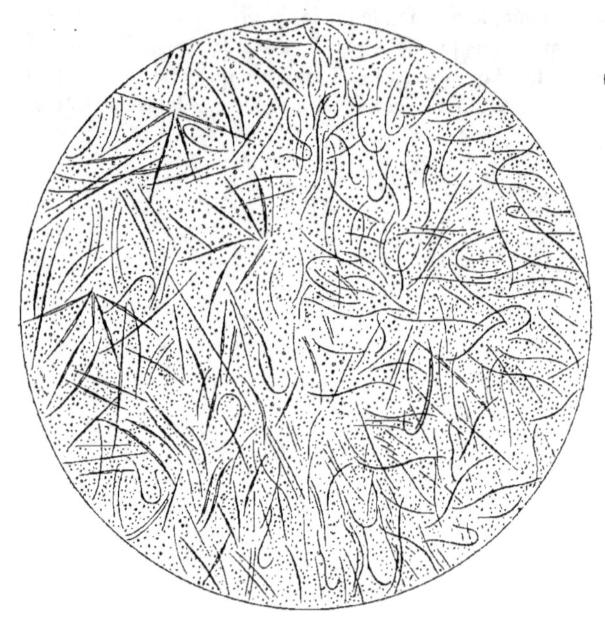

Fig. I.

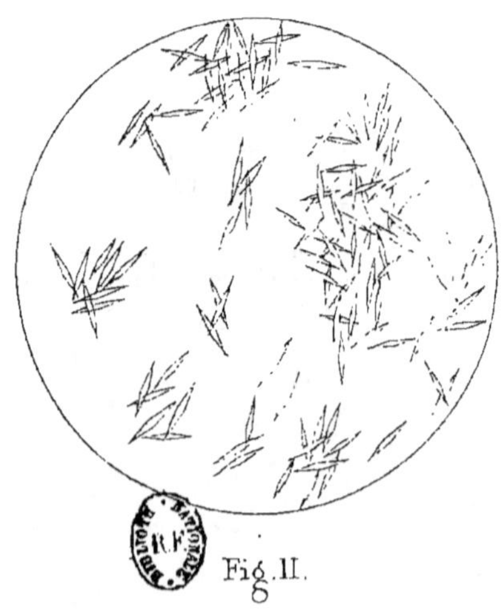

Fig. II.

Imp. L. Lafontaine, Paris.

O. Cassas, lith.

Masson et C.ⁱᵉ, éditeurs,
Paris.

SPIRALES DE CURSCHMANN

Pl. LIII.

Cet exsudat spiroïde se présente sous forme de pelotons de filaments muqueux, ou muco-leucocytiques, enroulés en spirale et parcourus, suivant leur longueur par un filament fibrillaire souvent plus gros à une de ses extrémités. Autour de cet axe, la mucine s'enroule en un nombre considérable de spires irrégulières, et elle peut contenir dans son intérieur des leucocytes.

La disposition spiralaire de la mucine ne s'observe que dans les préparations fraîches vues sans coloration; mais, après étalement sur lame et fixation, on n'observe bien que le filament central qui prend fortement la matière colorante, et on soupçonne la masse de mucine qui l'entourait.

La présence du filament central est nécessaire pour porter le diagnostic de spirale et on doit en faire le diagnostic soit avec de la mucine plus ou moins sinueuse soit surtout avec la fibrine qui décrit, elle aussi, de nombreuses sinuosités.

L'origine et la nature exacte des spirales de Curschmann sont encore inconnues; on les rencontre surtout dans les crachats d'asthmatiques, mais elles peuvent se retrouver dans diverses bronchites. En tous cas, le filament central ne nous paraît être ni de la mucine, ni de la fibrine, car il ne présente pas les réactions colorantes de ces productions. En effet, avec le triacide d'Ehrlich, il se colore en vert par le vert de méthyle contenu dans ce réactif, tandis que la mucine qui l'entoure reste colorée en rose et que la fibrine est en rouge violacé.

Le filament central nous semble donc être une formation nucléaire qui s'étire et s'allonge de plus en plus et autour de laquelle la mucine se dépose en spires irrégulières, par suite du brassage de la masse agitée dans les conduits bronchiques par les quintes de toux et les efforts d'expectoration. La vraie spirale est vraisemblablement une formation microscopique et ne doit pas être confondue avec les spires fibrineuses ou mucofibrineuses visibles à l'œil nu.

La coloration à la thionine différencie très facilement le filament spirale.

SPIRALES DE CURSCHMANN

Pl. LIII.

Fɪɢ. I et II. — *Filaments spirales types en vrille avec grosse extrémité non étirée.* — (Grossissement 500, ocul. comp. 9, Obj. 7, Stiassnie.)

Fɪɢ. III et IV. — *Spirales ou le filament ne se voit pas.* — Même grossissement.

Fɪɢ. V et VI. — *Différents aspects de filaments.* — Même grossissement.

Fɪɢ. VII. — *Formes de la spirale.* — Même grossissement.

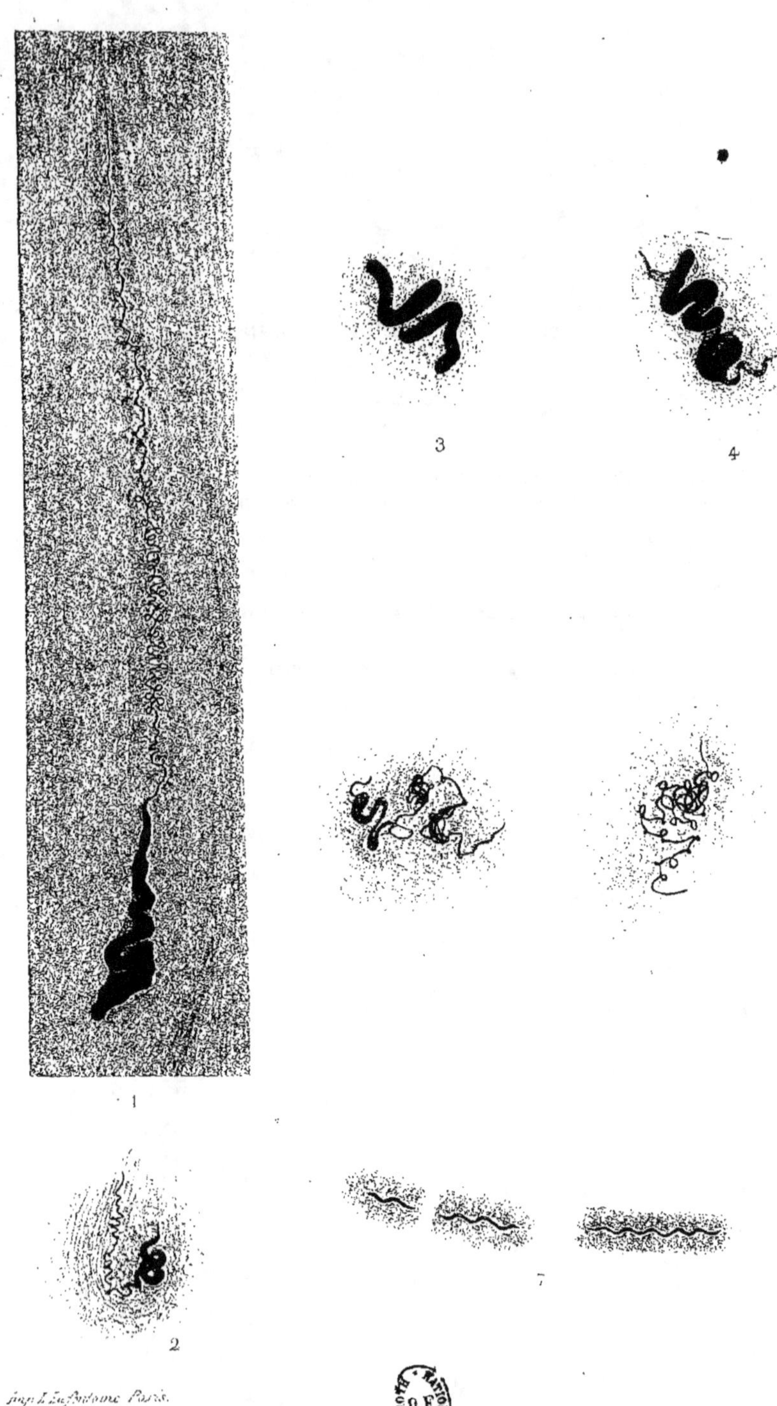

BRONCHITE PSEUDO-MEMBRANEUSE

Pl. LIV. Fig. I.

Il arrive parfois que les malades expulsent dans les crachats, des concrétions pseudo-membraneuses, reproduisant le moule des ramifications bronchiques, d'où leur nom de *moules bronchiques*.

Les expectorations de filaments pseudo-membraneux peuvent se produire dans quelques maladies aiguës comme la diphtérie, la pneumonie, à titre exceptionnel l'érysipèle.

Les fausses membranes diphtériques sont caractéristiques et renferment du bacille de Lœffler. Ce sont des moules blancs opaques, canaliculés, constitués par de la fibrine, des cellules épithéliales et des globules de pus.

Dans la pneumonie, les moules bronchiques ont une couleur jaune ambré, ne sont pas canaliculés, mais vésiculeux par suite de la présence de bulles d'air. Ils sont constitués par de la fibrine et des leucocytes, et on y trouve des pneumocoques.

Il existe à côté de ces cas, des bronchites soit aiguës, soit chroniques qui donnent lieu à la production de moules pseudo-membraneux caractéristiques. Ils sont constitués par des cylindres ramifiés et dont les ramifications dichotomiques diminuent progressivement de longueur et d'épaisseur. Leurs limites sont assez rectilignes quoique légèrement bossuées. Le tronc principal est d'ordinaire plus petit que les premiers rameaux et se termine par une extrémité effilée, effilochée. Ces moules sont blancs, transparents, souvent canaliculés quand ils se développent dans les grosses bronches; ils sont constitués par de la mucine, de l'albumine coagulée, de la fibrine, et parfois, sont en dégénérescence graisseuse. Leur longueur est variable, il en est qui peuvent atteindre jusqu'à 12 centimètres.

Ces productions ne paraissent pas relever d'un microbe unique; on y a trouvé du pneumocoque, du pneumo-bacille de Friedlaender, du streptocoque, des staphylocoques, voire de l'aspergillus.

On procède à leur examen microbien par des ensemencements. On peut leur appliquer la méthode d'examen direct que nous avons signalée pour les fausses membranes de la diphtérie.

CRACHATS D'ASTHMATIQUE

Pl. LIV. Fig. II.

On trouve dans ces crachats des cellules épithéliales du poumon, des éosinophiles, des spirales de Curschmann, de la fibrine, et aussi des cellules avec du pigment sanguin ayant la réaction de l'hémosidérine.

BRONCHITE PSEUDO-MEMBRANEUSE — CRACHATS D'ASTHMATIQUE

Pl. LIV.

Fig. I. — *Bronchite pseudo-membraneuse.* — Un moule bronchique de grandeur naturelle, très légèrement teinté en jaune par imbibition sanguine.

Fig. II. — *Crachats d'asthmatique.* — Coloration par le triacide. — (Grossissement 1000, ocul. comp. 9, obj. 1/15, Stiassnie.)
  On voit deux filaments spirales (en vert), des cellules éosinophiles, des cellules épithéliales de l'alvéole pulmonaire, de la fibrine (en violet).

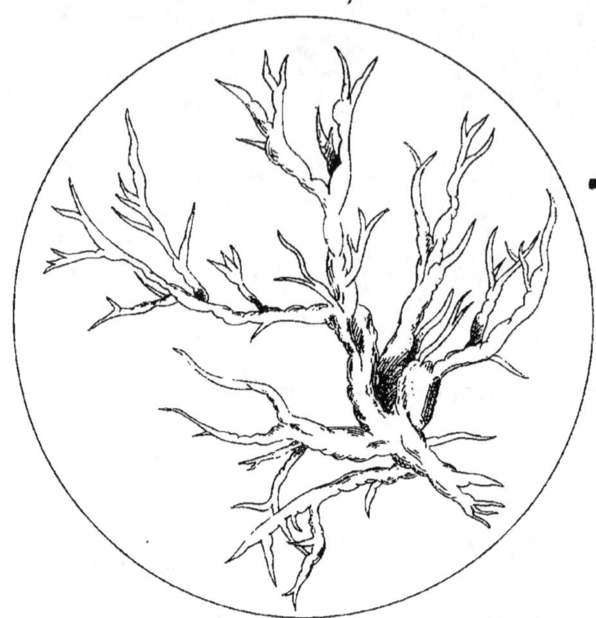

Fig.1.

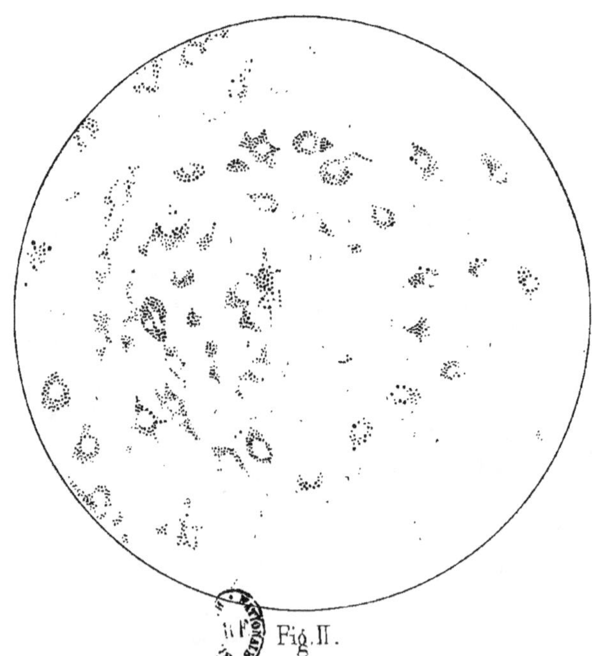

Fig.II.

Imp.l. Lafontaine. Paris.   V. Roussel, lith.

Masson et C.ie, éditeurs.
Paris.

CRACHATS PNEUMONIQUES

PL. LV. FIG. I ET II.

Les crachats pneumoniques sont adhérents et visqueux, parfois ils sont dilués dans une spume gommeuse. Incolores au début, ils ne tardent pas à prendre des colorations diverses dues à la présence du sang ou des matières dérivées du sang (crachats rouillés, rouge brique, marmelade d'abricots, safran, sucre d'orge). Dans les formes graves, ils deviennent sanieux, liquides, brun sale, de coloration jus de pruneaux. Ils contiennent parfois des petits filaments ramifiés ou même des moules bronchiques.

A l'examen microscopique (étalement, fixation par l'alcool-éther, coloration par la thionine ou le bleu de méthylène), on y rencontre des filaments de fibrine, de la mucine, des globules de pus, des globules rouges. De plus, on voit de nombreux pneumocoques, elliptiques ou ovoïdes, groupés par deux ou plusieurs éléments et entourés d'une capsule colorable. Ces microorganismes sont toujours très abondants. Ils restent colorés par le Gram, mais on ne voit pas alors leur capsule. Une bonne technique consiste dans l'emploi du Gram-Biondi (voir p. 285). Il faut toujours rechercher les microbes associés, voir s'il n'existe pas en même temps du bacille de la grippe, du bacille de la tuberculose ou du streptocoque.

Pour colorer les capsules, on traite par la fuchsine de Ziehl, et on lave avec une solution de 1 goutte d'acide acétique dans 5 centimètres cubes d'eau.

On peut rencontrer des crachats analogues à ceux que nous venons de décrire et où l'agent pathogène est le diplo-bacille de Friedlaender.

CRACHATS DE BRONCHITE

Pl. LV. Fig. III et IV.

Les crachats des bronchites sont muqueux, muco-purulents ou purulents. La première variété est constituée par de la mucine, des leucocytes et des cellules cylindriques, ciliées ou non.

Les crachats muco-purulents sont reconnaissables à ce que, au milieu des parties muqueuses, transparentes, se voient d'autres parties purulentes, opaques, jaunâtres ou verdâtres, ou des masses nummulaires bien délimitées et rondes qui tombent au fond du crachoir.

Les globules de pus sont ici infiniment plus nombreux que dans les crachats muqueux. On y remarque des microorganismes divers; ce sont la plupart du temps des streptocoques groupés en chaînettes ou en diplocoques, des pneumocoques, du diplo-bacille de Friedlaender, des staphylocoques, du tétragène, des sarcines, du coli-bacille, le champignon du muguet.

Les crachats purulents sont verdâtres, opaques, fluides, d'une odeur fade. Ils peuvent devenir fétides. Dans ce dernier cas, si on laisse les crachats se déposer dans un verre, il se forme, à la surface, une couche spumeuse avec quelques masses purulentes pelotonnées; au-dessous, une couche verdâtre séro-muqueuse, et au fond une couche nettement purulente, contenant des grumeaux appelés *bouchons de Dittrich* formés par des matières grasses et des microbes. Si, en effet, on regarde ces grumeaux simplement après écrasement entre lame et lamelle, on y voit des gouttelettes de graisse, des cristaux d'acides gras, de la leucine, de la tyrosine, des globules de pus à peine reconnaissables et en dégénérescence graisseuse.

Si on examine les crachats fétides après étalement, fixation par l'alcool-éther, coloration par le Ziehl dilué, lavage à l'eau, on voit une véritable purée microbienne composée de cocci divers, streptocoques, diplocoques, streptodiplocoques, des fusiformes, des spirilles, des filaments de leptothrix, etc. Les globules de pus sont méconnaissables, seules, quelques cellules épithéliales provenant de la salive, peuvent se rencontrer accidentellement dans la préparation.

PNEUMONIES — BRONCHITE

Pl. LV.

Fig. I. — *Crachats de pneumonie.* — Coloration au bleu de méthylène. — (Grossissement 1000, obj. 1/15, ocul. comp. 9, Stiassnie.)
  On y voit des globules de pus, des filaments de fibrine, de la mucine, des
  globules rouges (colorés en vert), de nombreux pneumocoques encapsulés.

Fig. II. — *Bronchopneumonie à pneumobacille de Friedlaender.* — Même coloration.
Même grossissement.
  On y voit des globules de pus, de la mucine, peu de fibrine, des globules
  rouges et des pneumobacilles encapsulés.

Fig. III. — *Bronchite fétide.* — Coloration au Ziehl dilué. — Même grossissement.
  On voit deux grandes cellules épithéliales mononucléées provenant de la
  salive; les globules de pus sont méconnaissables et on voit une véritable
  purée microbienne.

Fig. IV. — *Bronchite simple.* — Même coloration. Même grossissement.
  On voit du mucus, des globules de pus en karyolyse, des streptocoques, des
  diplocoques, divers cocci et quelques bâtonnets.

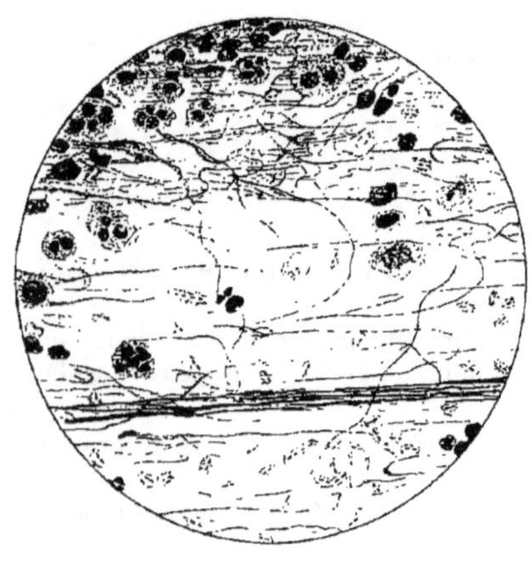

Fig. I.

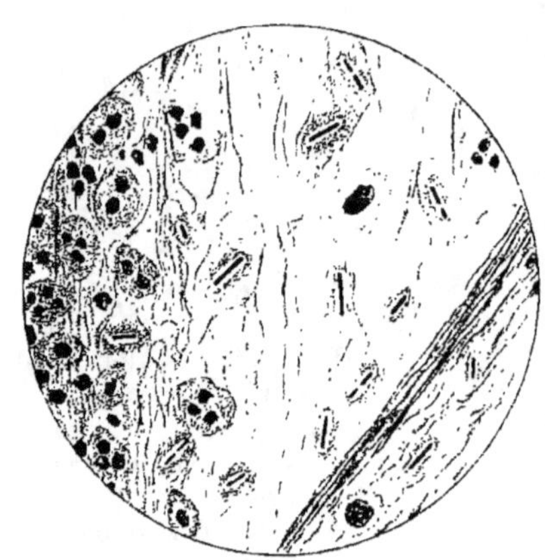

Fig. II.

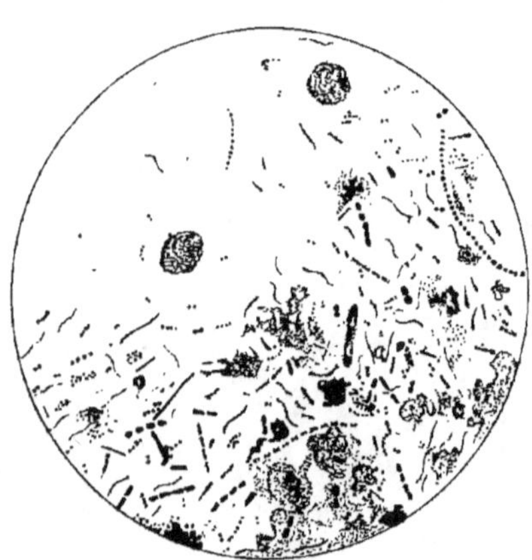

Fig. III.

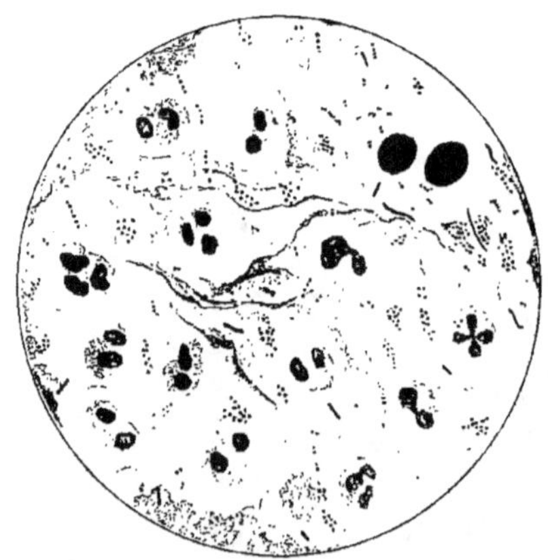

Fig. IV.

Imp. L. Lafontaine, Paris.

o. Cassas, lith.

Masson et C.ᵢₑ, éditeurs,
Paris.

GRIPPE

Pl. LVI. Fig. II.

Dans les crachats de la grippe, on trouve souvent un petit bâtonnet considéré par beaucoup comme en étant l'agent pathogène, bien que le fait ne soit pas encore indiscutablement prouvé. Le bacille de la grippe se cultive assez facilement; on le dénomme aussi bacille de Pfeiffer.

BACILLE DE PFEIFFER

Conditions vitales. — Microbe aérobie.

Cultures. — *Obtention des premières cultures* : le meilleur procédé consiste, après avoir lavé à plusieurs reprises les crachats dans l'eau stérilisée, à ensemencer sur la gélose au sang (milieu de Bezançon-Griffon), ou bien à se servir de gélose ordinaire sur laquelle on étale, au moment de l'ensemencement, d'une façon aseptique une goutte de sang d'homme, de pigeon ou de cobaye.

Gélose au sang. — Colonies très petites, analogues à une gouttelette de rosée, difficiles à voir à l'œil nu. Pousse en 1 jour 1/2 à 2 jours.

Bouillons additionnés de sang. — Forme des petits flocons blancs.

Il pousse très facilement en symbiose avec le staphylocoque doré.

Microscopie. — *Réaction au Gram*. — Négative. Ne se colore bien que par le Ziehl dilué.

Mobilité. — Nulle.

Morphologie. — Ce sont de petits bâtonnets très courts, souvent groupés deux par deux.

Dans les cultures, on peut trouver des formes d'involution, plus ou moins filamenteuses, plus ou moins renflées.

Recherche dans les crachats. — On prend les crachats muqueux et visqueux, on lave, et on étale sur lame. On fixe par le mélange alcool-éther. Coloration pendant 5 minutes avec la liqueur de Ziehl diluée dans 5 parties d'eau. Lavage à l'eau. Sécher. Examiner à l'immersion.

On trouve souvent associé ou non au bacille de Pfeiffer, dans les cas de grippe, ou dans les crachats de catarrhe bronchique ou saisonnier, un microbe spécial qui se groupe en diplocoques et reste décoloré par la méthode de Gram ; c'est le micrococcus catarrhalis.

MICROCOCCUS CATARRHALIS

(Pfeiffer.)

C'est un diplocoque ressemblant au gonocoque ou plutôt au méningocoque, isolé ou groupé en amas, souvent intracellulaire.

Conditions vitales. — Aérobie.

Cultures. — *Gélose.* — Colonies blanchâtres, épaisses, adhérentes, d'aspect
grossièrement granuleux avec bords irréguliers, comme rongés, translucides.
Bouillon. — Dépôt pulvérulent.
Gélatine. — Pas de liquéfaction.
Lait. — Pas de coagulation.

Microscopie. — *Réaction au Gram.* — Négative.
Mobilité. — Nulle.

COQUELUCHE

PL. LVI. Fig. I.

Lorsqu'on examine des crachats de coquelucheux, en les colorant *par le Ziehl dilué*, on constate l'existence de nombreux bâtonnets ressemblant absolument au bacille de Pfeiffer, et pouvant se grouper comme lui par deux éléments. Ils sont cependant un peu plus longs. Les caractères de cultures sont sensiblement identiques, et le moyen de les obtenir est le même. D'après nombre d'auteurs, ils poussent facilement sur les milieux connus, mais on les obtient plus sûrement par les ensemencements sur sérum ou sur gélose au sang. La question de la spécificité de ce bacille n'est pas encore tranchée; aussi, nous n'insistons pas, bien que nous l'ayions cependant constamment rencontré dans l'expectoration du coquelucheux. En même temps, on trouve presque toujours un diplocoque en grains de café, à éléments assez gros, restant coloré par le Gram.

GANGRÈNE PULMONAIRE — VOMIQUES FÉTIDES — PUS PUTRIDES

PL. LVI. Fig. III.

L'examen microscopique de ces divers cas donne sensiblement les mêmes résultats. Les crachats de gangrène se différencient cependant lorsqu'ils contiennent des fibres élastiques.

On rencontre des acides gras, de la leucine, de la tyrosine.

Bactériologiquement, les pus putrides sont caractérisés sur les préparations colorées au Ziehl :

1° Par une absence presque complète d'éléments cellulaires qui sont presque tous détruits;

2° Par une abondance extraordinaire de microbes (véritable purée microbienne);

3° Par la variété extrême des formes microbiennes observées;

4° Par la multiplicité des races en cultures;

5° Par la prédominance très marquée des espèces anaérobies sur les aérobies.

On peut trouver toutes les espèces que nous avons décrites pages 214 et suivantes.

Comme aérobies, on trouve des streptocoques, des sarcines, des tétragènes, des staphylocoques, des leptothrix (voir ces microbes).

Comme microbes qu'on ne cultive pas, on voit fréquemment des spirilles et des fusiformes (voir ces microbes).

L'analyse bactériologique de ces pus est très délicate.

COQUELUCHE — GRIPPE — PUS DE PLEURÉSIE PUTRIDE

Pl. LVI.

Fig. I. — *Coqueluche.* — Coloration au Ziehl dilué. — (Grossissement 1000, ocul comp. 9, obj. 1/15, Stiassnie.)

Fig. II. — *Grippe.* — Même coloration. Même grossissement.

Fig. III. — *Pus fétide.* — Même coloration. Même grossissement.

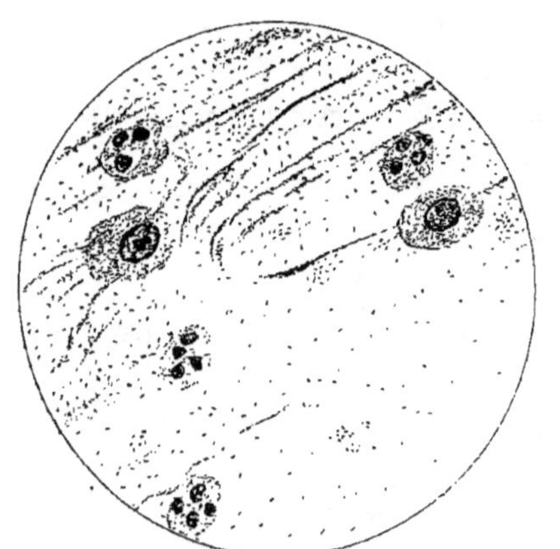

Fig. I.

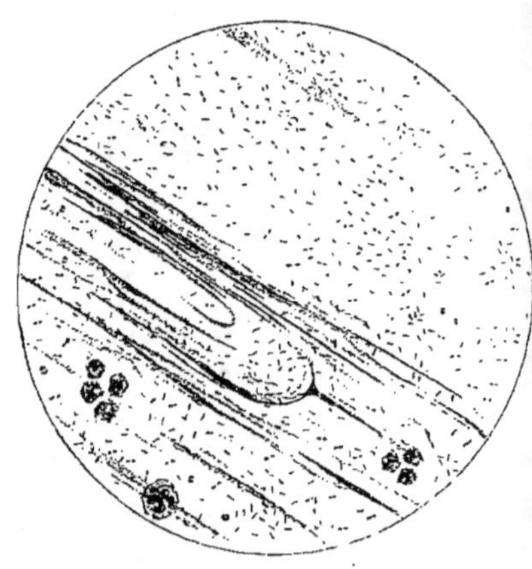

Fig. II.

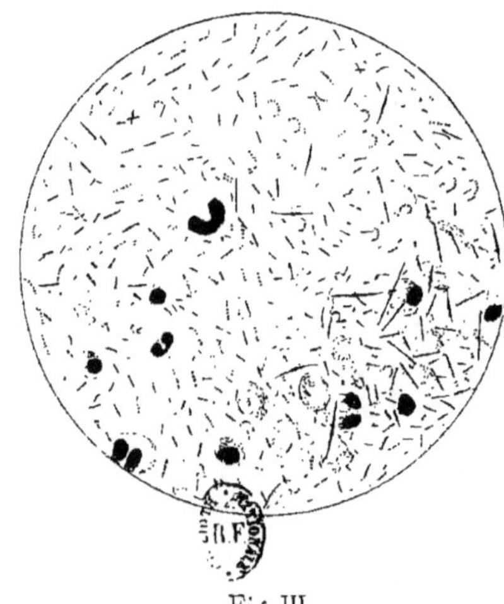

Fig. III.

Imp. L. Lafontaine, Paris.　　　　　　o. Cassas, lith.

Masson et C.ie, éditeurs,
Paris.

CRACHATS TUBERCULEUX
ET BACILLE DE LA TUBERCULOSE

(KOCH)

PL. LVII. FIG. I.

La recherche du bacille de Koch est incontestablement la plus importante parmi les investigations qu'on est appelé à faire sur les crachats. Aussi, convient-il d'y apporter tous ses soins et de ne pas donner à la légère des affirmations dont les conséquences peuvent être graves.

Les crachats des tuberculeux sont très variables d'aspects. Au début, ils sont clairs, aérés, muqueux ou salivaires, souvent peu abondants et survenant le matin seulement. Les bacilles y sont peu nombreux.

Plus tard, les crachats augmentent comme quantité, ils sont verdâtres, opaques, privés d'air, mêlés de stries jaunes ou de grains consistants analogues à du riz. Ces crachats peuvent être arrondis, nummulaires, ou à bords irréguliers et déchiquetés. Ils nagent dans un liquide clair et spumeux.

A la période des cavernes, les crachats forment une purée verdâtre homogène, quelquefois souillée de sang ou teintée en rose.

Pour l'examen bactériologique, il convient d'étaler sur lame les parties solides, opaques, consistantes, jaunâtres, ce qui est parfois assez délicat, car elles échappent souvent à l'opérateur à cause de la viscosité du liquide qui les baigne. L'étalement doit être fait en couche aussi mince et uniforme que possible. Il peut être pratiqué directement avec le fil de platine aplati à son extrémité par un coup de marteau, ou mieux en écrasant la parcelle suspecte entre deux lamelles que l'on fait glisser l'une sur l'autre, en appuyant les doigts, jusqu'à ce qu'elles cessent d'être en contact.

Technique. — Le moyen courant pour la recherche du bacille consiste dans la coloration avec la liqueur de Ziehl (voir p. 1).

Procédé classique. — Lorsque les crachats sont caséo-purulents, on prélève une petite quantité de magma opaque, et on l'étale en couche mince sur des lamelles bien sèches et dégraissées, on laisse sécher l'enduit, et on fixe en passant assez vite, à l'aide d'une pince de Cornet, trois fois à la flamme d'un brûleur Bunsen, la face inférieure non enduite de la lamelle.

On prend ensuite une petite capsule de porcelaine dans laquelle on met une quantité suffisante de liqueur de Ziehl, on la fait chauffer jusqu'à ce que des vapeurs se dégagent du liquide. On plonge dans cette capsule la lamelle, face enduite renversée, et on la laisse cinq minutes environ.

On retire ensuite à l'aide de la pince de Cornet, puis on plonge dans le mélange suivant ([1]).

Acide chlorhydrique . . . .   1 partie.
Eau distillée   2   —

On retire et on passe dans l'eau. On trempe successivement la lamelle dans cette solution et dans l'eau pure jusqu'à ce que l'on n'observe plus de teinte rouge sur la lamelle. A ce moment, on lave définitivement à l'eau pure, on colore le fond en laissant quelques secondes dans une solution quelconque de bleu de méthylène. Nouveau lavage à l'eau. Séchage de la préparation en soufflant dessus à l'aide d'une poire à lavement. Lorsque la préparation est sèche on la dépose, après l'avoir renversée ([2]), sur une lame bien propre au milieu de laquelle on a mis une goutte de baume du Canada dissous dans le xylol. On examine alors avec l'objectif à immersion.

TECHNIQUE SIMPLIFIÉE. — On étale des parcelles de crachats à l'extrémité d'une lame : on laisse sécher. Fixation par l'alcool-éther. Puis, on dépose la préparation recouverte assez abondamment de liqueur de Ziehl sur la platine chauffante. On chauffe doucement jusqu'à ce que les premières vapeurs se dégagent et on retire alors la source de chaleur. On laisse la lame quelques instants en attendant qu'une partie de la liqueur de Ziehl soit évaporée, puis on la retire et on laisse refroidir.

On verse alors alternativement sur la lame penchée, une solution d'acide azotique au 1/4 dans l'eau distillée, à l'aide d'un compte-gouttes, puis de l'eau à l'aide d'une pissette. Quand la décoloration est complète, ce qui se reconnaît lorsqu'on ne voit plus de teinte rose se produire par le lavage à l'eau, après un dernier lavage abondant à l'eau, on fait une double coloration à l'aide d'une solution de bleu de méthylène, puis on lave à l'eau de nouveau. Sécher. On examine alors sans mettre de lamelle ni de baume de Canada ; simplement dans une goutte d'huile de cèdre où on plonge l'objectif à immersion.

PROCÉDÉ DE GABBETT. — Après étalement, fixation, coloration au Ziehl chauffé selon une des précédentes méthodes, on plonge la lamelle dans la solution suivante :

Bleu de méthylène . . . .   2 grammes.
Acide sulfurique   25   —
Eau distillée   100   —

On laisse jusqu'à disparition de la couleur rouge, de 3 à 5 minutes environ.

___

[1] On peut également employer l'acide sulfurique ou l'acide nitrique dans les mêmes proportions.

[2] Pour se souvenir de quel côté de la lamelle se trouve l'étalement des crachats, il faut savoir que les pinces de Cornet ont une de leurs branches perforée ou porteuse d'une sorte de petit clou, et de tenir en haut cet indicateur avant de saisir la lamelle face étalée en haut.

Si l'on n'est pas pressé, on peut colorer par la liqueur de Ziehl à froid pendant 24 heures, au lieu de chauffer et terminer les préparations comme ci-dessus.

Par ces diverses méthodes, les bacilles sont colorés en rouge, le fond de la préparation en bleu.

MÉTHODE D'EHRLICH. — Son usage est rare aujourd'hui, elle a cédé le pas aux méthodes précédentes plus rapides et plus faciles à exécuter :

Après étalement de parcelles de crachats, et fixation par l'alcool-éther, on laisse séjourner pendant douze heures à froid ou quelques minutes à chaud (jusqu'à dégagement de vapeurs) la préparation dans la solution suivante faite au moment de s'en servir.

> Eau d'aniline . . . . 100 centimètres cubes.
> Solution alcoolique saturée de fuchsine ou de
>   violet de méthyle 11   —

On passe ensuite alternativement dans l'eau et dans le mélange suivant :

> Acide nitrique (sans acide nitreux). . . . . 1 partie.
> Eau . . . . 3 —

jusqu'à décoloration à peu près complète de la préparation.

On lave définitivement à l'alcool et on sèche.

Avant de laver à l'alcool, la préparation venant d'être traitée par l'eau, on peut colorer le fond pendant une dizaine de secondes par une solution quelconque de bleu de méthylène (voir p. 1).

Les bacilles restent colorés en rouge si on a employé la fuchsine, en violet si on a utilisé le violet de méthyle.

MÉTHODE DE GRAM. — Le bacille de la tuberculose reste coloré par cette méthode, mais comme il n'est pas le seul, la méthode perd de sa valeur à cause des erreurs possibles.

Si les bacilles sont assez nombreux, on les reconnaît très facilement à l'aide de l'une quelconque de ces manipulations; mais il arrive qu'ils sont si peu abondants, que l'on est obligé de faire un nombre considérable de prépa_ rations avant d'en observer quelques rares échantillons. On conçoit que, dans ces conditions, on puisse méconnaître leur présence; aussi, on a essayé de réunir artificiellement, de concentrer les rares bacilles épars dans une grande quantité de crachats. Pour ces cas difficiles, on emploiera la méthode de précipitation de Biedert ou une méthode analogue.

Méthode de Biedert. — On prend 10 à 20 centimètres cubes de crachats que l'on additionne du double de leur volume de soude ou de potasse caustique. On chauffe jusqu'à ébullition. Lorsque les crachats sont devenus fluides, on centrifuge ou on laisse déposer dans un verre conique. C'est le culot de centrifugation ou le dépôt formé qui est examiné par les méthodes habituelles.

Méthode de Kühne. — Les crachats sont simplement traités par une solution concentrée de borate de soude faite à chaud en présence de l'acide borique. On laisse déposer pendant 24 heures et on examine le sédiment.

Méthode de Spengler. — Les crachats sont dilués avec de l'eau alcalinisée avec du carbonate de soude. On les additionne de pancréatine et on laisse à l'étuve pendant 24 heures. Il se précipite au fond du verre un sédiment où on recherchera le bacille.

Microscopie. — *Morphologie.* — Les bacilles de Koch sont des bâtonnets fins et courts, souvent réunis en amas. Ils sont d'une épaisseur minime presque caractéristique égalant le 1/7 au 1/10 de la longueur du bâtonnet. Ils sont généralement libres, et il est rare de les voir contenus dans des globules de pus ou des cellules épithéliales.

Ils ne sont pas toujours régulièrement droits, on peut les observer légèrement courbés; ils se groupent souvent par deux éléments qui, placés bout à bout, font un angle obtus.

Ces bacilles sont immobiles; cependant, quelques auteurs leur attribuent des mouvements d'ondulation.

La substance qui constitue le corps bacillaire peut être homogène et uniforme dans toute son étendue, mais elle peut se colorer inégalement et le bacille apparaît alors composé de points colorés alternant avec des espaces clairs, incolores et réfringents, ovoïdes. On n'est pas encore fixé sur la question de savoir si ce sont des spores ou des vacuoles. Il faut un très fort grossissement pour étudier cette structure. Ces espaces clairs sont en nombre variable, de deux à six pour chaque élément.

Le bacille de Koch peut présenter des formes naines, le bacille est devenu presque arrondi, comme un coccus, ou bien ovoïde, lancéolé. Très accidentellement, on trouve dans les crachats les formes d'involution qui ne se rencontrent d'ordinaire que dans les vieilles cultures; ce sont des bacilles plus longs, plus épais que normalement, avec des renflements latéraux, des ramifications à angle droit, des formes filamenteuses, des extrémités en massue. Ce sont là des formes très exceptionnelles.

Les divers aspects que présentent le bacille de Koch dans les crachats peuvent indiquer des modalités particulières de la lésion ou de son évolution, et aider ainsi au pronostic.

On peut avoir les aspects suivants :

1° Bacilles homogènes, à bords parallèles, uniformément colorés dans toute leur étendue. Ils peuvent se réunir par deux en diplo-bacilles. Plus rarement, les bords du bacille au lieu d'être parallèles sont par place renflés, bien que la coloration reste uniforme.

Ces bacilles homogènes peuvent être longs ou courts, donnant ainsi deux sous-variétés.

2° Bacilles moniliformes, c'est-à-dire bacilles constitués par une série de grains disposés comme ceux d'un chapelet donnant l'aspect d'une chaînette de streptocoques. Ce sont les bacilles granuleux; qui peuvent se subdiviser en deux sous-variétés longs ou courts. Ce bacille granuleux est constitué par une série de points chromatiques fortement colorés qui tranchent sur une substance unissante et périphérique plus pâle, ou même incolore liée à la présence d'un acide gras.

Il convient de remarquer que cet aspect moniliforme est une chose différente de l'aspect inégalement coloré précédemment décrit et dû à la présence de vacuoles. Ici ce sont les renflements ovoïdes qui prennent très fortement les matières colorantes, tandis que plus haut il s'agissait de grains achromatiques situés dans le corps d'un bacille à bords parallèles et uniformes.

En thèse générale, on trouve les bacilles homogènes courts abondants dans les formes fébriles, rares dans les formes apyrétiques ou avec rémissions. Les moniliformes longs répondent à la fonte d'un foyer caséeux.

Les homogènes longs associés aux moniliformes courts, se rencontrent dans les phases de transition qui accompagnent l'évolution de la maladie.

Piery et Mandoul ont résumé en quelques propositions que nous acceptons comme exactes de par nos observations personnelles, la formule bactériologique correspondant aux formes cliniques courantes de la tuberculose pulmonaire :

1° Les *formes qui ne présentent pas de bacilles dans l'expectoration* sont représentées par la *forme abortive*, dite encore induration légère du sommet et confondue souvent avec un début de phtisie commune. Même au moment des hémoptysies, qui existent ici assez fréquentes, on ne constate pas de bacilles. Les *tuberculoses fibreuses* d'emblée et les *tuberculoses post-pleurétiques* (avec sclérose) montrent, malgré des examens répétés, une absence constante de bacilles;

2° D'autres formes sont caractésisées par la *rareté et l'inconstance du bacille de Koch*; ce sont d'abord la *granulie généralisée ou discrète et la pneumonie tuberculeuse*;

La *phtisie commune* elle aussi dans sa *variété cavitaire stationnaire*, c'est-à-dire caractérisée par une caverne sèche à paroi fibreuse et lisse, ne présente le plus souvent qu'une expectoration bacillaire épisodique;

3° Il est une *forme clinique de la tuberculose pulmonaire* dans laquelle les bacilles sont *constants, mais rares* : c'est la *broncho-pneumonie tuberculeuse*. Ces bacilles sont d'emblée de rares *moniliformes longs*;

4° Les bacilles toujours constants sont, en outre, *très nombreux dans la phtisie galopante*. La formule bactériologique de cette forme clinique grave de la tuberculose pulmonaire est, en outre, caractérisée par la prédominance de *très nombreux bacilles homogènes* avec quelques moniliformes longs:

5° Enfin, une forme clinique dans laquelle le nombre et la morphologie des bacilles varient avec la période évolutive de l'affection ; c'est la *phtisie commune*. C'est ainsi que dans cette forme, la plus fréquente de toutes, on voit dans l'évolution d'un foyer caséeux, depuis la phase d'infiltration jusqu'à l'arrêt et la limitation du processus, se succéder au jour le jour, sous le microscope, des bacilles *homogènes* prédominants (infiltration caséeuse), puis les *moniliformes* (élimination du caséum) et enfin les *homogènes*, qui deviennent à leur tour de plus en plus rares (cicatrisation).

Quant au *début* de l'apparition des bacilles dans les crachats de la phtisie commune, cette apparition est tardive, contemporaine seulement de l'apparition des premiers craquements humides. Il s'agit toujours en ce cas de bacilles *moniliformes longs*, généralement peu nombreux.

Cultures du bacille de Koch. — Obtention des premières cultures : Étant donné le nombre considérable des espèces microbiennes qui peuvent exister dans les crachats, il est à peu près impossible de procéder d'une façon directe pour obtenir les premières cultures. Le procédé habituel consiste à inoculer à un cobaye, sous la peau, un demi-centimètre cube de crachats tuberculeux. On sacrifie l'animal au bout de 15 jours à 5 semaines ; on prélève aseptiquement des tubercules du foie ou de la rate de l'animal, on les broie avec soin à l'aide d'une forte baguette de verre dans un tube de verre stérilisé, puis on procède aux ensemencements, soit sur pomme de terre glycérinée, soit sur gélose glycérinée au sang (procédé Bezançon, p. 163), soit sur gélose glycérinée faite avec du bouillon de pommes de terre (milieu de Nocard), soit sur sérum solidifié. L'obtention des premières cultures est souvent difficile, et souvent on n'y réussit qu'après de nombreux échecs. Le sérum solidifié paraît être encore le moyen le plus sûr. Pour transporter le bacille sur les autres milieux, il faut l'acclimater, et ordinairement, il convient de faire cinq à six réensemencements du sérum avant de pouvoir obtenir des cultures sur les milieux glycérinés.

Spengler a proposé le moyen suivant pour obtenir les bacilles en partant directement des crachats : on étale sur du papier dans une boîte de Petri des crachats en couche mince, on les saupoudre de pancréatine. A la face interne du couvercle de la boîte, on dispose une rondelle de papier imbibée de formol, on bouche et on garde le tout pendant 2 à 5 heures à 25°. Tous les microbes étrangers seraient détruits, seuls les bacilles tuberculeux pourraient végéter, en pratiquant les ensemencements sur milieux glycérinés.

Les cultures n'apparaissent qu'au bout de 15 jours à 5 semaines. Quand on peut directement les obtenir des crachats, elles sont d'abord rondes, opaques, blanches, humides et brillantes ; plus tard, elles deviennent sèches et mates.

Gélose glycérinée à 6 ou 8 p. 100. — Du 15° au 20° jour après l'ensemencement, on voit se développer des grains secs, à bords mal arrondis ou anfractueux, de couleur blanc grisâtre, terne, d'aspect écailleux ; puis, dans la suite, il se forme un enduit continu, sec, hérissé de saillies verruqueuses. Ces cultures sont cohérentes et dures, difficiles à écraser sur la lamelle, car sous la pression, elles éclatent en petites parcelles.

Bouillon glycériné de 5 à 8 p. 100. — La culture se développe à la surface du liquide ; vers le 15e au 20e jour, il se forme une membrane continue, épaisse, blanche, sèche, rugueuse et ridée.

L'odeur des cultures est celle de la pomme de reinette.

Sérum gélatinisé. — Développement en grains écailleux, à bords anfractueux ou arrondis, peu adhérents au sérum. Le liquide du fond du sérum reste clair et reçoit les particules de culture qui y tombent. Si le sérum est mou, les masses tuberculeuses sont plus verruqueuses et plus adhérentes.

Diagnostic. — Le bacille de Koch doit être différencié d'avec tous les bacilles dits : acido-résistants.

Un bon moyen consiste à chauffer préalablement pendant 10 minutes la préparation dans le bain suivant :

<pre>
Lessive de soude. . . . .   100 grammes.
Alcool absolu.   5   —
</pre>

et de la traiter ensuite par la méthode d'Ehrlich. Seuls les bacilles tuberculeux restent colorés, les acido-résistants ne le sont pas. (Voir pour ces microbes, p. 292).

En culture, les bacilles acido-résistants poussent rapidement sur tous les milieux usuels, et cette propriété a été utilisée par Mœller pour établir le diagnostic rapide.

Les produits suspects sont mélangés à du bouillon ordinaire et portés à l'étuve à 50° ; les bacilles acido-résistants se développent, tandis que le bacille de Koch ne se développe pas, et si, au bout de 48 heures à l'examen microscopique, on constate une multiplication évidente des bacilles ou amas bacillaires, on peut affirmer qu'il s'agit de bacilles acido-résistants et non de bacilles de Koch. Sur les milieux solides, les colonies des bacilles acido-résistants peuvent prendre des types variés ; quelques-uns se développent en colonies grasses et humides, d'autres ont un aspect sec, écailleux, de telle sorte qu'on ne peut conclure à ce seul examen. La gélatine n'est pas liquéfiée.

Bacilles tuberculeux saprophytes.

Le bacille de la tuberculose peut subir des transformations extraordinaires, et il peut devenir saprophyte banal sans intérêt pathologique. Jusque maintenant, on ne connaît aucun procédé pour le mettre en évidence sous ce mode d'existence, dans les humeurs de l'organisme en général, et dans les crachats en particulier. Mais, comme la question est de haute importance, nous indiquons les moyens de transformation du bacille et les caractères de ce bacille transformé, d'autant que c'est avec ce bacille transformé qu'ont eu lieu les recherches de séro-diagnostic de la tuberculose, recherches dont nous ne parlerons pas, car il n'y a rien d'*absolument* certain au point de vue exclusivement pratique.

BACILLE TUBERCULEUX HOMOGÈNE

(FERRAN, AUCLAIR, ARLOING, COURMONT.)

MOYEN DE L'OBTENIR : on ensemence le bacille de Koch ordinaire sur du bouillon de bœuf et de pomme de terre additionné de sel marin, de peptone, de sucre et de glycérine, on écrase le fragment de culture contre la paroi interne du tube à essai qui contient ce milieu, et on mélange aussi intimement que possible le bacille et le bouillon. On agite le milieu deux fois par jour pendant 5 minutes environ.

Vers le 10e ou 12e jour, les cultures, qui d'abord étaient formées de fragments durs, résistants, deviennent plus humides, filamenteuses, s'étirent. Les parties solides de la culture tombent au fond du tube et le bouillon reste clair. Puis, vers le 20e jour, le bouillon devient peu à peu légèrement louche. A ce moment, on fera des ensemencements secondaires, mais toujours abondamment, afin d'acclimater progressivement le bacille à sa nouvelle manière de vivre.

Conditions vitales. — Aérobie strict.

Cultures. — *Bouillon de bœuf ordinaire*, contenant 1 pour 100 de peptone et 0,50 pour 100 de sel marin. Troublé d'abord d'une façon uniforme en un laps de temps de 1 à 5 jours. Souvent, il se forme à la surface un voile blanchâtre crémeux, et plus tard un dépôt de poudre blanchâtre au fond du tube.

Gélose. — Cultures d'aspect blanc grisâtre, vernissé, de consistance molle.

Gélose au bouillon de pomme de terre. — Mêmes caractères.

Pomme de terre simple ou glycérinée. — Cultures discrètes sous forme d'un enduit blanc ou blanc brunâtre, brillant et vernissé.

Gélatine. — La culture ne se développe qu'en 4 ou 5 jours. Elle a une coloration blanc bleuâtre, un aspect vernissé. Liquéfaction lente de la gélatine.

Milieux lactosés tournesolés. — Détermine une coloration rouge par réaction acide due à la fermentation.

Microscopie. — *Réaction au Gram.* — Positive ou négative selon les circonstances.

Acido-résistance. — Nulle.

Mobilité. — Très grande. Microbe pourvu de cils.

Morphologie. — Ces bacilles se voient isolés dans les préparations, ils sont minces et allongés quelquefois au point de former des filaments; ou bien des éléments placés bout à bout forment des chaînettes de strepto-bacilles.

Associations du bacille de Koch dans les crachats. — Les associations bacté-riennes se reconnaissent bien par la double coloration avec le bleu de méthy-lène; mais il peut être utile de savoir quels microorganismes observés restent colorés par la méthode de Gram. Nous conseillons d'opérer ainsi : on fait un étalement sur lame, et après fixation par l'alcool-éther, on colore pendant 1 minute avec la solution de Crystall-violet. On ajoute 1 minute la solution de Gram, puis, sans lavage aucun, on met pendant 1 minute la liqueur de Biondi ainsi préparée.

> Poudre de Biondi [1] (marque Grübler) . . . .   1 gramme.
> Eau distillée   60   —

On lave ensuite avec un mélange d'alcool-acétone au 1/3.

> Alcool à 96° . . . .   2 parties.
> Acétone.   1   —

On sèche.

Ces préparations sont très nettes et font très bien ressortir les divers microbes qui prennent le Gram.

Les associations les plus importantes à rechercher sont avec le pneumo-coque, les divers streptocoques, le staphylocoque, le tétragène, les sarcines, les levures, le pneumo-bacille. En pratique, indépendamment des résultats qui sont tirés de l'examen du bacille lui-même, on a presque toujours des prépa-rations se rapprochant d'un des trois spécimens que nous avons reproduits. Dans les tuberculoses latentes, il n'y a que quelques rares bacilles, des poly-nucléaires dont on reconnaît la forme, et un peu de mucine (fig. III). Dans la tuberculose avérée, il y a de nombreux bacilles, des cellules épithéliales diverses dont beaucoup sont des dégénérescences graisseuses, des poly-nucléaires, des lymphocytes encore reconnaissables.

Dans la tuberculose associée avec crachats fluides, vert foncé et fétides, on ne trouve presque plus d'éléments cellulaires, sauf quelques cellules épithé-liales de la salive, mais il y a de nombreux microorganismes associés, il existe alors une véritable purée microbienne.

---

[1] La poudre de Biondi peut être remplacée par la formule suivante :

> Solution aqueuse de **Rubine S** à 20 pour 100.   4 parties.
> —   orange G à 8 pour 100. . .   7   —
> —   vert de méthyle à 8 pour 100.   8   —

CRACHATS TUBERCULEUX

Pl. LVII.

Fig. I. — *Tuberculose en pleine évolution.* — Coloration Ziehl, bleu de méthylène. — (Grossissement 1000, ocul. comp. 9, obj. 1/15, Stiassnie.)

On voit de très nombreux bacilles isolés ou en amas, en broussaille, des cellules épithéliales diverses, des globules de pus méconnaissables, des lymphocytes, du mucus.

Fig. II. — *Tuberculose associée.* — Même coloration. — (Grossissement 1000, ocul. comp. 9, obj. 1/15, Stiassnie.)

On y remarque des bacilles de Koch et une véritable purée microbienne, des cellules épithéliales de la salive, mais les globules de pus et les cellules broncho-pulmonaires sont méconnaissables ou ont disparu.

Fig. III. — *Tuberculose larvée.* — Même coloration. — (Grossissement 1000, ocul. comp. 9, obj. 1/15, Stiassnie.)

On voit de rares bacilles, deux cellules épithéliales, quelques polynucléaires et de la mucine.

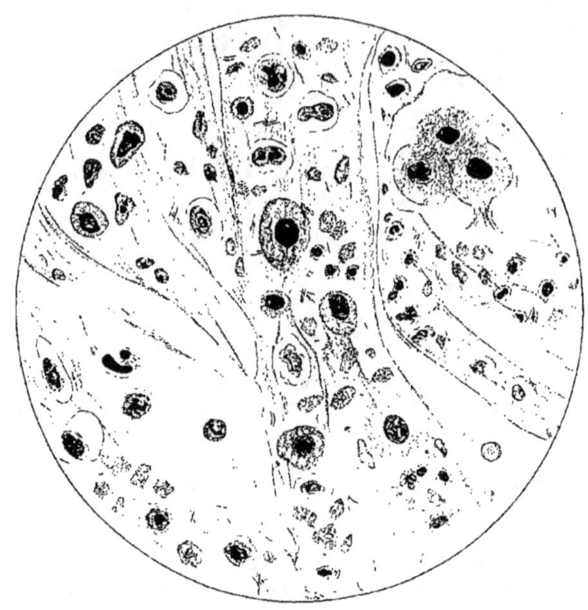

Fig. I.

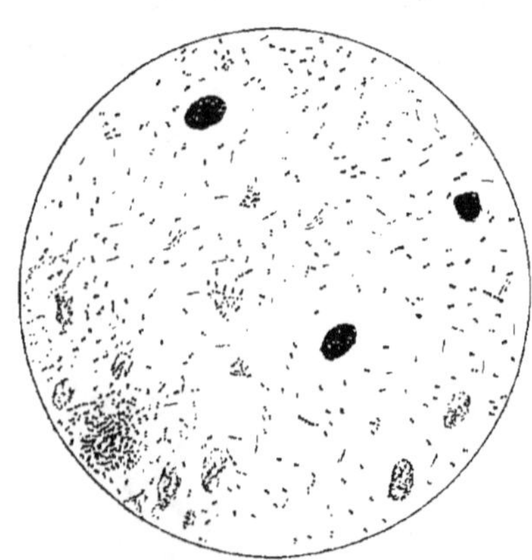

Fig. II.

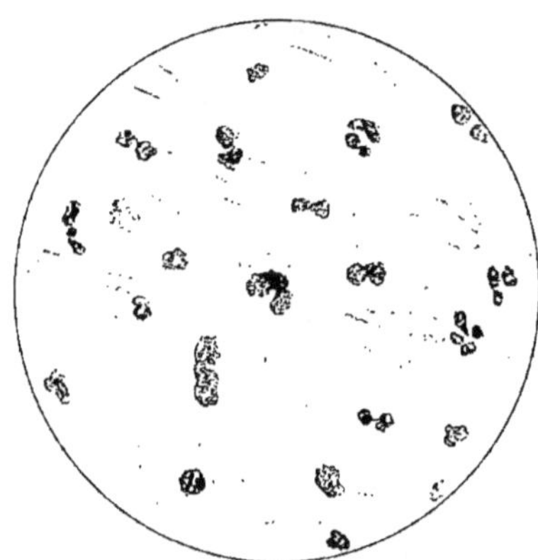

Fig. III.

Masson et Cie, éditeurs,
Paris.

CONJONCTIVITES

Technique. — Avec un fil de platine recourbé en anse à son extrémité, et préalablement flambé, on recueille la sécrétion à examiner dans le cul-de-sac inférieur ou au niveau de la caroncule, on l'étale sur une lame, on laisse sécher et on fixe par le mélange alcool-éther.

On emploie ordinairement trois colorations :

1° Au bleu de méthylène; 2° Au Ziehl; 3° Au Gram-hématoxyline.

Quand on a assez de sécrétion, faire trois préparations colorées par chacune de ces méthodes.

Si on a recours au bleu de méthylène ou au Ziehl, on laisse quelques secondes le colorant, on lave à l'eau et on sèche.

Si on veut employer le Gram-hématoxyline, il faut d'abord colorer pendant 5 minutes avec cette dernière; lavage à l'eau, puis faire un Gram. On trouve comme éléments cellulaires :

α. Des globules de pus (cellules polynucléaires);

β. De grandes cellules mononucléées, de dimensions parfois considérables, provenant de la conjonctive ou de la cornée.

Les microbes qu'on peut rencontrer sont extra ou intra-cellulaires. Parmi ceux qui restent colorés par la méthode de Gram, citons :

1° *Le streptocoque;*

2° *Le pneumocoque* (la coloration par le bleu de méthylène mettra bien en évidence sa capsule) ;

3° *Le staphylocoque ;*

4° *Le bacille diphtérique.* (Ce dernier se présente souvent sous la forme de bacille diphtérique court).

Ceux qui sont décolorés par le Gram sont :

α. *Le bacille de Weeks* (bien mis en évidence par le Ziehl), qui est très fin, existe en très grande abondance et qu'il faut rechercher entre les cellules ou dans le protoplasma des globules de pus;

β. *Le diplobacille de Morax* qui est très gros, épais, formé par deux éléments trapus séparés par un espace clair. Les extrémités sont légèrement renflées ou arrondies. De préférence extra-cellulaire, il peut exister dans les cellules épithéliales;

γ. *Le gonocoque*, groupé en diplocoques formés de deux éléments plus ou moins aplatis transversalement, surtout intra-cellulaire.

La recherche des bacilles de Koch est infructueuse. Morax signale une cause d'erreur, c'est la présence constante dans la sécrétion conjonctivale d'un bâtonnet saprophyte à formes irrégulières, souvent massives, prenant le Gram et qui doit être rangé dans le groupe des pseudo-diphtériques.

CONJONCTIVITES

Pl. LVIII.

Fig. I. — *Conjonctivite diphtérique.* — Gram-hématoxyline. (Grossissement 1000,
oculaire compensat. 9 obj. immersion 1/15, Stiassnie.) Le bacille diphtérique
affecte la forme de bacille diphtérique court, on voit des polynucléaires et des
cellules épithéliales desquamées.

Fig. II. — *Conjonctivite à bacille de Weeks.* — Ziehl dilué et lavage à l'eau. (Même
grossissement.) On voit les très fins bacilles de Weeks, des polynucléaires et
des cellules épithéliales desquamées.

Fig. III. — *Conjonctivite à diplobacille de Morax.* — Éosine bleu de méthylène.
(Même grossissement.) Bacilles groupés par deux, gros, épais; polynucléaires
et cellules épithéliales.

Fig. IV. — *Conjonctivite à gonocoques.* — Bleu de méthylène. (Même grossisse-
mant.) On y voit les gonocoques en grains de café très fins endo et extra-glo-
bulaires, des polynucléaires, des cellules épithéliales.

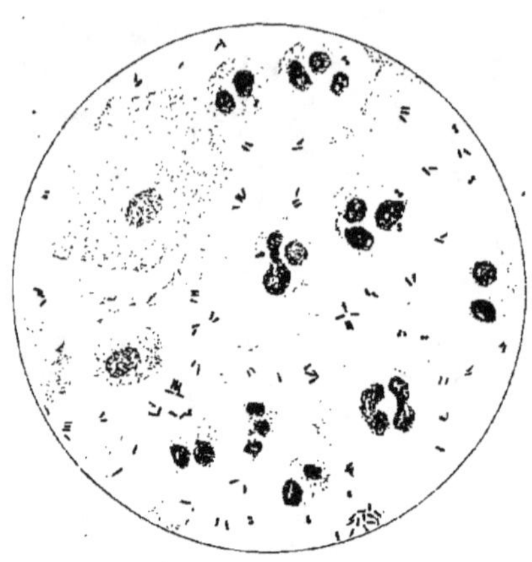

Fig. I.

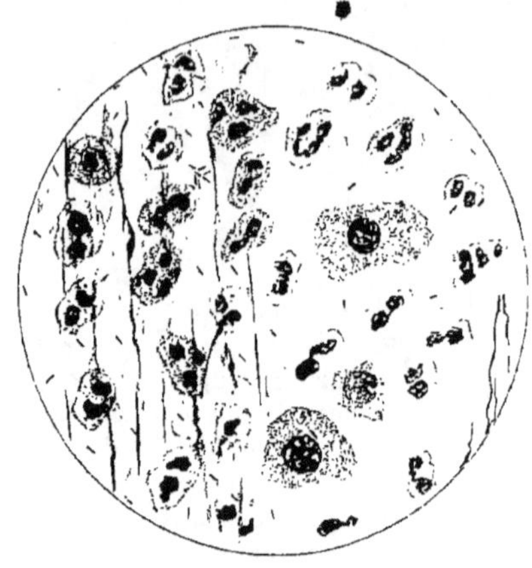

Fig. II.

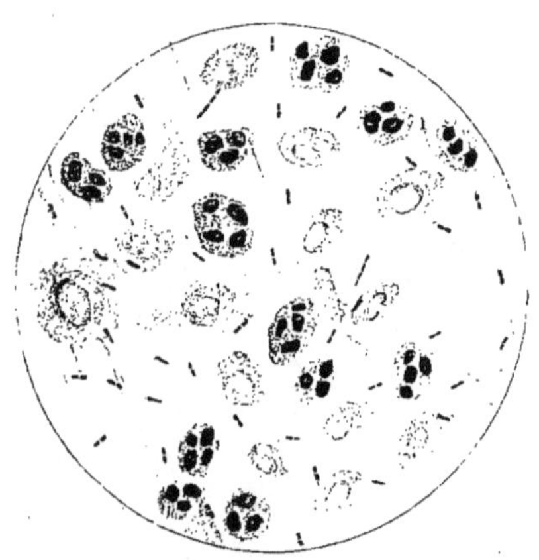

Fig. III

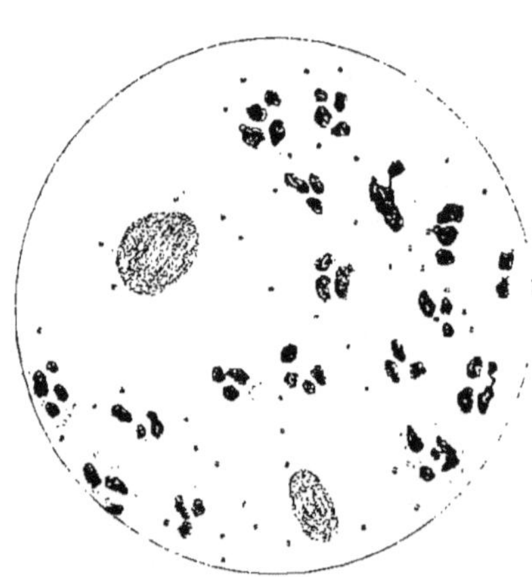

Fig. IV.

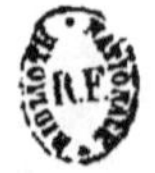

Imp. L. Lafontaine, Paris.

Masson et C.ie, éditeurs.
Paris.

APPAREIL GÉNITAL

FLORE VAGINALE

Pl. LIX. Fig. I.

A l'état normal, et même en dehors de l'approche des règles, la plupart des femmes ont des pertes blanches légères, qui peuvent, dans certaines circonstances, devenir très abondantes, et donner lieu à de la leucorrhée. La leucorrhée peut n'être pas inflammatoire, mais elle peut aussi relever d'une inflammation : vulvite, vulvo-vaginite, métrite ou même salpingite.

Microscopiquement, le mucus vaginal, la perte blanche légère normale est constituée par du mucus, des éléments cellulaires et des micro-organismes saprophytes.

Pour l'examiner, étaler sur lames, fixer à l'alcool-éther, colorer au bleu de méthylène, laver à l'eau, examiner à l'immersion.

Les cellules qu'on rencontre sont exclusivement des cellules épithéliales desquamées, provenant de l'épithélium pavimenteux du vagin. Ces cellules, mortifiées, prennent assez mal la matière colorante, elles ont un seul noyau et une masse de protoplasma assez abondant.

Les microorganismes observés peuvent être en plus ou moins grand nombre; ils sont surtout abondants, si on prélève le liquide vers la fourchette vaginale, et ils sont alors représentés presque uniquement par du coli-bacille décoloré par la méthode de Gram. C'est ce que figure notre dessin (Pl. LIX, fig. I). Si on remonte plus haut dans le vagin, il arrive parfois qu'on ne trouve plus ces microorganismes.

On peut voir aussi des chaînettes de streptocoques restant colorés par la méthode de Gram ; des bacilles renflés en massue, ressemblant aux formes massuées du bacille de la diphtérie, se colorant comme lui par la méthode de Gram, mais n'étant pas virulents et rangés parmi les pseudo-diphtériques; du staphylocoque. Chez les femmes propres, et indemnes de toute maladie, de même que chez les enfants, il y a toujours peu de microbes au simple frottis, ils n'existent en abondance que dans les cas pathologiques.

Accidentellement, on peut trouver sur la vulve des protozoaires ou des œufs de parasites chez les enfants.

Au point de vue scientifique, le simple examen direct par frottis est insuffisant, il faut avoir recours aux cultures; mais celles-ci sont compliquées, car elles doivent être faites sur divers milieux aérobies ou anaérobies. Les microbes que nous venons de signaler à l'état normal sont aérobies, cependant, quel-

quefois, il existe, comme l'a démontré J. Hallé, des microbes anaérobies, dont
l'étude est encore bien incomplète : Hallé cite le micrococcus fœtidus, le
funduliformis (dont nous avons parlé page 215), le bacillus caducus, le
bacillus nebulosus.

En nous plaçant au point de vue pratique, nous pouvons dire que l'examen
par frottis des sécrétions vulvaires ou vulvo-vaginales peut se rapporter à
quatre groupes de faits : 1° des sécrétions lactescentes de leucorrhée non
inflammatoire ; 2° des sécrétions purulentes ou muco-purulentes jaunes, ou
encore jaune verdâtre ; 5° des sécrétions sanguinolentes ; 4° des sécrétions
fétides.

Nous venons de parler des leucorrhées non inflammatoires. Voyons les
autres.

Sécrétions purulentes. — Ce qui domine dans ce groupe ce sont les
suppurations à gonocoques. Ceux-ci, en forme de grains de café, groupés par
deux, à concavité se regardant, sont endo ou exo-cellulaires. Ils peuvent
exister dans les cellules épithéliales mononucléées ou dans des globules de pus
polynucléés présentant tous les stades de dégénérescence. La Figure IV,
Pl. LIX qui représente un frottis de vulvite montre les polynucléaires à peu
près détruits et jusqu'à un certain point méconnaissables. Quand l'affection
est aiguë, ils sont beaucoup plus nets et ressemblent à ceux de la Figure III
qui est un frottis de blennorragie de l'homme.

Les pus à gonocoques se trouvent dans les vulvo-vaginites, dans les uréthrites, les bartholinites, les métrites aiguës, la salpingite récente. Les cultures du gonocoque se font comme nous l'indiquons page 296.

Bien que, dans ces affections, la suppuration soit, au début, due au gonocoque seul, il peut arriver plus tard ou bien qu'il y ait des associations, ou
bien que le pus devienne stérile, amicrobien. Cela existe dans les vieilles bartholinites, les vieilles métrites, les vieilles salpingites kystiques.

L'association microbienne est le phénomène le plus ordinaire et se produit
surtout quand la collection purulente communique avec l'extérieur. On recherchera alors les microbes associés en faisant une coloration par la méthode de
Gram, et une coloration simple par le violet de gentiane. On trouve en
général des streptocoques, des staphylocoques, des bâtonnets pseudo-diphtériques colorés au Gram, des coli-bacilles, du streptococcus tenuis.

Parfois, dans les vieilles métrites ou les salpingites, on sera amené à rechercher le bacille de Koch par la méthode que nous signalons pour les crachats
(voir p. 277).

Sécrétions sanguinolentes. — Ces pus sont presque toujours d'origine
métrosalpingienne ; on les rencontre aussi dans les bartholinites. Leur caractéristique est dans la présence de globules rouges abondants et parfois plus
ou moins déformés. Il existe un nombre de polynucléaires considérable, ce

qui permet de faire la distinction avec le sang provenant soit de menstrues, soit d'hémorragies en dehors des règles, par fibromes, métrite hémorragique, néoplasmes.

Les pus sanguinolents sont souvent fétides.

On peut y rencontrer tous les microbes aérobies que nous avons décrits et tous les microbes anaérobies que nous allons maintenant signaler.

Sécrétions fétides. — Celles-ci s'observent dans deux conditions : ou dans la fièvre puerpérale, ou quand il y a présence de microbes anaérobies.

On les rencontre dans les bartholinites, les métrites, les salpingites. Les microbes anaérobies observés sont un fin bacille décoloré par la méthode de Gram, trouvé également dans la péritonite enkystée (Morax), les fibromes utérins sphacélés (Hartmann), du bacillus funduliformis, du nebulosus, le micrococcus fœtidus, le bacillus caducus (Hallé), associés ou non aux aérobies ordinaires.

Le pus est souvent de couleur chocolat ou a un aspect graisseux. Le pus fétide est fréquemment sanguinolent, sanieux, les éléments cellulaires s'altèrent rapidement, il y a une leucolyse (¹) rapide avec dégénérescence graisseuse.

L'écoulement qui sort de l'utérus dans l'infection puerpérale est également fétide, il contient du streptocoque et du sang.

Néoplasmes utérins. — L'examen du liquide ichoreux et fétide qui s'écoule par la vulve dans les cas de cancer utérin n'est jusqu'ici d'aucune utilité ni pour aider au diagnostic douteux, ni pour préciser la variété de néoplasme.

Kystes de l'ovaire. — Le liquide des kystes ovariens est d'une couleur variant du jaune à la teinte café ou chocolat. Ce liquide est consistant, fileux.

Il tient en suspension :

α. De la cholestérine;

β. Des éléments figurés consistant en cellules épithéliales cylindriques, mononucléées, bien conservées ou dégénérées, des leucocytes, des hématies, des grandes cellules muqueuses, des granulations réfringentes, du pigment brun;

γ. Quelquefois des microorganismes.

SMEGMA PRÉPUTIAL — BACILLES ACIDO-RÉSISTANTS — BALANITES

Pl. LIX. Fig. II.

Le smegma préputial est constitué par une masse blanchâtre, caséeuse qui se trouve dans le sillon balano-préputial des personnes ne prenant pas de soins de toilette suffisants. Il est intéressant à étudier parce qu'il contient un bacille

(¹) La leucolyse désigne la désorganisation des globules blancs.

spécial, le *bacille du smegma* qui est *pseudo-tuberculeux* ou *acido-résistant*, selon l'expression couramment employée et qui nous permettra de traiter cette question des *bacilles acido-résistants*.

Technique. — Étaler sur lame un peu de smegma ; sécher et fixer par le mélange à parties égales d'alcool-éther.

Colorer pendant 5 minutes avec la liqueur de Ziehl légèrement chauffée jusqu'à apparition des premières vapeurs.

Laver rapidement à l'acide nitrique au 1/3, puis à l'eau ; recommencer à traiter par l'acide nitrique au 1/3, puis à l'eau jusqu'à ce que cette eau de lavage s'écoule incolore. Sécher, puis faire une seconde coloration de 1 minute, avec la solution de bleu de méthylène. Laver à l'eau. Sécher.

Une bonne méthode consiste :

1° A colorer par la fuchsine phéniquée 5 à 10 minutes à chaud ;

2° Traiter pendant 1 à 2 minutes avec une solution de chlorhydrate d'aniline à 2 pour 100 ;

3° Décolorer par l'alcool absolu ;

4° Différencier par le bleu de méthylène en solution aqueuse étendue.

Le bacille du smegma reste coloré en rouge les autres microbes étant bleus. Si on prolongeait trop longtemps l'action de l'acide nitrique, le bacille du smegma finirait par se décolorer.

Les autres microbes qu'on trouve dans le smegma sont pour la plupart des cocci.

Bacilles acido-résistants ou pseudo-tuberculeux. — L'étude du bacille du smegma nous conduit à dire quelques mots de ce groupe de microbes.

Ce sont des bactéries possédant les mêmes réactions colorantes que le bacille de la tuberculose. Traitées par le liquide de Ziehl ou par toute autre méthode employée dans la mise en évidence du bacille de Koch, elles gardent leur coloration malgré l'emploi des acides ou des alcools. On les appelle indifféremment : *acidophiles, acido-résistants, pseudo-tuberculeux, para-tuberculeux*. Ces bacilles sont très répandus dans la nature, ils existent dans le lait et le beurre, sur les plantes, dans la terre, dans le fumier, chez les animaux (oiseaux, serpents, rats, etc.).

Chez l'homme, on les rencontre dans le mucus nasal, le smegma, le cérumen. On les a trouvés dans les fèces d'un typhique, dans les affections uro-génitales, dans quelques affections oculaires, dans la salive, les crachats, certaines affections pulmonaires : telle la gangrène. Pour les distinguer en pratique du bacille de Koch, on se basera sur les caractères suivants :

α. La résistance aux acides est moindre pour le pseudo-tuberculeux, et l'action de l'acide nitrique au 1/3 prolongée suffit pratiquement pour le décolorer ;

β. La forme plus trapue des bacilles, leur groupement en amas, leur nombre plus considérable doit faire conclure aux pseudo-tuberculeux.

γ. Ces mêmes bacilles, cultivés sur les milieux usuels, à la température du laboratoire, poussent rapidement, parfois même en quelques heures;

δ. Enfin, par l'inoculation, ils ne reproduisent pas la tuberculose;

ε. Mœller propose le moyen suivant pour le diagnostic rapide. Les produits suspects sont mélangés à du bouillon ordinaire et portés à l'étuve à 30°; seuls, les bacilles acido-résistants se développent, et si, au bout de 48 heures, on constate une multiplication évidente des bacilles avec amas bacillaires, on peut affirmer qu'il s'agit de bacilles [acido-résistants et non de bacilles de Koch;

ζ. *Procédé de Macé.* — Il est basé sur ce fait que la réaction colorante est due pour les bacilles acido-résistants comme pour le bacille de Koch à la présence de matière grasse ou cireuse autour du bacille. Un long traitement par l'alcool fort ou mieux un séjour d'une dizaine de minutes dans de la lessive de soude additionnée de 5 pour 100 d'alcool enlève facilement cette matière grasse chez les bacilles pseudo-tuberculeux qui, alors, ne se colorent plus par le Ziehl, tandis que, dans des conditions identiques, le bacille de Koch reste encore coloré après action de l'acide.

Balanites. — *Technique.* — Faire des préparations en coloration simple, par le Ziehl dilué, ou le bleu de méthylène; employer également la méthode de Gram avec double coloration par l'hématoxyline et la méthode ci-devant indiquée pour la recherche des bacilles acido-résistants ou des bacilles de Koch.

Outre les éléments cellulaires habituels du pus, des cellules épithéliales de desquamation, du sang, on trouve des microorganismes variés.

On peut observer :

α. Des spirilles et des fusiformes, décelables par le Ziehl dilué (voir p. 259) non cultivables;

β. Des streptocoques, des staphylocoques, du coli, etc.;

δ. Des *bacilles anærobies*, fins, de 1 à 3 μ, plus ou moins longs, en diplo-bacilles ou en courtes chaînettes ayant les apparences du bacille de la diphtérie ou du bacillus ramosus, en V, en M, mais se *décolorant par le Gram.*

En culture dans le vide, sur bouillon, ils le troublent et dégagent une odeur fétide.

Ce sont d'ailleurs les mêmes microbes qui ont été retrouvés dans les métrites fétides.

Les balanites suppurées peuvent être polymicrobiennes ou monomicrobiennes.

BLENNORRAGIE DE L'HOMME ET FAUSSES BLENNORRAGIES

PL. LIX. FIG. III.

Technique. — Quand il s'agit d'examiner le pus d'une blennorragie, ou bien le pus s'écoule spontanément par le méat, ou bien il faut presser sur le canal pour le faire sortir. Dans l'un et l'autre cas, on l'étale en couche mince sur lames, on fixe par l'alcool-éther et on fait plusieurs colorations, les unes par la méthode de Gram, avec double coloration par l'éosine à l'eau, les autres par le bleu de méthylène pendant une demi-minute.

Le microbe qu'on recherche couramment est le gonocoque qui se *décolore par le Gram*.

A l'examen du pus, on trouve trois sortes d'éléments, des cellules épithéliales mononucléées, des cellules polynucléaires, des gonocoques. L'aspect des préparations varie selon l'époque de la blennorragie et on peut diviser en trois périodes, l'évolution de cette affection.

1° *Période de début*. — Les cellules épithéliales sont abondantes, il y a peu de polynucléaires. Les gonocoques en grains de café groupés par deux sont dans l'intérieur des cellules épithéliales.

2° *Période d'état*. — Beaucoup de polynucléaires, peu de cellules épithéliales. Beaucoup de gonocoques libres ou inclus dans les globules de pus.

3° *Période de déclin*. — Réapparition en plus grand nombre des cellules épithéliales, mais elles ne contiennent plus de gonocoques. Diminution des globules du pus et des gonocoques. Ceux-ci ne sont plus libres, ils n'existent plus que dans les polynucléaires.

Dans la blennorragie chronique, on a parfois beaucoup de peine à trouver des gonocoques, mais lorsqu'il y a exacerbation, les cellules épithéliales se remplissent à nouveau de gonocoques.

Une des particularités des pus blennorragiques consiste en la présence de cellules éosinophiles, facilement visibles par une coloration à l'hématoxyline-éosine ou au triacide. On peut rencontrer des granulations contenues dans des leucocytes de moyenne taille, ordinairement mononucléés; ou d'autres plus fines, punctiformes ou allongées, contenues dans des leucocytes mono- ou polynucléés.

Les éosinophiles augmentent dans les uréthrites postérieures et la prostatite, de même dans les blennorragies chroniques.

Blennorragies associées. — Lorsque la blennorragie arrive à son déclin, ou passe à l'état chronique, on peut voir des microbes d'infection secondaire, ce sont des bactéridies banales, des streptocoques, des staphylocoques, donnant ainsi lieu à des uréthrites mixtes.

Dans les uréthrites chroniques, il arrive que des leucocytes mononucléés apparaissent.

Fausses blennorragies. — On désigne sous ce nom des uréthrites non gonococciques, dues à des streptocoques, des staphylocoques, des coli-bacilles; on les observe chez les diabétiques, dans les prostatites. Pour faire le diagnostic, se reporter à la description des microbes faite plus haut.

Dans *les suppurations périuréthrales*, abcès des glandes de Cooper, prostatites, on peut retrouver le gonocoque ou d'autres microorganismes pathogènes.

Dans les abcès périnéaux, dans les abcès urineux, on trouve des coli-bacilles, quelquefois des streptocoques et des microbes anaérobies qui existent également dans les cystites.

GONOCOQUE

(NEISSER)

Pl. LIX. Fig. III et IV

Conditions vitales. — Aérobie.

Cultures. — *Obtention des premières cultures sur gélose de Wertheim.* — Pour préparer la gélose de Wertheim, on procède ainsi : on mélange de la gélose peptonisée ordinaire (gélose 2, peptone 1, chlorure de sodium 0,5, bouillon ordinaire ou simplement eau 100), faiblement alcalinisée et mise en tubes sous forme de culot de 1 centimètre environ de hauteur, avec parties égales de sérum de lapin recueilli aseptiquement. On peut également se servir de sérum humain, mais ce dernier est plus difficile à se procurer. Le sérum est maintenu à 40° au bain-marie, et on fait fondre la gélose qu'on laisse refroidir à 40° également. On pratique alors le mélange directement dans les tubes, on agite pour bien mélanger, on incline les tubes et on abandonne au refroidissement.

On peut remplacer le sérum par du liquide d'ascite. Ce dernier est recueilli aseptiquement dans un grand ballon stérilisé pourvu en bas d'une tubulure avec un tube de caoutchouc serré par une pince. Le tube aboutit dans un petit cylindre en verre permettant de mesurer facilement la quantité que l'on y fait couler, et communiquant lui-même par son extrémité inférieure avec un second tube en caoutchouc, serré aussi par une pince et terminé par une canule de verre. Le tout a été stérilisé ensemble. Le bout de la canule seul peut se contaminer, et il est facile de le flamber.

L'ensemencement de pus blennorragique doit toujours être abondant.

Au bout de 24 à 48 heures, sur gélose Wertheim, on observe des colonies sous forme de petits points blancs transparents, humides, d'aspect muqueux. Elles s'étalent en plaques translucides à bords finement dentelés, n'adhèrent pas à la gélose. Elles deviennent ensuite gluantes et filantes, mucoïdes, végétant par la périphérie. Lorsqu'on a acclimaté le gonocoque en cultures, on peut tenter de le réensemencer sur divers milieux et l'on a les résultats suivants :

Sérum peptoné de Lœffler. — On ajoute au sérum d'un animal une solution de 2 pour 100 de peptone, additionnée de 0,5 pour 100 de sel marin. Sous l'influence du gonocoque, le liquide se trouble et il se forme un dépôt au fond.

Bouillon peptoné (avec 1/2 à 1 pour 100 de peptone). — Cultures assez abondantes.

Bouillon ordinaire. — Pas de cultures.

Gélose ordinaire. — Pas de cultures.

Gélose faite avec du sérum peptoné de Lœffler. — Formation de colonies blanches.

Gélatine. — Pas de cultures.

Gélatine ordinaire additionnée de liquide d'ascite à parties égales. — On obtient des cultures à l'étuve à 37°; mais si on sort le milieu de l'étuve, il redevient solide. Il n'y a donc pas de liquéfaction.

Gélose-gélatine. — Mettre la gélatine avec le bouillon neutre (dans la proportion de 10 de gélatine pour 100 de bouillon) à l'autoclave, à 125°, jusqu'à ce que la gélatine ait perdu la faculté de coaguler, soit 1/2 heure. Ajouter 1/2 à 1 pour 100 de peptone, et la quantité de gélose correspondante, 5 pour 100. Faire fondre et filtrer. On obtient des colonies transparentes, petites, qui deviennent plus tard blanc grisâtre. Elles sont arrondies ou ovales, lenticulaires, irrégulières.

Sérum humain coagulé (de Bumm). — On obtient ce sérum en recueillant du sang au moment d'un accouchement, lorsque l'opérateur sectionne le cordon ombilical.

En laissant le sang s'écouler par le bout placentaire, on peut alors recueillir une certaine quantité de sérum. On procède comme nous avons indiqué page 162.

Sur ce milieu, au bout de 24 heures, il se forme des cultures humides et brillantes, grisâtres, presque transparentes, à surface lisse.

Sérum pur de sang de lapin. — Saigner à blanc et aseptiquement un lapin, en lui ouvrant la carotide et recueillir dans des cristallisoirs stérilisés et recouverts. Procéder comme il est indiqué pages 162 et 163.

On obtient des cultures diaphanes, arrondies, humides, visqueuses.

Bouillon ascite (milieu de Marmorek, voir p. 162). — Il y a d'abord formation d'un voile crémeux et blanchâtre, le liquide est fortement troublé, et il se forme un abondant dépôt au fond du tube.

Le voile ne forme jamais de pellicule sur le liquide, il est de consistance visqueuse, et de sa surface descendent de longs filaments flottant dans le liquide et se collant aux parois du vase.

Milieu de Wassermann. — On mélange 15 centimètres cubes de sérum de porc recueilli aseptiquement avec 50 centimètres cubes d'eau, 2 à 3 centimètres cubes de glycérine et 0^{gr},8 de nutrose([1]). On agite et on fait bouillir à feu nu en agitant toujours. Le liquide s'éclaircit par l'ébullition. On met en tubes et on stérilise à l'autoclave. Le milieu est employé liquide ou additionné de gélose peptonisée à 2 pour 100 maintenue liquide vers 50°.

Le gonocoque pousse abondamment. Sur ce milieu gélosé, il se forme des colonies grisâtres comme des gouttes de rosée.

([1]) Voir page 176.

Eau peptonée à 1 pour 100 (¹) additionnée à parties égales de liquide d'ascite.
— Mêmes caractères que sur bouillon ascite.

Gélose peptonée de Périer. — Même caractères que sur milieu de Wertheim.

Microscopie. — *Réaction au Gram.* — Négative.

Mobilité. — Évidente, mais peu prononcée. Ce sont des mouvements de translation, d'oscillation du couple et de rotation de chaque élément isolé.

Morphologie. — En culture, le gonocoque se présente sous forme de cocci isolés ou de diplocoques, et il est irrégulier comme grosseur et comme forme. Vus à un très fort grossissement, ces micrococoques ne sont pas absolument ronds, ce sont de petits cubes à angles arrondis; beaucoup sont en voie de division. Ils sont placés à côté les uns des autres et ne paraissent pas se toucher.

Dans le pus blennorragique, le gonocoque se présente par couples, pouvant se grouper en amas, mais jamais en chaînettes. Ils sont ovales, les deux faces se regardant sont aplaties et légèrement creusées, et les éléments sont presque toujours d'égale grosseur. Ils sont comme entourés d'une gangue gélatineuse ou muqueuse, visible surtout si on examine en goutte pendante, sans coloration.

Diagnostic. — Le diagnostic du gonocoque est important et est d'autant plus délicat qu'il y a de nombreux cocci groupés en diplocoques, qui peuvent se rencontrer dans le canal uréthral sain ou pathologique. Mais, fait important, tous, sauf un, l'orchiocoque, restent colorés par la méthode de Gram.

L'étude des micrococoques groupés par deux éléments et restant colorés au Gram étant encore pleine d'incertitudes, et n'ayant aucune sanction pratique, nous nous bornerons à signaler les caractères du seul microbe décoloré au Gram : l'orchiocoque.

Virulence. — A peu près nulle, le gonocoque peut donner à forte dose des péritonites à la souris blanche, par inoculation intra-péritonéale.

ORCHIOCOQUE

(ÉRAUD ET HUGOUNENQ.)

Conditions vitales. — Aérobie.

Cultures. — Se font facilement sur les milieux ordinaires.
Bouillon. — Trouble en 24 heures.
Solution de peptone. — Troublée en 24 heures.

(¹) Il arrive souvent que dans les manipulations bactériologiques, on substitue au bouillon ordinaire de l'eau peptonisée additionnée de chlorure de sodium (on mêle 1 à 1,5 pour 100 de peptone et 0,5 pour 100 de NaCl.

Gélose. — Ilôts blanc grisâtre se réunissant en une plaque unique, épaisse, parcheminée, à développement rapide.

Gélatine. — Même aspect de cultures. Pas de liquéfaction.

Microscopie. — *Réaction au Gram.* — Négative.

Mobilité. — Nulle.

Morphologie. — Même forme que le gonocoque, mais il est plus gros.

Virulence. — Non pathogène, sauf pour le testicule.

BACILLE DU CHANCRE MOU

(DUCREY)

Pl. LIX. Fig. V.

Technique. — Racler la surface de l'ulcération chancreuse, étaler sur lame, sécher et fixer avec l'alcool-éther. Colorer par le bleu de méthylène ou le Ziehl dilué. Laver à l'eau. Sécher.

Aspect : C'est un bacille en navette, gros, court, à extrémités arrondies. Il peut présenter deux encoches latérales qui lui donnent la forme d'un 8. La plupart du temps, la matière colorante ne se fixe qu'aux extrémités des bâtonnets, la partie centrale restant claire, et, à un examen sommaire, on pourrait croire à un diplocoque. Le microbe a une très grande tendance à se grouper en chaînettes, en chapelets (strepto-bacille) ou en amas, mais on peut le voir isolé.

Le bacille est rare dans l'intérieur des globules de pus ou cellules polynucléées, il existe de préférence dans les cellules épithéliales, et, si on y regarde de près, on voit que le groupement en amas, groupement préféré du bacille, tient à ce que ce dernier s'est abondamment développé dans une cellule épithéliale, mais que celle-ci, totalement dégénérée, ne se colore plus, et ne peut être que soupçonnée.

Le bacille de Ducrey se décolore par le Gram.

On arrive à le cultiver sur du sang gélosé. Les colonies d'abord arrondies et brillantes, sont, au bout de 48 heures, opaques, grisâtres, de 1 à 2 millimètres de diamètre. D'emblée peu abondantes, ces colonies augmentent par des repiquages successifs.

Souvent, dans les frottis, on trouve, en même temps que le bacille de Ducrey, divers cocci et un bâtonnet banal, allongé, décoloré au Gram, que Nicolle appelle le « Bacillus cutis commune » et qui est vraisemblablement du colibacille. On peut aussi voir des bâtonnets restant colorés par le Gram et qui doivent être rangés dans le groupe des pseudo-diphtériques. Le diagnostic avec le gonocoque peut être difficile pour ceux qui ne sont pas suffisamment exercés.

LEUCORRHÉE — SMEGMA — BLENNORRAGIE — VULVITE
CHANCRE MOU

Pl. LIX.

Fig. I. — *Mucus vaginal.* — (Grossissement 1000, oculaire compensat. 9 obj. 1/15, Stiassnie.) Coloration au bleu de méthylène et lavage à l'eau. On y voit des cellules épithéliales de desquamation mononucléées, et des coli-bacilles décolorés par la méthode de Gram.

Fig. II. — *Smegma préputial.* — (Même grossissement.) Coloration par le Ziehl à chaud, décoloration par l'acide nitrique au 1/3. Double coloration par le bleu de méthylène. On voit le bacille de smegma coloré en rouge et des micro-organismes banaux, microcoques, coccobacilles, bâtonnets, colorés en bleu.

Fig. III. — *Blennorragie (urétrite gonococcique).* — (Même grossissement.) Coloration par le bleu de méthylène. Ce dessin représente une blennorragie en voie de décroissance. Les grandes cellules épithéliales mononucléées ne contiennent plus de gonocoques. Il y a encore beaucoup de globules de pus (polynucléaires) dont certains contiennent dans leur intérieur des gonocoques en grains de café. On trouve aussi des gonocoques libres.

Fig. IV. — *Vulvite blennorragique.* — (Même grossissement, même coloration.) Présentant de grandes cellules épithéliales bourrées de gonocoques. Gonocoques libres. Cellules épithéliales en voie de nécrose ne se colorant plus. Il n'y a pas de globules de pus (polynucléaires) cela tient à la phase et à l'intensité de la maladie.

Fig. V. — *Frottis de pus de chancre mou.* — (Même grossissement, même coloration.) On y voit des cellules épithéliales, grandes, mononucléées; des globules de pus polynucléés; des bacilles de Ducrey, en chapelet, en amas, isolés, rarement dans l'intérieur des globules de pus, plus souvent dans les cellules épithéliales, les extrémités sont arrondies, la matière colorante ne se fixe qu'à l'extrémité du bacille.

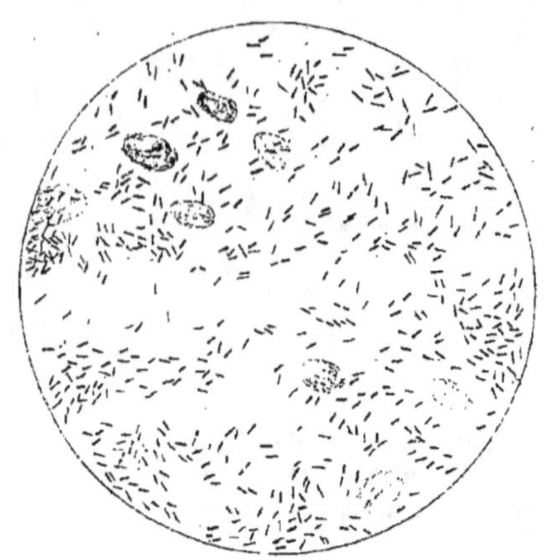

Fig. I.

Fig. II.

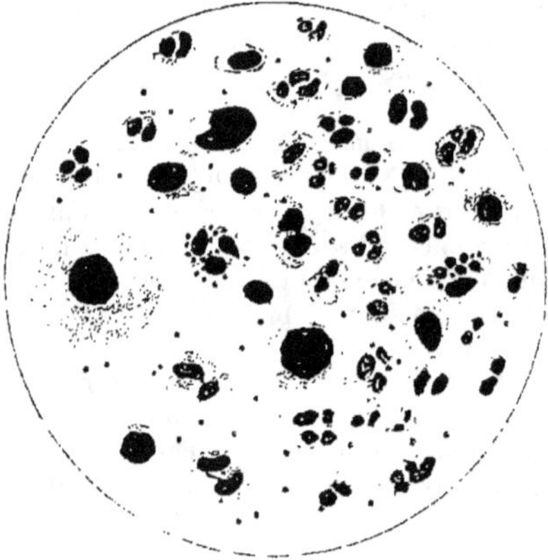

Fig. III.

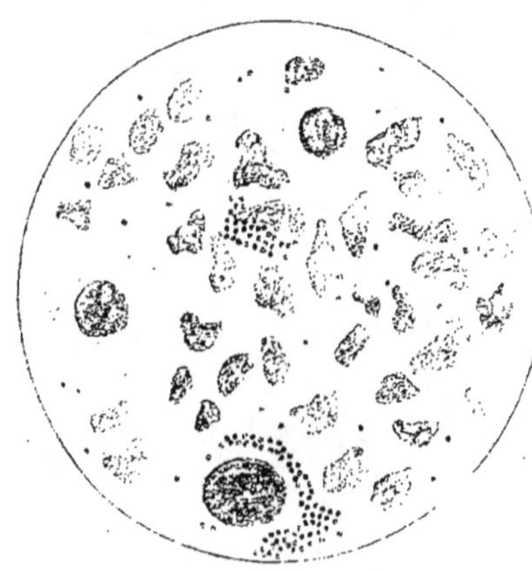

Fig. IV.

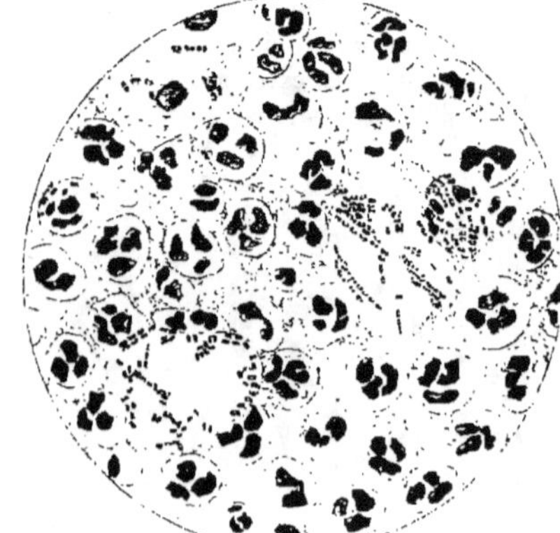

Fig. V.

Imp. L. Lafontaine, Paris.

o. Cassas, lith.

Masson et C.ie, éditeurs.
Paris.

URINES

DES DÉPOTS URINAIRES

Toutes les urines laissent déposer, au bout d'un certain temps, un sédiment plus ou moins abondant, d'aspect et de densité variables.

L'examen microscopique de ce sédiment présente souvent un très grand intérêt sémiologique et permet seul parfois d'établir un diagnostic; on ne saurait donc trop insister sur son importance.

L'urine normale de l'homme sain fournit, après repos et refroidissement, un léger précipité floconneux formé par du mucus, des cellules épithéliales, de rares leucocytes, quelques granulations d'urates; chez la femme, les leucocytes sont moins rares et le dépôt contient en outre des grandes cellules plates de l'épithélium vulvo-vaginal.

Dans les cas pathologiques, les sédiments peuvent être composés d'éléments nombreux et variés.

Ces différents éléments, qui constituent les sédiments urinaires, sont *inorganisés* ou *organisés*.

Le premier groupe comprend des composés chimiques cristallisés ou amorphes, de nature minérale ou organique.

Dans le second groupe se rangent :

Des hématies, des leucocytes, des cellules épithéliales diverses et des fragments de tissu organisé, des cylindres.

On peut rencontrer en outre :

Des microorganismes saprophytes et pathogènes, des parasites animaux, des produits des glandes génitales.

Enfin, l'urine contient souvent des corps étrangers qu'il est nécessaire de connaître, mais qu'on ne mentionne jamais sur les comptes rendus analytiques : fibres de coton, de laine, de lin, de soie, poils, barbes de plumes, grains d'amidon, de lycopode, etc.

TECHNIQUE DE L'EXAMEN MICROSCOPIQUE DES SÉDIMENTS URINAIRES

1° ***Prélèvement de l'urine***. — La plus grande propreté doit être observée dans cette opération qui nécessite, quand on veut procéder rigoureusement, le lavage antiseptique, avant la miction, du gland et du méat chez l'homme et de la vulve chez la femme.

Les vases employés pour recueillir l'urine, doivent être absolument propres et même aseptiques, quand on désire faire l'examen bactériologique.

Dans certains cas, le cathétérisme est indiqué.

2° ***Formation du dépôt***. — L'urine étant un milieu très facilement fermentescible, et son altération amenant des modifications profondes dans la nature des dépôts, il convient de pratiquer l'examen microscopique aussitôt que possible après l'émission. Quand cette condition n'est pas réalisable et surtout pendant les chaleurs de l'été, on peut assurer la conservation de l'urine par l'addition d'antiseptiques tels que chloroforme, camphre, ou mieux oxycyanure de mercure dans la proportion de 0,10 pour 1000, ou formol dans celle de 5 grammes pour 1000.

Aucun des éléments figurés tenus en suspension dans l'urine ne doit échapper à l'examen, aussi y a-t-il intérêt à les réunir intégralement dans un dépôt compact, de faible volume, qui permet d'en faire facilement et complètement l'analyse dans un nombre restreint de préparations.

Plusieurs méthodes sont employées pour recueillir les dépôts : le *repos*, la *filtration*, la *centrifugation*.

La sédimentation par le *repos* s'effectue dans des verres coniques. Ce moyen a l'avantage de fournir d'utiles indications sur l'abondance, les caractères et la densité du sédiment; il a l'inconvénient de demander beaucoup de temps et fait courir le risque de laisser échapper certains éléments très légers.

La *filtration* ne donne qu'une idée imparfaite de la nature des dépôts, elle est de plus peu pratique, par conséquent peu recommandable.

La *centrifugation* est, sans aucun doute, le procédé de choix; elle permet, en effet, d'obtenir rapidement un dépôt parfaitement condensé dans lequel se trouvent entraînés tous les éléments, même les plus légers. On peut lui reprocher, par le fait même de la condensation trop parfaite, de donner une idée erronée sur la proportion des corps contenus dans l'urine, mais il suffit d'être prévenu de cet inconvénient pour en tenir compte dans les résultats, et, avec un peu d'expérience, on ne prendra jamais, par exemple, pour une urine purulente, une urine qui ne contient que quelques leucocytes; l'abondance du sédiment contenu dans le tube du centrifugeur permettant une appréciation aussi exacte que celle qui sera fournie par la quantité d'un dépôt obtenu après repos dans un verre conique.

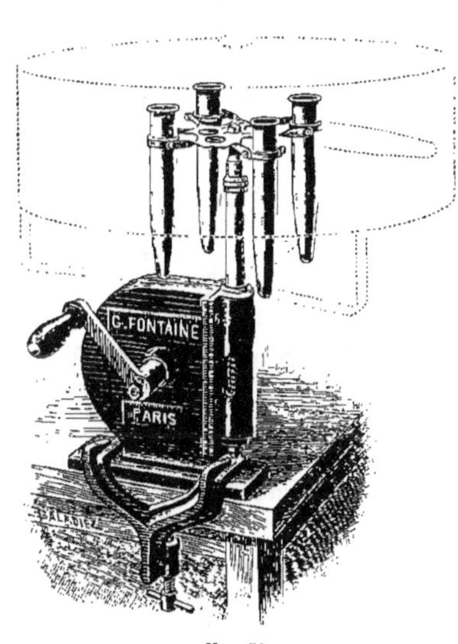

Fig. 50.

Il existe un certain nombre de modèles de centrifugeurs, l'un des plus pratiques est celui qui est représenté dans la figure ci-contre (Fig. 50) et qu'on construit avec deux ou quatre tubes.

On en conçoit aisément le mécanisme.

Lorsqu'on veut centrifuger une urine, on prélève à l'aide d'une pipette, à la partie inférieure du récipient, où le dépôt a déjà commencé à se former, une certaine quantité de liquide que l'on dispose par parties égales dans chacun des tubes effilés du centrifugeur et l'on imprime à l'appareil, pendant quelques instants, un mouvement de rotation rapide.

Quand le sédiment est suffisamment rassemblé, on procède à l'examen microscopique.

Cet examen peut se pratiquer de deux façons : avec ou sans coloration.

Examen sans coloration. — On décante le liquide contenu dans le tube à centrifuger, sans craindre d'entraîner le dépôt qui reste adhérent à la partie inférieure; puis, ce dépôt est dissocié par agitation, à l'aide du liquide de mouillage, et entraîné sur une lame. On recouvre ensuite d'une large lamelle. On peut encore prélever le sédiment à l'aide d'une pipette effilée. Il est bon d'explorer d'abord complètement la préparation avec un faible grossissement, afin de ne rien laisser échapper, et d'avoir recours ensuite à un grossissement plus élevé pour contrôler (obj. 7 ocul. 1 ou 2, Verick).

Souvent, il est utile de modérer l'éclairage.

L'examen sans coloration est, à de très rares exceptions près, toujours suffisant pour le praticien expérimenté, il a l'avantage d'être rapide et de laisser aux différents éléments toute leur intégrité.

Examen avec coloration. — Les colorants qui méritent la préférence sont les suivants :

Solution iodo-iodurée de Lugol. — En voici la formule :

```
Iode. . . . . . . . . . . . . . . . . . . . . . . . . . . . . . .    1 gramme.
Iodure de potassium . . . . . . . . . . . . . . . . . . . .    2 grammes.
Eau distillée. . . . . . . . . . . . . . . . . . . . . . . . .  300     —
```

La technique la plus simple consiste à ajouter une goutte de ce colorant à une goutte du dépôt déposé sur une lame. Après mélange, on recouvre d'une lamelle.

Ce colorant qui n'altère pas les éléments organisés et permet d'en saisir tous les détails, a pour effet de teinter les noyaux en jaune brun et le protoplasma en jaune clair.

Les leucocytes offrent un aspect jaunâtre avec granulations plus foncées.

Les hématies ne sont presque pas colorées.

Les cylindres prennent légèrement la coloration, et les éléments qu'ils contiennent tels que cellules, leucocytes, granulations, microbes se distinguent parfaitement.

Solution aqueuse d'éosine faible. — Cette solution donne les mêmes indications que la précédente, elle s'emploie de la même façon.

Solution d'acide osmique à 1 pour 100. — La solution d'acide osmique est un bon colorant des globules de graisse qu'elle teinte en brun, soit qu'ils existent à l'état libre, soit qu'ils soient inclus dans des cellules ou dans des cylindres.

Pour l'employer, on laisse en contact, pendant quelques heures, volumes égaux du dépôt et de la solution ; on examine ensuite une goutte du mélange.

L'acide osmique étant désagréable à manier peut être avantageusement remplacé par le *Sudan III*, en solution alcoolique à 1 pour 100, qui est également un excellent colorant de la graisse.

Conservation des préparations. — Lorsqu'on veut conserver des préparations intéressantes de sédiment urinaire, il convient tout d'abord de fixer les éléments organisés, de façon à les rendre inaltérables.

Pour arriver à ce résultat, on met en contact le sédiment obtenu par centrifugation avec le liquide fixateur de Hayem, dont la composition est la suivante :

Bichlorure de mercure	50 centigrammes.
Acide chlorhydrique pur	1 gramme.
Sulfate de soude pur	5 grammes.
Eau distillée	200 —

Il convient d'employer un excès de cette préparation.

Au bout de quelques heures, le sédiment est lavé plusieurs fois à l'eau distillée, soit par décantation après repos prolongé, soit par centrifugations et décantations successives.

On prélève ensuite, avec une pipette, une portion du sédiment qu'on dépose dans une goutte de glycérine, on recouvre d'une lamelle et on lute au mastic, à la térébenthine ou au vernis du Japon (dissolution de bitume de Judée dans l'essence de térébenthine).

Si on désire conserver des préparations colorées, on évapore à une très douce température une goutte du sédiment, on traite par l'éosine ou tel autre colorant convenable, on lave, on dessèche et on monte dans le baume du Canada.

SÉDIMENTS INORGANISÉS

Les sédiments inorganisés, qu'ils soient cristallisés ou amorphes, de nature minérale ou organiques, se déposent en général rapidement à cause de leur densité élevée.

Leur couleur est variable; la plupart sont incolores; certains, comme les urates, s'emparent de la matière colorante de l'urine, d'autres ont une teinte qui leur est propre, comme la bilirubine ou l'indican.

Quelques-uns, très rares, témoignent d'un état morbide déterminé, mais la majorité se rencontrent aussi bien dans l'urine normale que dans l'urine pathologique.

L'apparition de ces derniers peut se produire dans des conditions variées qu'il importe de bien connaître, pour apprécier quelle valeur sémiologique on est en droit d'attribuer aux produits observés.

Il est nécessaire, avant tout, de se renseigner sur la réaction de l'urine, non seulement au moment de l'examen, mais lors de l'émission ; l'urine, normalement acide, pouvant être, dans certains cas, neutre ou alcaline dans la vessie, ou le devenir ultérieurement par suite de fermentation ammoniacale.

Il est également utile de savoir si les sédiments constatés existaient dans l'urine au moment de l'émission ou s'ils ne se sont déposés qu'au bout de quelque temps.

Enfin, il faut tenir compte de leur abondance. Mais, malgré la précision qu'on apporte dans ces observations, il est assez souvent difficile d'en tirer des conclusions utiles sans le secours de l'analyse chimique quantitative.

Dans l'interprétation du résultat de l'examen d'un sédiment inorganisé, on ne doit jamais oublier les notions suivantes :

La formation des dépôts est liée à la composition de l'urine et dépend également de la réaction et de la température.

De plus. comme l'ont fait observer le Pr Guyon et le Dr N. Hallé :

« La constatation accidentelle et passagère d'un sédiment salin n'a que peu de valeur, de simples variations de régime et de nutrition étant capables d'en provoquer la formation à l'état de santé. C'est seulement quand un dépôt salin se montre durable, constamment ou périodiquement, sous les mêmes influences, qu'il prend une valeur sémiologique. »

Avant d'aborder l'étude des divers sédiments inorganisés, nous reproduisons le tableau synoptique du Dr N. Hallé [1], qui résume les caractères macroscopiques, microscopiques et chimiques des principaux éléments salins et celui de Sahli, qui permet d'arriver à un rapide diagnostic.

---

[1] BOUCHARD. *Traité de pathologie générale,* t. V (Masson, éditeur).

Tableau du Dr N. Hallé

Sédiments des urines acides.

Amorphes.

- Urates acides : *Urate de soude*, le plus fréquent, le plus abondant.
- *De potasse* … / *De chaux* … } plus rares …
- *De magnésie* … { moins abondants …

Fines granulations isolées ou réunies en amas informes { incolores, grisâtres, jaunes, rosées, brunâtres, } suivant la coloration urinaire.

Solubles { rapidement et totalement par la *chaleur*, par l'*acide acétique concentré*; de la solution évaporée on précipite de l'*acide urique*; sous sa forme élémentaire, très petites tablettes incolores losangiques ou rhombiques.

Le plus fréquent et le plus banal des sédiments. Se précipite par le simple refroidissement de l'urine claire normale, concentrée; après excès alimentaires, exercice forcé, troubles digestifs, fièvre.

- *Urate acide de soude pur* …

Dans les mêmes conditions peut se présenter sous une forme vaguement cristalline; sphéroïdes rayonnés, segments de sphères, pinceaux et aigrettes.

Cristallins.

Acide urique.

Cristaux polymorphes et polychromes.

- Formes simples … { Tablettes losangiques ou hexagonales. / Rhombes, fuseaux, navettes.
- Formes composées … { Grandes tablettes losangiques à clivage concentrique. / Amas de fuseaux, en pinceaux, rosettes, croix, étoiles, où la forme des cristaux élémentaires est distincte.
- Formes atypiques … { Formes en clous, bouchons coniques (spéciales aux calculeux, d'après Mehu).

Insoluble par : chaleur, acide acétique, acide chlorhydrique.
Soluble par : *alcalis concentrés*. Réaction de la murexide.
Incolore sous la forme élémentaire; habituellement, dans l'urine, fortement coloré en jaune vif, rouge, rouge brun (sable urique).

- Fréquent … { Souvent uni aux urates dans les mêmes conditions. / Diathèse acide, goutte, obésité.

Oxalate de chaux …

Cristaux octaédriques, très réfringents, à arêtes vives, toujours *incolores*.

- Formes … { Octaèdre type, enveloppe de lettre. / Octaèdres irréguliers à deux diamètres inégaux.
- Volume … { Très variable, petits habituellement; très petits cristaux masqués par des urates, reconnus seulement avec un fort grossissement.

Soluble par *acide chlorhydrique*.

- Fréquent … { Même signification que l'acide urique qu'il accompagne. Isolé : oxalurie normale ou pathologique.

Il existe une forme non cristalline rare : sphéroïde ou segments de sphères, réunis 2 à 2 en haltères, ou par 4 en rosettes.

Sédiments rares

- *Phosphate acide de chaux* : bâtonnets et aiguilles prismatiques, isolés ou réunis en aigrettes et étoiles; soluble dans l'acide acétique (urines neutres et amphotères).
- *Sulfate de chaux* (gypse) : prismes courts, insolubles, ou sphéroïdes.
- *Acide hippurique* : longs prismes incolores, solubles dans l'ammoniaque, l'alcool et l'éther.

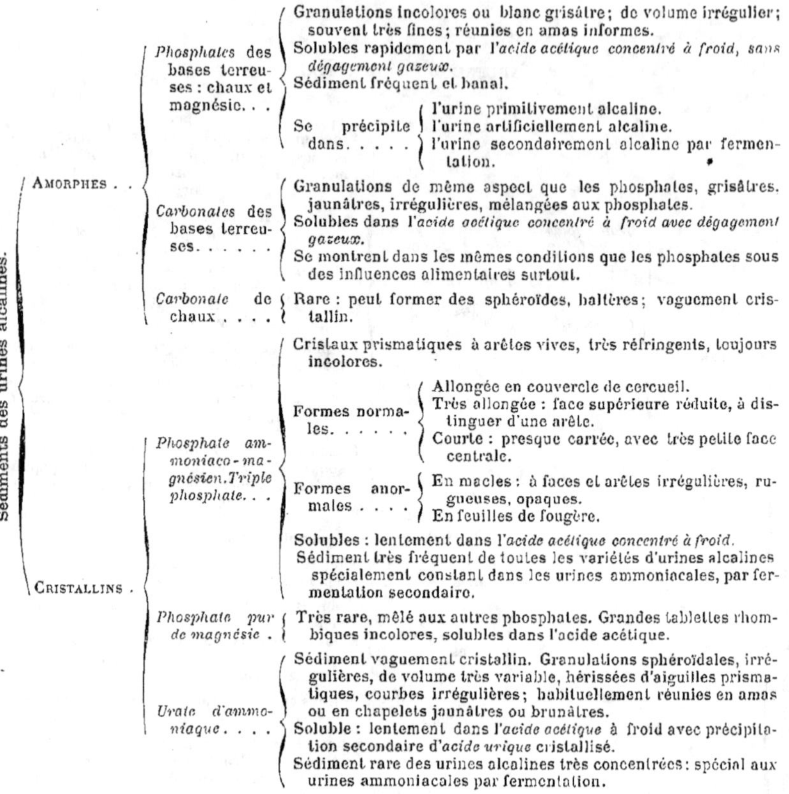

Sédiments des urines alcalines.

AMORPHES

Phosphates des bases terreuses : chaux et magnésie...
Granulations incolores ou blanc grisâtre; de volume irrégulier; souvent très fines; réunies en amas informes.
Solubles rapidement par *l'acide acétique concentré à froid, sans dégagement gazeux.*
Sédiment fréquent et banal.
Se précipite dans..... l'urine primitivement alcaline. l'urine artificiellement alcaline. l'urine secondairement alcaline par fermentation.

Carbonates des bases terreuses......
Granulations de même aspect que les phosphates, grisâtres. jaunâtres, irrégulières, mélangées aux phosphates.
Solubles dans *l'acide acétique concentré à froid avec dégagement gazeux.*
Se montrent dans les mêmes conditions que les phosphates sous des influences alimentaires surtout.

Carbonate de chaux....
Rare : peut former des sphéroïdes, haltères; vaguement cristallin.

CRISTALLINS

Phosphate ammoniaco-magnésien. Triple phosphate...
Cristaux prismatiques à arêtes vives, très réfringents, toujours incolores.
Formes normales...... Allongée en couvercle de cercueil. Très allongée : face supérieure réduite, à distinguer d'une arête. Courte : presque carrée, avec très petite face centrale.
Formes anormales.... En macles : à faces et arêtes irrégulières, rugueuses, opaques. En feuilles de fougère.
Solubles : lentement dans *l'acide acétique concentré à froid.*
Sédiment très fréquent de toutes les variétés d'urines alcalines spécialement constant dans les urines ammoniacales, par fermentation secondaire.

Phosphate pur de magnésie.
Très rare, mêlé aux autres phosphates. Grandes tablettes rhombiques incolores, solubles dans l'acide acétique.

Urate d'ammoniaque....
Sédiment vaguement cristallin. Granulations sphéroïdales, irrégulières, de volume très variable, hérissées d'aiguilles prismatiques, courbes irrégulières; habituellement réunies en amas ou en chapelets jaunâtres ou brunâtres.
Soluble : lentement dans *l'acide acétique* à froid avec précipitation secondaire d'*acide urique* cristallisé.
Sédiment rare des urines alcalines très concentrées : spécial aux urines ammoniacales par fermentation.

TABLEAU DE SAHLI

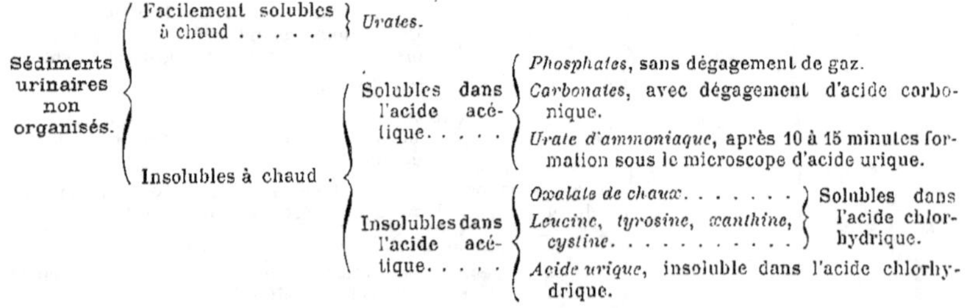

Sédiments urinaires non organisés.

Facilement solubles à chaud...... *Urates.*

Insolubles à chaud.
Solubles dans l'acide acétique..... *Phosphates,* sans dégagement de gaz. *Carbonates,* avec dégagement d'acide carbonique. *Urate d'ammoniaque,* après 10 à 15 minutes formation sous le microscope d'acide urique.
Insolubles dans l'acide acétique..... *Oxalate de chaux.......* *Leucine, tyrosine, xanthine, cystine..........* Solubles dans l'acide chlorhydrique. *Acide urique,* insoluble dans l'acide chlorhydrique.

ACIDE URIQUE $(C^5 H^4 Az^4 O^3)$

Pl. LX et LXI.

L'acide urique existe normalement en solution dans l'urine, mais il arrive souvent qu'il se dépose partiellement.

Cette précipitation n'a lieu que dans l'urine acide, quand la température s'abaisse ou qu'il y a surproduction d'acide urique, quand encore le pouvoir dissolvant de l'urine pour l'acide urique diminue, ce qui correspond ordinairement à une augmentation de concentration et d'acidité de l'urine.

On observe un excès de cet élément chez les sujets qui abusent d'alimentation carnée et prennent peu d'exercice, après les transpirations abondantes, dans les affections rhumatismales, arthritiques et fébriles, ainsi que dans l'insuffisance respiratoire.

Les cristaux d'acide urique se déposent quelquefois seuls, mais, le plus souvent, ils sont accompagnés d'urates et forment un sédiment briqueté dans les urines foncées, jaunes ou rouges (Pl. LX, Fig. I); il est rare qu'on les observe dans les urines très pâles.

Ces cristaux sont généralement colorés en jaune, en orangé, en rouge, quelquefois même en vert, parce qu'ils s'emparent énergiquement de la matière colorante de l'urine. C'est pour cette même raison qu'ils sont parfois teintés en bleu par de l'indican, ou en noir après l'absorption de dérivés phénolés.

Rarement dans l'urine, ils sont incolores, mais c'est toujours ainsi qu'on les observe dans les amas cristallins des tophi.

L'acide urique se reconnaît ordinairement à l'œil nu, il apparaît sous la forme de petites granulations jaune d'or, jaune rougeâtre ou rouge brique qui se fixent aux parois du vase.

A l'examen microscopique, l'acide urique présente cette même richesse de coloration, ce qui permet de le reconnaître facilement, malgré la grande variété de ses formes cristallines.

Celles-ci, dont le type fondamental est le prisme droit à base rectangle, peuvent offrir les aspects les plus bizarres.

Les formes qu'on rencontre le plus souvent sont des cristaux tabulaires à quatre côtés, des prismes à six pans, des losanges à arêtes arrondies ou modifiées, des pierres à aiguiser (Pl. LX et LXI).

Ces différents cristaux peuvent se trouver isolés ou groupés autour d'un point de manière à figurer des rosaces ou des amas irréguliers. Par superposition, ils représentent quelquefois des tonnelets ou des tambours (Pl. LXI, Fig. II); d'autres fois, ils s'entrecroisent et reproduisent des macles (Pl. LX, Fig. II). Quand, dans les formes losangiques, les angles opposés sont coupés, le cristal se transforme en table hexagonale (Pl. LXI, Fig. I). Parfois, les

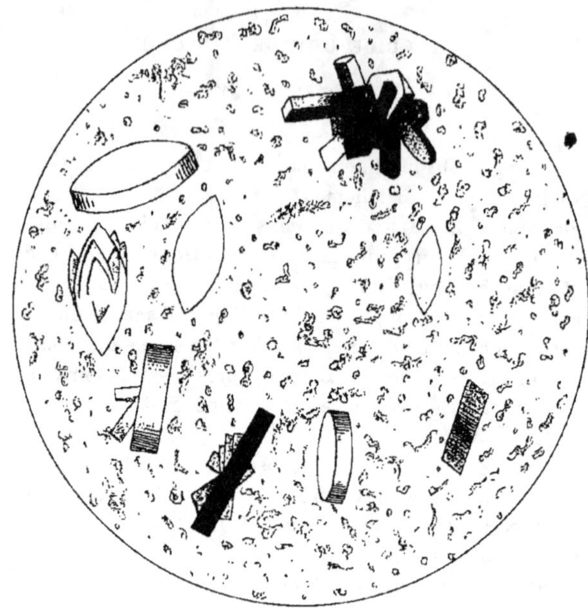

Fig. I.

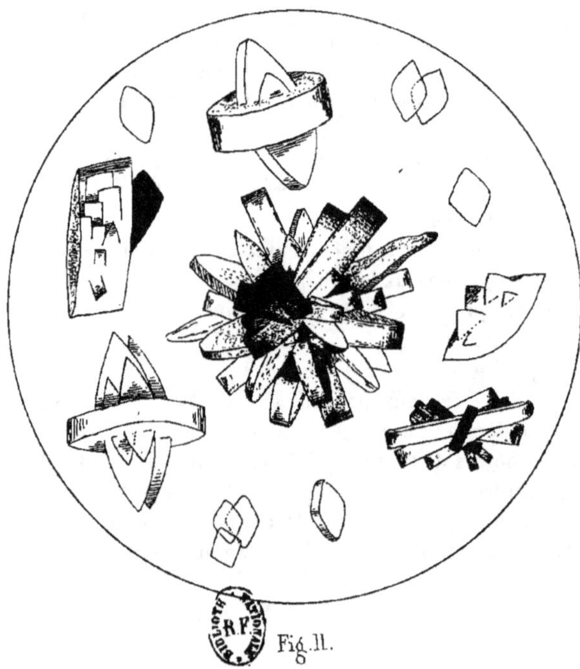

Fig. II.

Imp. L. Lafontaine, Paris.

V. Roussel, lith.

Masson et Cᵉ, éditeurs,
Paris

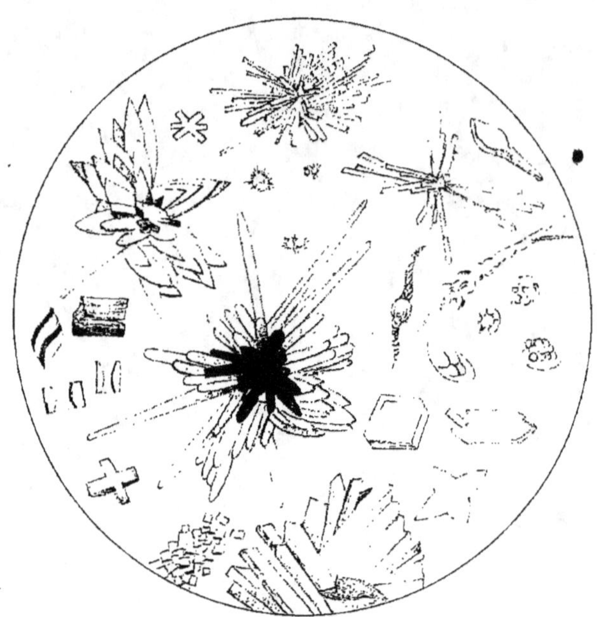

Fig. I.

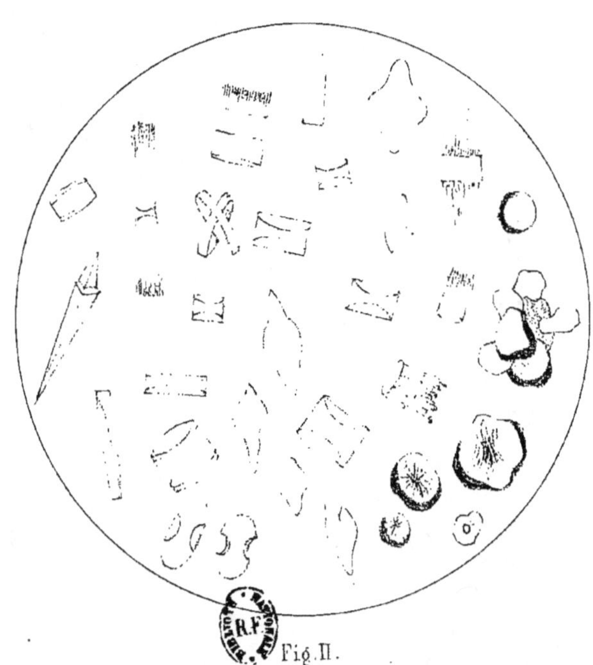

Fig. II.

Imp. L. Lafontaine, Paris.

V. Ruvi ... lith.

Masson et C.ⁱᵉ, éditeurs,
Paris.

aiguilles cristallines s'accolent pour former des gerbes ou des bottes d'asperge (Pl. LXI, Fig. II).

Plus rarement, on voit des sabliers, des fers de lance, des glaives, des baïonnettes (Pl. LXI, Fig. II).

Dans la diathèse urique, on observe des formes spiculaires très allongées, provenant de l'élongation de l'une des moitiés d'un losange, qui se groupent en étoiles (Pl. LXI, Fig. I).

D'après Mehu, les formes de clous, de stalactites et d'épines (Pl. LXI, Fig. I), sont l'indice de la présence de graviers d'acide urique dans les reins ; dans ce cas, l'urine contient, en outre, des leucocytes et des hématies.

Quand l'acide urique est incolore, il est ordinairement en masses transparentes arrondies, ou irrégulièrement polyédriques, présentant des stries qui partent du centre (Pl. LXI, Fig. II).

Malgré la netteté des cristaux d'acide urique, car, le plus souvent, les formes rares sont accompagnées de cristaux typiques, il peut arriver que l'on conserve quelque doute sur leur identité ; dans ce cas, l'examen chimique renseigne sûrement.

L'acide urique est soluble dans la potasse et la soude, et les acides acétique et chlorhydrique le précipitent de ces solutions. Sa réaction caractéristique est celle dite de la murexide :

Quand, dans une capsule de porcelaine, on ajoute à une petite quantité d'acide urique quelques gouttes d'acide azotique et qu'on évapore lentement, on obtient un résidu jaune clair qui prend une coloration rouge minium par une évaporation plus prolongée. Si on laisse glisser sur les bords de la capsule une goutte d'ammoniaque, il se produit une coloration rouge violacée.

URATES

L'acide urique étant bibasique, $C^5H^2Az^4O^3H^2$, peut donner naissance à deux séries de sels : des urates neutres et des urates acides.

La solubilité des urates alcalins est plus élevée pour les sels neutres que pour les sels acides.

Les urates terreux neutres sont très peu solubles, mais leurs sels acides le sont davantage; leur solubilité est même bien supérieure à celle des sels alcalins acides.

Les sels neutres se décomposent facilement en sels acides, sous l'influence de l'acide carbonique ou au contact des phosphates acides.

Les urates qu'on rencontre le plus souvent dans les sédiments urinaires sont l'urate acide de soude et l'urate acide d'ammoniaque.

Dans les urines acides, il se dépose ordinairement de l'urate acide de soude mélangé à de faibles proportions d'urate acide de potasse. Ces corps sont en général accompagnés par de l'acide urique et forment des sédiments gris, jaunes ou rouges, parce qu'ils fixent en se précipitant la matière colorante de l'urine. Cette précipitation se produit, par simple refroidissement de l'urine, les urates étant plus solubles à chaud qu'à froid.

La proportion du sédiment devient plus abondante, quand il y a surproduction d'urates, quand les urines sont plus concentrées ou que le pouvoir dissolvant de l'urine pour les urates diminue.

Les urates se redissolvent dans l'urine quand on chauffe celle-ci vers 40 degrés, et ils se reprécipitent par refroidissement.

Ils sont solubles dans l'acide acétique, l'acide chlorhydrique, et les solutions abandonnent au bout d'un certain temps des cristaux d'acide urique.

Ils sont également solubles dans les alcalins et donnent la réaction de la murexide.

On constate une augmentation du sédiment uraté après les fortes transpirations, les repas copieux, dans le rhumatisme articulaire et dans diverses maladies à forme fébrile.

URATE ACIDE DE SOUDE — URATE DE SOUDE

Pl. XLII, Fig. I.

Ce corps ne se dépose que dans l'urine acide et peut présenter toutes les teintes, depuis le gris jaunâtre jusqu'au rouge. A l'examen microscopique, il apparaît, le plus souvent, sous la forme de fines granulations amorphes colorées (Pl. LX, Fig. I).

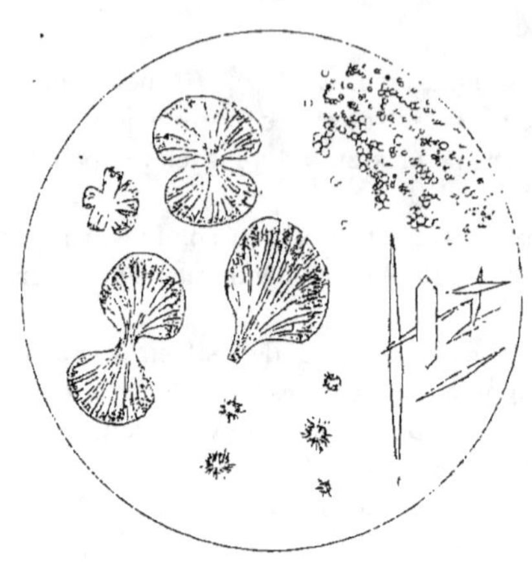

Fig. I.

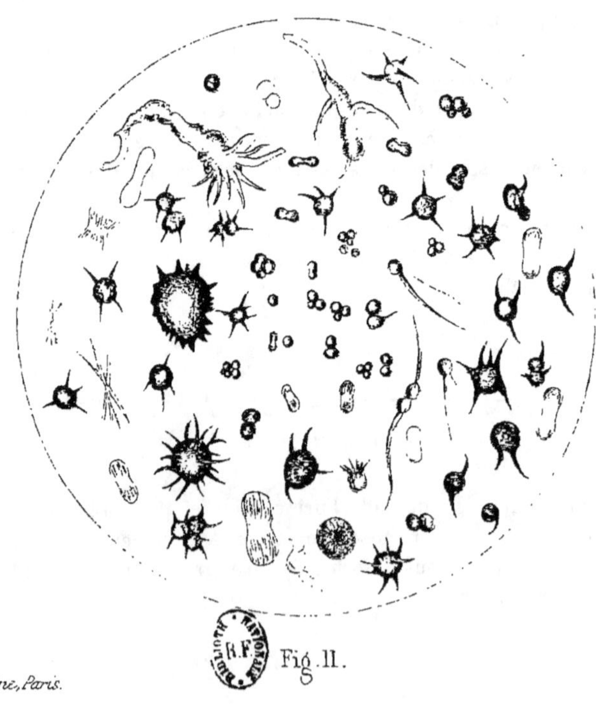

Fig. II.

Imp. L. Lafontaine, Paris.

Masson et Cie, éditeurs,
Paris.

Les granulations peuvent aussi être parfaitement sphériques ou figurer des masses étoilées, sortes de houppettes.

Plus rarement, on observe des gerbes étranglées par leur milieu ou des formes en éventail ou en raquettes composées de fines aiguilles accolées.

Il est très rare de rencontrer des aiguilles prismatiques isolées et bien nettes.

URATE ACIDE DE POTASSE — URATE DE POTASSE

L'urate de potasse existe souvent en très faible proportion à côté de l'urate de soude dont il présente les formes cristallines.

URATE D'AMMONIAQUE

Pl. LXII, Fig. II

Cet urate se rencontre dans les urines ayant subi la fermentation ammoniacale, mélangé généralement à des phosphates et quelquefois à du pus.

On le trouve aussi dans les calculs.

Il cristallise en masses sphériques opaques ordinairement colorées en jaune brunâtre; parfois la coloration est plus pâle.

Les globules d'urate d'ammoniaque sont tantôt lisses, tantôt hérissés de pointes dont le nombre et la longueur sont variables, ce qui leur donne les aspects les plus divers.

Il arrive que les pointes se ramifient ou que deux sphères soient réunies ensemble par un prolongement appendiculaire de façon à figurer des haltères.

Ce sel présente toutes les réactions des urates; traité par la soude ou la potasse, il dégage de l'ammoniaque gazeux.

PHOSPHATES

Les phosphates qu'on rencontre à l'état de sédiment dans l'urine sont constitués par des sels terreux. On ne les observe que dans les urines à réaction alcaline ou neutre; cependant le phosphate bicalcique peut cristalliser dans les urines faiblement acides.

Ces sels forment des dépôts blanc grisâtre dans les urines de teinte ordinairement pâle. On les distingue facilement des urates. Ils ne fixent pas comme ceux-ci la matière colorante de l'urine et ne se dissolvent pas sous l'influence de la chaleur; bien au contraire, quand on chauffe une urine, on ne peut que précipiter les phosphates, par suite du départ de l'acide carbonique qui les maintient en solution.

L'aspect du sédiment phosphatique pourrait plus facilement le faire confondre avec du pus, l'addition d'acide acétique évitera toute méprise, les phosphates étant très solubles dans les acides.

Quand, par suite d'une augmentation de l'alcalinité du sang, ce qui se produit après l'ingestion d'eau alcaline ou à la suite d'une alimentation exclusivement végétale, l'urine devient moins acide, elle abandonne des phosphates de chaux et de magnésie. Cette précipitation vient-elle à s'effectuer dans la vessie, les phosphates déposés peuvent former des calculs.

Si l'alcalinité est due à la fermentation ammoniacale, l'urine abandonne un mélange de phosphate tricalcique et de phosphate ammoniaco-magnésien.

La fermentation ammoniacale se produit dans toutes les urines que l'on conserve un certain temps après leur émission, mais elle peut également avoir lieu dans la vessie et donner naissance à du phosphate ammoniaco-magnésien susceptible d'engendrer des calculs.

Les phosphates qui entrent dans la composition des calculs ou des sédiments urinaires sont :

Les phosphates neutres de chaux et de magnésie.

Les phosphates tricalcique et trimagnésien.

Le phosphate ammoniaco-magnésien.

PHOSPHATE NEUTRE DE CHAUX — PHOSPHATE BICALCIQUE ($[Po^4]^2Ca^2H^2$)

Pl. LXIII, Fig. I.

Ce sel cristallise dans les urines à réaction faiblement acide au papier tournesol.

Il se présente sous la forme de cristaux aciculaires ou cunéiformes se groupant assez souvent en étoiles la pointe tournée vers le centre. Les étoiles sont ordinairement incomplètes et offrent un aspect très spécial.

Les cristaux peuvent se réduire à de minces aiguilles et se disposer en gerbes, en éventails ou en rosaces.

Ces aiguilles sont parfois si fines qu'on peut les confondre avec de la tyrosine, mais il suffit de les traiter par l'acide acétique, dans lequel la tyrosine est insoluble pour les différencier.

De plus, les cristaux de phosphates ne s'entre-croisent que très rarement, et alors même qu'ils prennent comme la tyrosine la forme de double houppe, on distingue facilement que tous les cristaux convergent vers le centre mais ne le traversent pas.

Le phosphate bicalcique peut affecter également la forme de concrétions à bords irréguliers (Pl. LXIII, Fig. III) ou encore se déposer à l'état amorphe, quand, par exemple, l'urine a été chauffée ou que la cristallisation a été troublée. On observe des sédiments de phosphate bicalcique dans les urines des malades soumis au régime lacté, chez les personnes qui absorbent des phosphates de chaux en solution ou des boissons alcalines.

Le sperme abandonné au repos laisse déposer au bout de peu de temps des cristaux de phosphate bicalcique.

PHOSPHATE NEUTRE DE MAGNÉSIE ($[PO^4]^2 Mg\,H^4 + 14H^2O$)

Pʟ. LXIII, Fɪɢ. II.

On a très rarement l'occasion de constater la présence de ce sel dans les sédiments urinaires. Il ne se dépose que dans les urines à réaction neutre ou alcaline, quand cette alcalinité n'est pas ammoniacale, car alors il se transforme en phosphate ammoniaco-magnésien.

Le phosphate neutre de magnésie cristallise sous la forme de grandes tables rhombiques allongées, incolores et très réfringentes à arêtes coupées quelquefois perpendiculairement, mais le plus souvent obliquement, ce qui leur donne l'apparence de cristaux de sulfate de chaux. Ces tables peuvent se grouper et s'entre-croiser, elles ne s'assemblent jamais comme les cristaux de sulfate de chaux de façon à former des rosaces, et elles sont solubles dans l'acide acétique.

Parfois deux tables s'accolent l'une à l'autre. Il arrive aussi fréquemment que les cristaux se terminent par des aiguilles ou encore que l'une des extrémités soit coupée en gradins.

Comme le phosphate neutre de chaux, le phosphate neutre de magnésie peut se déposer à l'état amorphe.

URINES. — I. *Phosphate bicalcique.* — II. *Phosphate neutre de magnésie.*
III. *Phosphate de chaux amorphe.*　　　　*Pl. LXIII.*

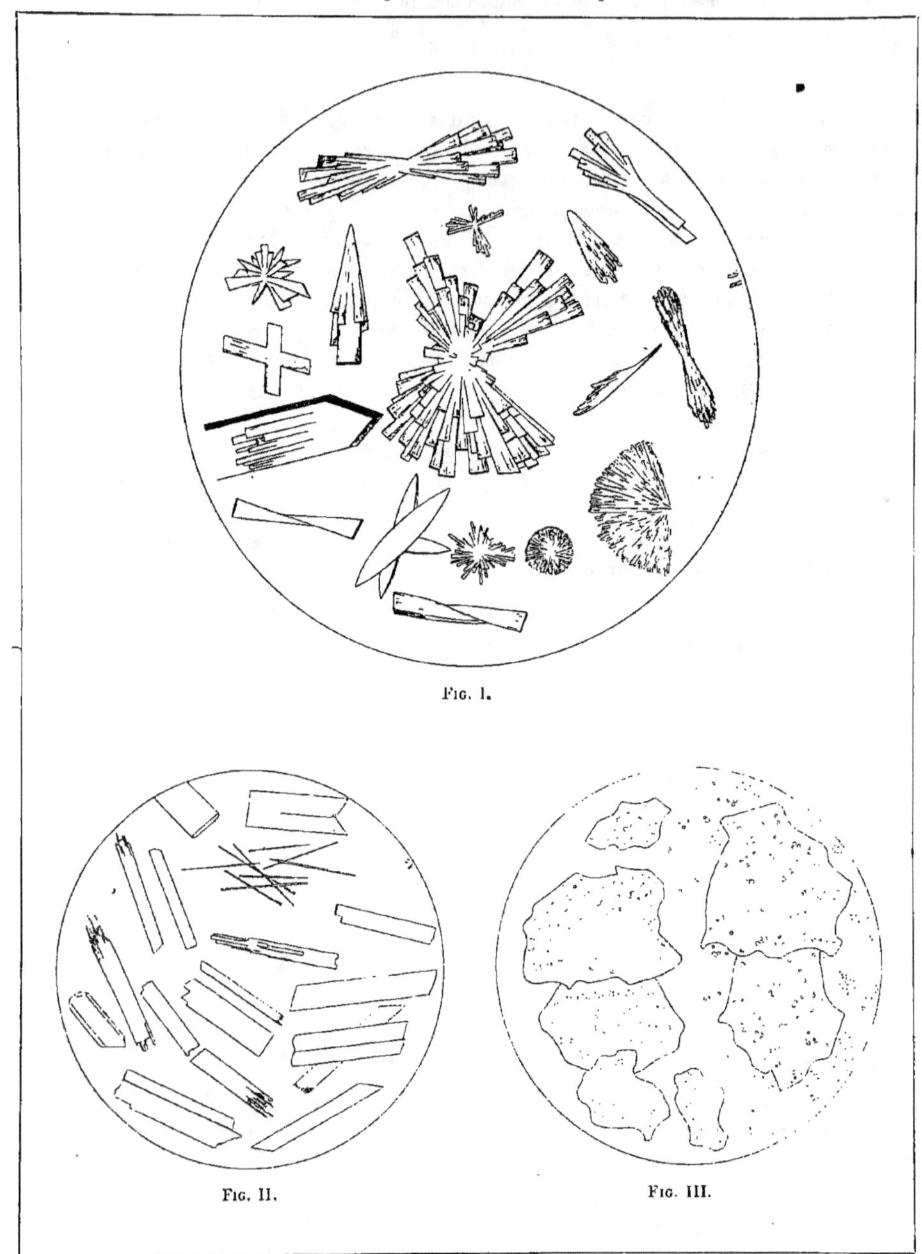

Fig. I.
Fig. II.
Fig. III.

PHOSPHATES TERREUX AMORPHES, TRICALCIQUE ($[PO^4]^2 Ca^3$)
ET TRIMAGNÉSIEN ($[Po^4]^2_1 Mg^3 + 7H^2O$)

PL. LXIV. Fig. I.

Ces phosphates se déposent sous forme de fines granulations incolores,
aux contours peu définis, dans les urines alcalines ; ils sont presque toujours
accompagnés par du phosphate ammoniaco-magnésien.

PHOSPHATE AMMONIACO-MAGNÉSIEN ($PO^4 Mg Az H^4 + 6H^2O$)

PL. LXIV.

Le phosphate ammoniaco-magnésien cristallise dans les urines ammoniacales en volumineux et magnifiques cristaux dérivant du prisme droit à base
rhomboïdale.

Ces cristaux affectent ordinairement la forme de couvercles de cercueil
(Pl. LXIV, Fig. I).

Une ou plusieurs arêtes d'un cristal peuvent être tronquées, ce qui lui donne
l'aspect d'un diamant taillé.

Les cristaux peuvent aussi être incomplètement formés ou plus ou moins
aplatis.

Plus rarement on observe des formes en arborisations, aux prolongements
rappelant des barbes de plume ou des feuilles de fougère (Pl. LXIV, Fig. II).

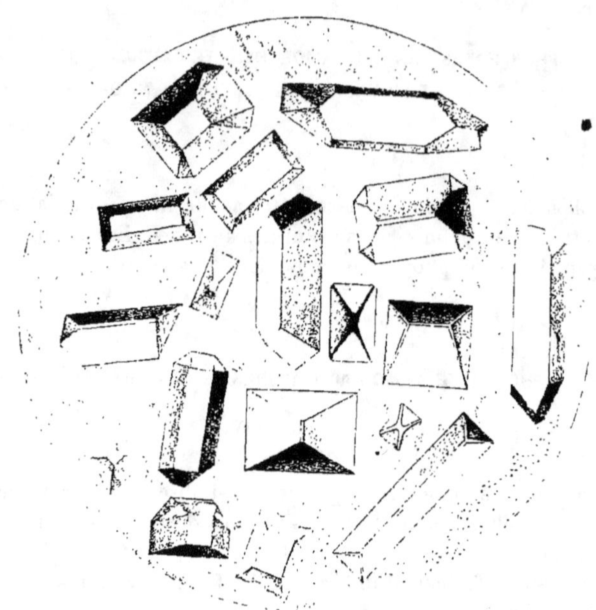

Fig. I.

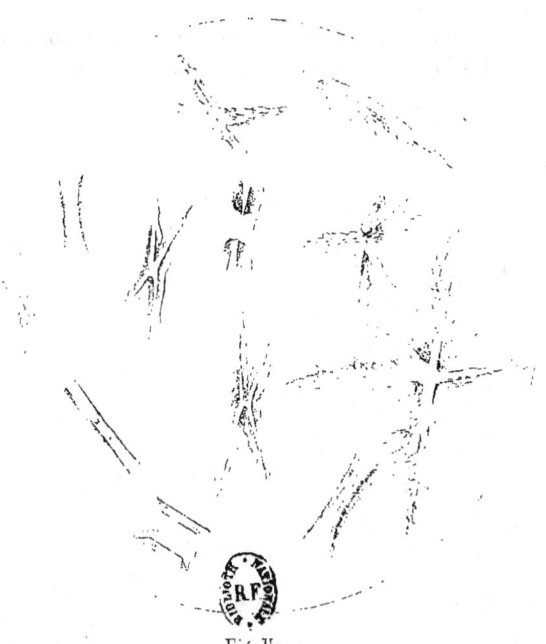

Fig. II.

Imp. L. Lafontaine, Paris.

Masson et Cⁱᵉ éditeurs,
Paris.

OXALATE DE CHAUX $(C^2O^4Ca + 2H^2O)$

Pl. LXV.

Ce sel, qui est ordinairement dissous dans l'urine, grâce au phosphate acide de soude, se rencontre aussi assez fréquemment à l'état de sédiment.

Dans ce dernier cas, sa proportion augmente en raison inverse de l'acidité urinaire.

On le trouve en grande abondance, à la suite d'absorption de végétaux contenant de l'acide oxalique (oseille, rhubarbe, tomates, raisins, pommes, etc.), de boissons riches en acide carbonique et après l'usage de carbonates ou de sels organiques alcalins.

Les cristaux d'oxalate de chaux sont très caractéristiques. Ils se présentent, le plus souvent, à l'examen microscopique, sous la forme d'octaèdres transparents et très réfringents. Quand on les voit perpendiculairement, leur forme carrée ou rectangulaire, avec ses deux diagonales brillantes, rappelle l'aspect d'une enveloppe de lettre.

Quelquefois, ils apparaissent à l'état de prismes terminés par deux pyramides, ou encore de pyramides accolées par la base, leur aspect est alors losangique.

Plus rarement, ils affectent une apparence sphéroïdale, en forme de biscuits, de sabliers, d'haltères ou de haches.

Ces cristaux peuvent être colorés en jaune dans le cas d'ictère et, d'après certains auteurs, il arrive qu'ils prennent la coloration bleue de l'indican.

L'oxalate de chaux se différencie facilement du phosphate ammoniacomagnésien et du carbonate de chaux, avec lesquels on pourrait le confondre, par son insolubilité dans l'acide acétique.

Il est soluble dans l'acide chlorhydrique, insoluble dans les alcalis.

L'augmentation de l'oxalate de chaux, quand elle ne provient pas de l'alimentation, est l'indice d'un ralentissement des combustions internes.

L'examen microscopique fournit de précieux renseignements sur cette augmentation qui se manifeste dans les cas de troubles de la respiration, de la circulation et de la nutrition.

On a, en particulier, signalé l'oxalurie dans le diabète sucré, l'ictère, le rachitisme, la spermatorrhée et dans la convalescence de certaines maladies graves.

Dans les calculs, l'oxalate de chaux est souvent amorphe, on peut provoquer sa cristallisation en le dissolvant dans l'acide chlorhydrique et en abandonnant la solution à l'air libre.

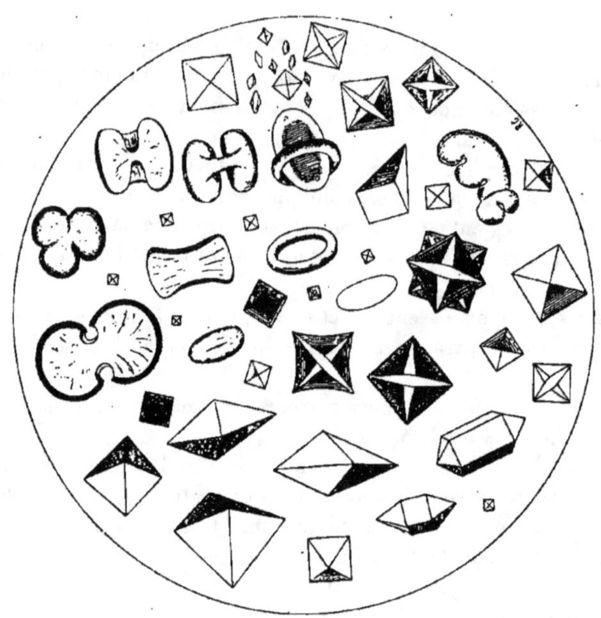

SULFATE DE CHAUX ($SO^4Ca + 2H^2O$)

Pl. LXVI.

Les cristaux de sulfate de chaux se rencontrent exceptionnellement dans les sédiments urinaires.

C'est, en effet, généralement combiné à la soude et à la potasse, c'est-à-dire à l'état de sel soluble, que s'élimine l'acide sulfurique dont la proportion varie de $2^{gr},50$ à 5 grammes par 24 heures.

Les sulfates représentent la presque totalité du soufre urinaire; ils proviennent des aliments renfermant des sulfates ou des corps dont la molécule contient du soufre qui est dans ce cas complètement oxydé.

L'apparition des cristaux de sulfate de chaux n'a lieu que dans les urines acides et ne semble pas correspondre à un excès d'acide sulfurique, mais plutôt à une diminution des bases alcalines qui ne sont pas en proportion suffisante pour saturer complètement cet acide.

Le sulfate de chaux cristallise en aiguilles prismatiques transparentes, très minces et allongées. Leurs extrémités sont coupées obliquement; cette coupure oblique est caractéristique.

Quelquefois, le plus grand angle formé par la section est arrondi.

Ces cristaux se présentent isolés ou bien s'entre-croisent pour former des rosaces.

Ils sont insolubles dans l'acide acétique et l'acide sulfurique, ce qui les distingue du phosphate bicalcique.

On les trouve presque toujours dans le méconium (Pl. XXI, Fig. I).

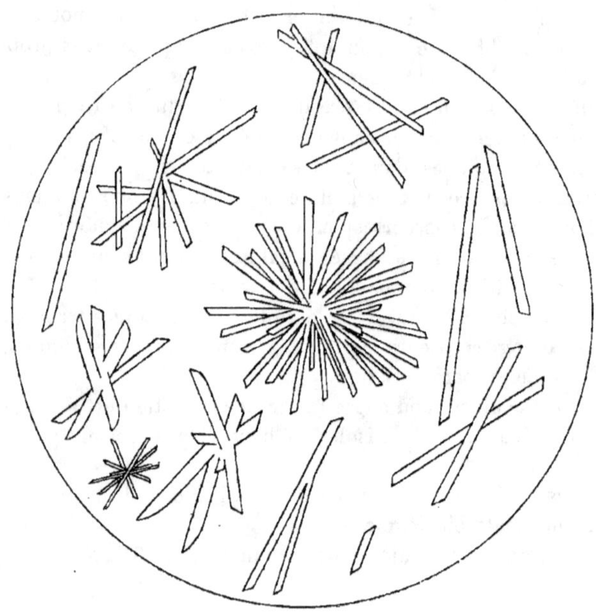

ACIDE HIPPURIQUE (C^6H^5-CO-Az H-CH^2-CO^2H)

Pl. LXVII.

L'acide hippurique, qui existe en grande quantité dans l'urine des herbivores, est également un élément normal de l'urine de l'homme.

Sa proportion varie de 0,10 à 1 gramme dans les 24 heures et peut augmenter à la suite d'un régime végétal, principalement après l'absorption de
prunes, de mûres, de myrtilles, de poires.

Mais, même après une alimentation exclusivement animale, on constate
toujours sa présence dans l'urine, par suite de la transformation des matières
albuminoïdes en acide benzoïque, sous l'influence de la digestion pancréatique.

L'acide benzoïque qui doit rencontrer, en effet, du glycocolle à travers
l'économie, s'élimine sous la forme d'acide hippurique ou benzoylglycolique.
Aussi, la proportion de ce dernier, augmente-t-elle, à la suite d'ingestion
d'acide benzoïque ou de corps susceptibles d'engendrer cet acide, tels que
toluol, acides cinnamique, phénylpropionique, quinique, essence d'amandes
amères, etc.

D'autre part, comme inversement l'acide hippurique se transforme en acide
benzoïque, en présence des ferments, on ne le rencontre que dans les urines
fraîches.

Il y existe ordinairement en solution, et il est rare qu'on l'observe cristallisé.

Il cristallise en prismes rhomboédriques et apparaît, à l'examen microscopique, sous la forme d'aiguilles ou de lamelles rhombiques incolores, ou
encore de colonnes terminées par 2 ou 4 pans. Parfois, les cristaux s'entre-
croisent ou se groupent en étoiles.

Il ne donne pas la réaction de la murexide, ce qui permet de le distinguer
de l'acide urique.

On évite de le confondre avec le phosphate neutre de chaux et le phosphate
ammoniaco-magnésien, en le traitant par l'acide acétique qui ne l'attaque pas.

Sa solubilité dans l'alcool peut encore servir à le caractériser.

La signification pathologique du sédiment d'acide hippurique est peu
connue. On a observé une augmentation de ce corps et sa présence à l'état
cristallisé dans le diabète, l'ictère, la chorée, ainsi que dans certains états
fébriles.

Les urines des habitants des pays chauds contiennent souvent des sédiments
d'acide hippurique.

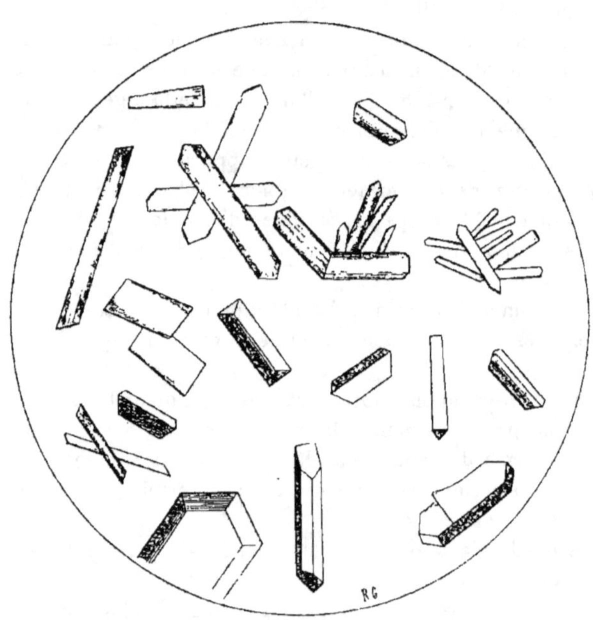

CYSTINE [(C³H⁶AzSo²)²]

Pl. LXVIII.

La cystine est un élément azoté contenant une assez grande proportion de soufre (26,45 pour 100), dont on constate la présence dans les sédiments urinaires et dans les calculs.

D'après sa composition, on doit la considérer comme un produit de désassimilation des matières albuminoïdes.

Dans l'urine normale, elle n'existe qu'à l'état de traces (0 gr. 10 par litre); quand cette proportion augmente, elle traduit un état pathologique particulier : la cystinurie; dans ce cas, la cystine se dépose sous la forme de cristaux tabulaires qui peuvent former des calculs vésicaux.

Il arrive fréquemment que l'expulsion des graviers cystiniques provoque des coliques néphrétiques.

Les urines contenant de la cystine, quoique pouvant présenter des caractères physiques normaux, sont ordinairement pâles et légèrement verdâtres. Leur odeur est spéciale et devient bientôt ammoniacale et surtout sulfhydrique, par suite de la teneur en soufre de la molécule de cystine.

Souvent, les urines à cystine sont alcalines et laissent déposer un abondant sédiment muqueux ou purulent, ce qui provient du catarrhe vésical produit par les calculs.

La cystine cristallise en lamelles ou tables caractéristiques incolores, inodores, hexagonales, plus ou moins régulières et parfois imbriquées.

Ces cristaux sont insolubles dans l'eau, l'alcool, l'éther. Ils sont solubles dans les acides minéraux et l'acide oxalique, mais insolubles dans l'acide acétique.

Les alcalis, l'ammoniaque et les carbonates alcalins les dissolvent également, mais le carbonate d'ammoniaque ne les dissout pas.

Quand on abandonne à l'évaporation une solution ammoniacale de cystine ou qu'on la traite par l'acide acétique, on obtient de belles lames hexagonales.

En général, il n'est pas nécessaire d'avoir recours à ces propriétés des cristaux de cystine pour les distinguer des plaques de phosphates amorphes et des cristaux incolores d'acide urique, avec lesquels ils ne présentent qu'une similitude très lointaine.

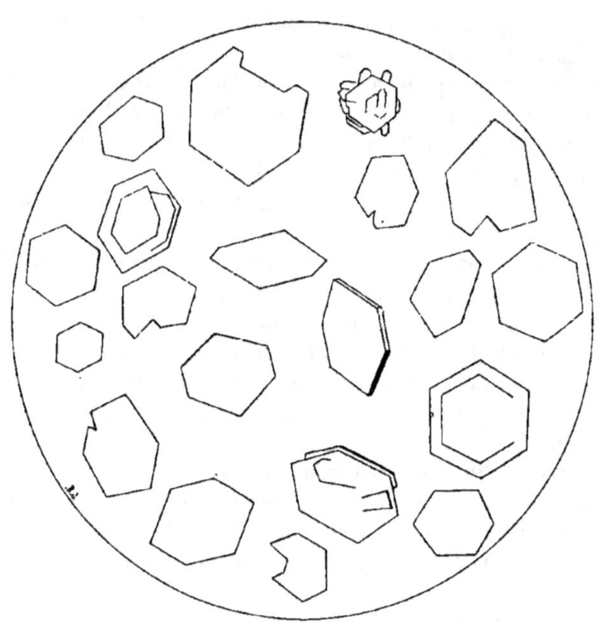

CHOLESTÉRINE $(C^{20}H^{45}OH + H^2O)$

Syn. : ALCOOL CHOLESTÉRIQUE.

PL. LXIX.

La cholestérine cristallise en lamelles rectangulaires obliques, très minces, incolores et transparentes. Les tables, de grandeurs diverses, se superposent quelquefois, parfois aussi les angles présentent une cassure et les côtés sont disposés en gradins.

Cet ensemble de caractères permet de reconnaître très facilement ces cristaux, à l'examen microscopique.

Ils sont insolubles dans l'eau, solubles dans l'alcool bouillant, l'éther et le chloroforme et résistent à l'action des alcalis.

En présence d'une parcelle d'iode et d'acide sulfurique, les tables de cholestérine se colorent au bout de peu de temps et prennent successivement les teintes violette, verte et bleue.

Contrairement aux acides et aux matières colorantes biliaires, la cholestérine, qui est également un principe constituant de la bile, se rencontre peu souvent dans l'urine.

Cependant, on y a signalé sa présence dans les cas de chylurie, de dégénérescence graisseuse et amyloïde du rein, de néphrolithiase, de cystite, de kyste hydatique du rein, de diabète et d'ictère.

On trouve constamment des cristaux de cholestérine dans le méconium (Pl. XXI, fig. I).

Certains calculs sont presque uniquement constitués par de la cholestérine amorphe ou cristallisée.

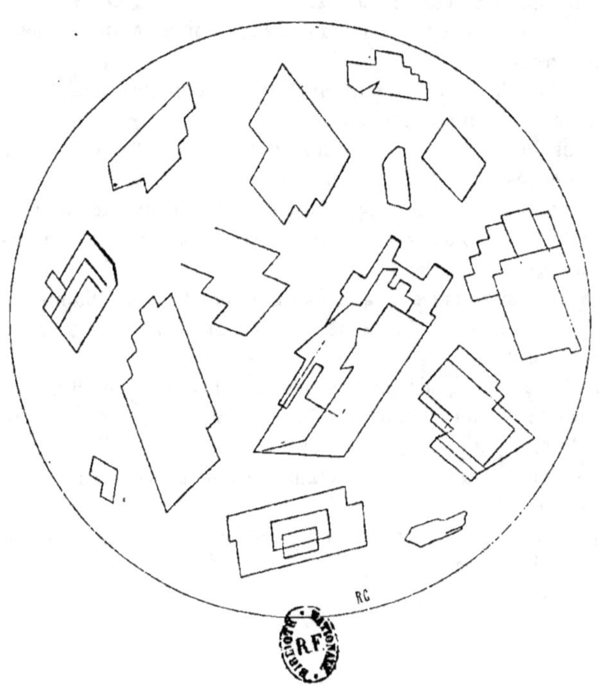

CARBONATE DE CHAUX (CO^3Ca)

PL. LXX, Fig. I.

Le carbonate de chaux se rencontre presque toujours, à l'état de sédiment, dans l'urine des herbivores, mais très rarement dans l'urine humaine.

Le régime végétarien favorise sa production, il apparaît ordinairement dans l'urine alcaline et exceptionnellement dans l'urine neutre. Le plus souvent, il est mélangé à des phosphates.

Il se présente sous la forme de granulations amorphes ou de cristaux incolores, ayant l'aspect de globules à striations concentriques peu apparentes.

Les globules de carbonate de chaux sont plus petits que ceux d'urate d'ammoniaque, ils peuvent s'accoler deux à deux de manière à former des haltères ou des pilons. Parfois, ils se réunissent en macles ou en amas.

Il est facile de caractériser le sédiment de carbonate de chaux et de le distinguer de l'urate d'ammoniaque, par exemple. Traité, en effet, par des lavages répétés à l'eau chaude, puis additionné d'acide acétique, il donne lieu à un dégagement d'acide carbonique qu'on peut reconnaître, en le faisant barboter dans de l'eau de chaux.

Le carbonate de chaux est quelquefois associé au carbonate de magnésie.

LEUCINE (ACIDE AMIDOCAPROIQUE ($C^6H^{15}AzO^3$)
TYROSINE (ACIDE PARAOXYPHENYLAMINOPROPIONIQUE) ($C^9H^{11}AzO^3$)

PL. LXX, Fig. II.

La leucine et la tyrosine sont des produits de désassimilation des organes glandulaires et proviennent de la décomposition des matières albuminoïdes.

On les trouve dans la rate, le foie, le pancréas.

Ces corps n'existent pas, tout au moins en quantité appréciable, dans l'urine normale, mais on les trouve dans certaines urines pathologiques et alors ils sont presque toujours associés.

C'est l'examen microscopique qui permet de les reconnaître le plus facilement.

Quand ils sont en grande proportion, la tyrosine peu soluble se dépose spontanément et on arrive quelquefois à provoquer la cristallisation de la leucine par évaporation d'une goutte d'urine sur la lame porte-objet; mais généralement, et surtout quand ces substances sont en faible quantité, le meilleur moyen de les caractériser est de procéder à leur extraction.

Pour cela, on additionne l'urine de sous-acétate de plomb, tant qu'il se

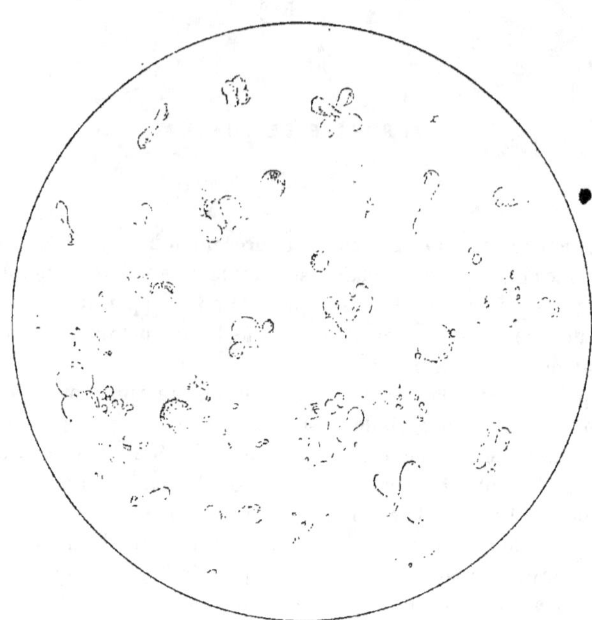

Fig. I.

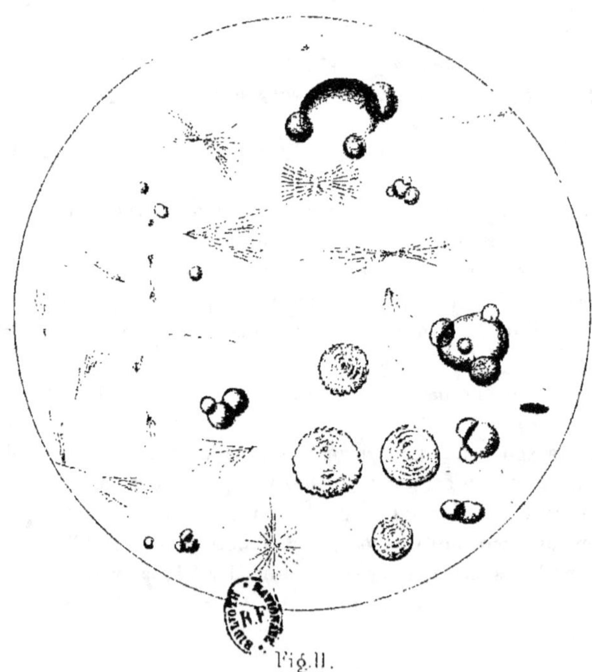

Fig. II.

Imp. L. Lafontaine, Paris.

Masson et C.ie éditeurs.
Paris

forme un précipité, on filtre, et, dans la liqueur filtrée, on élimine le plomb en faisant passer un courant d'hydrogène sulfuré. On filtre à nouveau, pour se débarrasser du sulfure de plomb, et le liquide est évaporé jusqu'à consistance sirupeuse. L'extrait est ensuite repris à chaud par l'alcool dilué ammoniacal et on abandonne à la cristallisation la solution filtrée et concentrée par évaporation.

On peut séparer les deux corps, au moyen de l'alcool qui dissout la leucine.

On a conseillé, avant d'effectuer l'addition de sous-acétate de plomb, d'épuiser l'urine acidulée par l'éther alcoolique qui enlève à la fois les acides oxygénés aromatiques et beaucoup d'urée (Schotten).

La *leucine* pure cristallise en fines lamelles larges, superposées, dont les contours se distinguent difficilement. Dans les urines pathologiques, elle apparaît sous la forme de sphérules d'aspect terne et de couleur jaunâtre, plus ou moins régulièrement arrondies, ressemblant assez à des cellules adipeuses. Ces sphérules sont de grosseur variable, tantôt isolées, tantôt réunies à d'autres sphérules plus petites accolées à leur surface. La leucine présente aussi parfois l'aspect de disques disposés concentriquement, de telle sorte que la masse ressemble à la coupe transversale d'un tronc d'arbre, les disques sont ordinairement finement dentelés sur leurs bords.

La leucine est soluble dans l'eau, légèrement soluble dans l'alcool, insoluble dans l'éther, elle se dissout très facilement dans les acides et les alcalis.

Elle se volatilise vers 170° sans entrer en fusion et se condense sur une paroi froide, en dégageant une odeur caractéristique d'amylamine. Cette réaction peut se faire dans un tube à essai, la leucine vient se condenser à la partie supérieure.

La *tyrosine* cristallise en fines aiguilles soyeuses colorées par les pigments de l'urine.

Les aiguilles sont quelquefois isolées, mais le plus souvent groupées en houppes simples ou doubles, en gerbes, en aigrettes, en rosaces.

La tyrosine est très peu soluble dans l'eau froide, elle se dissout facilement dans l'eau bouillante, mieux encore dans les acides et les alcalis.

Elle est insoluble dans l'alcool et dans l'éther.

Lorsqu'on ajoute à une solution aqueuse chaude de tyrosine, de l'azotate mercurique et un peu de nitrite de potassium, la liqueur se colore en rouge et il se forme un abondant précipité rouge (Hoffmann).

Chauffée avec quelques gouttes d'acide sulfurique concentré, la tyrosine donne une solution qui, additionnée de carbonate de baryte, jusqu'à neutralisation, et portée à l'ébullition, se teinte, après filtration et refroidissement, en violet au contact du perchlorure de fer (Piria).

La leucine et la tyrosine s'observent dans l'urine, dans les affections du foie, en particulier dans la cirrhose et l'atrophie aiguë, dans l'intoxication par le phosphore et dans différentes maladies infectieuses.

XANTHINE $(C^5H^4Az^4O^2)$

La xanthine existe en proportion extrêmement faible dans l'urine normale.

On l'a rencontrée dans quelques très rares calculs urinaires et, en pareils cas, elle a été observée dans les sédiments à l'état cristallin.

La forme cristalline qui en a été décrite est celle de pierre à aiguiser que prend fréquemment l'acide urique.

Les cristaux sont incolores et peuvent être caractérisés par les réactions suivantes :

Ils ne se dissolvent ni dans l'alcool, ni dans l'éther, mais sont solubles dans les alcalis caustiques et les acides minéraux.

Ils ne donnent pas la réaction de la murexide.

Traités par l'acide azotique à chaud ils se dissolvent et la solution évaporée laisse un résidu jaune qui ne rougit pas au contact de l'ammoniaque.

GRAISSES ET ACIDES GRAS

PL. LXXI, FIG. I.

La graisse et les acides gras ne s'observent que rarement dans l'urine.

La graisse libre apparaît, à l'examen microscopique, sous la forme de globules aplatis, d'un grand pouvoir réfringent, et à contours obscurs; le volume de ces globules varie depuis les fines granulations jusqu'aux gouttelettes volumineuses.

Quelquefois, la graisse est accompagnée de cristaux en fines aiguilles à courbes gracieuses, d'aigrettes, qui sont constitués par des acides gras libres ou combinés à des sels de chaux. Les acides gras peuvent aussi se présenter sous l'aspect de cristaux aciculaires assez volumineux ou d'aiguilles parfois ondulées disposées en houppes ou en étoiles.

La graisse et les acides gras sont solubles dans l'éther.

Les globules de graisse se colorent en noir par la solution d'acide osmique à 1 pour 100, leur meilleur colorant est le *Sudan III*, qui en solution alcoolique au 1/100, les teinte en rouge.

La présence de la graisse dans l'urine peut être due à des causes diverses. On la trouve :

Après une alimentation trop riche en matières grasses ;

Dans la chylurie, affection occasionnée par la filaire du sang : la graisse est alors émulsionnée dans l'urine et lui donne une apparence laiteuse ;

Quand il existe de la rétention intestinale ;

Dans des affections qui s'accompagnent parfois de dégénérescence graisseuse, en particulier dans les néphrites ;

Dans l'empoisonnement aigu par le phosphore.

La graisse peut exister à l'état libre ou incluse dans des cellules, des leucocytes ou des cylindres.

Il ne faut pas oublier qu'elle peut être mêlée à l'urine d'une façon accidentelle.

INDIGO URINAIRE

PL. LXXI, FIG. II

L'indigo urinaire provient de la décomposition de l'acide indoxyglycuronique et de l'indoxysulfate de potasse ou indican sous l'influence des agents oxydants.

Cette décomposition se produit très facilement pendant la fermentation de l'urine.

L'indican est lui-même un produit d'oxydation de l'indol, lequel prend naissance, par suite de l'action des microorganismes de la putréfaction sur les matières albuminoïdes, dans l'intestin, ainsi que dans toute autre cavité de l'organisme.

Dans l'urine normale, l'indican n'existe qu'en faible proportion, mais cette proportion peut augmenter notablement dans différentes circonstances, principalement quand il y a perturbation dans les phénomènes de la digestion intestinale.

L'indican se transformant très facilement sous l'influence des oxydants en indigo bleu, celui-ci suivra les mêmes variations de quantité que celui-là.

Les urines riches en indican se colorent en bleu pendant la fermentation ammoniacale et abandonnent un sédiment d'indigo qui se dépose et forme aussi quelquefois une pellicule bleue à leur surface.

L'indigo se précipite le plus souvent à l'état amorphe et rarement à l'état cristallisé.

Amorphe, il apparaît sous la forme de concrétions, de plaques d'un bleu transparent ou foncé, selon leur épaisseur.

Les cristaux dont on n'observe ordinairement que des fragments, sont des prismes à extrémités fréquemment taillées en biseau et quelquefois des aiguilles qui se groupent en étoiles.

Parfois, des cellules épithéliales fixent la coloration bleue.

Quand la transformation de l'indican en indigo a lieu dans l'organisme, les urines sont bleues lors de l'émission.

Il n'est pas rare de rencontrer des plaquettes bleues d'indigo dans l'urine normale.

Cet élément peut exister dans les calculs.

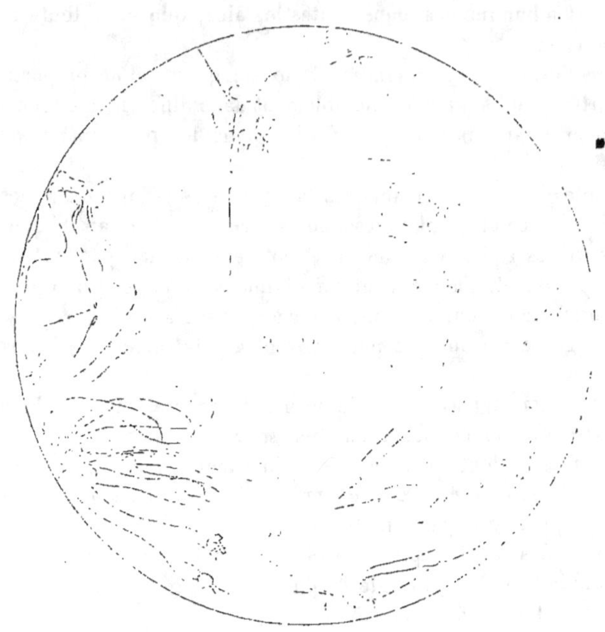

Fig. I.

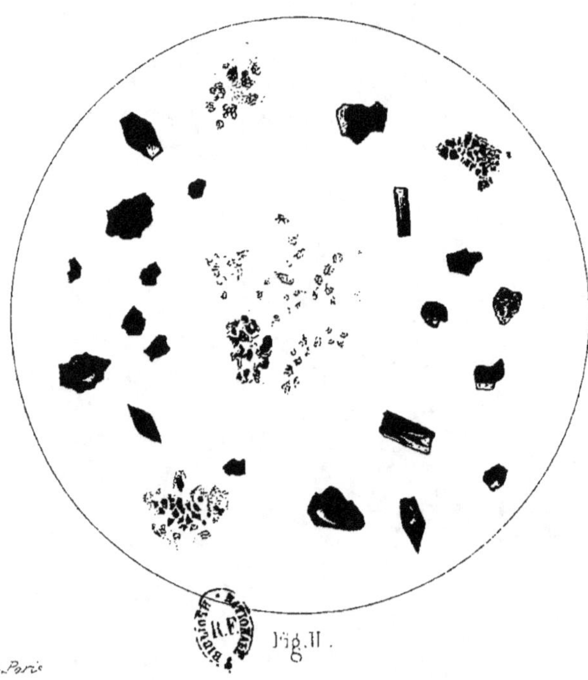

Fig. II.

Imp. J. Lefédaine, Paris

Masson et C.ᵉ Éditeurs.
Paris

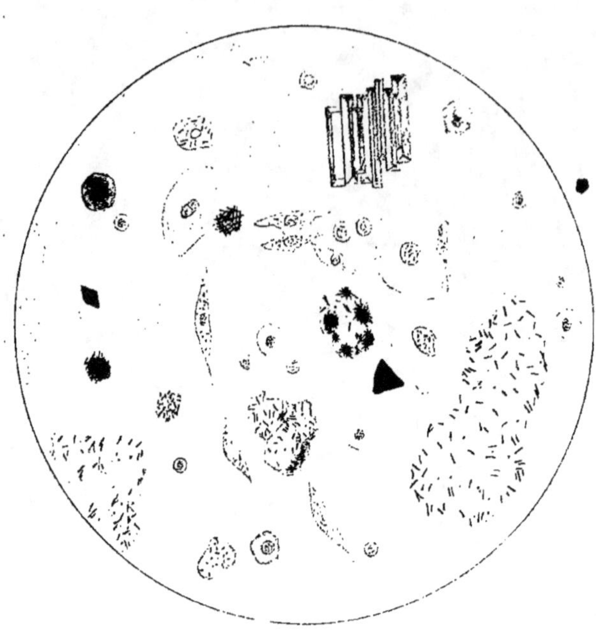

Fig. I.

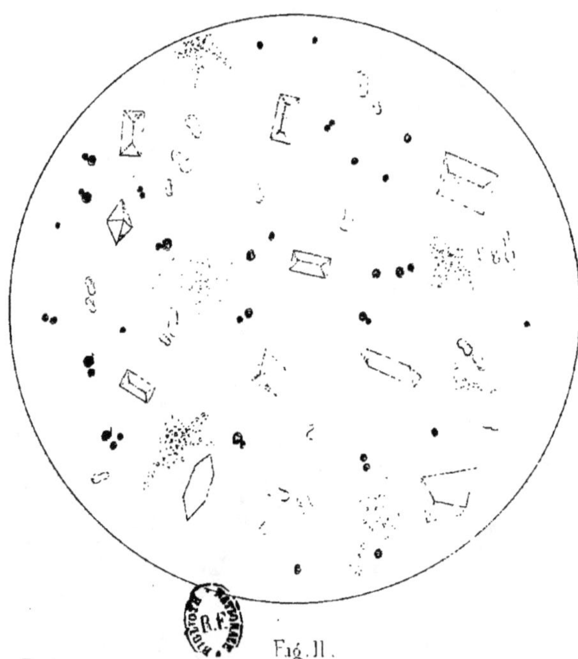

Fig. II.

Imp. L. Lafontaine, Paris.

Masson et C.ⁱᵉ, éditeurs,
Paris.

PIGMENT SANGUIN

Il arrive, mais très rarement, qu'on rencontre des cristaux d'hématoïdine dans les dépôts urinaires.

Ce corps, que nous avons décrit à propos du sang, cristallise ordinairement en tablettes rhombiques d'un rouge brique (Pl. VIII, Fig. II).

Plus souvent, on observe sous forme de lamelles, de concrétions irrégulières, ou de granulations dont la couleur varie du jaune rougeâtre au brun foncé, du pigment sanguin ou ses dérivés.

Il se forme surtout quand le sang est longtemps en contact avec l'urine et il existe soit à l'état libre, soit inclus dans les cellules ou les cylindres.

Dans certains cas, et principalement dans les néphrites hémorragiques, on trouve des cylindres uniquement constitués par du pigment sanguin.

MÉLANINE

L'urine des malades atteints de tumeurs mélaniques, abandonnée au contact de l'air et de la lumière, prend peu à peu une coloration noirâtre. La précipitation du pigment qui se développe dans ces conditions, la mélanine, est provoquée plus rapidement par l'addition d'agents oxydants tels que l'acide azotique, l'acide chromique, le perchlorure de fer, l'eau bromée.

La mélanine se présente sous l'aspect de granulations pigmentaires noirâtres isolées ou en amas, souvent incluses dans des cellules ou des leucocytes.

BILIRUBINE $(C^{16}H^{18}Az^2O^3)$

PL. LXXII, FIG. I.

La bilirubine est une matière colorante de la bile. On l'observe quelquefois dans l'urine, mais elle n'y existe jamais qu'en faible quantité.

D'après certains auteurs, la proportion de bilirubine contenue dans une urine ne serait pas en raison de la coloration de celle-ci, des urines pâles pouvant renfermer davantage de bilirubine que d'autres plus foncées. Cependant, nous avons toujours observé que les urines contenant ce pigment avaient une coloration jaune orangé un peu safrané, spéciale, présentant, comme le fait observer Mehu, une grande ressemblance avec la teinte des urines émises par les personnes ayant absorbé de la rhubarbe.

La présence de la bilirubine dans l'urine peut avoir deux origines, que l'on distingue par les dénominations d'ictère hépatogène et d'ictère hématogène.

Dans le premier cas, le pigment biliaire provient d'un trouble de la sécrétion du foie, dans le second, il résulte d'une transformation de l'hémoglobine dans le plasma sanguin.

La bilirubine se dissout dans l'urine, à la faveur du phosphate de soude et on peut également l'observer à l'état de sédiment, le plus souvent entraîné par des urates.

Elle se présente sous la forme de granulations pigmentaires amorphes ou d'aiguilles dont la couleur varie du jaune brun au rouge brun. Quelquefois aussi, mais rarement, elle cristallise en lamelles rhombiques.

Les aiguilles sont isolées ou disposées en amas ou en houppettes; elles sont fines, droites, courbes ou ondulées; souvent, elles sont disséminées ainsi que les granulations sur les leucocytes et les cellules qu'elles envahissent et recouvrent parfois complètement en se groupant en étoiles.

L'urine contenant de la bilirubine prend une coloration verte, par exposition à l'air quand elle devient ammoniacale. La bilirubine se transforme, en effet, en biliverdine en présence des alcalis en absorbant l'oxygène de l'air.

Elle est insoluble dans l'eau, très peu soluble dans l'alcool et l'éther, soluble dans le chloroforme, surtout à chaud, le sulfure de carbone et la benzine.

Elle se rencontre dans l'urine, dans les cas d'ictère des nouveau-nés, d'ictère grave chez l'adulte, de cancer hépatique, d'atrophie jaune aiguë du foie, de cancer de la vessie, d'hémoglobinurie, d'empoisonnement par le phosphore, ainsi qu'après la transfusion sanguine.

RÉACTION DE L'URINE

FERMENTATION AMMONIACALE

A l'état normal, l'urine, au moment de son émission, est claire et limpide, et le mélange des excrétions urinaires des vingt-quatre heures présente une réaction nettement acide au papier de tournesol. Cette réaction est due à des sels acides et principalement au phosphate acide de soude.

Quand on conserve une urine normale, récemment émise, dans un récipient propre et dans un endroit frais, on observe les phénomènes suivants :

Tout d'abord, elle se trouble très légèrement et abandonne, en se refroidissant, un faible dépôt floconneux constitué par des urates. Au bout de peu de temps, il se dépose, en outre, de l'acide urique et l'acidité persiste pendant quelques jours.

Certains auteurs ont attribué la précipitation de l'acide urique à une augmentation de l'acidité et, d'après eux, il existerait une fermentation acide provoquée par diverses levures. Cette théorie a de nombreux contradicteurs ; pour ceux-ci, l'acide urique serait mis en liberté par le phosphate acide de soude qui se saturerait progressivement par la soude empruntée à l'urate de soude.

Quoi qu'il en soit, l'urine abandonnée à elle-même cesse bientôt d'être acide pour devenir alcaline, par suite de la transformation de l'urée en carbonate d'ammoniaque. Elle subit la *fermentation ammoniacale* produite par différents microorganismes, dont les principaux sont le *micrococcus ureæ* et le *bacterium ureæ*.

A ce moment, elle prend une odeur ammoniacale, sa couleur devient plus pâle, et on constate à sa surface une mince pellicule blanchâtre. La décomposition de l'urée s'effectue tout d'abord à la partie supérieure, puis gagne les parties inférieures ; c'est ce qui explique qu'une urine puisse présenter des réactions différentes, selon que l'on examine des couches plus ou moins profondes.

La fermentation ammoniacale survient d'autant plus vite que la température est plus élevée ; son apparition est liée également à la composition de l'urine : les urines purulentes et hémorragiques, par exemple, se décomposent très rapidement.

L'urine peut être ammoniacale, à sa sortie du rein, quand cet organe est enflammé, ou le devenir dans la vessie, lorsque celle-ci est le siège de suppuration relevant de différentes causes, telles que lithiase, infection.

Toute urine ammoniacale se trouble et abandonne un sédiment blanc grisâtre formé par des cristaux de phosphate ammoniaco-magnésien (Pl. LXXII, Fig. II et Pl. LXIV) ; on y rencontre aussi de l'urate d'ammoniaque Pl. LXXII, Fig. II et Pl. LXII, Fig. II), produit de transformation de l'acide urique et des urates qui se dissolvent tout d'abord, des granulations et des masses amorphes de phosphate de chaux tribasique (Pl. LXIV, Fig. I et Pl. LXXII, Fig. II), des cristaux de carbonate de chaux (Pl. LXX, Fig. I et Pl. LXXII, Fig. II).

Il arrive qu'une urine présente, à l'émission, une réaction amphotère, neutre, ou même alcaline en dehors de tout cas pathologique. Ce fait se produit sous l'influence d'un régime végétal, à la suite de l'absorption d'alcalins : carbonates alcalins ou sels à acides organiques transformés dans l'économie en carbonates.

Une semblable urine, dont l'alcalinité est due à des phosphates et carbonates alcalins, ne peut se confondre avec une urine ammoniacale ; chauffée, elle ne dégage pas de gaz bleuissant le papier de tournesol.

SÉDIMENTS ORGANISÉS

HÉMATIES

Pl. LXXIII, Fig. I.

Dans l'urine récente, de densité et de réaction normales, les hématies apparaissent avec leur aspect caractéristique.

Vues de face, elles ont l'apparence de petits disques biconcaves, colorés en jaune, présentant en leur centre une partie plus foncée; vues de champ, leur forme rappelle celle d'un biscuit.

Leur teinte est un peu plus pâle que celle des hématies qu'on peut observer dans une goutte de sang.

En général, elles sont disséminées dans le sédiment; ce n'est qu'exceptionnellement, à la suite d'hémorragies récentes, qu'on peut les rencontrer disposées en pile.

La réaction, la concentration, la stagnation des urines modifient les caractères des hématies.

Dans l'urine acide, elles peuvent se conserver plusieurs jours sans altération, mais elles sont rapidement détruites dans l'urine alcaline.

Selon la densité urinaire, par suite de phénomènes d'osmose, la coloration et la forme des hématies varient :

Dans les urines concentrées, elles se rétractent et offrent un aspect dentelé de pomme épineuse.

Dans les urines étendues, pâles, de faible densité, elles se gonflent jusqu'à devenir sphériques.

Après un long séjour dans l'urine, elles arrivent à prendre les colorations, les dimensions et les formes les plus variables qui rendent leur reconnaissance difficile.

Dans les urines étendues surtout, l'hémoglobine se dissout dans le liquide ambiant qui envahit le globule, celui-ci se décolore, se rétracte et ne reste visible que par son grêle contour circulaire ou crénelé. Ces vestiges de globules rouges, qu'on désigne sous le nom d'ombres d'hématies, échappent souvent à l'examen.

Les hématies sont quelquefois, surtout dans les hémorragies rénales, animées de mouvements amiboïdes, elles émettent des prolongements dont les extrémités se boutonnent et ces boutons se séparent ensuite par étranglement de manière à former des corpuscules sphériques, qui apparaissent comme de fines granulations colorées.

Dans les urines brunes qui ne se décolorent pas par la sédimentation, les hématies ont abandonné leur hémoglobine et celle-ci est transformée en méthémoglobine; dans les urines rouge vif dont le sédiment se sépare en entraînant la matière colorante, les hématies sont normales ou crénelées.

La présence des globules rouges dans l'urine a ordinairement une origine pathologique : hémorragie des voies urinaires et des reins; ils s'observent dans les congestions passives (rein cardiaque) ou actives du rein (néphrite), dans les cystites; toutefois, il ne faut pas oublier que chez la femme le sang peut provenir des règles. Quand une urine contient du sang, elle donne la réaction de l'albumine.

LEUCOCYTES

Pl. LXXIII, Fig. II.

L'aspect des leucocytes varie avec la réaction et la composition de l'urine.

1º. **Examen sans coloration.** — Dans les urines normales, ils apparaissent sous la forme de petits globules incolores, arrondis, opaques, réfringents, à protoplasma granuleux qui empêche de voir leurs noyaux.

Ils sont, en général, deux fois plus grands que les hématies.

Dans les urines concentrées, très acides, ils sont immobiles, rétractés et leurs noyaux sont légèrement visibles.

Dans les urines faiblement acides ou même neutres, ils semblent parfois se présenter vivants et animés de mouvements amiboïdes.

Quand, dans ces sortes d'urine, on ajoute de l'acide acétique, les granulations disparaissent tandis que les noyaux deviennent bien apparents.

Dans les urines ammoniacales, ils se gonflent, prennent un aspect vitreux, se déforment; au début, on aperçoit assez distinctement, en général, les noyaux et le protoplasma; après quelque temps de stagnation, ils n'offrent plus leurs réactions caractéristiques, leurs contours disparaissent, leurs protoplasmas se dissolvent en partie, s'agglutinent en une masse où le microscope permet difficilement de voir les noyaux au milieu de détritus, ce qui rend presque impossible la reconnaissance de ces vestiges de leucocytes.

Les leucocytes des urines ictériques sont colorés en un jaune spécial plus ou moins intense.

Ceux des urines hématiques sont teintés par le pigment sanguin. Dans certains cas ils subissent la dégénérescence graisseuse.

2º **Examen avec coloration.** — Les colorants de choix sont l'éosine étendue, la solution iodo-iodurée, le triacide d'Ehrlich, l'hématoxyline-éosine. On ajoute à une goutte du dépôt urinaire disposée sur une lame, une goutte de solution d'éosine étendue ou une goutte de solution iodo-iodurée :

        Iode   1
        Iodure de potassium   2
        Eau distillée 300

on recouvre d'une lamelle et on examine au microscope avec un objectif à sec. Avec l'éosine, le protoplasma apparaît en rose. pâle et les granulations prennent une teinte plus foncée.

Avec la solution iodo-iodurée, les leucocytes sont teintés en jaune ou brun gris, et leurs granulations se distinguent facilement par leur coloration plus vive.

Ces réactions permettent de distinguer facilement les.leucocytes des cellules épithéliales.

A l'aide des colorations au triacide et à l'hématoxyline-éosine, on peut établir la formule cytologique du pus.

Les leucocytes mononucléaires se rencontreraient surtout dans la néphrite et les polynucléaires prédomineraient dans la cystite. Les éosinophiles s'observeraient dans les pus tuberculeux.

En réalité, les notions que l'on possède sur la valeur des différentes sortes de leucocytes qu'on trouve dans l'urine, sont indécises et peu étendues, et la dénomination de *pyocytes* a été proposée pour désigner ces variétés leucocytaires.

Dans la plupart des urines on observe des leucocytes. Leur proportion augmente dans les processus inflammatoires des reins ou des organes urinaires, ainsi que par la leucorrhée chez la femme.

Ils deviennent très abondants dans les cas de suppuration des muqueuses de l'appareil urinaire ou lorsqu'un abcès collecté dans le voisinage de celui-ci vient de se vider.

On ne doit pas conclure à la présence de pus quand on ne rencontre dans l'urine que quelques leucocytes isolés, mais, à de très rares exceptions près, cette conclusion s'impose, quand leur proportion atteint un certain nombre et surtout lorsque ces leucocytes sont réunis en amas.

Les différents éléments du sédiment et les symptômes cliniques permettent ordinairement de déterminer le siège de formation des leucocytes.

Les urines purulentes donnent la réaction de l'albumine ; la proportion d'albumine qui provient du pus est ordinairement faible, elle augmente par suite de la stagnation et quand l'urine subit la fermentation ammoniacale qui provoque la désagrégation des leucocytes et la production de nucléo-albumine soluble et d'alcali-albumine.

HÉMATIES — LEUCOCYTES — FILAMENT URÉTRAL

PL. LXXIII.

Fig. I. — *Hématies*. — Différents aspects sous lesquels se présentent les hématies dans les urines. (Grossissement 500, ocul. comp. 9, obj. 7, Stiassnie.)

Fig. II. — *Leucocytes*. — Divers aspects dans les urines. (Même grossissement.)

Fig. III. — *Filament urétral*. — (Même grossissement).

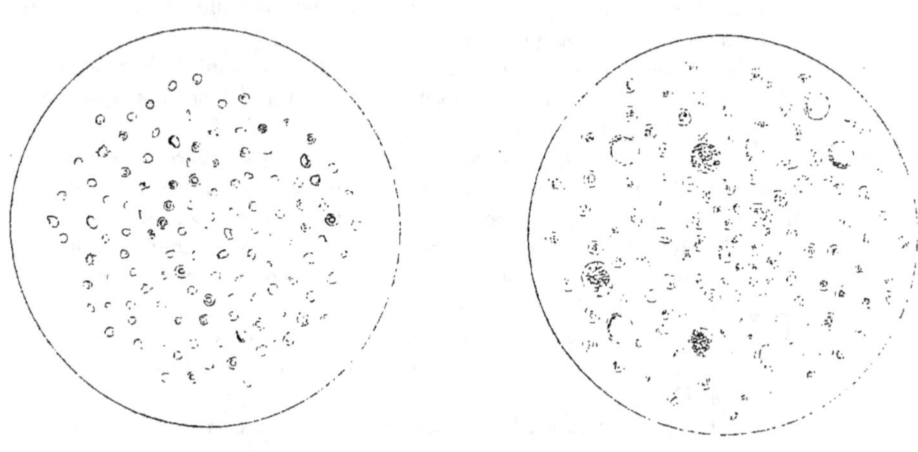

Fig. 1.   Fig. II.

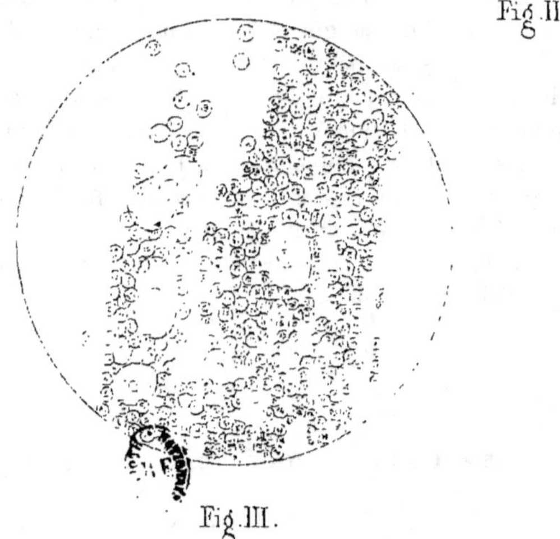

Fig. III.

Imp. I. Lafontaine, Paris.   *Cussas, lith.*

Masson et C.ⁱᵉ, éditeurs,
Paris.

ÉLÉMENTS CELLULAIRES

Pl. LXXIV.

Les éléments cellulaires qu'on peut trouver dans les urines se rangent en trois groupes : 1° des cellules provenant de l'épithélium des voies urinaires ; 2° des cellules de sang ou de pus ; 3° des cellules étrangères ou anormales.

I. Cellules provenant de l'épithélium des voies urinaires. — Lorsque ces cellules, desquamées, tombent dans l'urine, elles sont déjà altérées et leur séjour dans l'urine ne fait qu'accentuer cette altération. Aussi, il est souvent difficile d'indiquer leur provenance ; et on n'est même pas en droit, sauf dans quelques cas typiques, d'affirmer qu'une cellule épithéliale provient de la vessie plutôt que des uretères ou des bassinets.

Nous tenterons classiquement d'en définir quatre types.

1° Les *cellules rénales* (représentées par notre Figure I) sont les plus petites, elles sont cylindriques ou cylindro-coniques. Leur protoplasma est granuleux, et le noyau bien dessiné. Elles proviennent des tubes urinifères.

2° Les *cellules du bassinet* (Fig. II). — Elles ressemblent à beaucoup d'égards aux précédentes, elles sont peut-être un peu plus grosses et il y a des formes en raquette.

3° Les *cellules de l'uretère* (Fig. III). — Elles sont à cheval sur les précédentes et les suivantes et ne s'en distinguent guère.

4° Les *cellules de la vessie* (Fig. IV). — Ce sont de larges cellules, à contours polygonaux, aplaties, à protoplasma clair, à noyau granuleux très net. Elles sont polymorphes, cylindro-coniques, irrégulières, elles sont souvent en raquette.

Il suffit d'examiner la Planche LXXIV pour s'imaginer, si toutes ces cellules étaient mélangées, combien il serait difficile et même impossible d'affirmer l'origine de la plupart d'entre elles.

II. Cellules de sang ou de pus (voir p. 359 et Pl. LXXIII.)

III. Cellules étrangères ou anormales. — Signalons enfin que l'urine peut contenir des spermatozoïdes (voir p. 389) ou des cellules cancéreuses. Celles-ci se distinguent difficilement. En général, elles sont polymorphes et plus altérées que les cellules de desquamation normale, les dégénérescences du protoplasma y sont fréquentes, certaines cellules peuvent être kératinisées ou cornées. Enfin, elles sont nombreuses et prédominantes sous l'objectif du microscope.

MICROORGANISMES SAPROPHYTES DES URINES

L'urine normale recueillie dans des vases stérilisés, et protégée contre la contamination des germes extérieurs par un nettoyage parfait du méat et des organes génitaux externes, est aseptique.

Mais ces conditions sont très rarement réalisées dans la pratique, et l'urine est rapidement envahie par divers microorganismes qui se développent très facilement dans ce milieu surtout en été.

Les microorganismes sont apportés dans l'urine après son évacuation, par l'air ou les récipients, ou bien sont éliminés avec elle.

Ce dernier cas se présente dans beaucoup d'états pathologiques : maladies infectieuses générales ou concernant le système urinaire.

Le développement des bactéries dans une urine provoque souvent un trouble caractéristique qui ne disparaît ni par la filtration, ni par la chaleur, ni par les agents chimiques, ni même par la centrifugation.

Microorganismes de la fermentation ammoniacale.

Toute urine abandonnée à elle-même subit plus ou moins rapidement, au contact de l'air, la fermentation ammoniacale qui a pour effet l'hydratation de l'urée avec production de carbonate d'ammoniaque. Cette transformation s'opère sous l'influence d'un ferment soluble, l'uréase que sécrètent divers microorganismes, dont les principaux sont le micrococcus ureæ, le bacillus ureæ et la sarcina ureæ.

Micrococcus ureæ.

Pl. LXXIV, Fig. VI.

Le micrococcus ureæ a été découvert en 1862 par Pasteur, qui a reconnu en lui l'un des agents de la fermentation ammoniacale.

Il est très répandu dans l'air, aussi a-t-on souvent l'occasion de constater sa présence dans l'urine. Il est constitué par des cellules rondes, régulières isolées ou groupées en diplocoques, en tétrades, en chaînettes. On le reconnaît facilement à son aspect et à ses dimensions surtout quand on l'examine sans coloration.

Bacillus ureæ.

Pl. LXXIV, Fig. VI.

Le bacillus ureæ est un mince bâtonnet de moins de 1 μ de largeur, court, très mobile.

Il existe souvent en quantité considérable dans l'urine, surtout dans la pellicule qui recouvre les urines ammoniacales où il accompagne d'ordinaire le micrococcus ureæ.

Sarcina ureæ.

Pl. LXXIV, Fig. V.

Elle ne se rencontre que très rarement et se développe dans les urines neutres ou légèrement acides. Elle est formée d'éléments sphériques réunis entre eux, de façon à former des cubes réguliers, plus ou moins volumineux, à angles arrondis (voir p. 203).

Leptothrix.

Pl. LXXIV, Fig. V.

Le leptothrix n'existe qu'accidentellement dans les urines, il se présente en longs filaments grêles (voir p. 249).

CELLULES DES VOIES URINAIRES — SARCINA UREÆ — LEPTOTHRIX

MICROCOCCUS UREÆ — BACILLUS UREÆ

Pl. LXXIV.

Fig. I. — *Cellules du rein.* — Grossissement 500, ocul. comp. 9, obj. 7, Stiassnie.

Fig. II. — *Cellules du bassinet.* — Même grossissement.

Fig. III. — *Cellules des uretères.* — Même grossissement.

Fig. IV. — *Cellules de la vessie.* — Même grossissement.
        (Toutes ces cellules ont été prélevées par raclage.)

Fig. V. — *Sarcina ureæ et **Leptothrix**.* — Même grossissement.

Fig. VI. — ***Micrococcus ureæ et Bacillus ureæ.*** — Représenté à droite de la figure à un grossissement de 1/500 et à gauche à un grossissement de 1/1000 (immersion).

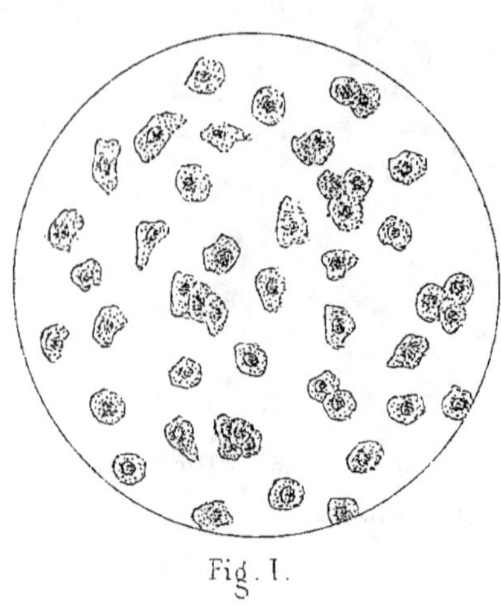

Fig. I.

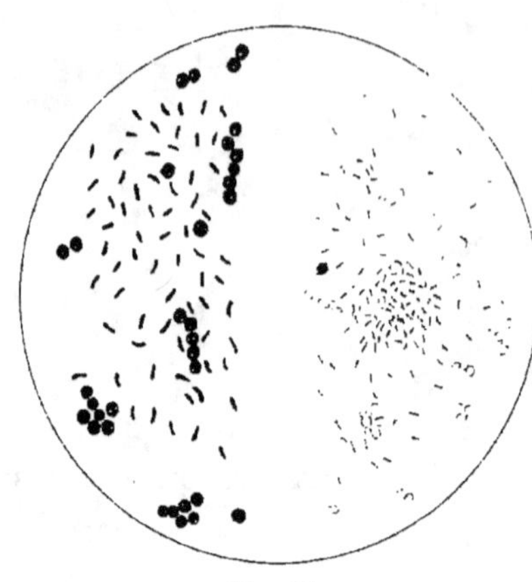

Fig. VI.

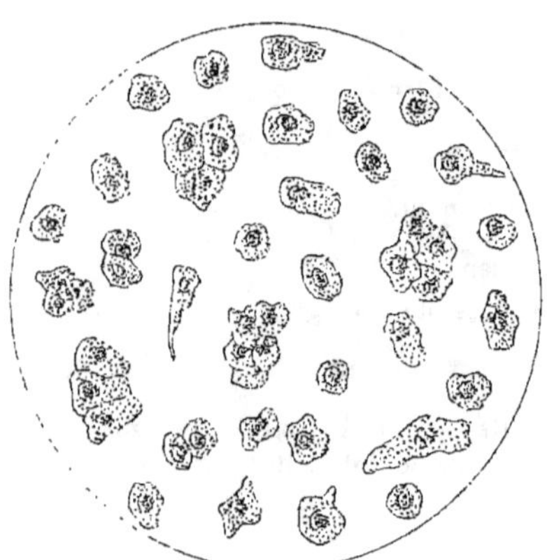

Fig. II.

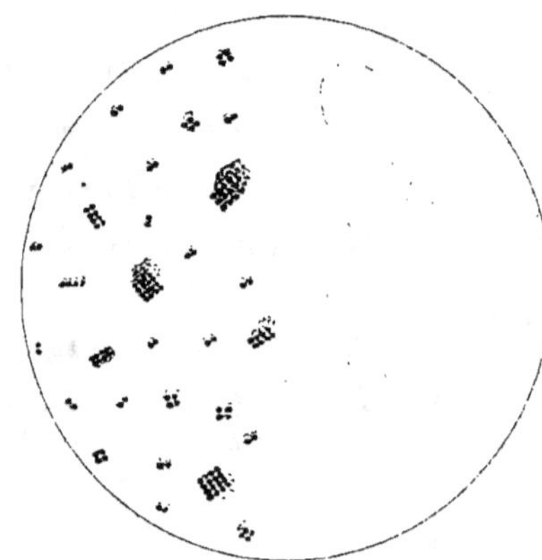

Fig. V.

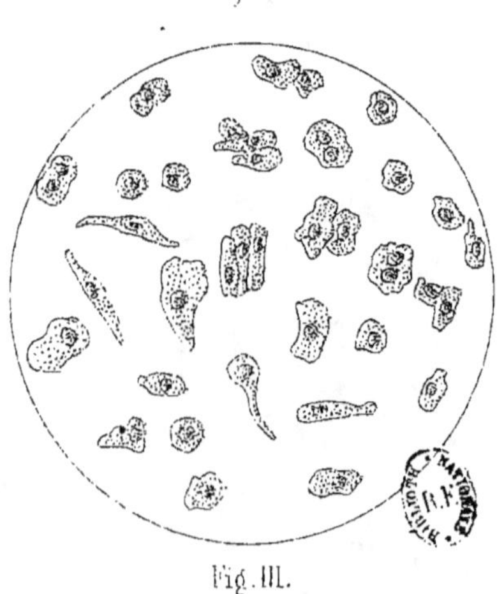

Fig. III.

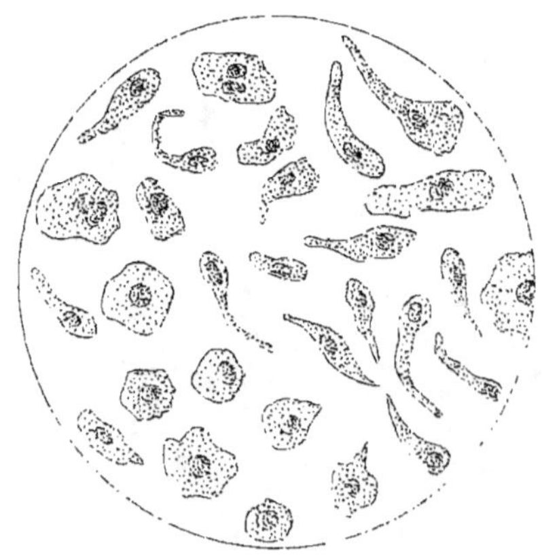

Fig. IV.

Levures.

PL. LXXV, Fɪɢ. I, III.

Certaines levures dont la principale est le saccharomyces urinæ (Pl. LXXV, Fig. I) se développent dans les urines, surtout dans les urines sucrées.[*]

Ce sont des cellules rondes ou ovales, très réfringentes, de grosseur variable, isolées ou réunies en amas ou en chapelets. Elles se reproduisent par bourgeonnement; quelquefois, il existe une forme mycélienne. Elles peuvent se trouver dans l'urine acide mais se multiplient de préférence dans l'urine alcaline.

Champignons.

PL. LXXV, Fɪɢ. II. III, IV.

Le plus fréquent des divers champignons qui envahissent l'urine est le penicillium glaucum (Pl. LXXV, Fig. II).

Il est formé par de longs filaments enchevêtrés présentant de nombreuses ramifications et contenant des spores. Le penicillium possède également des spores exogènes dont la réunion constitue un appareil conidien rappelant, par sa disposition, la forme d'un pinceau.

LEVURES ET CHAMPIGNONS

Pl. LXXV.

Fig. I. — *Saccharomyces urineæ*. — Grossissement 500, ocul. comp. 9, obj. 7, Stiassnie.

Fig. II. — *Penicillium glaucum*. — Même grossissement.

Fig. III. — *Flore d'urine diabétique*. — Même grossissement.

Fig. IV. — *Champignons divers*. — Observés dans les urines.

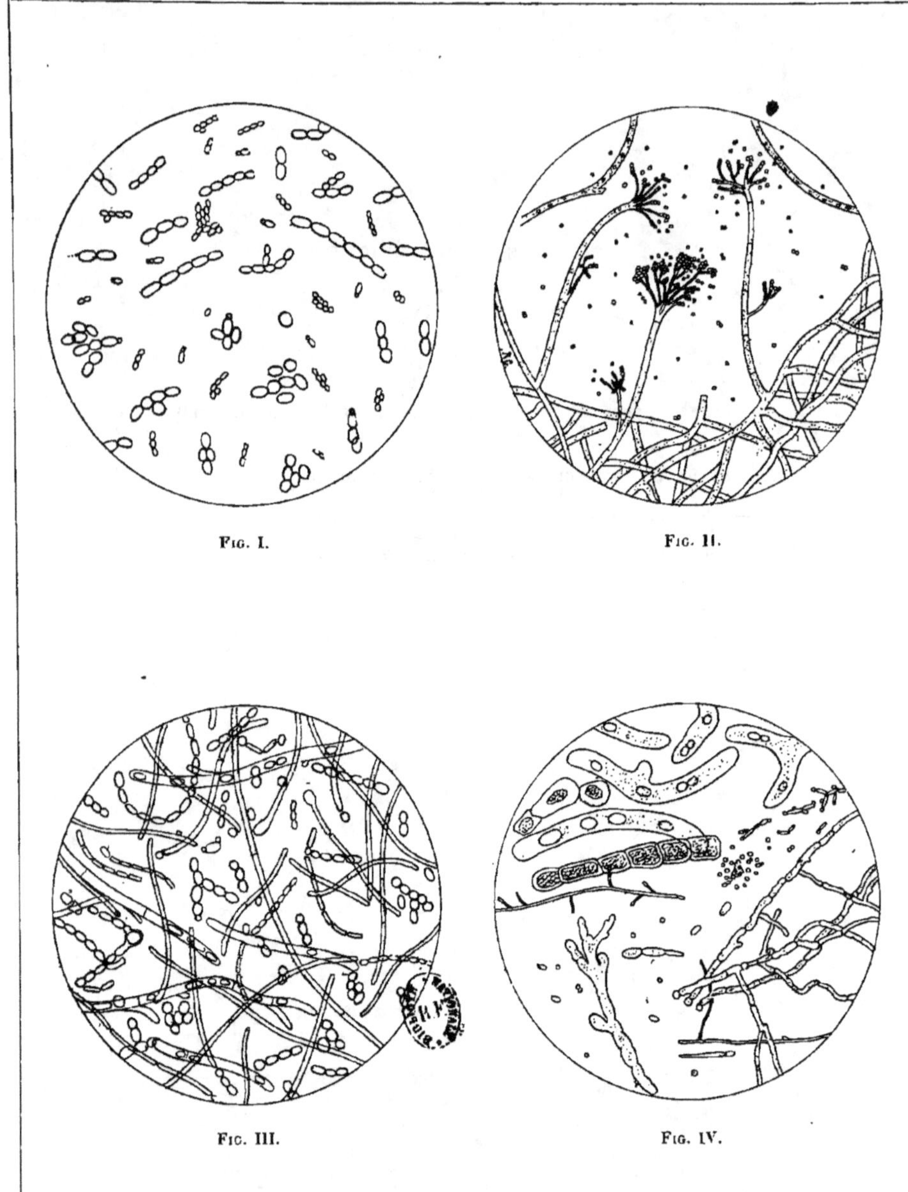

Fig. I.

Fig. II.

Fig. III.

Fig. IV.

PARASITES ANIMAUX

ÉCHINOCOQUE

(Voir page 140 et Pl. XXXIV.)

Parmi les parasites animaux qu'on rencontre dans les urines, l'échinocoque est le plus fréquent.

On l'observe quand il existe un kyste hydatique du rein, et, plus rarement, lorsque des kystes hydatiques qui se sont développés dans le voisinage des voies urinaires, s'ouvrent dans la cavité vésicale.

Les urines contenant des échinocoques sont ordinairement troubles; les vésicules hydatiques apparaissent quelquefois entières, elles sont transparentes, peu visibles; on les distingue encore moins facilement si elles sont crevées; dans l'un et l'autre cas, on les reconnaît aisément, en examinant au microscope une coupe grossière de la membrane dont la structure offre une stratification très nette et très spéciale.

La constatation des têtes de tænias ou même simplement celle des crochets qui sont caractéristiques et qui persistent malgré la destruction du kyste, permettent également d'affirmer la présence de l'échinocoque.

SCHISTOZOMUM HŒMATOBIUM (BILHARZIE)

(Voir page 150 et Pl. XXXI.)

Comme nous l'avons mentionné, le diagnostic de la bilharziose ou hématurie d'Égypte s'établit sur la présence des œufs du schistozomum hœmatobium dans les urines.

Au début de l'affection, l'urine est sanguinolente; au bout d'un certain temps, surviennent des lésions vésicales profondes qui ont pour effet de déterminer une cystite chronique grave, souvent douloureuse.

Les œufs de la bilharzie sont expulsés par crises irrégulières, en quelquefois très grand nombre, au milieu de petits caillots allongés, rouges vif, rosés ou blancs jaunâtres. Leur forme est caractéristique, souvent ils deviennent le noyau de calculs.

STRONGLE GÉANT

(Voir page 154 et Pl. XXXII, Fig. B.)

Le strongle géant s'observe très rarement chez l'homme. Son existence dans les voies urinaires est révélée par les œufs facilement reconnaissables à leurs ponctuations aréolées et qu'on rencontre dans les urines sanguinolentes et purulentes.

FILAIRE DU SANG HUMAIN

(Voir page 154 et Pl. XXXII, Fig. A.)

Ce nématode détermine l'hématochylurie parasitaire, affection tropicale souvent introduite en Europe et au cours de laquelle, les embryons de filaire passent dans l'urine.

Les embryons que nous avons décrits antérieurement sont ordinairement peu nombreux, difficiles à observer dans les urines chyleuses.

Les caractères spéciaux des urines, dans l'hématochylurie filarienne, offrent presque autant d'importance pour le diagnostic que la constatation du parasite.

L'urine chyleuse est trouble, le plus souvent teintée de sang et alors rouge ou rosée ; quand elle est lactescente, on y décèle à l'examen microscopique, outre la fibrine et des globules de graisse, d'abondants leucocytes et des hématies ; sa réaction est acide et elle se coagule facilement quelque temps après l'émission.

Aux urines chyleuses et vermineuses succèdent d'une façon alternative, brusquement et irrégulièrement, des urines claires. « C'est que les embryons « issus des adultes cantonnés dans le système lymphatique, forment parfois « des bouchons dans les capillaires lymphatiques du rein et de la vessie. La « lymphe reflue derrière ces barrages vivants jusqu'à ce qu'une rupture « entraîne des débâcles hématochyluriques et vermineuses. » (P. Vuillemin.)

Il ne faut pas oublier que dans le cas de fistule vésico-rectale, certains parasites intestinaux peuvent passer dans les urines.

On a également relaté la présence dans les urines, d'autres parasites tels que : amibes, protozoaires, anguillules, larves d'insectes, acariens ; mais on ne saurait faire trop de réserves sur la valeur de pareilles observations. Dans ces sortes de constatations, le praticien avisé doit toujours penser aux causes d'erreur provenant d'impuretés mêlées fortuitement aux urines ou de fautes opératoires.

CYLINDRES

On désigne sous le nom de cylindres urinaires, des moules de matière organique qui prennent naissance dans les canalicules du rein dont ils sont en quelque sorte l'empreinte.

Leur recherche dans l'urine et la détermination de leurs variétés sont d'un grand intérêt, au point de vue du diagnostic médical.

L'origine et la nature de la substance fondamentale des cylindres ont été différemment envisagées. Henle considérait la fibrine comme matière constituante des cylindres. Cette opinion ne peut s'appliquer qu'à une classe spéciale de cylindres : les cylindres fibrineux.

Deux théories restent admises, qui ont chacune leurs partisans.

D'après la plus ancienne, les cylindres seraient formés par les produits de désintégration cellulaire de l'épithélium du rein.

La seconde soutient que c'est l'albumine transsudée à travers les parois altérées des tubes sécréteurs du rein et coagulée à leur intérieur, qui compose la substance fondamentale des cylindres.

La présence de ces éléments dans l'urine est ordinairement l'indice d'une lésion rénale ou d'un trouble fonctionnel.

Toute urine qui contient des cylindres renferme, à de très rares exceptions près, de l'albumine. Quand il n'existe pas d'albuminurie concomitante, toute l'albumine transsudée s'est alors coagulée sous forme de cylindres. Il arrive aussi qu'à la fin des néphrites, des cylindres sont éliminés tardivement lorsque l'albumine a disparu.

Plus fréquemment, il n'existe pas de cylindres dans une urine albumineuse.

Ces corps se conservent bien dans l'urine acide; ils sont détruits rapidement dans l'urine alcaline. On classe ordinairement les cylindres en simples et composés.

Les premiers sont formés par une matière fondamentale amorphe.

Les seconds sont constitués par cette même substance à laquelle viennent s'adjoindre des éléments figurés divers, inclus dans leur masse ou fixés à leur surface.

Les principaux types des cylindres simples sont :

Les cylindres hyalins;
Les cylindres cireux.

Ceux des cylindres composés sont :

Les cylindres granuleux;
Les cylindres granulo-graisseux et graisseux;
Les cylindres leucocytiques;

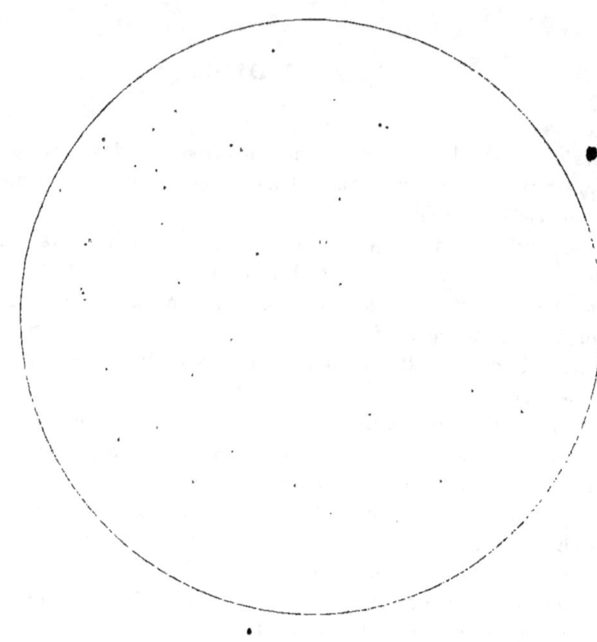

Fig. I.

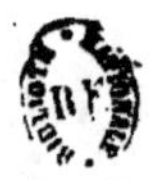

Fig. II.

Imp. L. Lafontaine, Paris.

Masson et Cⁱᵉ éditeurs.
Paris.

Les cylindres épithéliaux;
Les cylindres hématiques;
Les cylindres bactériens:
Les cylindres salins et pigmentaires.

Comme nous l'avons vu, les cylindres fibrineux ont un mode de formation particulier.

CYLINDRES SIMPLES

Cylindres hyalins.

Pl. LXXVI, Fig. I.

Les cylindres hyalins échappent assez facilement, sous l'objectif du microscope, à l'œil de l'observateur inexpérimenté. Pour les distinguer plus sûrement, il est bon de modérer l'éclairage.

Ils apparaissent sous la forme de corps délicats, homogènes, transparents, cylindriques, incolores, faiblement réfringents, de longueur et de grosseur très variables. Tantôt ils sont rectilignes, réguliers, tantôt ils sont incurvés et présentent des sinuosités.

Leur diamètre est sensiblement le même dans toute leur étendue; cependant il arrive qu'ils s'effilent de façon à se continuer par un cylindre plus mince.

Ils sont très fragiles, mous et déformables; la chaleur, la dessiccation, les acides et les alcalis les détruisent; contrairement aux cylindroïdes, ils se dissolvent dans l'urine ammoniacale.

On peut les colorer à l'aide de la solution iodée, du picro-carmin, de l'acide osmique, du violet de méthyle; mais il est plus simple et tout aussi facile, avec de l'habitude, de les observer directement. Parfois, ils sont recouverts de détritus granuleux, de cristaux d'urates, de leucocytes, d'hématies, de cellules rénales.

Dans l'ictère, l'hématurie ou la néphrite hémorragique, ils prennent la coloration de l'urine dans laquelle ils nagent.

Les cylindres hyalins ne s'observent pas seulement dans les cas de néphrites; on les rencontre encore dans des albuminuries d'origines diverses, passagères; mais alors ils sont peu abondants et disparaissent assez rapidement.

D'après N. Hallé, quand ils sont nombreux et persistants et qu'on les trouve à l'exclusion d'autres cylindres, ils semblent caractériser plus spécialement les altérations superficielles légères et récentes du rein : néphrites épithéliales bénignes, glomérulaires surtout, avec albuminurie légère, où les troubles circulatoires jouent un rôle prépondérant.

Cylindres cireux.

Pl. LXXVI, Fig. II.

Ces cylindres sont fortement réfringents, leur aspect homogène et terne rappelle celui de la cire, d'où leur dénomination.

Moins transparents que les cylindres hyalins, quelquefois opaques, incolores, mais le plus souvent teintés en gris jaunâtre, ils ont toujours des contours nettement accusés.

Ils sont en général très larges, droits ou recourbés sur eux-mêmes, parfois ondulés, ils peuvent aussi prendre la forme de vrilles à contours plus ou moins accentués ou réguliers.

Leur longueur est variable, mais ordinairement, ils sont très courts à cause de leur fragilité; pour cette même raison ils présentent fréquemment des encoches superficielles ou même profondes.

A de rares exceptions près, l'une de leurs extrémités est cassée nettement, l'autre peut être arrondie, droite ou recourbée en crochet.

Presque jamais, ils ne sont recouverts de granulations.

Bien qu'ils soient très friables et cassants, ils sont néanmoins plus compacts que les cylindres hyalins et résistent mieux que ces derniers à l'action de la chaleur et aux agents chimiques.

Ils se colorent en rouge vif par le picro-carmin et en brun presque noir par l'acide osmique.

Certains auteurs admettent qu'ils sont susceptibles de donner parfois la réaction amyloïde (coloration rouge vif avec une solution de violet de méthyle à à 10 pour 100, brun acajou avec la solution iodo-iodurée), d'autres leur nient cette propriété. Nos essais nous obligent à nous ranger à l'avis de ces derniers.

D'ailleurs cette réaction amyloïde, qu'on obtient avec certains cylindres, ne paraît pas être bien utile au point de vue des renseignements qu'on en peut tirer. Quoiqu'il en soit, malgré qu'on rencontre les cylindres cireux dans la dégénérescence amyloïde, ils ne semblent nullement être caractéristiques de cette affection. On les trouve surtout dans les néphrites chroniques anciennes; ils sont ordinairement le signe de lésions profondes et graves avec albuminurie abondante. Leur état de compacité paraît être en raison directement proportionnelle de la gravité de la lésion rénale.

Entre les cylindres hyalins et les cylindres cireux, qui sont les deux extrêmes des cylindres simples, existe toute une série d'intermédiaires.

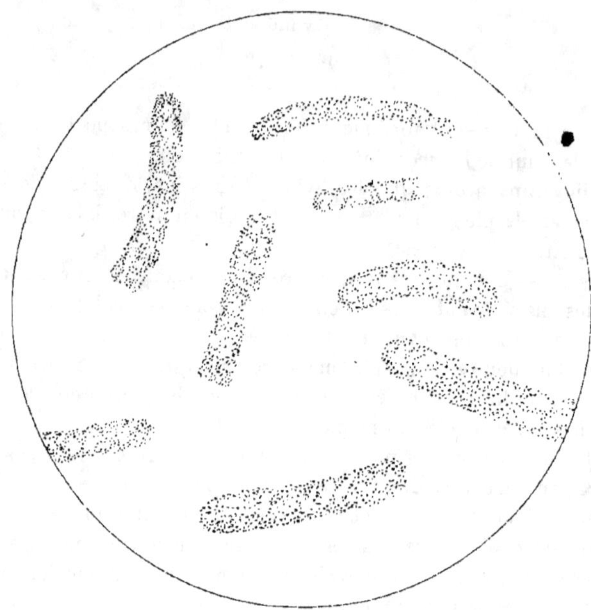

Fig. I.

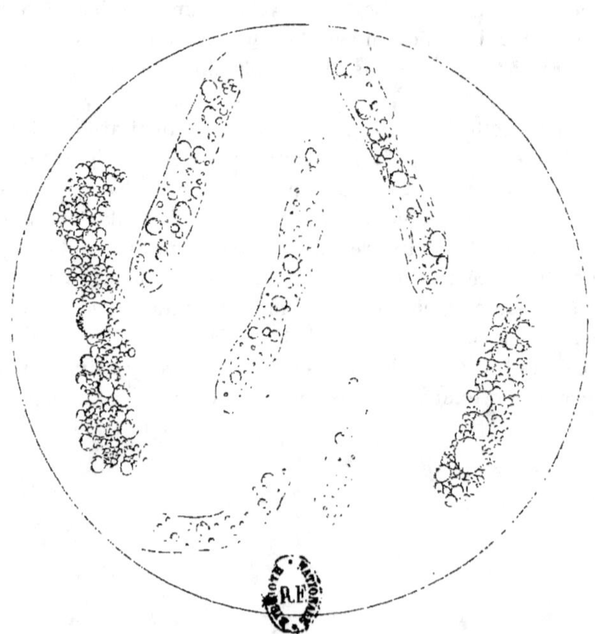

Fig. II.

Imp. I. Lafontaine, Paris.

Masson et C.ie, éditeurs,
Paris

CYLINDRES COMPOSÉS

Cylindres granuleux.

Pl. LXXVII, Fig. I.

Les cylindres granuleux sont nettement apparents, leurs contours sont précis et ils sont caractérisés par des granulations de grosseur et de densité variables, incluses dans leur masse ou disséminées à leur surface et qui les rendent plus ou moins sombres.

En général, ces cylindres sont courts et leurs extrémités sont arrondies.

Les granulations, toujours amorphes, peuvent être organiques ou inorganiques et de composition variable.

Les granulations *albuminoïdes* sont les plus fréquentes, ce sont elles qu'on rencontre dans les cylindres granuleux proprement dits. Elles sont constituées par des cellules dégénérées et indiquent une lésion épithéliale d'autant plus profonde que leur nombre est plus grand.

A côté des granulations albuminoïdes, on trouve souvent des granulations *graisseuses* caractérisées par leur forme arrondie, leur réfringence, leur solubilité dans l'éther et leur coloration par l'acide osmique. Quand les granulations graisseuses prédominent par leur nombre et leur grosseur, le cylindre se range dans la variété granulo-graisseuse ou graisseuse que nous étudierons plus loin.

Des granulations *salines* peuvent aussi recouvrir les cylindres. Elles sont d'ordinaire composées d'urates amorphes, plus rarement de phosphate tricalcique, d'urate d'ammoniaque. Il est presque impossible de savoir quand ces granulations se sont déposées sur les cylindres, dans le rein même ou dans la vessie; le plus souvent, l'urine contient en abondance des granulations de même nature que celles qui recouvrent les cylindres.

Les caractères morphologiques et les réactions micro-chimiques permettent de déterminer leur composition.

Quand les granulations salines sont abondantes et qu'on les rencontre d'une façon constante, on doit les considérer comme un symptôme de néphrite liée à la lithiase rénale.

Les granulations *pigmentaires* peuvent être constituées par de l'hématoïdine, elles sont alors rouges ou brunes, par de l'indigo, par de fines particules noires dans la mélanémie.

Cylindres granulo-graisseux et cylindres de graisse.

Pl. LXXVII, Fig. II.

Les premiers présentent des granulations graisseuses nombreuses, plus ou

moins volumineuses, entre lesquelles on peut distinguer la substance fondamentale du cylindre.

Les seconds paraissent exclusivement formés par l'agglomération de gouttelettes de graisse, de grosseur variable.

Les uns et les autres renferment quelquefois des aiguilles d'acides gras
libres ou combinés à des sels de chaux, solubles dans l'éther. Ils peuvent être
légèrement teintés en jaune.

Il est facile de les colorer à l'aide de l'acide osmique.

Les cylindres nettement granulo-graisseux ou graisseux s'observent dans
les cas de dégénérescence rénale grave, provenant de néphrite ou d'intoxication par le phosphore ou l'arsenic.

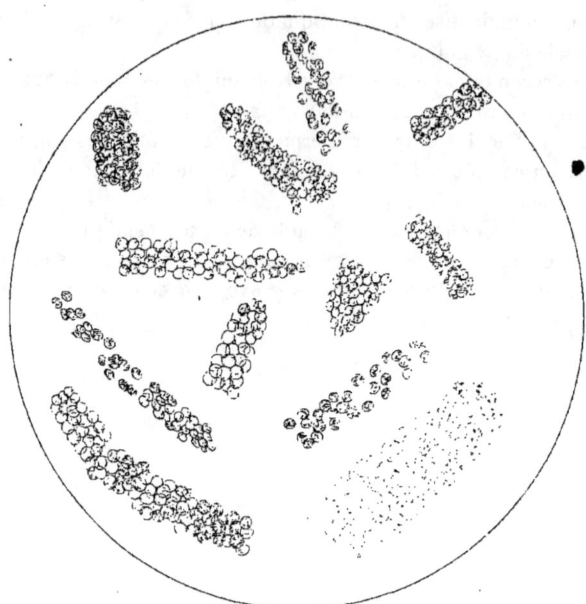

Fig. I.

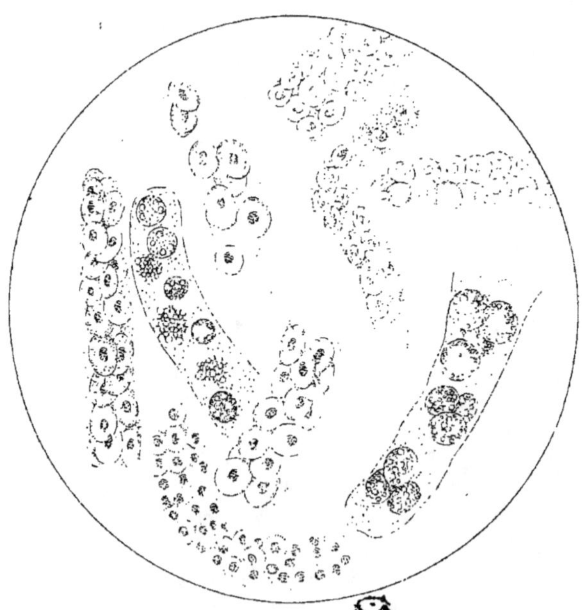

Fig. II.

Imp. L. Lafontaine, Paris

Masson et C.ie, éditeurs,
Paris.

Cylindres de leucocytes.

Pl. LXXVIII, Fig. I.

Ce sont des cylindres hyalins ou granuleux recouverts d'un grand nombre de leucocytes. Ils sont même quelquefois uniquement constitués par des globules de pus, de sorte qu'il est impossible d'apercevoir la substance fondamentale.

Les leucocytes sont d'ordinaire bien conservés, mais ils peuvent présenter les altérations que nous avons déjà signalées : dégénérescence graisseuse, gonflement, etc. (voir *Leucocytes*).

Ces cylindres s'observent au début des néphrites aiguës; ils sont le signe d'une hyperémie congestive avec diapédèse abondante et ne semblent pas particulièrement témoigner d'une suppuration rénale, quoiqu'on les rencontre dans ce dernier cas.

Cylindres épithéliaux.

Pl. LXXVIII, Fig. II.

Comme les précédents, ils se divisent en deux variétés.

Les uns sont des cylindres hyalins ou granuleux, à la surface desquels sont disséminées des cellules épithéliales plus ou moins nombreuses.

Les autres sont de véritables tubes épithéliaux représentant le revêtement cellulaire des canalicules urinaires.

Les cellules rénales sont facilement reconnaissables à leur forme arrondie ou légèrement ovalaire, ainsi qu'à leurs noyaux volumineux.

Quand elles proviennent des tubes contournés sécréteurs, elles n'apparaissent jamais nettement et en grand nombre sur les cylindres; au contraire, celles des tubes droits excréteurs sont bien conservées, distinctes, et peuvent être confluentes.

Il arrive que ces cellules subissent la dégénérescence granuleuse, et qu'à côté de cellules bien nettes, on observe des amas protoplasmiques informes.

Quelquefois aussi, elles sont atteintes de dégénérescence graisseuse qui les envahit plus ou moins : c'est ainsi qu'on voit des cellules avec quelques rares et fines gouttelettes de graisse dans leur protoplasma; d'autres, plus déformées, gonflées, dans lesquelles la graisse occupe la plus grande partie; d'autres, enfin, qui se sont rompues, dont les noyaux ont disparu et qui sont remplacées par de petits amas de graisse en gouttelettes plus ou moins volumineuses.

Les cylindres épithéliaux sont l'indice d'une lésion de parenchyme rénal et d'une forme desquamative de néphrite. On les rencontre dans la néphrite scarlatineuse et dans d'autres cas de néphrite parenchymateuse aiguë : néphrite infectieuse, cantharidienne. D'après certains auteurs, on les observerait surtout dans les inflammations suppuratives des bassinets et des calices.

Cylindres hématiques.

Pl. LXXIX, Fig. I.

On désigne sous ce nom, des cylindres qui sont recouverts d'un assez grand nombre de globules rouges, ou qui sont formés d'hématies confluentes : véritables caillots cylindriques.

Quand le cylindre n'a pas séjourné dans les canalicules urinaires et que l'urine est récemment émise, les hématies sont bien conservées; mais, très souvent, elles sont altérées au point d'être difficilement reconnaissables, par suite de la pression qui les agglomère et de leur dissolution dans l'urine; c'est ainsi qu'on en trouve de déformées, de gonflées, de décolorées, dont on ne distingue plus qu'un pâle contour.

On observe quelquefois, à côté des hématies, des granulations amorphes d'hématoïdine; celles-ci peuvent être assez abondantes pour constituer un véritable cylindre de pigment.

Les cylindres hématiques révèlent un processus inflammatoire aigu des reins, ou une hémorragie rénale.

Ils sont en faible proportion, accompagnés de cylindres hyalins au début des néphrites bénignes. Ils sont nombreux dans les néphrites aiguës nettement inflammatoires, dans les néphrites infectieuses.

Quand ils persistent au cours des néphrites chroniques et qu'ils sont abondants, ils témoignent d'une congestion passive et leur présence est en faveur d'un pronostic grave.

Cylindres fibrineux.

Pl. LXXIX, Fig. II.

Les cylindres fibrineux sont opaques, épais, contournés; leur grosseur est souvent variable pour un même cylindre et leur surface présente des ondulations.

Leur substance fondamentale est la fibrine du sang. Ordinairement, ils ont une teinte légèrement jaunâtre et on les trouve à côté des cylindres hématiques avec lesquels ils prennent naissance dans les hémorragies rénales. Il arrive aussi qu'on remarque dans ces cylindres des hématies et des granulations pigmentaires. Leur présence atteste une hémorragie rénale.

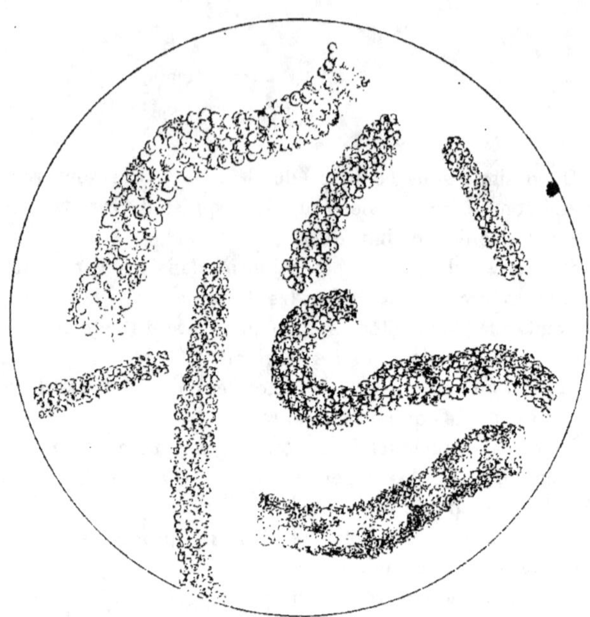

Fig. I.

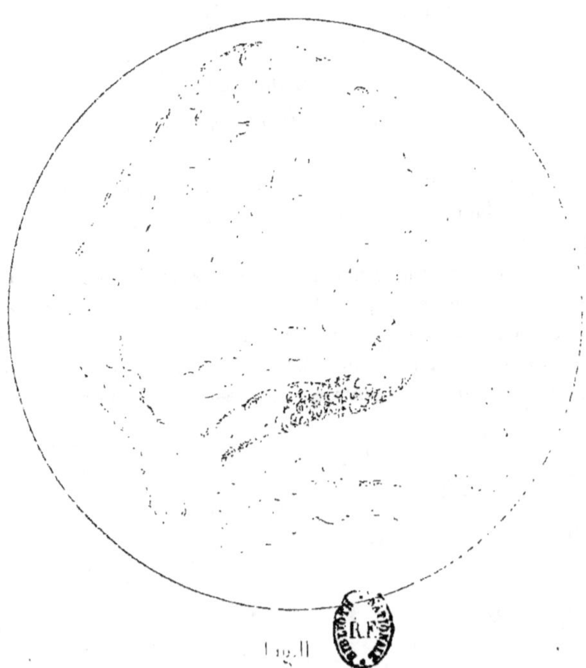

Fig. II.

Cylindres bactériens.

Pl. LXXX. Fig. II.

Les cylindres bactériens peuvent prendre naissance dans les tubes excréteurs ou bien être constitués par l'agglomération de microbes déposés sur des cylindres quelconques dans la vessie infectée ou même après l'émission de l'urine. Ce dernier cas ne peut se présenter quand on prend la précaution d'examiner les urines fraîchement émises; mais il est à peu près impossible de distinguer les vrais cylindres bactériens provenant du rein, de ceux qui se sont formés secondairement dans la vessie; toutefois ceux-ci ne se montrent que dans les urines purulentes et leur structure histologique est ordinairement reconnaissable. En général, on doit se montrer très réservé sur la valeur sémiologique de ces éléments.

Les cylindres bactériens se différencient facilement des cylindres granuleux; leurs granulations réfringentes et régulières ont un aspect spécial, se colorent par les couleurs d'aniline et résistent aux agents chimiques.

Les vrais cylindres bactériens caractérisent la néphrite infectieuse.

Cylindres salins et cylindres pigmentaires.

Pl. LXXX, Fig. II

Les cylindres salins ou pigmentaires sont des éléments cylindriques qui semblent uniquement constitués par des produits chimiques cristallisés ou amorphes.

Ces dénominations peuvent s'appliquer à de vrais ou à de pseudo-cylindres.

On a affaire à de vrais cylindres, quand un produit de nature chimique se dépose sur un cylindre urinaire en proportion telle que la substance fondamentale de celui-ci est complètement invisible.

Les pseudo-cylindres, au contraire, sont formés par une agglomération de cristaux ou de corps chimiques amorphes qui se soudent entre eux dans les canalicules urinaires et sont ensuite expulsés, en reproduisant l'empreinte de ceux-ci.

Parmi les cylindres salins, on rencontre des cylindres d'urate de soude, d'acide urique, d'urate d'ammoniaque, de cholestérine, d'oxalate de chaux, de phosphate de chaux. Les cylindres pigmentaires sont le plus souvent composés d'hématoïdine ou d'indican.

Il est quelquefois difficile de distinguer un vrai cylindre salin ou pigmentaire, d'un faux cylindre. On peut traiter le composé salin par des réactifs dissolvants, mais il faut éviter de détruire la substance fondamentale du cylindre ordinairement très fragile.

Pseudo-cylindres.

On rencontre parfois, dans les sédiments urinaires, un certain nombre d'éléments cylindriques de nature organique ou inorganique qu'on désigne sous la dénomination de pseudo-cylindres, parce que, contrairement aux vrais cylindres, ils n'ont pas de relation avec une affection rénale. Ils n'ont de commun avec les vrais cylindres qu'une apparente ressemblance, et, à de très rares exceptions près, un observateur attentif pourra les reconnaître.

Dans quelques cas il est utile de recourir aux réactions microchimiques.

Cette classe comprend les cylindroïdes et certains cylindres salins et pigmentaires.

Cylindroïdes.

Pl. LXXX, Fig. I.

Les cylindroïdes proviennent du mucus que contient l'urine normale en plus ou moins grande proportion.

On ne saurait les rattacher au groupe des cylindres hyalins, comme le font quelques auteurs, car, d'une part, ils n'ont aucune signification pathologique et, d'autre part, ils se distinguent de ces derniers par un certain nombre de caractères précis.

Ils sont très longs et délicats, à peine visibles, flexueux, rubanés. Ils présentent une légère striation longitudinale et une largeur très variable dans l'étendue d'un même cylindroïde ; parfois ils sont ramifiés.

Ils peuvent être recouverts d'éléments organiques ou minéraux, cellules, granulations, cristaux.

Traités par l'acide acétique, ils donnent la réaction de la mucine urinaire ; ils ne se dissolvent pas dans l'urine alcaline.

Les cylindres hyalins, au contraire, se dissolvent dans l'acide acétique et l'urine alcaline. Ils ne sont pas striés longitudinalement, leur diamètre est sensiblement régulier et leurs contours sont plus nettement accusés, enfin jamais ils ne sont ramifiés.

Les cylindroïdes, quoique assez fréquents dans les urines normales, sont ordinairement peu abondants et disséminés, leur proportion augmente dans certaines affections des voies urinaires (cystite).

Cylindres mixtes.

Les cylindres qu'on rencontre dans les sédiments urinaires n'offrent pas toujours les caractères typiques des différentes variétés que nous venons de décrire.

Leurs aspects peuvent être très divers, par suite de la variation dans l'association des éléments que nous avons passés en revue et qui viennent se surajouter à la substance fondamentale susceptible également de subir des transformations.

Aussi les cylindres doivent toujours être analysés et décrits avec soin.

C'est ainsi qu'on peut trouver des cylindres hyalins plus ou moins granuleux ou recouverts de cellules, de leucocytes ou d'hématies. Certaines cellules sont parfois dégénérées et envahies par des gouttelettes de graisse.

D'autres fois, la graisse et les acides gras coexistent dans le cylindre hémorragique avec des hématies.

Il arrive encore qu'un cylindre hémorragique se transforme en cylindre cireux et présente même les deux aspects cireux et hémorragique dans leur étendue (Pl. LXXXVI, Fig. I).

Un cylindre hémorragique peut aussi devenir fibrineux (Pl. LXXIX, Fig. II).

CYLINDRES — PSEUDO-CYLINDRES — CYLINDROÏDES

Pl. LXXX.

Fig. 1. — *Cylindroïdes*.

Fig. II. — *Cylindres*.

1. Cylindre bactérien.
2. Pseudo-cylindre d'acide urique.
3. Cylindre ou pseudo-cylindre d'urates.
4. Pseudo-cylindre d'urate d'ammoniaque.
5. Pseudo-cylindre de cholestérine.
6. Pseudo-cylindre de phosphate de chaux.

Fig 1.

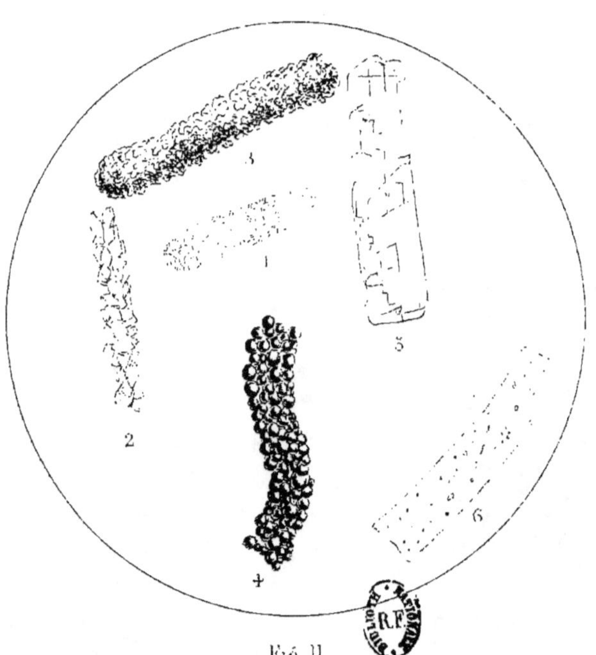

Fig. II.

Imp. L. Lafontaine, Paris

Masson et C.ⁱᵉ, éditeurs,
Paris.

PYURIE

La recherche du pus dans l'urine est relativement simple, puisqu'il suffit de centrifuger et d'examiner sans coloration le culot de centrifugation. Cependant, il est bon de savoir de quelle partie du système génito-urinaire provient le pus. Est-ce de l'urètre postérieur, de la vessie, du bassinet ou du rein ? Pour avoir ce renseignement, il convient de recueillir les urines d'une manière spéciale. On nettoie l'urètre antérieur avec une bougie à tête olivaire, on ramone le canal par plusieurs passages et on fait plusieurs injections poussées à méat ouvert. On pratique alors l'épreuve dite « des trois verres », c'est-à-dire qu'on fait uriner le malade successivement dans trois verres bien propres. S'il n'existe du trouble ou des filaments que dans le premier, c'est qu'il n'y a que de l'urétrite postérieure ; si le premier et le dernier sont troubles, il y a une cystite du col concomitante. Si les trois verres présentent du pus, c'est que le corps de la vessie ou les reins sont atteints.

Déjà ce procédé permet de diagnostiquer l'existence d'une urétrite postérieure, mais on peut compléter l'investigation de la manière suivante : on introduit la bougie à tête olivaire jusque dans l'arrière-canal, près du col de la vessie, le talon de l'olive exploratrice ramène alors au méat la récolte purulente.

L'aspect de la pyurie dans l'urétrite postérieure a, d'après Guyon, un caractère particulier. Le pus, lorsqu'il est sécrété assez abondamment, s'accumule à la région profonde du canal et s'évacue dans la journée, à intervalles plus ou moins irréguliers, par une sorte d'*éjaculation en miniature* qui projette au méat les quelques gouttes ; quelquefois, c'est à la fin de la miction ou de la défécation que cette émission purulente se produit.

Plus fréquemment, la sécrétion est pauvre ; les menues gouttes purulentes, nées en amont du sphincter membraneux, restent, jusqu'au matin, enfermées dans l'urètre profond ; elles s'écoulent avec le premier jet d'urine, balayées sous forme de bouchons muqueux, de filaments blanchâtres.

FILAMENTS URÉTRAUX

Pl. LXXIII, Fig. III.

Les filaments urinaires sont blancs, allongés, irréguliers. Les uns flottent dans le liquide, les autres tombent au fond du verre. Ils peuvent coexister avec un écoulement purulent encore perceptible le matin au niveau du méat, ou bien ils se voient encore alors que la goutte a disparu. Ce sont les ultimes vestiges de la blennorragie et ils disparaissent les derniers. Certains filaments sont homogènes et réfringents, d'autres présentent des stries irrégulières, longitudinales et transversales ; quelques-uns sont larges, en forme de rubans, d'autres sont étroits. Ils peuvent présenter de petites traînées rougeâtres dues à du sang. Ces filaments doivent leur consistance filante à leur constitution muqueuse.

Vus sans coloration, entre lame et lamelle, par simple écrasement, les filaments se montrent formés de globules de pus et de cellules épithéliales. Lorsqu'il y a des globules de pus, on peut conclure qu'il y a *urétrite chronique* ; lorsqu'il existe seulement des cellules épithéliales, on dit qu'il y a *urétrorrhée simple*.

Si on étale le filament, et que, après fixation, on colore par la thionine ou le bleu de méthylène, on peut retrouver des gonocoques en plus ou moins grand nombre, inclus, d'ordinaire, dans les cellules épithéliales. Lorsqu'il y a des globules de pus, il faut toujours chercher avec soin les gonocoques qui peuvent être rares et difficiles à trouver ; lorsqu'il y a exclusivement des cellules épithéliales, les gonocoques sont d'ordinaire absents.

Les infections secondaires ne sont pas rares, elles sont déterminées par des cocci, des cocco-bacilles ou des bâtonnets souvent disposés bout à bout ou en chaînettes. Le plus fréquent des microbes associés est le cocco-bacille urétral.

Cocco-bacille de l'urèthre.

C'est un bâtonnet très court, presque rond, à peu près immobile, se mettant en chaînettes droites constituant des amas en fourmilière (d'où le nom de *bacille-fourmi*, donné par Janet). Il peut se grouper par deux ou par plusieurs éléments. Il prend difficilement et inégalement le Gram, et cela d'une façon variable.

Cultures. — *Gélose.* — Colonies rares et petites ressemblant à celles du streptocoque.

Gélatine. — Pas de liquéfaction.

Lait. — Pas de coagulation.

Gélose du sang. — Cultures abondantes, comme une tête d'épingle à centre surélevé et grisâtre, à bords minces et déchiquetés.

Bouillon ascite. — Cultures analogues à celles du pneumocoque sur bouillon.

Virulence. — Nulle.

Desquamation du col de la vessie.

Il arrive parfois, que des individus qui ont eu des blennorragies antérieures, ne présentent ni goutte militaire, ni filaments dans l'urine, cependant, ils sont susceptibles à l'occasion d'un bon repas, ou d'une défécation difficile, d'éprouver un peu de ténesme au niveau du col de la vessie, et ils peuvent faire sortir de leur canal une goutte blanche qui, à première vue, paraît être du pus, et qui n'est en réalité constituée que par des cellules épithéliales diverses sans microbes d'aucune sorte. Il s'agit de cellules venues du col de la vessie ou de la région prostatique de l'urètre. La figure I, planche LXXXIII, donne un aspect de ces cellules.

HÉMATURIES

Lorsqu'il y a du sang dans les urines, il est avantageux de considérer s'il y a ou non un dépôt.

Urines avec dépôt. — On peut avoir les différents aspects suivants :

α. Un dépôt constitué par du sang pur, ou un dépôt jaunâtre strié de sang, formé d'un mélange de sang et de pus (cystite subaiguë).

β. Un dépôt glaireux très adhérent au vase, d'une coloration rouge assez vive, due à une multitude de stries sanglantes (cystite aiguë).

Dans ces deux cas, l'urine qui surnage est à peine teintée.

γ. Un dépôt glaireux avec une couche de sang pur, et une coloration rouge assez vive de l'urine sus-jacente signifie que le mélange de sang, d'urine et de pus s'est fait tardivement (cystite calculeuse, irritation par un instrument explorateur).

δ. La partie inférieure de l'urine est formée de coagula et de corps demi-solides, analogues à des caillots, et la masse du liquide est franchement rouge (cystite néoplasique). On peut trouver dans ces cas, des fragments de tumeur de la dimension d'un pois à un noyau de prune, jaunâtres, friables, se désagrégeant facilement. Les débris de tumeur sont villeux, framboisés, papilliformes.

Les caillots de sang sont mous, franchement cruoriques, semi-ovoïdes, faciles à dissocier; quelques-uns ont l'apparence de faisceaux fibrineux. Lorsque les caillots sont allongés, vermiformes, très déliés et d'une longueur considérable, il y a lieu de croire que l'hématurie est d'origine rénale et non plus d'origine vésicale, sans que le fait soit certain.

La coloration du liquide qui surmonte le dépôt varie d'intensité depuis la teinte rosée jusqu'au rouge sombre. Les urines peuvent être aussi plus foncées, brunes ou noires, tantôt limpides, tantôt troubles. Lorsque l'hémorragie a perdu son éclat et sa rutilance, c'est que, vraisemblablement, elle vient de plus haut que la vessie et que le sang a séjourné dans cette dernière. Les urines des néphrites ont en effet l'aspect du *bouillon de bœuf*, de la *lavure de chair*.

Des urines uniformément troubles, appartiennent autant aux néphrites qu'à certaines cystites; si elles sont noires, avec une coloration marc de café et présentent une forte odeur de gangrène, c'est qu'elles proviennent de la vessie et indiquent l'existence d'une cystite putride liée ou non à une tumeur.

Dans quelques cas, l'examen microscopique est superflu, mais il est souvent nécessaire, car l'hématurie peut être légère, malgré l'intensité de la coloration. Il faut aussi retenir que les hématies se dissolvent dans l'urine quand celle-ci présente la fermentation ammoniacale et l'on ne perçoit plus que des disques très pâles à peine indiqués par un léger contour linéaire.

Urines sans dépôt. — Si l'urine a une teinte uniforme, homogène, légèrement trouble, ou bouillon de bœuf, il s'agit vraisemblablement de néphrite. La présence des cylindres tranche les difficultés. Les globules de pus sont toujours en moindre abondance dans les néphrites que dans les cystites.

CYSTITE

La pyurie des cystites est plus abondante que celle des néphrites. Au repos, il se forme un dépôt, tandis que l'urine reste généralement claire. Parfois aussi, la quantité de pus est minime et, par la centrifugation, on trouve un dépôt floconneux où on constate les leucocytes.

En général, le pus sort mélangé aux urines. Au commencement et surtout à la fin, les urines sont plus troubles ou constituées par du pus plus pur et reconnaissable nettement à l'œil nu.

L'hématurie est finale, elle paraît dans les dernières gouttes sous forme de petits filaments, rarement de caillots qui suivent les dernières gouttes. Les urines sont habituellement acides. La transformation ammoniacale, lorsqu'elle se produit n'est qu'un phénomène surajouté. Les urines abandonnent au fond du vase un dépôt glaireux sous forme de masse visqueuse, filante, bleuissant le papier de tournesol.

Quelques types de cystites méritent d'être retenus, au point de vue qui nous occupe, le diagnostic ressortissant à la clinique :

Cystite blennorragique. — Présence de sang et de pus. Hémorragie fréquente, souvent même abondante. Dans ses formes légères, à l'épreuve des trois verres, on ne voit du pus que dans le premier verre. Dans les formes plus accentuées, il y a un dépôt purulent dans le premier et le troisième verre. Présence de gonocoques.

Cystite des rétrécis. — La quantité de pus n'est pas considérable. Les urines deviennent facilement ammoniacales. Les hématuries peuvent être extrêmement abondantes.

Cystite des prostatiques. — D'emblée chronique; l'urine devient bientôt ammoniacale. L'odeur est forte, fétide, le dépôt visqueux abondant.

Cystite néoplasique. — Rapidement, odeur fétide rappelant celle des macérations anatomiques.

Parfois, dans les urines des cystites, on peut observer l'expulsion de fausses membranes ou de lambeaux de muqueuses.

Fausses membranes.

Elles ressemblent assez aux fausses membranes de la diphtérie, et sont constituées par un réticulum de fibrine dont les mailles sont occupées par des leucocytes, des bactéries diverses, et des phosphates ammoniaco-magnésiens. Ces membranes sont de couleur gris jaunâtre, elles peuvent être très molles et s'écraser à la pression, comme d'autres fois, elles sont résistantes et élastiques. Elles se produisent à la suite de cystites aiguës, les urines ont une odeur fétide et on observe des hémorragies abondantes. Les fausses membranes s'expulsent par les urines sous forme de pellicules très minces, très peu étendues, dans certains cas, sous forme de lambeaux épais et larges.

On peut observer ces fausses membranes à la suite d'applications intempestives de vésicatoires.

Lambeaux de muqueuses.

Des lambeaux de muqueuses peuvent se détacher dans la cystite exfoliante par suite de sphacèle de la surface interne de la vessie. Les membranes exfoliées sont petites ou très larges, de couleur blanc sale, d'une odeur caractéristique de putréfaction, d'épaisseur variable de 1 à 3 millimètres, résistantes et difficilement déchirables. Elles sont constituées au microscope par la muqueuse seule ou par la muqueuse avec du muscle sous-jacent.

On peut observer aussi des détritus alimentaires, lorsqu'il existe une fistule vésico-rectale. C'est ainsi qu'on peut trouver des lentilles, des fibres musculaires, des grains d'amidon, etc., etc.

Des fragments de néoplasme peuvent aussi être éliminés par les urines.

MICROBES PATHOGÈNES DANS LES URINES

Ce sont les microbes des cystites qui sont les plus intéressants et les plus nombreux. Ces microbes peuvent s'étendre à tout l'arbre urinaire.

Tout d'abord, il convient de faire observer qu'on peut rencontrer des microbes dans les urines recueillies aseptiquement, et cela, sans que l'examen histologique révèle la suppuration, c'est-à-dire sans que l'on constate la présence de globules de pus ou fort peu. Ce phénomène est désigné sous le nom de *bactériurie* et il est considéré comme pathologique.

Les microbes peuvent se trouver isolés, ou être disposés en amas, formant des *pseudo-cylindres microbiens*.

Le plus fréquemment observé est le coli-bacille, puis viennent le streptocoque et le staphylocoque. Il n'y a jamais d'association microbienne, une seule variété existe à la fois.

L'urine, dans la bactériurie est presque toujours acide, rarement neutre ou alcaline, elle est toujours trouble et n'abandonne pas par le repos un dépôt au fond du vase. Elle dégage, en général, une odeur désagréable, fétide. La bactériurie est d'ordinaire consécutive à des cathétérismes, à des blennorragies antérieures compliquées de cystite ou de prostatite, ou elle subsiste comme reliquat d'une cystite quelconque.

La bactériurie est un phénomène rare, presque toujours, il y a en même temps que les microbes, des globules de pus et des cellules épithéliales.

Les microbes les plus importants à rechercher sont par ordre de fréquence :

1° Le *coli-bacille* (syn. : bactérie septique de la vessie, bactérie pyogène, coccobacillus ureæ pyogenes, urobacillus non liquefaciens septicus).

Il se décolore au Gram, et se présente sous forme d'un bâtonnet assez gros à bouts arrondis (voir p. 188, Pl. XXXIX, Fig. III).

2° Le *streptocoque pyogène*, qui se montre sous forme de chaînettes de 4 à 10 éléments et est très abondant (voir p. 167, Pl. XXXVIII, Fig. I).

3° Le *bacille de Koch*. — On peut le recontrer tantôt seul, tantôt associé à d'autres microbes, de préférence au coli-bacille. Quand on ne trouve aucun microbe décelable par les méthodes habituelles (coloration au Gram, au bleu de méthylène) dans le pus d'une cystite, il faut rechercher le bacille de Koch, qui, au début, est toujours seul. Les urines sont presque constamment acides dans la tuberculose vésicale, et la recherche du bacille doit être effectuée dans les urines acides.

Démontrer la présence du bacille tuberculeux est souvent un problème difficile et il est utile de faire une inoculation au cobaye. En général, dans l'urine, les bacilles sont longs et grêles, souvent fortement granuleux.

Tantôt ils sont isolés et peu nombreux, mais, plus fréquemment, ils forment des amas, des faisceaux, rares, mais volumineux.

Hallé a signalé des énormes amas bacillaires flexueux, contournés en S, analogues à ceux que fournissent les cultures; et ces « fagots » bacillaires peuvent faire hésiter ou tromper l'observateur. La seule présence des bacilles de Koch dans les urines n'indique pas leur provenance, et il faut dans les cas douteux, faire le cathétérisme des uretères, pour examiner l'urine provenant directement des reins.

Il existe deux grosses causes d'erreur dans la recherche du bacille de Koch : d'abord l'impossibilité de le déceler, bien qu'il existe en abondance; et, en second lieu, le diagnostic différentiel très délicat, et qui se présente souvent avec les *bacilles acido-résistants* (voir p. 292). Dans nombre de circonstances, l'inoculation seule a pu nous permettre de résoudre cette question. On peut dire que les acido-résistants se colorent moins franchement en rouge, ils sont rouge violet; leur groupement et leur forme sont un peu différents.

4° Les *staphylocoques* (voir p. 170, Pl. XXXVIII), principalement l'aureus.

5° Les *gonocoques* (voir p. 296, Pl. LIX).

6° Le *bacille pyocyanique* (voir p. 213).

Ajoutons la liste suivante de microorganismes plus rares, avec leurs caractères différentiels :

Diplococcus ureæ liquefaciens.
Staphylococcus ureæ liquefaciens.
Diplococcus subflavus.
Micrococcus albicans simplex.
Urobacillus liquefaciens septicus.
Streptobacillus anthracoïdes.
Proteus vulgaris.

Diplococcus ureæ liquefaciens.

Staphylococcus ureæ liquefaciens.

Nous les identifions aux staphylocoques, et ils ne méritent pas de retenir beaucoup l'attention.

Diplococcus subflavus

Cultures. — *Gélose.* — Colonies minces, transparentes, gluantes, devenant rapidement grisâtres, opaques, puis prenant une couleur jaune ocreuse.

Gélatine. — Rapidement liquéfiée.

Microscopie. — *Réaction au Gram.* — Positive.
Mobilité. — Nulle.
Morphologie. — Gros diplocoques asymétriques, à face interne échancrée, ressemblant à de gros gonocoques.

Micrococcus albicans simplex.

Paraît devoir être identifié au staphylocoque blanc.

Urobacillus liquefaciens septicus.

Paraît devoir être identifié au proteus vulgaris.

Streptobacillus anthracoïdes.
(MELCHIOR.)

Conditions vitales. — Aérobie et anaérobie facultatif.

Cultures. — *Gélose.* — Colonies grisâtres plus épaisses au centre et présentant de nombreux anneaux de croissance concentriques dont l'épaisseur diminue à la périphérie.

Gélatine. — Liquéfiée et, au fond du tube, dépôt de grumeaux bactériens gris jaune.

Bouillon. — Trouble laiteux, uniforme, avec dépôt grisâtre, grumeleux.

Pomme de terre. — Enduit visqueux brun jaunâtre, sale.

Sérum. — Colonies rondes, blanc jaune, comme glaireuses, et en partie confluentes.

Milieux spéciaux. — *Urine :* devient trouble, fermentation ammoniacale lente. A la surface du liquide, dépôt blanchâtre peu consistant.

Microscopie. — *Réaction au Gram.* — Positive.   .
Mobilité. — Nulle.
Morphologie. — Bâtonnet court, très gros, à bouts arrondis, ressemble assez au bacille du charbon. Fréquemment, courts bacilles rangés en chapelets de longueur très différente. Peut se présenter sous forme de filaments bacillaires en réseau.

Proteus vulgaris.
(HAUSER.)

Conditions vitales. — Aérobie et anaérobie facultatif.

Cultures. — *Gélose.* — Colonies circulaires, de la grosseur d'un grain de chénevis, opaques, blanchâtres et luisantes, dégageant une odeur âcre et nauséabonde. Au bout de quelque temps, formation d'un enduit grisâtre, épais, uniforme.

Gélatine. — Points gris blanc. Liquéfaction circulaire à bords distincts, puis devenant totale.

Bouillon. — Devient vite trouble et opaque avec dépôt d'une couche granuleuse et blanchâtre.

Pomme de terre. — Enduit visqueux qui présente, au bout de quelque temps, une couleur brun foncé sale.

Sérum. — Enduit gris sale, humide et glaireux, puis le sérum devient visqueux et liquide, prend une couleur brun foncé sale et dégage une odeur âcre et putride.

Gélose sucrée profonde. — Colonies circulaires, blanc jaune, à bords effilés, entourées d'une zone grisâtre nuageuse. Produit des gaz.

Lait. — Coagulé.

Milieux spéciaux. — Urine. Rapidement troublée. Odeur de fermentation ammoniacale.

Microscopie. — *Réaction au Gram.* — Négative.

Mobilité. — Accentuée.

Morphologie. — Bacille à bouts arrondis, varie beaucoup de forme et d'aspect, d'ordinaire gros et trapu presque comme un coccus, d'autres fois allongé, et peut devenir filamenteux.

Propriétés. — Fait fermenter l'urée.

Diagnostic. — Facile, doit être identifié avec l'urobacillus liquefaciens septicus de Krogius.

Plus récemment, on a observé que la flore anaérobienne était aussi riche que la flore aérobienne et que dans les infections urinaires, elle devrait être soigneusement recherchée. Les espèces les plus fréquemment rencontrées ont été :

Le micrococcus fœtidus (voir p. 216).

Le bacillus fragilis (voir p. 217).

Le bacillus funduliformis (voir p. 215).

Le bacillus nebulosus (voir p. 219).

Le staphylococcus parvulus (voir p. 216).

Le diplocoque reniformis (voir p. 219).

Le streptobacillus fusiformis (v. p. 218).

Enfin, d'autres espèces encore insuffisamment décrites et observées.

En terminant, disons que les récentes méthodes d'exploration employées en pathologie urinaire, comme le cathétérisme des uretères, la division vésicale, permettent à l'analyse microscopique de donner des résultats plus précis.

PYÉLONÉPHRITES

La quantité d'urines est généralement augmentée, la coloration est jaune pâle, opalescente. Dès son émission, l'urine se sépare en deux couches, l'une formant un dépôt grisâtre, nettement purulent; l'autre surnageant sous forme d'un liquide louche. La pyurie est constante et abondante, et varie peu pendant toute l'émission de l'urine. Les urines deviennent rapidement neutres et alcalines. On trouve au microscope des cellules épithéliales isolées, venant des canalicules du rein, des cylindres hyalins, des cellules imbriquées, agglomérées ou isolées, provenant du bassinet. On remarque aussi de nombreux cristaux de phosphate ammoniaco-magnésien. On rencontre les microbes habituels de l'arbre urinaire : streptocoques, colibacilles, microcoques divers.

La présence du sang est rare et peu abondante.

NÉPHRITES CHIRURGICALES

L'existence d'une *polyurie trouble* est caractéristique d'une lésion rénale. La coloration est laiteuse, variant du gris blanc au vert, et elle reste telle. Au fond du vase peut se déposer une couche purulente, opaque, verdâtre, plus ou moins épaisse. Une sécrétion abondante, continue et persistante indique l'origine rénale. Ce symptôme peut disparaître brusquement; les urines redeviennent claires pendant que des douleurs lombaires se produisent, et tout à coup une nouvelle polyurie trouble réapparaît, alors que la douleur cesse. Dans ces cas, l'urine claire sécrétée pendant l'intervalle des deux pyuries prouve l'intégrité fonctionnelle complète ou incomplète du rein du côté opposé.

Dans les néphrites chirurgicales, l'urine peut présenter une teinte variant depuis le rose jusqu'au noir foncé. Au moment de l'émission, elles peuvent être rouges; par le repos, elles prennent une coloration noire. Lorsque l'hématurie est abondante, on constate au fond du vase une couche de caillots; si elle est faible, il se dépose une poussière brunâtre.

Parfois, l'examen microscopique décèle la présence du sang, alors que la coloration ne le trahit pas. L'analyse microscopique est donc indispensable pour déceler une hématurie latente.

Les cylindres hématiques formés de globules rouges contenus dans un réticulum de fibrine et reproduisant le moule des canalicules du rein se rencontrent plus souvent dans les maladies chirurgicales du rein que dans les néphrites médicales.

NÉPHRITES MÉDICALES

En se basant sur la clinique et l'examen microscopique des urines, les néphrites doivent être étudiés d'après leur évolution, et c'est ainsi qu'il y a lieu d'envisager :

1° Les *néphrites aiguës*, qui présentent tous les degrés, depuis la néphrite passagère, transitoire qui demande à être recherchée, et est plutôt un symptôme d'une maladie qu'une maladie elle-même, jusqu'à la néphrite nettement confirmée, qui est une maladie par elle-même, quelle qu'en soit la cause originelle;

2° Les *néphrites prolongées*, avec ou sans poussées subaiguës intercurrentes;

5° Les *néphrites chroniques*, dont il convient de retenir deux formes cliniques importantes : α, la néphrite parenchymateuse; β, la néphrite interstitielle.

NÉPHRITES AIGUËS

L'inflammation du rein, d'origine microbienne ou toxique, présente les mêmes caractères généraux, les mêmes processus pathologiques qu'on rencontre dans les inflammations en général, et ils sont décélables par l'examen microscopique.

A. Le premier de ces caractères consiste dans une vaso-dilatation intense, qui va depuis la congestion simple jusqu'à l'hémorragie.

B. En second lieu, les éléments cellulaires nobles, ceux qui président à la sécrétion et à l'excrétion rénales sont atteints dans leur vitalité et leur fonctionnement. Tout d'abord, la cellule ne présente qu'une hyperactivité vitale et maladive, elle se tuméfie et laisse transsuder des boules ou des blocs sarcodiques qui, par leur réunion, vont former des cylindres hyalins. Puis, les cellules elles-mêmes se tuméfient, tombent et sont éliminées, soit isolément, soit par lambeaux ou agrégats, formant les cylindres épithéliaux. Bientôt aussi, les cellules dégénèrent; elles subissent une transformation granuleuse spéciale qui a pour conséquence l'élaboration de cylindres eux-mêmes granuleux. C'est plus tard que les dégénérescences graves se produisent, la dégénérescence graisseuse quelquefois, la dégénérescence cireuse souvent, avec production de cylindres plus ou moins cireux. C'est ainsi qu'on peut apprécier le degré d'atteinte du rein :

Au premier stade : formation de cylindres hyalins.

Au second stade qui se produit très rapidement : dégénération granuleuse des cellules qui desquament; et formation de cylindres granuleux et épithéliaux.

Au dernier stade, dégénérescences graves, formation de cylindres graisseux et cireux.

Il va sans dire qu'en pratique, on n'observe pas ces différences aussi tranchées, mais suffisamment nettes cependant. Ce qui complique, c'est la présence concomitante de sang qui fait que les cylindres hyalins ou granuleux sont soit teintés par la matière colorante du sang, soit entourés, quelquefois infiltrés de globules rouges.

C. Le troisième processus pathologique consiste en un afflux leucocytaire assez considérable; la diapédèse se produit, et il y a élimination, par les urines de cellules inflammatoires polynucléées. Les globules de pus peuvent être prédominants, et ils sont soit isolés, soit groupés sous forme de cylindres. Ces derniers n'existent qu'en raison du fait que le pus entraîne avec lui la formation des cylindres hyalins en grande abondance. Ces cylindres hyalins permettent l'adhérence et la cohésion des globules du pus. Le cylindre leucocytique n'est alors qu'un cylindre composé.

Ces quelques considérations nous permettent de comprendre que, au cours des néphrites aiguës, tel ou tel des processus ci-dessus indiqués pourra prédominer sur les autres, et l'examen microscopique nous autorise alors à établir les trois types suivants :

Néphrite hémorragique;

Néphrite épithéliale;

Néphrite pyogène,

qui peuvent être isolés ou se fusionner deux à deux.

Lors donc qu'on a à pratiquer un examen microscopique des urines, au cours d'une néphrite aiguë, il convient d'envisager les divers points suivants avant d'établir une conclusion :

α. Recherche des microbes que l'on suppose être les agents pathogènes;

β. Recherche du sang;

γ. Recherche des éléments cellulaires desquamés;

δ. Recherche des cylindres qui traduisent le degré de souffrance de l'épithélium rénal;

ε. Recherche des globules inflammatoires ou de pus;

ζ. Recherche des éléments cristallisés.

L'aspect des urines dans les néphrites aiguës est celui de la lavure de chair, de bouillon trouble que nous avons précédemment indiqué.

Nous avons suffisamment analysé précédemment les divers éléments que le microscope décèle, nous n'y reviendrons pas; nous ne dirons qu'un mot des microbes.

Microbes dans les néphrites. — Il est très difficile, sinon impossible, de mettre en évidence dans les urines les microbes déterminants de la néphrite, et cela pour plusieurs raisons : d'abord parce que, malgré tous les soins désirables, l'urine n'est jamais recueillie avec une asepsie parfaite; en second lieu, les microbes pathogènes y font souvent défaut. On a pu, dans des cas rares, y déceler la présence de bacilles typhiques, de staphylocoques, de streptocoques. Le bacille de Koch lui-même, dont les réactions colorantes sont si spéciales, est difficile à mettre en évidence. En somme, la recherche des microorganismes pathogènes dans les urines, au cours des néphrites est décevante, sujette à de multiples causes d'erreur et n'est pas entrée dans la pratique. Nous avons montré cependant qu'elle était parfois possible en reproduisant Pl. LXXXIII, Fig. II, des streptocoques observés dans l'urine d'un enfant atteint de néphrite scarlatineuse aiguë.

NÉPHRITES CHRONIQUES

Lorsque les néphrites tendent à passer à l'état chronique ou lorsque surviennent des poussées aiguës ou subaiguës au cours des néphrites chroniques, il est à remarquer que les cylindres cireux augmentent de nombre et aussi de grosseur. Les cylindres hyalins augmentent également d'épaisseur. Les deux types classiques des néphrites chroniques sont la néphrite parenchymateuse et la néphrite interstitielle.

Néphrite parenchymateuse chronique.

Les urines sont rares, troubles et foncées, d'un brun sale, mousseuses, quelquefois légèrement sanglantes et laissant déposer un sédiment brunâtre assez abondant. On trouve au microscope de l'acide urique, des urates, du phosphate ammoniaco-magnésien, d'assez nombreux leucocytes, des cylindres pâles et hyalins au début, plus tard opaques, granuleux, granulo-graisseux, cireux.

Bard a admis la loi suivante que nous accepterons comme exacte de par nos examens : « L'abondance de cylindres opaques, larges, granuleux correspond à un processus épithélial en pleine activité. Aux cas torpides, à marche lente, appartiennent les cylindres granuleux, clairs, étroits et transparents. »

Néphrite interstitielle chronique.

Les urines sont transparentes et ne laissent déposer aucun sédiment au fond du bocal. Par la centrifugation, on ne trouve que quelques cylindres, hyalins pour la plupart.

Quelques autres maladies peuvent avoir une formule urinaire importante à signaler.

Hémoglobinurie.

On trouve des amas granuleux, amorphes, poussiéreux, des blocs plus ou moins volumineux, des cylindres brunâtres et grenus, des cylindres hyalins, des cristaux d'hématine, d'hématoïdine, des cristaux bleuâtres ou noirâtres mal définis, des urates, des oxalates abondants. Il n'y a pas de globules sanguins.

Dégénérescence amyloïde.

Les urines sont abondantes, claires et transparentes, sans sédiments. On rencontre par la centrifugation des cylindres cireux ou hyalins, compacts, rectilignes ou spiroïdes, mais ne présentant pas les réactions de la substance amyloïde.

_______________   _______________

CYSTITE HÉMORRAGIQUE — CYSTITE PURULENTE — CYSTITE PROSTATIQUE

CYSTITE COLI-BACILLAIRE

Pl. LXXXI.

Fig. I. — *Cystite hémorragique.* — Examen du dépôt urinaire ni sans coloration. (Grossissement 500, ocul. comp. 9, obj. 7, Stiassnie.)
   On voit des cellules de la vessie mononucléées dont quelques-unes en raquette, des globules de pus, des hématies.

Fig. II. — *Cystite purulente.* — Examen sans coloration. (Même grossissement.)
   On voit de nombreux globules de pus et des cristaux de phosphate ammoniaco-magnésien.

Fig. III. — *Cystite prostatique streptococcique.* — Coloration au Gram; hématoxyline-éosine. (Grossissement 1000, ocul. comp. 9,. obj. 1/15, Stiassnie.)
   On voit des streptocoques en chaînettes ou en diplocoques, des hématies, des globules de pus (polynucléaires en karyolyse) plus ou moins dégénérés.

Fig. IV. — *Cystite coli-bacillaire.* — Coloration au bleu de méthylène. (Grossissement 1000, ocul. comp. 9, obj. 1/15, Stiassnie.)
   On voit des polynucléaires (globules de pus) et des coli-bacilles.

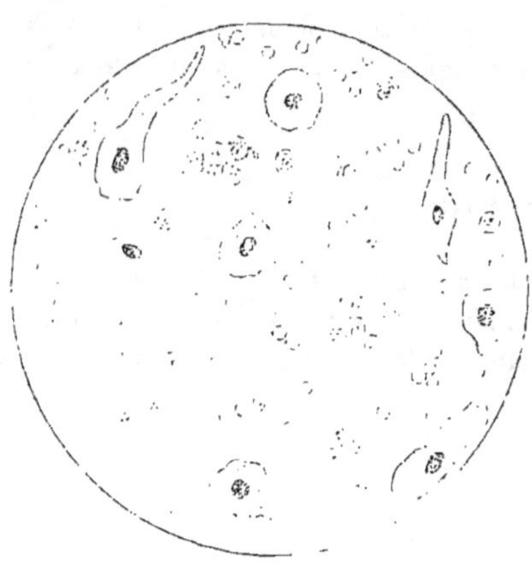

Fig. I.

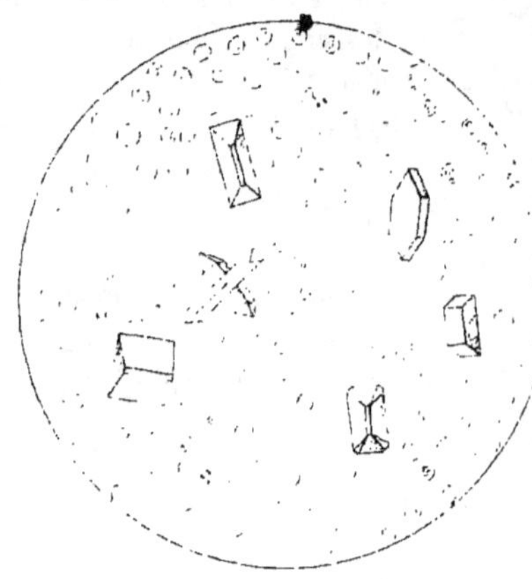

Fig. II.

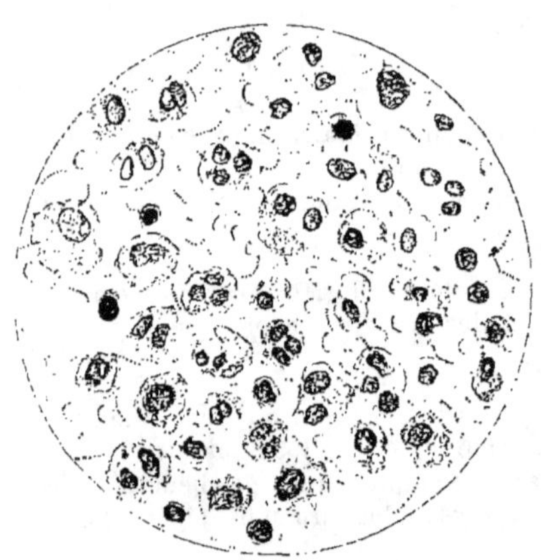

Fig. III.

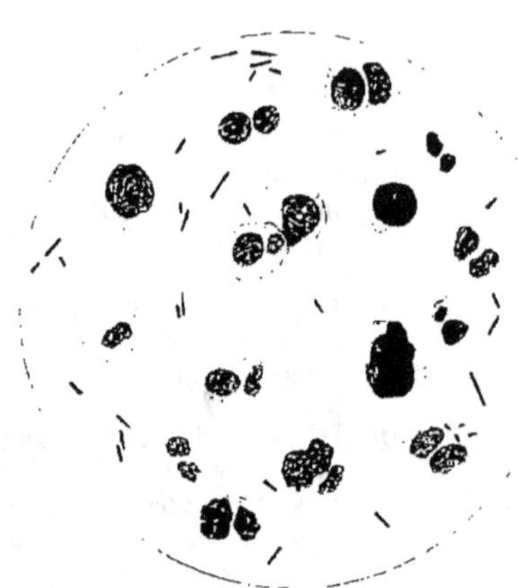

Fig. IV.

Imp. J. Lafontaine, Paris.

Masson et C.ie, éditeurs.
Paris.

C YSTITE **TUBERCULEUSE**

Pl. LXXXII.

Fig. 1. — *Cystite tuberculeuse.* — Coloration au Ziehl et au bleu de méthylène. (Grossissement 1000, ocul. comp. 9, obj. 1/15, Stiassnie.)
On voit les bacilles tuberculeux rouges et en amas, des cellules mononucléées de la vessie, des globules de sang, des globules de pus à tous les degrés de dégénérescence, du mucus.

Fig. II. — *Cystite tuberculeuse.* — Coloration au Ziehl et ensuite à l'hématoxyline-éosine. (Grossissement 1000, ocul. comp. 9, obj. 1/15, Stiassnie.)
On voit des bacilles tuberculeux peu nombreux et isolés, des cellules mononucléées de l'épithélium vésical, des hématies, des globules de pus en karyolyse et à tous les degrés de dégénérescence.

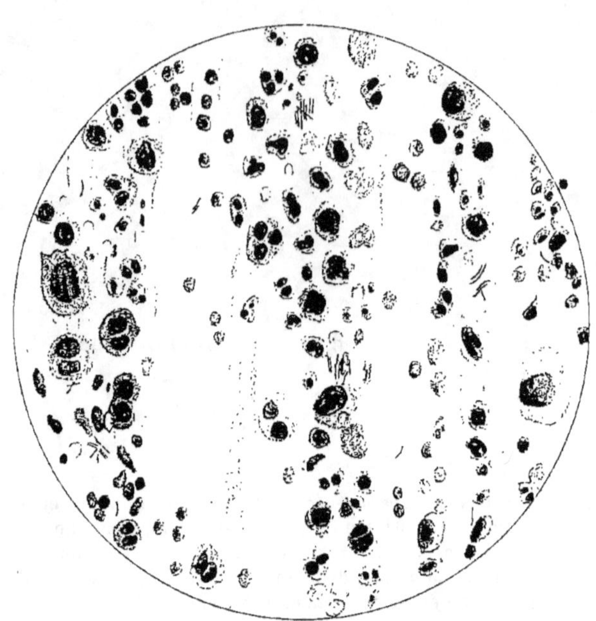

Fig. I.

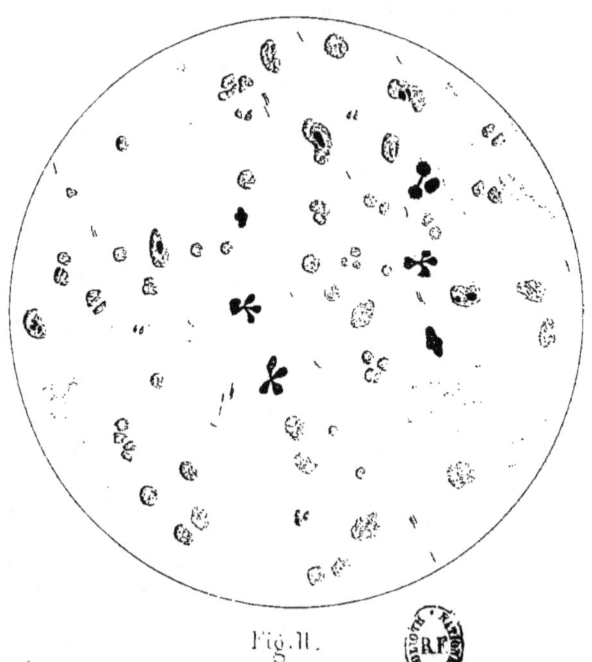

Fig. II.

Masson et Cie éditeurs,
Paris

DESQUAMATION DU COL DE LA VESSIE — NÉPHRITE SCARLATINEUSE

Pl. LXXXIII.

Fig. I. — *Desquamation du col de la vessie chez un ancien blennorrhéen.* — Fausse
goutte militaire survenant à la suite de la défécation pénible. La goutte pseudo-
purulente est recueillie au méat, étalée sur lame et colorée au bleu de
méthylène. (Grossissement 1000, ocul. comp. 9, obj. 1/15, Stiassnie.)
  On voit des cellules épithéliales de divers aspects, mononucléées; absence
  de microbes et de globules de pus.

Fig. II. — *Néphrite scarlatineuse.* — Les urines recueillies avec le plus d'asepsie
possible ont été examinées après inoscopie et coloration par la méthode de Gram
suivie d'une double coloration par l'éosine. (Grossissement 1000, ocul. comp. 9,
obj. 1/15, Stiassnie.)
  On voit des streptocoques en chaînettes ou en diplocoques, des coli-bacilles.

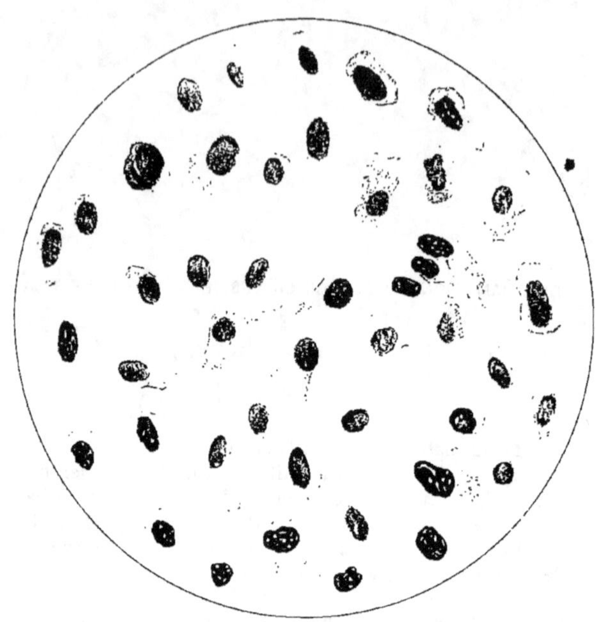

Fig. I.

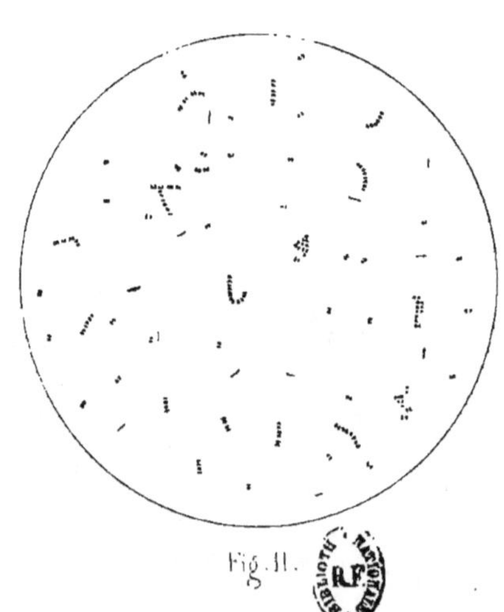

Fig. II.

Masson et Cie éditeurs.
Paris

NÉPHRITE SCARLATINEUSE — NÉPHRITE AIGUË

Pl. LXXXIV.

Fig. I. — *Néphrite scarlatineuse aiguë.* — Examen du culot de centrifugation sans coloration. (Grossissement 500, ocul. comp. 9, obj. 7, Stiassnie.)
On voit des cellules épithéliales mononucléées et granuleuses très probablement d'origine rénale, des cylindres hyalins dont quelques-uns sont porteurs de globules de pus, un cylindre leucocytique, des globules de pus et quelques hématies.

Fig. II. — *Néphrite aiguë à type hémorragique et épithélial.* — Examen du dépôt sans coloration. (Grossissement 500, ocul. comp. 9, obj. 7, Stiassnie.)
On voit des cylindres hyalins, des cylindres épithéliaux, des hématies, quelques leucocytes et un cylindre cireux.

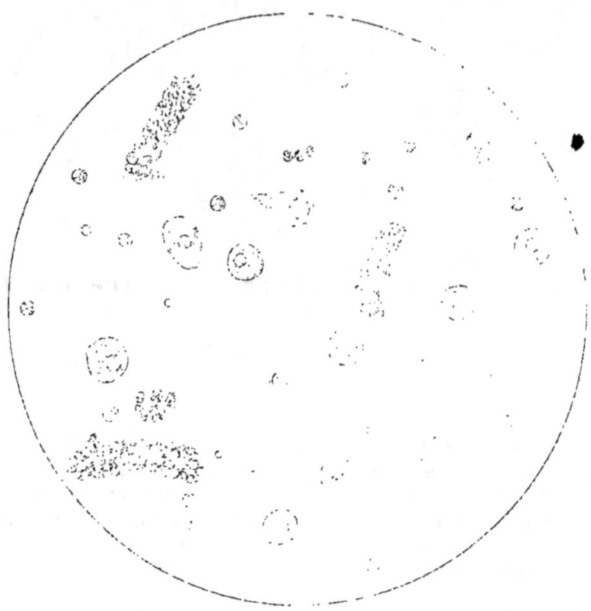

Fig. I.

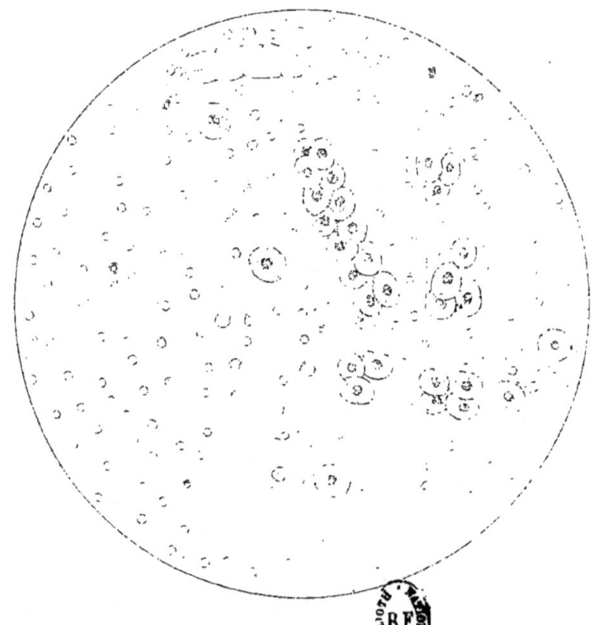

Fig. II.

Imp. L. Lafontaine, Paris.

Masson et Cie éditeurs.
Paris

NÉPHRITE AIGUË PYOGÈNE — NÉPHRITE AIGUË HÉMORRAGIQUE

Pl. LXXXV.

F*ig*. I. — *Néphrite aiguë pyogène.* — Examen du dépôt sans coloration. (Grossissement 550, ocul. 2, obj. 7, Stiassnie.)

On voit de nombreux globules de pus, quelques hématies, quelques cellules épithéliales, un cylindre leucocytique, des cylindres hyalins, granuleux et hématiques.

F*ig*. II. — *Néphrite aiguë hémorragique.* — Examen du dépôt sans coloration. (Grossissement 500, ocul. comp. 9, obj. 7, Stiassnie.)

On voit des hématies en grand nombre, des cylindres hématiques dont deux semblent évoluer vers la dégénérescence cireuse, des cylindres granuleux, des cellules épithéliales isolées dont quelques-unes présentent la morphologie de cellules rénales et quelques leucocytes.

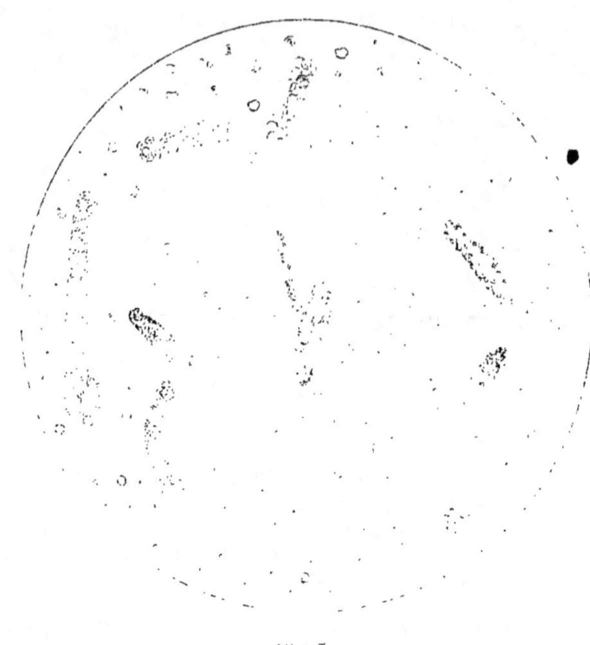

Fig I

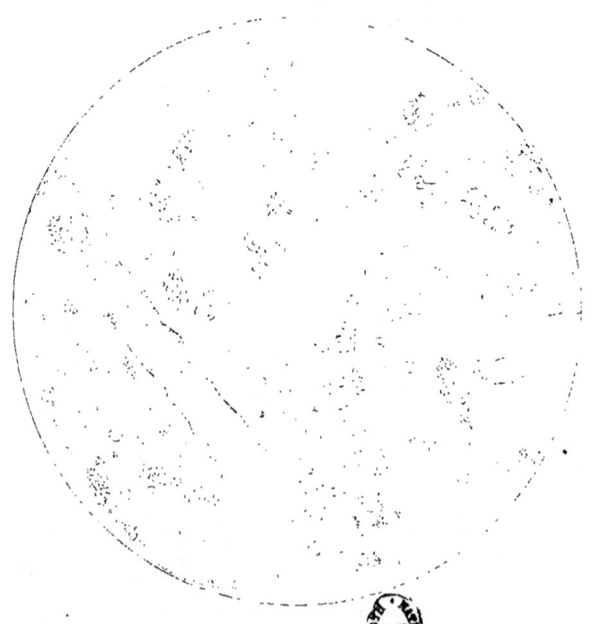

Fig. II.

Imp. L. Lafontaine, Paris

Masson et C.ie éditeurs.
Paris

NÉPHRITE AIGUË ÉPITHÉLIALE ET HÉMORRAGIQUE — NÉPHRITE AIGUË

A SA TERMINAISON

PL. LXXXVI.

Fɪɢ. I. — *Néphrite aiguë grave épithéliale et hémorragique.* — Examen du dépôt
sans coloration. (Grossissement 500, ocul. comp. 9, obj. 7, Stiassnie.)

On voit de nombreuses hématies et du pigment sanguin, de larges cylindres
épithéliaux, des cylindres hématiques dont deux sont en train de subir la
dégénérescence cireuse, des cylindres à granulations pigmentaires (pigment sanguin), quelques leucocytes, des cristaux d'oxalate de chaux (cette
néphrite a été suivie de terminaison fatale).

Fɪɢ. II. — *Néphrite aiguë au déclin.* — Examen du dépôt sans coloration. (Grossissement 500, ocul. comp. 9, obj. 7, Stiassnie.)

On voit deux cylindres cireux, un cylindre hyalin, deux cylindres épithéliaux
et granuleux, un cylindre hématique, un cylindre granulo-graisseux dans
lequel la graisse semble provenir de cellules dégénérées, des hématies,
des leucocytes, des cellules épithéliales.

A remarquer la grosseur des cylindres.

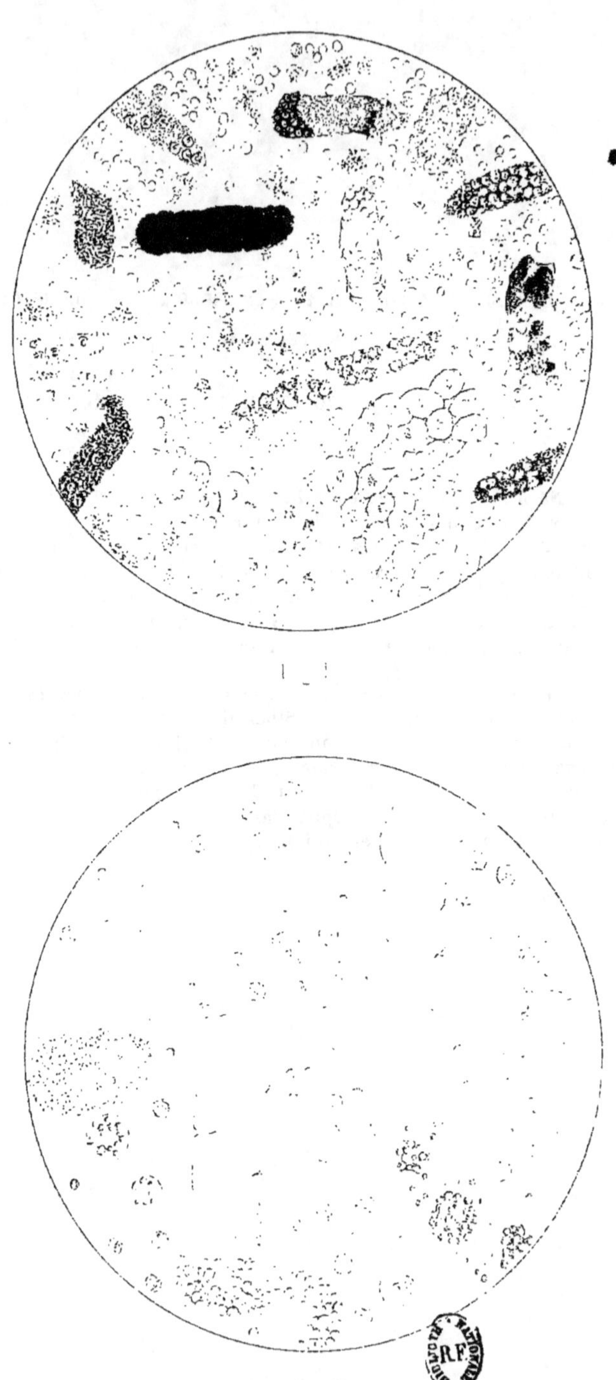

Fig. I.

Fig II.

Masson et C.ie éditeurs
Paris

NÉPHRITE PARENCHYMATEUSE CHRONIQUE — NÉPHRITE INTERSTITIELLE CHRONIQUE

Pl. LXXXVII.

Fig. I. — *Néphrite parenchymateuse chronique.* — Examen du dépôt sans coloration. (Grossissement 500, ocul. comp. 9, obj. 7, Stiassnie.)

On voit un cylindre graisseux, un cylindre cireux, des cylindres granuleux, des cellules épithéliales, dont deux en dégénérescence graisseuse, des globules de pus.

Fig. II. — *Néphrite interstitielle chronique.* — Examen du dépôt sans coloration. (Grossissement 500, ocul. comp. 9, obj. 7, Stiassnie.)

On voit trois cylindres hyalins et quatre globules de pus.

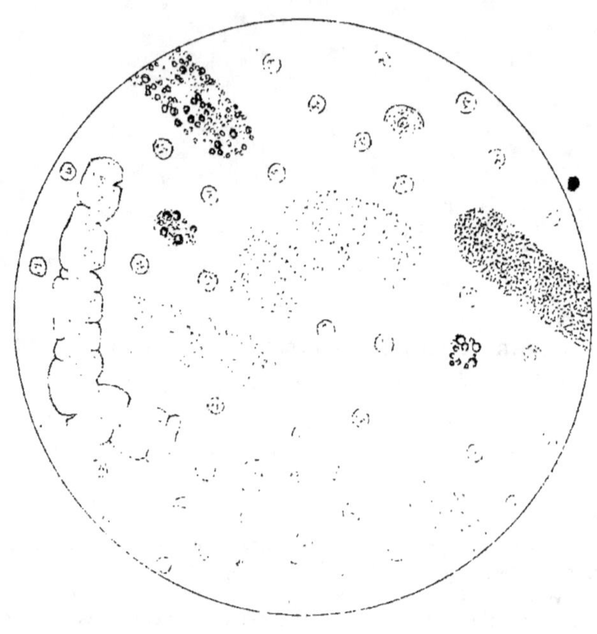

Fig. 1.

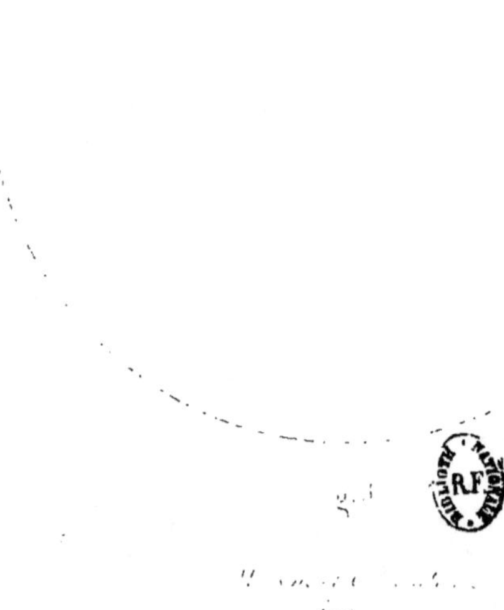

SPERME

Pl. LXXXVIII et LXXXIX.

Le sperme est un liquide blanchâtre plus ou moins épais et visqueux, d'une odeur particulière, à réaction neutre ou faiblement alcaline. Il est constitué par une partie assez consistante formée d'îlots blancs, nageant dans un liquide limpide et filant, et tient en suspension différents éléments qui proviennent de la sécrétion des glandes constituant l'appareil génital et de la desquamation des canaux que suit le sperme, avant d'être éjaculé.

Parmi les éléments du sperme, les plus importants et les plus caractéristiques sont les *spermatozoïdes*.

La production de ces organismes a lieu aux dépens des cellules qui tapissent les canalicules séminifères.

Leur forme rappelle celle du têtard de grenouille.

Ils se composent d'une tête piriforme et légèrement aplatie, mesurant 5 μ de long, sur 4 μ de large et 2 μ d'épaisseur. La grosse extrémité de la tête se continue par la queue qui présente, à son point d'attache, un à trois légers renflements ovalaires, entourés parfois de débris de cellule génératrice, et va ensuite en s'effilant graduellement.

La longueur totale du spermatozoïde est d'environ 50 μ. Sa queue est animée de mouvements ondulatoires qui peuvent persister pendant plus de vingt-quatre heures et lui permettent de progresser la tête en avant.

Les alcalis étendus favorisent ce mouvement, les acides étendus, au contraire, l'arrêtent rapidement.

Les spermatozoïdes sont difficilement détruits par les alcalis caustiques et les acides concentrés.

Quelquefois, ils sont incomplètement formés, ou leur queue est brisée.

On rencontre encore dans le sperme :

Des *cellules épithéliales* diverses ;

Des *leucocytes* ;

Parfois de rares *hématies* ;

Des *granulations* irrégulières, polyédriques et réfringentes qui donnent au sperme une coloration gris brunâtre ;

Du *mucus* ;

Des *concrétions* arrondies plus ou moins régulièrement, isolées ou accolées les unes aux autres, homogènes, incolores, de consistance cireuse, friables et constituées par une matière azotée. Elles se colorent en brun par la solution iodo-iodurée concentrée et en jaune verdâtre par la même solution étendue. Robin leur a donné la dénomination de sympexions.

Des *moules cylindriques* provenant des canaux séminifères, ressemblant assez à des cylindres hyalins, mais en général plus larges et plus longs que ces derniers. Leur présence dans l'urine peut prêter à confusion ; la recherche de l'albumine et des spermatozoïdes facilite dans ce cas le diagnostic.

Le sperme abandonné à lui-même laisse déposer, en outre, au bout d'un certain temps, des cristaux se présentant sous la forme de prismes obliques à base rhombe, isolés ou maclés et constitués par du *phosphate de magnésie* et du *phosphate de spermine*, des cristaux d'*acides gras*, et plus rarement des cristaux de *phosphate bicalcique*, de *phosphate ammoniaco-magnésien* et d'*oxalate de chaux*.

On peut avoir à rechercher les spermatozoïdes dans l'urine. Cette recherche s'effectue très facilement en centrifugeant le dépôt et en examinant le culot au microscope. Dans ce milieu, ils perdent rapidement leurs mouvements; pour les observer, il n'est pas nécessaire de les colorer, bien que ces organismes prennent très facilement le picro-carmin, l'éosine ou la solution iodo-iodurée faible.

On les rencontre souvent dans l'urine de l'homme ou de la femme après le coït, quelquefois chez les malades atteints de fièvre typhoïde, ou dans le cas de mictions ou de défécations difficiles.

Dans la spermatorrhée vraie, ils sont toujours en très grand nombre; la quantité en doit donc toujours être soigneusement appréciée, mais il est prudent de ne jamais faire figurer cette recherche sur les rapports analytiques et de ne signaler leur présence qu'au médecin traitant.

TACHES DE SPERME

La constatation des taches de sperme offre un grand intérêt au point de vue médico-légal.

Ces taches, dont les dimensions sont variables, ont une teinte gris jaunâtre, leurs contours sont irréguliers et de coloration plus accentuée. Quand elles sont sur un tissu, ainsi qu'il arrive généralement, elles le rendent raide, comme s'il avait été empesé.

L'examen microscopique est seul susceptible de faire connaître la nature de ces taches, en permettant de constater la présence des spermatozoïdes.

Quand le sperme forme une tache écailleuse, se détachant à la surface des objets souillés, on enlève avec la pointe d'un scalpel la totalité ou une partie de l'écaille, on la porte sur une lame dans une goutte d'eau distillée où elle se dissocie peu à peu.

Quand la tache est adhérente à un tissu, on découpe une bande de celui-ci comprenant la tache à quelques millimètres de l'une de ses extrémités et on plonge la bande dans un petit flacon contenant quelques gouttes d'eau alcaline, de telle façon que l'étoffe s'imbibe par capillarité, la bande étant maintenue en place à l'aide du bouchon.

Lorsque la tache est bien mouillée, ce qui demande de une demi-heure à deux heures, selon la nature de l'étoffe et l'ancienneté de la tache, on la racle avec un scalpel et on procède ensuite à l'examen microscopique. On recherche alors au milieu de nombreuses impuretés les éléments qui peuvent éclairer le diagnostic : les spermatozoïdes, dont beaucoup sont brisés, et les cristaux.

Spermatorrhée.

On désigne ainsi l'écoulement de sperme qui se produit en dehors du coït et sans excitation préalable. Ce n'est ordinairement pas la spermatorrhée ainsi comprise, et qui est du ressort de la clinique, dont nous avons à nous occuper, c'est de la spermatorrhée latente, c'est-à-dire de la présence dans les urines à examiner de spermatozoïdes en amas.

Ce fait peut s'observer accidentellement chez les typhiques, chez les individus qui viennent d'avoir une attaque de mal comitial ou une crise d'apoplexie. La spermatorrhée habituelle existe chez les neurasthéniques, les hypocondriaques ; elle est préparée par les excès vénériens, l'onanisme, la blennorrhagie. Elle se voit chez les tabétiques.

Les spermatozoïdes dans ces cas sont ordinairement morts, allongés, immobiles, quelquefois avec la queue recourbée en boucle ; ils sont en amas formant comme des pseudo-cylindres.

Certains filaments spermatiques peuvent être incomplètement développés, et posséder encore en partie leur enveloppe.

En même temps que les spermatozoïdes, on peut rencontrer des productions hyalines, cylindriques, larges.

SPERME — CRISTAUX DU SPERME

Pl. LXXXVIII.

Dans les Figures I et II sont représentés les différents cristaux qui se forment dans le sperme quelque temps après l'éjaculation. (Grossissement : 500, ocul. comp. 9, obj. 7, Stiassnie.)

1° Cristaux de phosphate de spermine.
2° Aiguilles d'acides gras.
3° Cristaux de phosphate ammoniaco-magnésien.

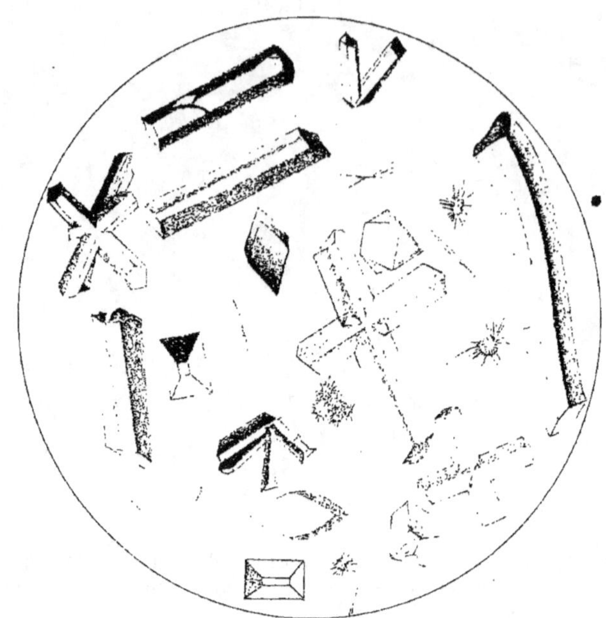

Fig. 1.

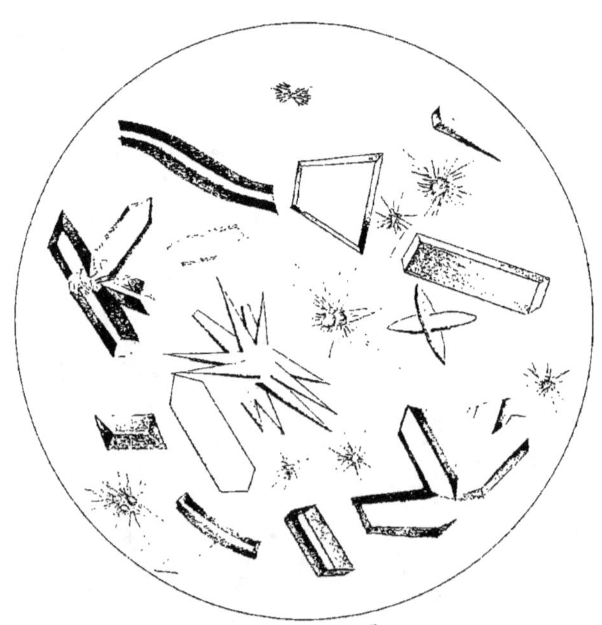

Fig. II.

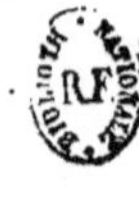

SPERME NORMAL — SPERMATORRHÉE

Pʟ. LXXXIX.

Fɪɢ. I. — *Sperme normal.* — Examiné peu de temps après l'éjaculation. (Grossissement : 500, ocul. comp. 9, obj. 7, Stiassnie.)

On remarque :
Des spermatozoïdes.
Des cellules épithéliales.
Des leucocytes.
Des granulations.
Des sympexions (il en existe deux groupes sur les bords de la figure, l'un à droite, l'autre à gauche).
Des cristaux de phosphate de spermine.

Fɪɢ. II. — *Spermatorrhée.* — (Grossissement : 350, ocul. 2, obj. 7, Stiassnie.)

On voit :
Des ilôts constitués par du mucus dans lequel sont agglutinés de nombreux spermatozoïdes et quelques leucocytes.
Des granulations éparses.

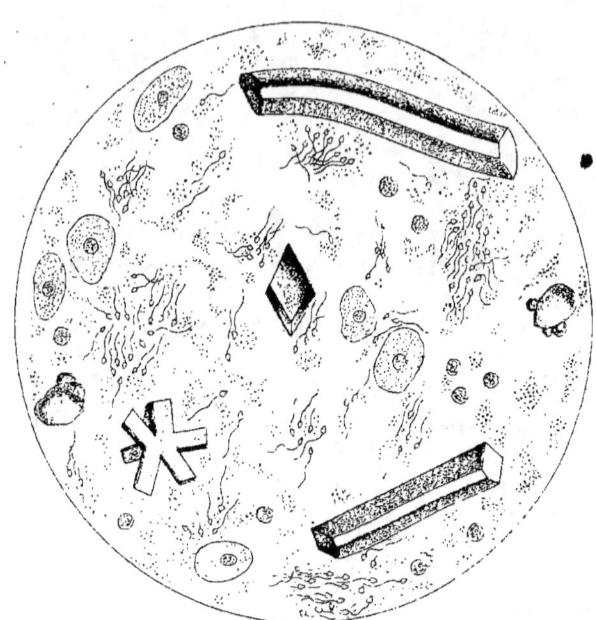

Fig. I.

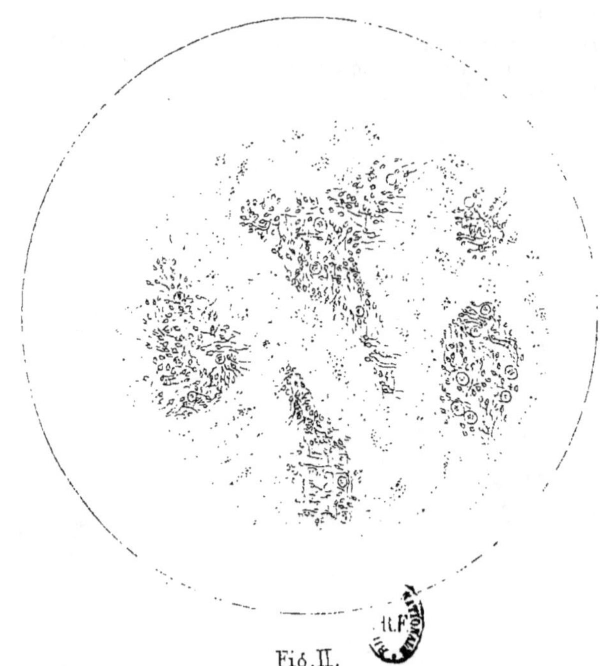

Fig. II.

Imp. L. Lafontaine, Paris.

o. Cissas, lith.

Masson et C.ⁱᵉ, éditeurs,
Paris.

CHEVEUX ET POILS

Quand on examine, avec un faible grossissement, un cheveu ou un poil humain préalablement dégraissé à l'aide de l'éther ou d'une dissolution étendue de potasse, on voit qu'il est constitué de la façon suivante :

1° Il est entouré d'un épiderme ou cuticule *a* formé par des cellules lamelleuses cornées, ne semblant pas posséder de noyau, imbriquées comme les tuiles d'un toit, de telle sorte que leur extrémité libre est tournée vers l'extrémité du poil. Ces cellules sont plus ou moins altérées par suite des frottements et des soins de toilette; elles sont surtout visibles dans les poils jeunes;

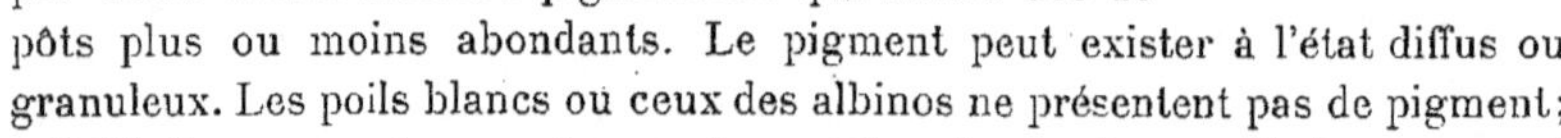

Fig. 51.

2° En allant vers le centre, on rencontre ensuite la substance corticale *b* striée longitudinalement dont est composée la plus grande partie du poil et dont les éléments sont de petites cellules très allongées.

Celles-ci sont chargées de pigment et unies entre elles par cette même matière pigmentaire qui forme des dépôts plus ou moins abondants. Le pigment peut exister à l'état diffus ou granuleux. Les poils blancs ou ceux des albinos ne présentent pas de pigment;

3° Enfin, au centre, on trouve la moelle *c* formant un cylindre occupant l'axe du poil et se présentant sous l'aspect d'une bande foncée continue ou discontinue, dont la largeur est le cinquième ou le tiers au plus de celle du poil; elle apparaît opaque, granuleuse, sa coloration varie avec celle du poil. Pour bien la mettre en évidence, il est quelquefois nécessaire de soumettre le poil à un traitement par l'acide nitrique ou l'acide sulfurique dilués; elle est toujours absente vers l'extrémité libre du poil. Les éléments de la moelle sont des cellules arrondies ou polyédriques nucléées.

L'expert en médecine légale peut avoir à reconnaître des cheveux ou des poils trouvés sur l'endroit d'un crime ou sur les instruments qui ont servi à le commettre. Il doit se garder de confondre des poils humains avec des poils d'animaux. Le problème est quelquefois embarrassant. Il devient très difficile à résoudre quand il consiste à identifier les poils ou les cheveux avec ceux de la victime ou de l'inculpé, ou encore quand il faut déterminer de quelle région du corps provient un poil humain.

La structure des poils d'animaux est composée de la même façon que celle des poils de l'homme et présente un épiderme, une substance corticale et une moelle. Toutefois, elle s'en différencie par l'importance et l'aspect de cette dernière partie qui occupe en général la plus grande portion du poil, alors que la substance corticale est très peu développée. Quant à l'épiderme, il est d'ordinaire plus apparent que chez l'homme, ses cellules débordent davantage, aussi, le poil apparaît-il parfois comme dentelé.

En général, on arrive à distinguer les poils des animaux d'avec ceux de l'homme; on peut même, dans certains cas, déterminer de quelle espèce d'animal ils proviennent; cependant, il ne faut pas oublier que l'élément de diagnostic le plus caractéristique, la moelle, peut manquer dans quelques poils d'animaux; quand on aura à sa disposition un certain nombre de poils, cette cause d'écueil sera évitée.

Dans la Planche XC nous avons reproduit les types de poils de la plupart des animaux domestiques, le lecteur y puisera plus de renseignements que dans la description la plus détaillée.

Enfin, ajoutons, d'après Gérard, que pour résoudre les différents problèmes qui lui sont posés, l'expert devra porter successivement son attention :

« 1° Sur le *facies général* des poils; le mode de répartition des cellules de la moelle, etc. ; 2° sur leur *coloration*; 3° sur leur *épaisseur*; 4° sur leur *forme*; les poils longs comme les cheveux semblent cylindriques, sauf vers la pointe s'ils n'ont jamais été sectionnés; les poils courts sont coniques (Fig. 32); 5° sur la *forme de leur section* prise sur une coupe transversale (¹); dans les poils droits, elle est circulaire; dans les poils frisés, elle est elliptique ou prismatique; 6° sur leur *longueur*; l'expert tiendra compte de ce que les poils ont pu être raccourcis depuis l'époque

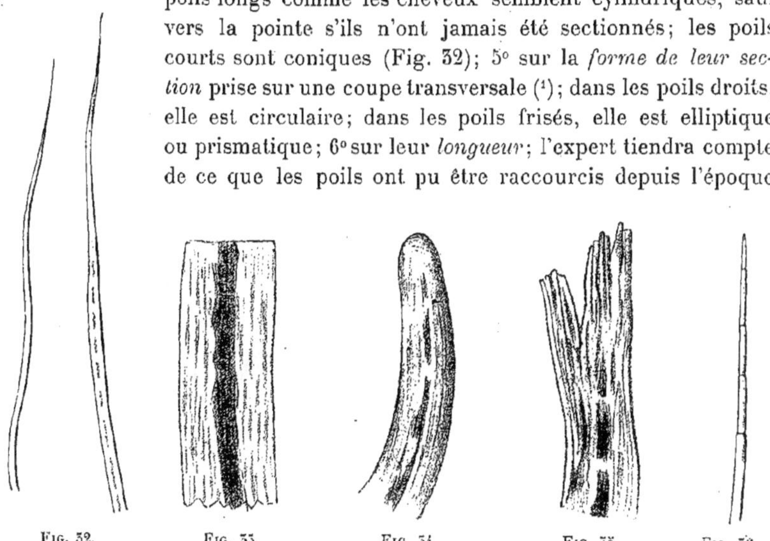

FIG. 32.   FIG. 33.   FIG. 34.   FIG. 35.   FIG. 36.

du crime. Les poils coupés récemment avec un bon instrument ont leur extrémité tronquée nettement (Fig. 33); avec le temps cette extrémité s'arrondit par le frottement (Fig. 34) ou s'effiloche plus ou moins profondément (Fig. 35); 7° l'*état des deux extrémités* devra être constaté : le poil, ou le

(¹) Pour obtenir ces coupes, on peut encastrer les poils dans la moelle du sureau; il est cependant préférable de les emprisonner dans du collodion après les avoir tendus sur une lame de verre en fixant leur extrémité dans de la cire que l'on ramollit au moment voulu avec un fer chaud

cheveu, sur lequel on opère une traction se brise quelquefois à la base de
la flèche d'une façon inégale; souvent aussi, il se détache de la papille en
entraînant le bulbe et parfois la gaine en même temps. »

On devra se garder de confondre l'extrémité des cheveux de l'enfant en
bas âge (Fig. 56) avec les barbules des plumes duveteuses (Pl. XC, Fig. 17),
ces deux éléments offrant une certaine ressemblance.

Au bas de la Planche XC sont représentés des barbules de plumes et
quelques filaments de textiles qu'on a l'occasion de rencontrer sous l'objectif
du microscope.

CHEVEUX — POILS — PLUMES — SOIE — COTON — LIN

Pl. XC.

1. Cheveu brun.
2. Cheveu blond.
3. Poil de barbe brune.
4. Poil de barbe blonde.
5. Poil du pubis.
6. Poil de barbe sans moelle.
7. Poil de barbe sans moelle.
8. Poil de cheval blanc.
9. Poil de cheval noir.
10. Poil de vache blanche et poil follet.
11. Poil de chien.
12. Poils de chat.
13. Poil de mouton.
14. Poils de chèvre.
15. Poil de porc.
16. Poils de lapin.
17. Barbules de plumes. — *a.* Barbule de duveteuse.
18. Soie blanche. — Soie verte.
19. Laine noire. — Laine blanche.
20. Coton.
21. Lin.

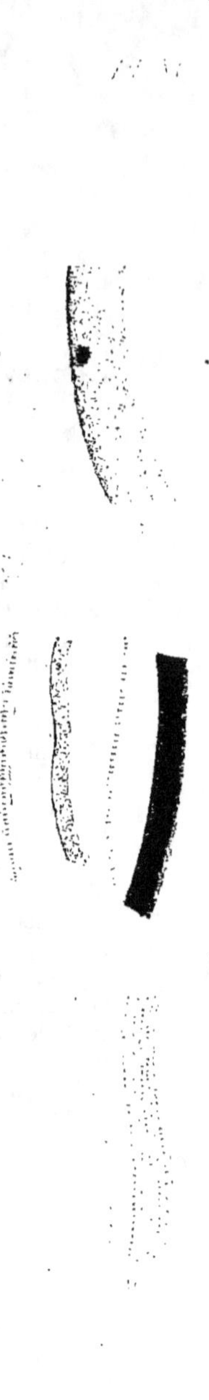

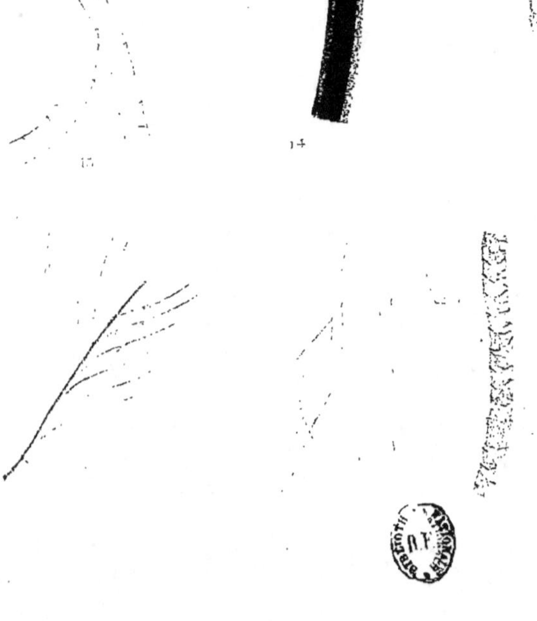

TRYPANOSOMES

Pl. XCI.

Ce sont des protozoaires flagellés qu'on rencontre dans le sang ou le liquide céphalo-rachidien. Découverts par Gruby; observés chez les oiseaux par Danilewsky, chez la grenouille par Gluge, chez les poissons par Valentin, ils ont été ensuite décrits chez les mammifères, le cobaye, le lapin, le rat. Ils peuvent être pathogènes, et l'on a ainsi décrit plusieurs espèces : le *T. Levisii* du rat, le *T. Brucei* qui produit le nagana, le *T. Evansi* qui produit le surra, le *T. equinum de Rouget* qui produit le mal de Caderas, le *T. de la dourine*, le *T. du m' bori*, et le *T. du somaya*, toutes maladies spéciales dont nous n'avons pas à nous occuper.

Chez l'homme, on connaît une espèce pathogène qui détermine la *maladie du sommeil* et la *fièvre à trypanosomes de Dutton*. Cette espèce s'appelle le *T. Gambiense* ou *T. Ugandense* ou *T. Castellanii*. Ces trois noms sont synonymes. Nous nous bornerons à la description de cette espèce.

Technique. — *Recherches dans le sang*. — On peut le rechercher dans le sang frais ou dans le sang desséché après coloration. Dans le premier cas, rien d'aussi simple : mettre une goutte de sang frais sur une lame, recouvrir d'une lamelle et examiner avec un fort objectif à sec.

Dans le second cas, étaler le sang en couche mince, sécher, puis fixer par l'alcool absolu. Colorer ensuite par le procédé dit de Laveran, c'est-à-dire faire agir pendant 20 à 50 minutes le mélange suivant :

Solution aqueuse d'éosine à 1 pour 100.	5 centimètres cubes.	
Eau distillée.	6 —	
Bleu de méthylène à l'oxyde d'argent (bleu Borrel).	1 —	(¹)

Laver à l'eau, puis traiter par une solution de tanin à 5 pour 100 pendant un quart d'heure. Laver de nouveau à l'eau, puis sécher.

On peut également se contenter d'une coloration par une solution alcoolique de fuchsine suivie d'un lavage à l'eau. Cette méthode, suffisante en

(¹) Le bleu Borrel se prépare ainsi : Dans une fiole de 150 centimètres cubes, mettre quelques cristaux de nitrate d'argent et 50 à 60 centimètres cubes d'eau distillée; quand les cristaux sont dissous, remplir la fiole avec une solution de soude. Agiter. Il se forme un précipité noir d'oxyde d'argent qui est lavé à plusieurs reprises à l'eau distillée. Verser sur l'oxyde d'argent une solution aqueuse saturée de bleu de méthylène médicinal de Höchst. Laisser en contact pendant 15 jours en agitant à plusieurs reprises.

pratique, cède cependant le pas à la méthode de Laveran que nous venons de décrire, ou à la méthode de Romanowski-Leishman qui se pratique de la manière suivante :

A. On prépare une solution de bleu de méthylène médicinal de Grübler à 1 pour 100. On la rend alcaline en ajoutant 0,5 pour 100 de carbonate de soude. On chauffe ensuite à 65 degrés dans une étuve à température constante pendant 12 heures et on laisse à la température de la chambre pendant 10 jours.

B. On prépare une solution d'éosine extra B A de Grübler à 1 pour 1000.

On mélange parties égales de A et B.

On laisse 6 à 12 heures en contact en agitant de temps en temps avec une baguette de verre. On rassemble le précipité sur un filtre, on lave abondamment à l'eau distillée jusqu'à ce que l'eau de lavage soit à peu près incolore. Le résidu insoluble est soigneusement recueilli, séché et pulvérisé. On en fait une dissolution dans l'alcool méthylique à 0,15 pour 100.

Colorer pendant une demi-minute, puis ajouter quelques gouttes d'eau sur la préparation pendant 5 ou 10 minutes. Laver à l'eau ou bien traiter par une solution de tanin à 5 pour 100 avant le lavage à l'eau, sécher, puis examiner.

Méthode de Marino. — Cette méthode est applicable à tous les protozoaires, on peut l'utiliser pour les hématozoaires et les trypanosomes.

On fait le mélange suivant :

$$\alpha. \left\{ \begin{array}{ll} \text{Bleu de méthylène.} \dots \dots \dots & 0^{gr}50 \\ \text{Azur.} \dots \dots \dots \dots \dots \dots & 0^{gr}50 \\ \text{Eau.} \dots \dots \dots \dots \dots \dots & 100 \text{ grammes.} \end{array} \right.$$

β. Une solution aqueuse de carbonate de soude à 0,50 pour 100.

on laisse séjourner pendant 48 heures à l'étuve à 57°, puis on unit ce mélange avec une solution aqueuse d'éosine d'un titrage variable entre 0,10 et 0,30 pour 100. On filtre le tout et on obtient une poudre soluble dans l'alcool méthylique.

Cette poudre est dissoute dans la proportion de $0^{gr}04$ pour 20 centimètres cubes d'alcool méthylique pur et on prépare de l'éosine aqueuse dans la proportion de $0^{gr}05$ pour 1000 d'eau.

Après fixation des préparations par l'alcool, on met un quart ou un demi centimètre cube de la solution de bleu et un demi centimètre cube de la solution d'éosine pendant un temps variable de 5 à 10 minutes. On lave à l'eau et on examine.

Recherche dans le liquide céphalo-rachidien. — Centrifuger et examiner le culot par les mêmes procédés.

Description du Trypanosome Castellanii. — Ce sont des protozoaires constitués par une cellule allongée, fusiforme, sans cils vibratiles, munis latéralement d'une membrane ondulante, et, à l'extrémité antérieure d'un flagellum qui leur permet de se mouvoir avec rapidité.

Ils n'ont été cultivés qu'avec de très grandes difficultés. Leurs dimensions sont de 16 à 24 μ de long sur 2 à 2,5 μ de large.

Le flagellum est, nous l'avons dit, à l'extrémité antérieure ; l'extrémité postérieure est tantôt effilée, tantôt brusquement conique. Le protoplasma cellulaire n'a pas de structure homogène, il est plutôt alvéolaire. Le noyau est situé dans la moitié postérieure. Dans cette même moitié, près de son extrémité, on rencontre également une vacuole assez grande qui ne se colore pas, et près d'elle un petit noyau dénommé *centrosome* ou *micronucleus*. Ce centrosome se colore en rouge par la méthode de Romanowski. Chez les trypanosomes des animaux, par exemple chez T. Lewisii, il se colore en violet par la méthode de Laveran, tandis qu'il est très petit et coloré en rose pâle chez le T. du mal de Caderas.

Du centrosome part le flagellum qui a là son origine apparente, suit le bord externe épaissi de la membrane ondulante, puis devient libre à son extrémité antérieure pour former le flagelle. Le flagellum est très long chez T. Castel-

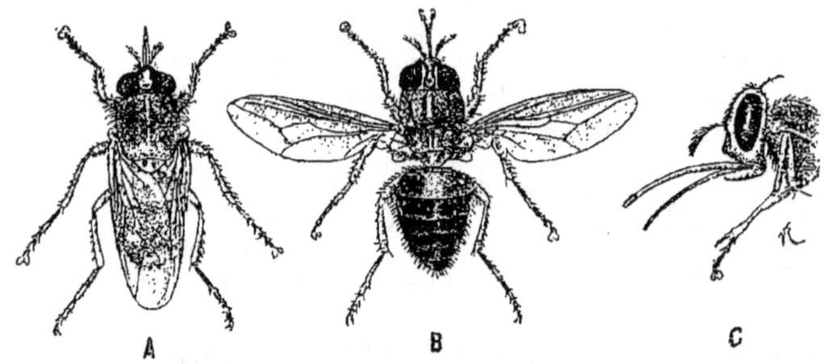

Fig. 37. — Glossina Morsitans. (D'après Bruce.)

A. Mouche au repos, avec les ailes se recouvrant complètement. — B. Mouche avec les ailes étendues. — C. Partie antérieure vue de profil.

lanii. Celui-ci progresse l'extrémité conique en avant, contrairement aux autres trypanosomes.

Quelquefois, le corps cellulaire peut être plus ou moins allongé, le flagellum plus ou moins long, la vacuole plus ou moins grande. Le protoplasma peut se colorer avec plus ou moins d'intensité. On peut observer deux flagelles, lorsque le parasite est en voie de division. Cette division commence par le centrosome.

On a décrit des formes arrondies, amiboïdes.

Le T. Castellanii se rencontre presque exclusivement chez le nègre, mais on a pu le trouver chez des Européens ayant séjourné en Afrique. La diffusion paraît se faire grâce à une mouche tsétsé ou *glossina palpalis* qui véhicule le protozoaire.

On a pu récemment observer l'agglutination des trypanosomes.

Les tsétsé sont des mouches assez petites, se reconnaissant à première vue à cette particularité que les ailes se recouvrent complètement l'une l'autre comme le font les deux branches d'une paire de ciseaux. La trompe des tsé-tsé

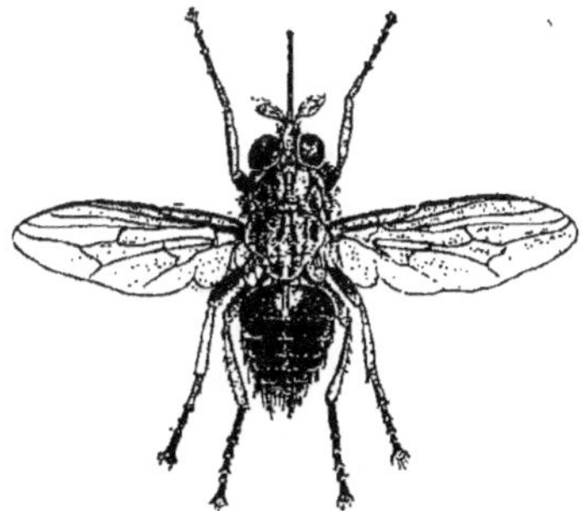

Fig. 38. — GLOSSINA PALPALIS. (D'après Austen.)

se projette horizontalement, en continuité directe de l'axe du corps, et les palpes forment un fourreau à la trompe. Elles ont le corps d'une couleur sombre, d'un brun grisâtre ou d'un brun jaunâtre foncé. Les deux espèces de tsé-tsé les plus connues sont les *glossina morsitans* et la *glossina palpalis* dont nous reproduisons les formes d'après Austen et Bruce.

TRYPANOSOMES

Pl. XCI.

I. — *Trypanosome Castellani.* — (Coloration par la méthode Romanowski-Leishman). Le noyau, le centrosome et le flagellum sont colorés en rouge, le proto
plasma en bleu, la membrane ondulante reste incolore, de même que la vacuole.

II. — *Trypanosome du mal de Caderas.* — (Coloration par la méthode Laveran). Le
centrosome, très petit, le flagellum et le noyau sont colorés en rose; la vacuole
ronde n'est pas colorée, le protoplasma est bleu.

III. — *Trypanosome du rat* ou *Trypanosome Lewisii.* — (D'après Laveran).
    a. Forme adulte mince;
    b. Forme renflée se préparant à la division;
    c. Division du centrosome et du flagellum;
    d. Division presque terminée;
    e. Multiplication avec quatre éléments;
    f. Multiplication du noyau et du centrosome sans division du protoplasma;
    g. Dix éléments, sur le point de se séparer, formant une rosace;
    h. Jeune forme libre;
    i. Jeune forme en voie de dédoublement.

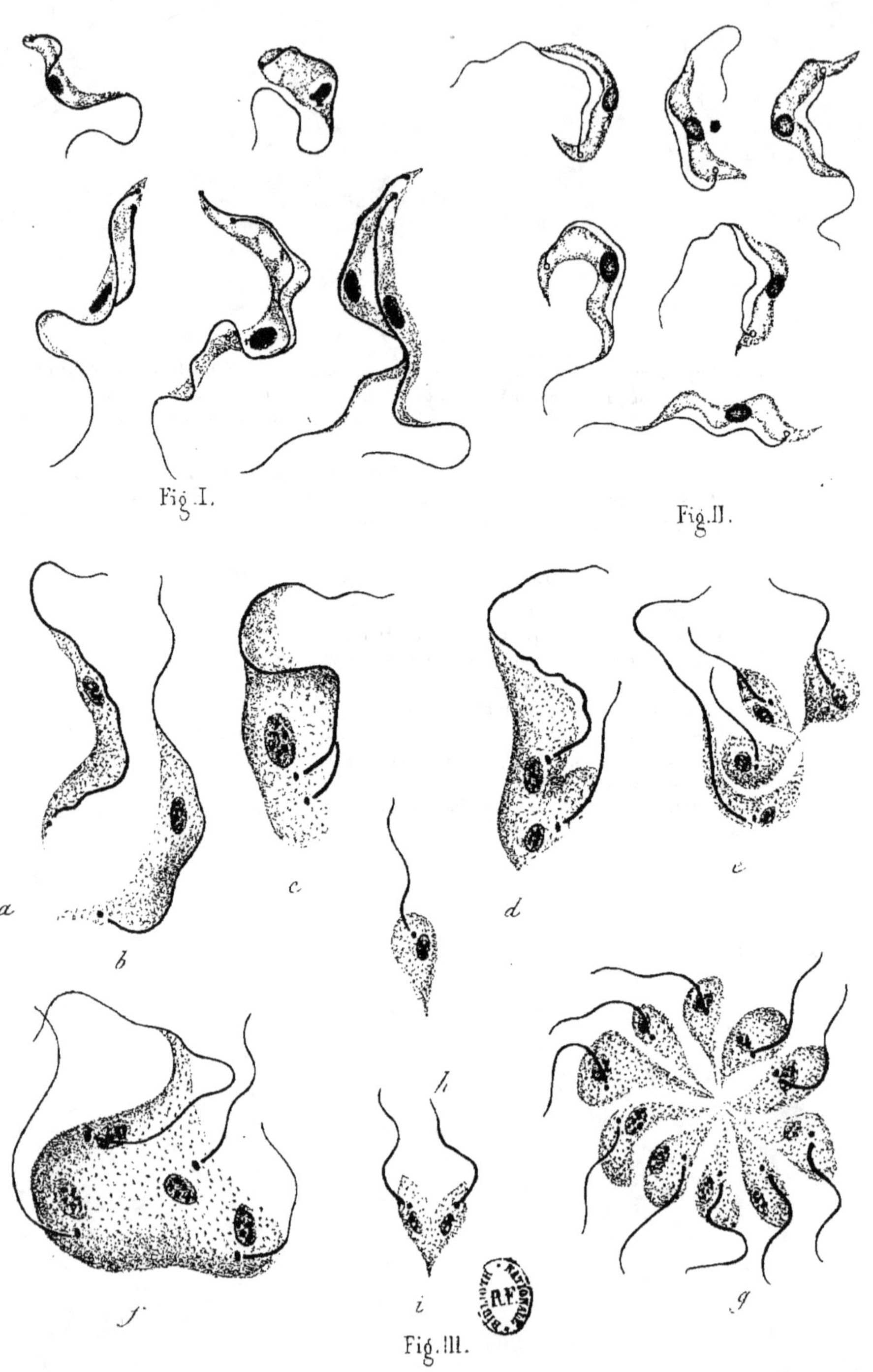

Masson et C.ie, éditeurs.
Paris.

DIAGNOSTIC DE L'EMPOISONNEMENT
PAR LES CHAMPIGNONS

Dans les cas d'empoisonnement par les champignons, les résultats fournis par l'examen microscopique peuvent être du plus grand intérêt, certaines espèces vénéneuses, comme l'*amanita bulbosa*, présentant des éléments histologiques caractéristiques.

Ces éléments seront reconnus dans les débris et épluchures et même dans les restes des plats ainsi que dans les déjections : selles et vomissements. Les tissus des champignons et surtout leurs spores résistent, en effet, assez facilement à la cuisson et à la digestion.

Mais on ne saurait oublier que ces sortes d'analyses sont très délicates et qu'elles doivent être faites, ou tout au moins contrôlées, par des mycologistes possédant des connaissances approfondies sur l'anatomie des champignons.

La recherche microscopique, en médecine légale, des agents d'intoxication peut s'appliquer aux cas suivants, champignons compris :

    I. Semences de ricin.
    II. Baies d'if.
    III. Fausse-oronge.
    IV. Amanite citrine.
    V. Amanite phalloïde.
    VI. Bolet blafard.
    VII. Ergot de seigle.
    VIII. Cantharide (à différencier avec la cétoine dorée),

Nous empruntons les figures suivantes à *Boudier* (Émile Boudier. *Les champignons, caractères usuels, chimiques et toxicologiques*, 1866, J.-B. Baillière).

CHAMPIGNONS. — ANATOMIE DE L'AMANITA BULBOSA, VAR. CITRINA

Pl. XCII.

Fig. 1. — *Tissu cellulaire du pédicule montrant les deux sortes de cellules dont il se compose.*

a, a, filaments grêles,
b, b, grandes cellules cylindriques.

Fig. 2. — *Tissu cellulaire du chapeau.*

a, a, filaments grêles;
b, b, grandes cellules cylindriques.

Fig. 3. — *Tissu cellulaire de la pellicule épidermique.*

a, a, filaments grêles;
b, b, renflement de quelques extrémités de ces filaments proches du parenchyme, simulant les grandes cellules cylindriques de ce tissu.

Fig. 4. — *Hyménium et tissu sous-hyménial.*

a, a, filaments grêles du parenchyme;
b, grande cellule cylindrique;
c, cellules courtes du tissu sous-hyménial
d, d, basides stériles;
e, e, basides fertiles;
f, stérigmates;
g, spores.

Fig. 5. — *Tissu du chapeau après la cuisson.* — Montrant :

a, a, grandes cellules cylindriques fanées et remplies de granulations d'albumine coagulée;
b, b, b, filaments grêles;
c, c, spores.

Fig. 6. — *Basides ayant subi la cuisson.*

a, a, tissus sous-hyménial;
b, b, basides fertiles;
c, c, stérigmates;
d, spores.

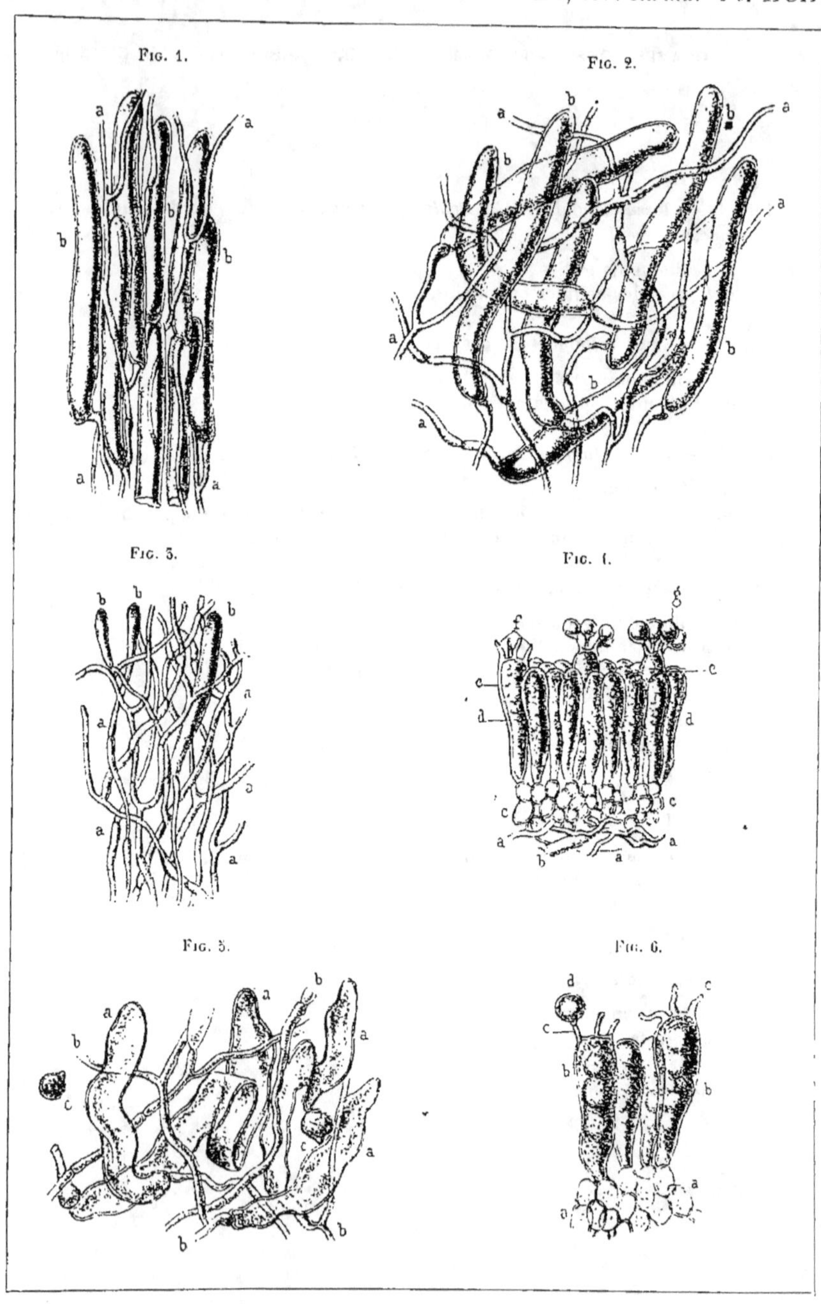

FIG. 1.
FIG. 2.
FIG. 3.
FIG. 4.
FIG. 5.
FIG. 6.

CHAMPIGNONS. — SPORES DE QUELQUES VARIÉTÉS

Pl. XCIII.

Fig. 1. — *Spores d'Agaricus campestris.*

Fig. 2. — *Spores de l'Amanita bulbosa,* variété *citrina.*
     a, a, apicule (hile).

Fig. 3. — *Spores de l'Amanita bulbosa,* variété blanche.
     a, a, apicule (hile).

Fig. 4. — *Spores de l'Amanita muscarina.*
     a, a, apicule (hile).

Fig. 5. — *Spores de la Russula emetica.*

Fig. 6. — *Spores du Lactarius deliciosus.*
     a (hile).

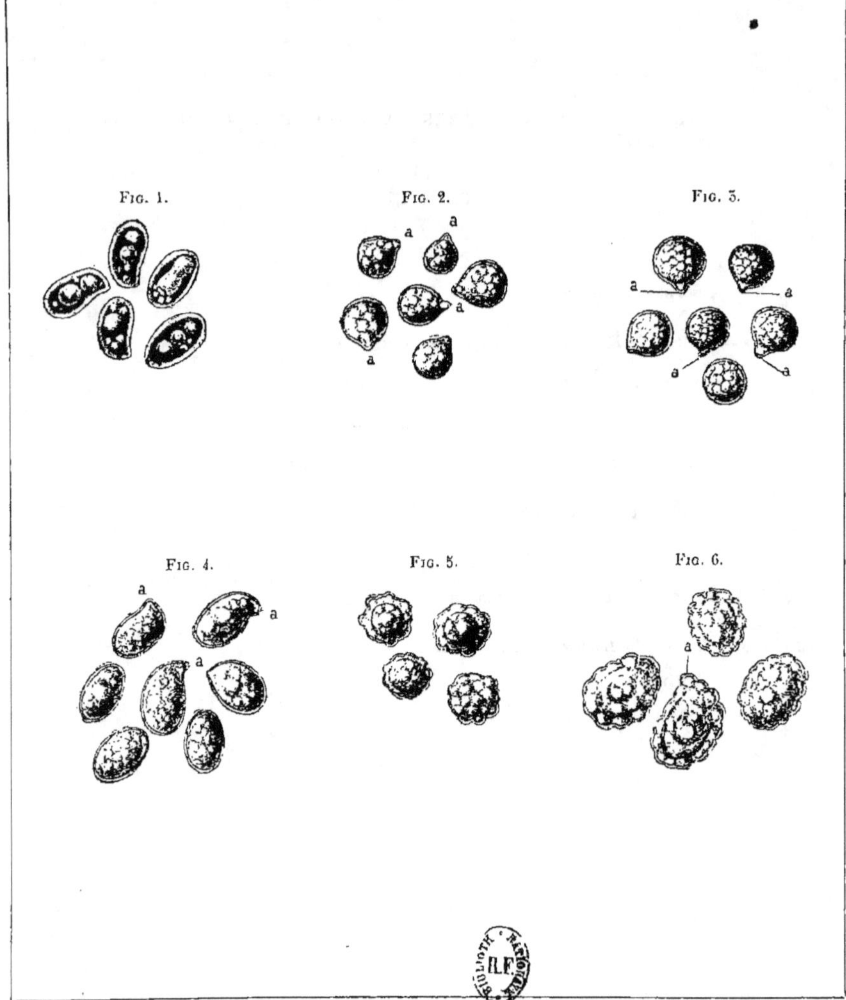

TABLE ANALYTIQUE DES MATIÈRES

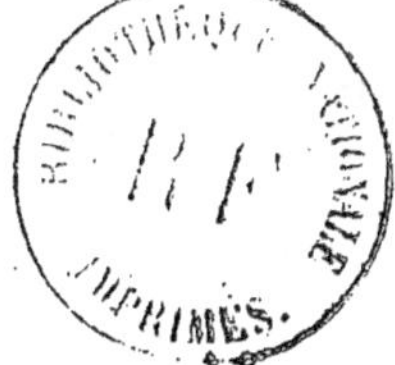

TABLE ANALYTIQUE DES PLANCHES·

TABLE ALPHABÉTIQUE DES PLANCHES

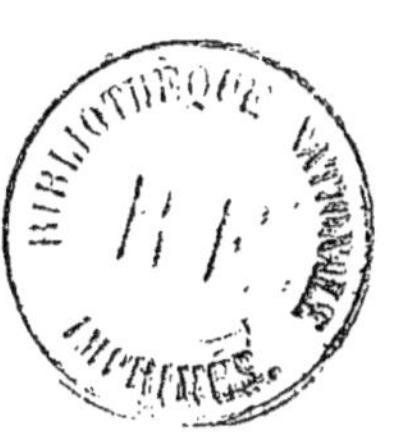

53983. — Imprimerie LAHURE, 9, rue de Fleurus, à Paris.